ALTERNATIV HEILEN

Herausgegeben von Gerhard Riemann

Elke Sperling ist niedergelassene Heilpraktikerin in Oststeinbek bei Hamburg. Bereits seit dem 10. Lebensjahr befaßte sie sich intensiv mit der praktischen Anwendung der heimischen Heilpflanzen. Nach einem Beruf in der freien Wirtschaft eröffnete sie mit 21 Jahren ein Heilkräuterfachgeschäft in Reinbek. Neben ihrer Praxistätigkeit ist Elke Sperling heute aktiv in der Erwachsenenbildung und hält zahlreiche Vorträge in Deutschland und der Schweiz.

HINWEIS

Die genannten Rezepte, Fertigarzneimittel und Therapieempfehlungen sind von der Autorin aufgrund eigener Erfahrungen mit größter Umsicht und Sorgfalt ausgewählt worden. Eine Haftung für gesundheitliche Schäden kann jedoch weder von der Autorin noch vom Verlag übernommen werden.
Wenden Sie sich bei unklarer Diagnose oder ausbleibendem therapeutischen Erfolg an einen Arzt oder Heilpraktiker.

Dieses Buch wurde auf chlor- und säurefreiem Papier gedruckt.

Originalausgabe April 1995

Umschlagillustration: Susannah zu Knyphausen
Satz: Ventura Publisher im Verlag
Druck und Bindung: Ebner Ulm
Printed in Germany
ISBN 3-426-76082-7

5 4 3 2

Elke Sperling

Das große Hausbuch der lebendigen Naturheilkunde

Praxisbewährte Rezepte aus Homöopathie,
Kräuterheilkunde, Edelstein-,
Farb-, Aroma- und Bachblütentherapie

Knaur

In tiefer Liebe und Dankbarkeit
widme ich meinem Mann dieses Buch

Inhalt

Teil II

Einleitung

In meinen Kursen habe ich die Erfahrung gemacht, daß viele Teilnehmer(innen) nach verschiedenen Möglichkeiten der Soforthilfe für den akuten Beschwerdefall suchten, also beim grippalen Infekt beispielsweise ein Kräuterteerezept oder ein entsprechend geeignetes Fertigarzneimittel auf natürlicher Basis. Daneben gibt es erfreulicherweise ein zunehmend breiter werdendes Interesse, die Natur und ihre Heilkräfte auch tiefer und hintergründiger kennenzulernen. Ferner zeigt die Praxis, daß eine bestimmte Therapieform nicht zwangsläufig für jeden passen muß; viele wertvolle Therapien stießen in der Öffentlichkeit nicht zuletzt deswegen auf Ablehnung, weil der Anspruch der universellen Anwendbarkeit zu stark erhoben wurde und wird.
Somit ging meine Überlegung dahin, mehrere gleichberechtigte Therapiemöglichkeiten zu beschreiben, um den Suchenden Alternativen an die Hand zu geben.
Um all dem im verfügbaren Rahmen eines Buches Rechnung zu tragen, habe ich verschiedene Krankheitsbilder und Heilmethoden schlagwortartig zusammengestellt. Zu jedem Beschwerdebild gebe ich dann Behandlungsvorschläge mit praxisbewährten Rezepten aus Kräuterheilkunde, Aromatherapie, Homöopathie, Biochemie, Farbtherapie, Edelstein- und Chakrenlehre sowie Bachblütentherapie mit Anwendungsmöglichkeiten für selbsthergestellte Blütenessenzen. Nicht zuletzt nenne ich praxisbewährte, frei verkäufliche Fertigarzneimittel.
Dabei setze ich voraus, daß jeder verantwortungsvolle Mensch auch die Grenzen einer Eigentherapie erkennt und ernste Störungen seiner Gesundheit der therapeutischen Abklärung überantwortet. Auch im Zweifelsfall sollte man sich an einen Arzt oder Heilpraktiker wenden.
Mein Wunsch geht dahin, allen, die für ihre Gesundheit in zunehmendem Maße Eigenverantwortung übernehmen, einen Zugang zu den sanften und wirkungsvollen Heilkräften der Natur zu schaffen.
Gerade Müttern, die sehr deutlich nach alternativen Behandlungen suchen, ist mit dem Kapitel »Das kranke Kind« besonderer Raum gegeben. Die Fülle der aufgeführten Therapiemöglichkeiten zeigt, welche Bandbreite die Naturheilkunde aufzuweisen hat; es mag Sie

vielleicht ermuntern und ermutigen, den naturheilkundlich versierten Behandler aufzusuchen.
In vielen Abschnitten des Symptomkapitels finden Sie eine separate Rubrik mit der Bezeichnung »Therapeut«. Sie bezweckt zweierlei: Einmal bekommen Heilungsuchende noch Hintergrundinformationen zu möglichen Therapien jenseits der etablierten universitären Richtung, zum anderen können sich Kolleginnen und Kollegen Anregungen für ihre eigenen Therapieansätze holen.
Da eigene Erfahrungen alles sind, habe ich die ausgewählten Kräuter in ihren verschiedenen Zubereitungsformen und die Anwendung von ätherischen Ölen in ihrer breiten Palette ausführlich beschrieben und viele Rezepte mit eingefügt. Wenn Sie Ihr Körpermassageöl oder das Badeöl für Ihr Kind zum ersten Mal selbst hergestellt haben, können Sie mit Recht stolz auf ein weiteres bißchen Unabhängigkeit sein.
Vieles davon eignet sich nicht nur zur unmittelbaren Behandlung eines akuten Beschwerdebildes, sondern auch und gerade zur Gesundheitserhaltung, Bereicherung Ihres Küchenplanes, Ihrer kosmetischen Körperpflege und nicht zuletzt als Geschenkidee.
Ein sehr zentrales Anliegen ist meine Hoffnung, daß Ihr Interesse geweckt wird an den Geheimnissen der Pflanzen selbst. Deshalb habe ich klare Anleitungen gegeben zum Sammeln, Trocknen und Zubereiten der Heilpflanzen. Heilkräfte, Pflanzenmythologie, volkskundliche Bezeichnungen sowie geschichtlicher Hintergrund und energetische Wirkung sollen Ihnen das Wesen der Pflanzen offenbaren: Wenn Sie im Hochsommer das Johanniskraut sammeln, seine strahlende, leuchtende Blüte in der Anordnung des Pentagramms sehen, bekommen Sie eine Vorstellung von Licht und Schutz, die von dieser kraftvollen Heilpflanze ausgehen. Verwundert es dann noch, daß gerade das Johanniskraut bei depressiven Stimmungen »Licht« ins Seelendunkel bringt?
Ich hoffe, daß den interessierten Leser(inne)n anhand dieser kurzgefaßten Zusammenhänge das Prinzip dieser Pflanze, *Licht und Wärme*, verständlicher nahegebracht werden kann als durch den bloßen Hinweis auf den Wirkstoff Hypericin, der sich vom lateinischen Namen für Johanniskraut, Hypericum, ableitet.
In Kapitel 12 habe ich die wichtigsten Pflanzen beschrieben, so daß Sie die Möglichkeit haben, sie zur jeweiligen Jahreszeit zu suchen, kennenzulernen, ihre Wirkung zu erfahren und sie auch – frisch wie später getrocknet – zuzubereiten.

Ich wünsche Ihnen beim Lesen und vor allem bei der Umsetzung in die Praxis viel Freude. Alle Rezepte, die ich Ihnen benannt habe, sind von mir in praktischer Anwendung erprobt worden.
Also bleibt nur noch zu sagen: Trauen Sie sich, und machen Sie Ihre eigenen Erfahrungen. Damit machen Sie den Schritt von angelesenem Wissen zu eigenem, unmittelbarem Erfahrungsschatz. Und je mehr Sie ausprobieren, desto sicherer werden Sie in der Zusammenstellung Ihrer eigenen Rezepte.

Oststeinbek, im Winter 1994 Ihre Elke Sperling

»Es ist nicht genug zu wissen, man muß es auch anwenden,
es ist nicht genug zu wollen, man muß es auch tun.«

Johann Wolfgang von Goethe

Teil I

Die wichtigsten alternativen Heilmethoden und Maßnahmen für die Gesundheit

1 Einige Gedanken zur Homöopathie

Die homöopathische Therapie verdanken wir dem großen und in vielerlei Hinsicht außergewöhnlichen Arzt, Chemiker und Naturwissenschaftler Samuel Hahnemann, der am 10. April 1755 in Meißen das Licht der Welt erblickte und am 2. Juli 1843 in Paris verstarb. Hahnemanns Leben war von prägenden, die Persönlichkeit zutiefst formenden Einflüssen gekennzeichnet.
Die Unzufriedenheit mit der Medizin seiner Zeit bewog ihn zunächst, seine Praxis aufzugeben, dem Beruf des Arztes den Rücken zuzukehren und den Lebensunterhalt für sich und seine große Familie unter anderem als wissenschaftlicher Übersetzer zu verdienen. Mit der Entscheidung, nichts zu tun, was er vor seinem kritischen Geist nicht verantworten konnte, war der größte Teil seines Lebens von Armut und Entbehrungen gekennzeichnet. Diese Unzufriedenheit, auch die rigorose und leidenschaftliche Ablehnung der damaligen Heilkunde, die er wohl eher als Fluch für den leidenden Menschen empfand, machte ihn aber auch zum unermüdlichen Sucher und tiefgründigen Erforscher der Natur und ihrer Geheimnisse.
Seine Frau und seine elf Kinder, die ihm gezwungenermaßen auf seinem ruhelosen Weg durch viele Städte folgten, hatten kein leichtes und schon gar kein bequemes Leben, ihre Opfer und Entbehrungen dürften sicher nicht minder groß gewesen sein als die Hahnemanns.
Inmitten dieser unruhigen Jahre kommt eine Arbeit auf Hahnemann zu, die zum Schlüsselerlebnis für sein weiteres Leben wird und ihn an das noch verdeckte Geheimnis der Homöopathie führen soll: Ein berühmtes Arzneimittelwerk, die *Materia medica* des schottischen Arztes Cullen, war ins Deutsche zu übertragen. Cullen beschrieb darin die Wirkung von Chinarinde bei Wechselfieber (Malaria) – eine damals auch Hahnemann bekannte und geläufige Indikation.
Was nun den kritischen Geist des streitbaren Sachsen herausforderte, war Cullens Behauptung, die Heilwirkung ginge vom Magen aus, der durch die Chinarinde gestärkt und gekräftigt würde. Hahnemann hatte sich – seiner Art gemäß – nun sehr eingehend mit Diätetik, also der Wirkung der Ernährung, befaßt und vermochte Wechselfieber und gestärkten Magen in keinen rechten Zusammenhang zu bringen.

Er hielt Cullens Theorien für unhaltbar und sparte auch nicht mit entsprechenden eigenen Ergänzungen, Hinweisen und Randbemerkungen im Werk des Schotten.
Als ungelöste Frage blieb für ihn jedoch, wie denn die Chinarinde auf den Organismus wirkte, um dem Wechselfieber so wirkungsvoll zu begegnen, wie es ja die Empirie belegt. Um die Wechselwirkung zwischen der Rinde und dem Organismus erfassen zu können, nahm Hahnemann »des Versuchs halber zweimal täglich 4 Quentchen gute China ein«, und er verspürte plötzlich jedesmal nach Einnahme die klassischen Symptome des Wechselfiebers.
Hahnemann zog nun den Schluß: Die Krankheit ruft also im akuten Zustand beim Patienten ein bestimmtes Muster an Symptomen hervor, das die Ärzte mit dem Begriff »Wechselfieber« belegt hatten. Die Chinarinde erzeugt bei ihrer Einnahme beim gesunden Menschen ebenfalls Symptome, die denen des Wechselfiebers sehr ähnlich sind.
Im weiteren Verlauf seines lebenslangen Forschens entdeckte Hahnemann, daß eine Erkrankung, stets gekennzeichnet durch ein bestimmtes Symptombild, von dem Mittel geheilt werden könne, das in feinster Dosis beim Gesunden ähnliche Symptome zu erzeugen in der Lage ist. Daraus entwickelte er die Kernlehre der Homöopathie, die in korrekter Fassung lautet:

Similia similibus curentur.
Ähnliches möge mit Ähnlichem geheilt werden.

Hahnemann fand heraus, daß es nicht allein auf die Verdünnung der Medizin ankomme, sondern daß man der Arznei auch noch eine bestimmte Dynamik verleihen müsse, denn die Lebenskraft, der seine Mittel zugedacht waren, ist ja auch etwas durchaus Dynamisches. Er begann also, seinen Mitteln eine eigene Dynamik, Stärke oder Potenz zu verleihen, indem er sie nach einem bestimmten Verfahren potenzierte: Nach einem festgelegten Prozeß entnahm er einen Teil einer Ursubstanz und verrieb sie über einen längeren Zeitraum mit 99 Teilen Milchzucker, sofern sie nicht alkohollöslich war, wie zum Beispiel Metalle oder Mineralien. Dieser Mischung entnahm er wiederum eine Teilmenge und gab ihr die Bezeichnung C1 (erste *C*entesimalpotenz; lat. *centum* = hundert). Er vermengte eine Teilmenge der

C1 nun wieder mit 99 Teilen Milchzucker, verrieb sie nach gleichem Muster und erhielt die zweite Centesimalpotenz C2.
So fuhr er fort bis zur dreißigsten Centesimalpotenz, wobei nach der C3 das Herstellungsverfahren etwas geändert wurde: Ein Teil wurde in Alkohol aufgelöst, die Flasche hundertmal gegen eine federnde Unterlage geschlagen, und das Mittel hatte somit eine höhere Potenzstufe erhalten. War die Endstufe, zum Beispiel die dreißigste Centesimalpotenz, erreicht, so benetzte er kleine Milchzuckerkügelchen mit einigen Tropfen, ließ sie trocknen und hatte damit die berühmten homöopathischen Globuli hergestellt, die er in kleinen Glasfläschchen aufbewahrte. (Das Original seiner homöopathischen Reiseapotheke ist übrigens im sehr sehenswerten Medizinmuseum in Ingolstadt zu bewundern.)
Nun stieß der Naturwissenschaftler Hahnemann bald auf einen sehr merkwürdigen Umstand. Seine Mittel, so fand er, schienen erst dann ihre Wirkung so recht entfalten zu können, wenn er sie quasi gänzlich von der Last der Materie befreit hatte. Verdünnt man eine Mischung immer weiter, so kommt man schließlich zu einem Verdünnungsgrad, bei dem kein Molekül der Ausgangssubstanz mehr vorhanden ist.
Bei Hahnemanns Potenzen war das der Fall bei der zwölften Centesimalpotenz; das, was nun die Arznei enthielt, war nicht mehr chemischer, materieller Wirkstoff, sondern reine Information über das Wesen des Mittels, reine Energie. (Bei den anderen Potenzierungssystemen liegt die Grenze zur Nichtstofflichkeit bei D23 bzw. LM4.)
Um das Wechselspiel zwischen Mittel und Krankheitsäußerung zu beschreiben, sagte der Biologe, Homöopath, Esoteriker und Hahnemann-Biograph Dr. Herbert Fritsche, das Wesen einer jeden Krankheit, ihre eigentliche Ursache, sei dem Menschen verborgen. Sie habe am wenigsten zu tun mit den gemeinhin für ursächlich gehaltenen Krankheitserregern, Viren, Bakterien etc. Das Wesen einer jeden Krankheit sei eine verstimmte Dynamis, also gestörte Lebensenergie. Diese aber könne niemals stofflich sein, denn das, was den Keim zum Wachsen anrege, was ihn vom äußerlich, chemisch völlig identischen, aber toten Keimgut unterscheide, liege niemals auf der materiellen Ebene. Um mit einer nichtstofflichen Qualität, wie sie die Lebensenergie nun darstellt, in Dialog zu kommen, bedürfe es einer aus den Fesseln der Materie befreiten Arznei.
Fritsche schrieb, das Wesen der Krankheit, im Unbekannten gelegen,

gehe in Dialog mit dem Wesen des Mittels, das ihr verwandt ist, denn es löse beim Gesunden ähnliche Krankheitszeichen aus. Aus dem Dialog der beiden Kräfte erst entstehe wirkliche Heilung.
Die Einsicht in solche Zusammenhänge ist den materiell ausgerichteten, an Wirkstoffen orientierten modernen Pharmakologen kaum möglich – wobei diese Feststellung die Leistungen der modernen Medizin keineswegs schmälern soll.
Gerade die Potenzen, die leider – fälschlich – von den Gegnern der Homöopathie als »Verdünnungen« bezeichnet wurden, waren und sind auch heute immer noch Quelle für Mißverständnisse. Die nachweisbaren Wirkungen mochte die etablierte Wissenschaft allenfalls einem Placeboeffekt zuschreiben. Dabei übersieht sie allerdings die homöopathische Wirkung bei Tieren, Kleinkindern und die zwar ungewollte, für die Homöopathie doch schmeichelhafte Tatsache, daß man unseren kleinen Globuli mehr Suggestivkraft zubilligt als dem gesamten ehrwürdigen Ambiente universitärer Medizin mit all den hochdekorierten Würdenträgern der Wissenschaft – müßte deren Gesamtsuggestivpotential nicht stärker sein als das unserer eher bescheiden wirkenden Mittel? Liegt das Problem nicht vielmehr darin, daß der Patient diesen »Kleinstdosen« im Hinblick auf den Heileffekt eher skeptisch gegenübersteht? Doch ungeachtet der vielen Anfeindungen und Mißverständnisse hat die Homöopathie ihren Siegeszug weiter fortgesetzt.
Verständnisschwierigkeiten hatte Hahnemann schon zu Lebzeiten nicht wenige; ohne ihm postum zu nahe treten zu wollen, war er wohl, ähnlich dem großen Paracelsus, ein recht rauhbeiniger und überaus emotional reagierender Zeitgenosse, wenn er auf sein Lieblingsthema, die etablierte Medizin, zu sprechen (oder zu wettern!) kam. Aber auch heute findet man noch viel davon in beiden Lagern, bei Vertretern der universitären Medizin sowie der Naturheilkunde, die ja beide ihre Verdienste und Berechtigung haben und sich ohne Ausgrenzungsbestreben einfach achten und respektieren sollten.
Hahnemanns Forschungen gingen aber noch weitaus tiefer; er stellte fest, daß vielen akuten Krankheitsbildern, die sich mal in diesem, mal in jenem Symptombild äußerten, tiefere Störungen der Lebensenergie zugrunde lagen – dies ist die wesentliche Erkenntnis über die chronischen Krankheiten, eine wahrhafte Crux der Menschheit.
Die großen Seuchen, die die Menschheitsgeschichte durchzogen und

noch durchziehen, haben prägende Spuren in der feinstofflichen Lebensenergie zurückgelassen. Diese Prägungen machen empfänglich für ganz typische Gesundheitsstörungen. Über diese Zusammenhänge fand Hahnemann den Schlüssel zu den chronischen Leiden, deren Linderung, vielleicht auch Heilung, die Homöopathie zu leisten vermag.

Was sollte der Patient bei der homöopathischen Behandlung beachten?

Im Vergleich zur herkömmlichen, allopathischen ärztlichen Praxis muß der Patient völlig umdenken; Geduld, Aufmerksamkeit und Zeit sind erforderlich, deren Einsatz jedoch lohnt. Die Wirkung eines homöopathischen Mittels ist derjenigen des allopathischen entgegengesetzt: Während die Allopathie die Symptome kuriert, ohne die zugrundeliegende Störung der Lebensenergie zu heilen, und über den biochemischen Weg auf den Organismus wirkt, dabei regelmäßige und deutliche Erhaltungsdosen braucht, hat die klassische Homöopathie folgende Wesenszüge:

- Das homöopathische Medikament wirkt energetisch; es unterdrückt nicht die äußeren Symptome, sondern unterstützt die Selbstheilungskräfte des Körpers.
- Es muß rein individuell verordnet werden, also unter Würdigung aller Symptome und Lebensäußerungen, wobei die psychischen und vordergründig manchmal recht merkwürdig anmutenden Anzeichen jedoch die wertvollsten sind.
- Homöopathische Mittel gibt es auch mit stofflichen Anteilen in den Tief- und Mittelpotenzen. Man verordnet sie meist bei akuten Zuständen mehrmals stündlich bis täglich. Hier ist bei guter Kenntnis einiger Akutmittel auch Selbstmedikation im engen Rahmen möglich, beispielsweise bei Insektenstichen oder ähnlichem.
- Bei chronischen Leiden kommen Hochpotenzen zur Anwendung; hier ist eine Selbstmedikation nicht mehr zu empfehlen. Der Homöopath erhebt eine sehr zeitaufwendige Anamnese (das ist die Vorgeschichte einer Krankheit nach Angaben des Patienten) und bestimmt daraus das Mittel, das dem Wesen der Erkrankung am ähnlichsten ist. Er wird bei chronischen Prozessen eventuell auch Mittel wechseln müssen.

- Von größter Bedeutung ist die genaue Beachtung der Beschwerden nach Art und Qualität, nach Lage und Lokalisation, Uhrzeit und nach den Einflüssen, die das Leiden verschlimmern oder bessern.
- Während der Behandlung kommt es gelegentlich zu Reaktionen auf das gegebene Mittel. Manchmal verschlimmern sich bestehende Symptome kurzzeitig, was die Richtigkeit der Mittelwahl aber nur bestätigt (Erstverschlimmerung); oder früher durchlaufene, meist unterdrückte Prozesse zeigen sich wieder aufflackernd und kurz. All dies ist kein Grund zur Beunruhigung, sondern ein Beweis dafür, daß die verstimmte, starr gewordene Lebenskraft wieder beginnt, beweglich zu werden.
- Ein großes Problem ist oftmals das Verständnis des Patienten für kleine Einnahmemengen; 3 bis 5 Tropfen zwei- bis dreimal pro Woche, oder noch weniger sind die Regel in der Verordnung von Hochpotenzen bei chronischen Leiden. Hahnemann schreibt dazu: »... mit jeder Mittelgabe bewegt, regt sich die Lebensenergie etwas, und man muß ihr genügend Zeit lassen, das in Ruhe zu tun. Überfällt man sie nun mit zu vielen Gabenwiederholungen, so reagiert sie schlußendlich verstimmt«, der Heilungsprozeß verläuft nicht so optimal, wie er es könnte.

In seinem Hauptwerk, dem *Organon*, verweist Hahnemann auch auf die Notwendigkeit, die Arznei von Gabe zu Gabe etwas zu verändern, damit auch der jeweils veränderten Dynamis des Organismus Rechnung getragen werde; in der praktischen Handhabung gibt man dem Medikamentenfläschchen wieder die bereits bekannten Schüttelschläge. »Unsere Mittel«, so schrieb der im Februar 1993 im Alter von 95 Jahren verstorbene große homöopathische Arzt Adolph Voegeli aus der Schweiz, »heilen in der Nachwirkung.« Was eigentlich heilt, ist also die durch die Mittel wieder in Fluß gebrachte Lebensenergie, deren sichtbare Zeichen ihres Ungleichgewichtes, ihrer Schwächung, Störung oder Verstimmung die am Körper und im Befinden erkennbaren Symptome sind. Niemals ist das Symptom die Krankheit, sondern lediglich der Ausdruck der gestörten Lebensenergie auf der körperlichen Ebene. Nur das Mittel, das beim Gesunden ähnliche Symptome hervorrufen kann, ist dem Einfluß, der zur Verstimmung der Lebensenergie beigetragen hat, wesensverwandt. Von ihm darf – so die Schicksalsmächte es erlauben – Heilung erhofft werden.

Zum Abschluß dieses Kapitels möchte ich allen, die sich der Homöopathie näher zuwenden wollen, noch zwei Sätze Hahnemanns mit auf den Weg geben:

> Aude sapere. – Wage, weise zu sein.
> Macht's nach – aber macht's genau nach!

Der Gedanke der homöopathischen Heilkunde fiel in England auf ungleich fruchtbareren Boden als in Deutschland. Lebendige Beispiele dafür sind die großen homöopathischen Kliniken in London und in anderen Städten des Landes.
Auch der Arzt Dr. Edward Bach, am 24. September 1886 in der Nähe von Birmingham geboren, am 27. November 1936 verstorben, sollte die Homöopathie zu seinem Lebensinhalt machen. Bach wuchs sehr naturverbunden auf; er mochte schon sehr früh in seinem Leben die mächtigen Heilkräfte der Natur gespürt und erahnt haben. Die anfängliche Arbeit in der Erzgießerei des Vaters konnte nur eine Durchgangserfahrung sein. Der junge Edward absolvierte das Medizinstudium und arbeitete dann auf der Unfallstation der Universitätsklinik in London. Dank seiner vielfältigen Begabungen praktizierte er als erfolgreicher Chirurg, Pathologe, Bakteriologe und Leiter des Forschungslabors des homöopathischen Krankenhauses in London. Zusätzlich hatte er noch seinen umfangreichen Praxisbetrieb als niedergelassener Arzt.
Edward Bachs unermüdlicher Forschergeist und seine Liebe zu den Menschen ließen ihn immer neue Möglichkeiten zu besseren, effektiveren und sanfteren Heilmethoden finden. Er entwickelte ein neues Impfverfahren ohne Spritzen und Nadeln, das 1918 anläßlich einer Grippeepidemie sehr erfolgreich bei der englischen Truppe eingesetzt wurde.
Geistiges Vorbild waren ihm stets die Werke Samuel Hahnemanns, dessen Potenzierungsverfahren er bei seinen wissenschaftlichen Arbeiten übernahm. Im Rahmen seiner mikrobiellen Forschungen wies Edward Bach den Zusammenhang zwischen einzelnen Bakterienstämmen und jeweils zugehöriger Patientenpersönlichkeit nach. Daraus entwickelten sich die sogenannten Bach-Nosoden. Eine Nosode ist ein Heilmittel in homöopathischer Zubereitungsform, das aus Krankheitserregern wie Bakterien und dergleichen gewonnen wird, wobei die starke pathogene Kraft jedoch gebrochen ist und in Heilenergie umgewandelt wird.
Mit Hilfe der Bach-Nosoden ließen sich viele Heilerfolge erzielen – gerade bei Menschen mit chronischen, schwer zu behandelnden

Leiden. Diese Erfahrungen formten in Bach den zentralen Leitgedanken für sein weiteres Schaffen:

Heile die kranke Persönlichkeit, und der Körper folgt von selbst.

Bei der Anamnese galt sein Augenmerk nun im besonderen den Äußerungen zur Persönlichkeit seiner Patienten sowie den Auswirkungen der Krankheit auf die Persönlichkeit, Stimmungen und Grundeinstellung zum Leben.
Im Jahr 1928 reifte in ihm der Entschluß, sich künftig ausschließlich der Pflanzenwelt mit ihren Heilwirkungen zu widmen. 1930 offenbarten sich ihm die ersten drei seiner insgesamt 38 energetisch hochwirksamen Pflanzenessenzen. In Konsequenz all dessen verkaufte er seine Praxis in London, kehrte dem ursprünglichen weltlichen und akademischen Erfolg den Rücken und zog nach Wales aufs Land. Seine Begleiter waren ein unerschütterliches Wissen um die göttliche Kraft der Schöpfung, Liebe zu den Menschen und eine hohe intuitive Gabe, die ihm das Wesen der Heilkräfte offenlegte.
In den letzten sechs Jahren seines Lebens fand er insgesamt jene 38 feinstofflich wirkenden Heilmittel, die heute unter der Bezeichnung »Bachblüten« bekannt sind. In dieser Zeit hatte sich Bach noch mehr als üblich abverlangt. Im Sommer betrieb er seine Landpraxis in Wales, im Winter zog er nach London und praktizierte dort sehr erfolgreich mit seinen neuen Heilmitteln. Im Frühjahr 1934 zog er in ein kleines Haus in Mount Vernon, Sotwell, das zum Bachblütenzentrum wurde.
Im Jahr 1935 glaubte Bach, seine Studien abgeschlossen zu haben; insgesamt neunzehn Blüten hatte er entdeckt und daraus die heilsamen Essenzen gewonnen. Nun sollte er selbst plötzlich schwer erkranken; zu qualvollen körperlichen Symptomen kamen tiefgehende Seelenkrisen.
Jetzt könnte man sich fragen, wieso jemand, der so im Einklang mit der Natur und der Schöpfung lebt und sein Leben in den Dienst der leidenden Menschheit zu stellen gewohnt war, plötzlich selbst erkrankt. Die Antwort auf diese Frage erhielt Bach sechs Monate später, als er über den Weg eigenen Leidens weitere neunzehn Blüten entdeckte. Seine jeweils im Vordergrund stehende Symptomatik führte ihn dabei stets zu einer weiteren Blüte; seine Krankheitserscheinungen verschwanden nach Einnahme dieser neuentdeckten Essenzen. Bach hatte in einem halben Jahr, das durch eigene Krank-

heit geprägt war, auf diesem Wege die anderen neunzehn Blüten gefunden.

Kurz vor seinem Tode – vielleicht auch in Vorahnung dessen – widmete er sich mit ganzer Kraft der Weitergabe seines Lebenswerkes. Er hielt zahlreiche Vorträge, bildete Mitarbeiter in seinen Therapiemethoden aus und schuf das Bachblütenzentrum in Mount Vernon, das noch heute getreu seinen Vorgaben und Richtlinien die Blütenessenzen herstellt.

Das Leben Bachs – wie das aller großen Forscher, die neue Wege beschreiten – war reich an Entbehrungen und Angriffen seitens der etablierten Wissenschaft. Sein Lohn war die Erfüllung des Lebenswunsches, der leidenden Menschheit zu helfen und ihr einen Weg zu göttlicher Harmonie, Gesundheit und Ganzheit aufzuzeigen. Seine Philosophie und die Ergebnisse der Arbeit mit den Blütenessenzen faßte er in seinen Büchern *Heile Dich selbst*, *Befreie Dich selbst*, *Die zwölf Heiler* und *Blumen, die durch die Seele heilen* zusammen. In *Blumen, die durch die Seele heilen* verlieh er seinen Gedanken wie folgt Ausdruck:

> »Bestimmte wildwachsende Pflanzen, Büsche und Bäume höherer Ordnung haben durch ihre hohe Schwingung die Kraft, unsere menschlichen Schwingungen zu erhöhen und unsere Kanäle für die Botschaften unseres spirituellen Selbst zu öffnen; unsere Persönlichkeit mit den Tugenden, die wir nötig haben, zu überfluten und dadurch die Charaktermängel auszuwaschen, die unsere Leiden verursachen. Wie schöne Musik oder andere großartige inspirierende Dinge sind sie in der Lage, unsere ganze Persönlichkeit zu erheben und uns unserer Seele näherzubringen. Dadurch schenken sie uns Frieden und entbinden uns von unseren Leiden. Sie heilen nicht dadurch, daß sie die Krankheit direkt angreifen, sondern dadurch, daß sie unseren Körper mit den schönen Schwingungen unseres Höheren Selbst durchfluten, in deren Gegenwart die Krankheit hinwegschmilzt wie Schnee an der Sonne. Es gibt keine echte Heilung ohne Veränderung in der Lebenseinstellung, des Seelenfriedens und des inneren Glücksgefühls.«

Zur Gewinnung der Blütenessenzen ging Bach folgenden Weg: Er pflückte die Pflanzen an ihrem eigentlichen, natürlichen Standort, legte sie dort in ein mitgebrachtes Gefäß mit klarem, reinem Quellwasser und bedeckte die Wasseroberfläche mit Pflanzenteilen. Diese blütengefüllte Schale ließ er nun drei bis vier Stunden in der Sonne stehen. Sonnenschein war die Grundvoraussetzung für die Herstellung seiner Blütenmittel. Diese sonnendurchwirkte, blütengetränkte Flüssigkeit bezeichnete er als die »Essenz«. Er füllte etwas davon in kleine Fläschchen, gab zur Konservierung noch einmal dieselbe Menge an Cognac hinzu – und fertig war das Mittel.
Dieses Herstellungsverfahren wird als »Sonnenmethode« bezeichnet. Im Gegensatz dazu steht die »Kochmethode«, die er bei harten Pflanzenteilen, aber auch im zeitigen Frühjahr mit noch geringerer Sonnenkraft anwandte.
Auch bei der Kochmethode pflückte er die Pflanzenteile an einem sonnigen Tag; Sammelzeit war stets der Vormittag wie bei der Sonnenmethode. Das gepflückte Gut kam in einen sauberen Topf, der schnell zugedeckt und nach Hause gebracht wurde. Dort füllte er die Kasserolle mit klarem Quellwasser auf und kochte das Ganze für die Dauer einer halben Stunde. Nach dem Kochen stellte er den Topf ins Freie zum Abkühlen und verfuhr mit der gewonnenen Essenz in gleicher Weise wie oben beschrieben, indem er sie mit Cognac konservierte. (In dem Buch *Heile dich selbst mit den Bachblüten* wird das Gewinnungsverfahren am Beispiel seiner Entdeckung von Water Violet sehr anschaulich beschrieben.
Bach legte großen Wert darauf, die Pflanzen auch beim Pflücken nicht zu berühren, und schützte sie deshalb mit einem Blatt ihrer eigenen Gattung in den Händen vor seinen Fingern. Er überließ die Gewinnung seiner Heilmittel ausschließlich der Natur mit ihren vier Elementen Feuer, Wasser, Luft und Erde. Auch heute halten sich die Hersteller in Mount Vernon exakt an seine Vorgaben. Bachblüten werden in England als *Bach Flower Remedies* verkauft und umfassen insgesamt 39 Fläschchen, die im Englischen die Bezeichnung *stock bottles*, »Vorratsflaschen«, tragen. In Deutschland ist die Bezeichnung »Bachblütenkonzentrate« oder »Blütenessenzen« üblich.

Füllen Sie eine 50-ml-Flasche aus dunklem Glas mit Tropfeinsatz wie folgt:

- zwei Drittel, also zirka 33 ml, mit klarem Quellwasser oder stillem Wasser,
- ein Drittel, entsprechend 17 ml, mit 45prozentigem Weingeist zur Konservierung.

Für Kinder verwenden Sie anstelle des Alkohols Essig. Gleiches gilt auch für Menschen, die Alkohol selbst in kleinsten Dosen meiden müssen.
Dosieren Sie die Blütenessenzen wie folgt:

- auf 10 ml Flüssigkeit 1 bis 2 Tropen Blütenessenz, wobei
- nicht mehr als fünf unterschiedliche Blüten zusammengemischt werden sollten.

In unserem konkreten Beispiel heißt dies, daß Sie aus maximal fünf verschiedenen Vorratsfläschchen jeweils 1 bis 2 Tropfen entnehmen und in Ihre 50-ml-Flasche geben. (Wenn Sie die Blütenessenzen selbst herstellen möchten, erfahren Sie die Methode weiter unten in dem Abschnitt »Selbsthergestellte Essenzen«.)
Aus Ihrer 50-ml-Flasche geben Sie 4mal täglich 4 Tropfen vor den Mahlzeiten direkt auf die Zunge und behalten sie vor dem Hinunterschlucken noch für einen kleinen Moment im Mund.
Bachblüten sind ohne Wechsel- und/oder Nebenwirkungen mit allen anderen Therapieformen, auch den allopathischen, kombinierbar. Sie sind auch ohne Gefahr vom Laien in der Selbstmedikation anwendbar. Vor seinem profunden wissenschaftlichen Hintergrund schreibt Edward Bach:

> »Für die Anwendung der Blütenessenzen sind keine wissenschaftlichen Erkenntnisse erforderlich. Wer den größten Nutzen aus dieser göttlichen Gabe ziehen will, muß sie in ihrer Ursprünglichkeit rein erhalten, frei von Theorie und wissenschaftlicher Erwägung – denn alles in der Natur ist einfach.«

Gesetzesänderung –
Bachblüten ab 17. August 1994 nicht mehr rezeptpflichtig

Während in England jeder Bioladen die Mittel verkaufen darf, waren die Originalflaschen in Deutschland bisher rezeptpflichtig. Grund dafür war unser Arzneimittelgesetz, demzufolge ausländische Fertigarzneimittel unter die Verschreibungspflicht fallen.
Das 5. Gesetz zur Änderung des Arzneimittelgesetzes vom 9. August 1994, das am 17. August 1994 in Kraft trat, entbindet die Bachblüten von der Verschreibungspflicht und stellt sie lediglich unter die Apothekenpflicht. Somit können nicht nur Bachblütenmischungen, sondern auch die original *stock bottles* sowie die Rescue-Remedy-Salbe rezeptfrei aus der Apotheke bezogen werden (§ 73 AMG, Absatz 3).

Die 38 Heiler

Bach hat seine Essenzen als »Heiler« bezeichnet; 37 davon sind aus Pflanzen gewonnen, einer liegt klares Felsenquellwasser zugrunde (Rock Water). Der gesamte Bachblütensatz beinhaltet jedoch vierzig Fläschchen, wobei Nummer 39 und Nummer 40 identischen Inhalts sind, die Bezeichnung »Notfalltropfen« (»Rescue Remedy«) tragen und aus fünf Mitteln zusammengestellt sind (Star of Bethlehem, Rock Rose, Impatiens, Cherry Plum und Clematis). Im folgenden beschreibe ich die Einzelmittel kurz in ihren Hauptwirkungen. Dabei folge ich der Einteilung von Bach in sieben Hauptgruppen.

Erste Gruppe: Angst

Rock Rose (Gemeines Sonnenröschen)

Merkmal: Panik, Angst, überwältigende Furcht, hochakute Angstzustände vor einem realen Hintergrund.
Dr. Bach: »Rock Rose ist das Heilmittel in Notfällen, ja in allen Fällen, in denen es scheinbar keine Hoffnung mehr gibt. Bei Unfällen oder plötzlicher Erkrankung oder wenn der Patient sehr erschreckt ist oder große Angst hat oder wenn die Lage ernst genug ist, um den

Anwesenden ebenfalls große Angst zu machen. Wenn der Patient nicht bei Bewußtsein ist, kann man ihm die Lippen mit dem Mittel benetzen.«

Mimulus (Gefleckte Gauklerblume)
Merkmal: Furcht vor bestimmten Dingen (Tieren, Zahnarzt, Lampenfieber, Nervosität, Schüchternheit etc.). Diese Angst ist weniger akut und dramatisch als die von Rock Rose.
Dr. Bach: »Mimulus ist die Blüte bei Furcht vor weltlichen, konkreten Dingen, vor Krankheit, Schmerz, Unfällen, Armut, Dunkelheit, Alleinsein, Unglück. Die Ängste des täglichen Lebens. Diese Menschen ertragen ihre Ängste, ohne zu klagen, und sprechen nur selten frei darüber zu anderen.«

Cherry Plum (Kirschpflaume)
Merkmal: Verzweiflung; Angst, die Kontrolle zu verlieren und schlimme Handlungen zu begehen; Hysterie.
Dr. Bach: »Furcht, den Verstand zu verlieren oder daß man gefürchtete, schreckliche Dinge tun könnte, die man nicht will und als falsch erkennt, während man trotzdem den Impuls spürt, sie zu tun.

Aspen (Espe)
Merkmal: unbestimmte Angst mit unbekanntem Ursprung, Verängstigung.
Dr. Bach: »Vage Ängste vor unbekannten Dingen, die sich nicht begründen oder erklären lassen. In diesem Fall kann der Patient Angst davor haben, daß etwas Schreckliches passiert, ohne zu wissen, was dies sein könnte. Diese unbestimmten, unerklärlichen Ängste können ihn Tag und Nacht verfolgen. Die so Leidenden fürchten sich oft, über ihre Nöte zu sprechen.«

Red Chestnut (Rote Kastanie)
Merkmal: schlimme Befürchtungen, sich ängstigen um andere.
Dr. Bach: »Für jene, denen es schwerfällt, sich nicht um andere zu ängstigen. Oft haben sie es schon aufgegeben, sich über sich selbst Sorgen zu machen, können aber um jene, die sie lieben, viel bangen und leiden und haben häufig Angst, daß ihnen etwas Schlimmes zustoßen könnte.«

Zweite Gruppe: Unsicherheit

Cerato (Bleiwurz)
Merkmal: Zweifel an sich selbst; die Neigung, sich gegen besseres Wissen von Ratschlägen anderer beeinflussen zu lassen.
Dr. Bach: »Für jene, die an ihrer Fähigkeit zweifeln, Entscheidungen oder Urteile zu fällen. Sie fragen ständig andere um Rat und sind oft schlecht beraten.«

Scleranthus (Einjähriger Knäuel)
Merkmal: Unentschlossenheit, Unsicherheit, Zweifel, Mangel an Ausgeglichenheit.
Dr. Bach: »Für jene, die sehr darunter leiden, sich nicht zwischen zwei Dingen entscheiden zu können, weil abwechselnd das eine, dann das andere ihnen richtig erscheint. Sie sind im allgemeinen stille Menschen, die ihre Schwierigkeiten allein tragen, da sie nicht geneigt sind, mit anderen darüber zu sprechen.«

Gentian (Bitterer Enzian)
Merkmal: Zweifel, Niedergeschlagenheit, Mutlosigkeit.
Dr. Bach: »Für jene, die sich leicht entmutigen lassen. Sie machen vielleicht schon gute Fortschritte in ihrer Krankheit oder den Angelegenheiten ihres täglichen Lebens, aber die geringste Verzögerung oder das kleinste Hindernis läßt sie zweifeln und macht sie mutlos.«

Gorse (Stechginster)
Merkmal: Hoffnungslosigkeit, Verzweiflung, Resignation.
Dr. Bach: »Tiefe Hoffnungslosigkeit; diese Menschen haben den Glauben aufgegeben, daß ihnen noch geholfen werden kann. Auf Zureden und um anderen einen Gefallen zu tun, probieren sie vielleicht verschiedene Behandlungsformen aus, versichern dabei aber ihrer Umgebung, daß die Hoffnung auf Linderung nur ganz gering sei.«

Hornbeam (Hainbuche)
Merkmal: Müdigkeit, körperliche und geistige Erschöpfung.
Dr. Bach: »Für jene, die das Gefühl haben, nicht genügend seelische oder körperliche Kraft zu besitzen, um die Bürde des Lebens zu tragen. Die Angelegenheiten des Alltags erscheinen ihnen zu schwer, auch wenn sie ihre Aufgabe in der Regel erfüllen können. Für jene,

die glauben, daß sie körperlich oder seelisch einer Stärkung bedürfen, um ihr Tagewerk leichter vollbringen zu können.«

Wild Oat (Waldtrespe)
Merkmal: Unsicherheit, Mutlosigkeit, Unzufriedenheit.
Dr. Bach: »Für jene, die den Ehrgeiz haben, in ihrem Leben etwas Außergewöhnliches zu leisten, die viel Erfahrung sammeln und alles genießen möchten, was das Leben ihnen zu bieten hat, die sich des Lebens in vollen Zügen erfreuen wollen. Ihre Schwierigkeit besteht darin, zu entscheiden, welcher Beschäftigung sie nachgehen sollen, denn obgleich ihr Ehrgeiz groß ist, fühlen sie sich von keiner Berufung besonders angezogen. Dies kann zu Verzögerungen und Unzufriedenheit führen.«

Dritte Gruppe:
mangelndes Interesse an der Gegenwart

Clematis (Gemeine Waldrebe)
Merkmal: Unaufmerksamkeit, Gleichgültigkeit, Verträumtheit, Konzentrationsmangel, Bewußtlosigkeit.
Dr. Bach: »Für jene, die verträumt, schläfrig, nicht ganz wach sind und kein großes Interesse am Leben haben. Ruhige Menschen, die nicht ganz zufrieden mit den gegenwärtigen Umständen sind und mehr in der Zukunft als im Jetzt leben, sie leben in ihren Hoffnungen auf glücklichere Zeiten, in denen ihre Ideale wahr werden könnten. Im Krankheitsfalle machen manche von ihnen sich kaum oder gar keine Mühe, wieder gesund zu werden, und einige von ihnen scheinen sich sogar auf den Tod zu freuen, in Erwartung besserer Zeiten – oder vielleicht in der Hoffnung, jemandem wiederzubegegnen, den sie durch den Tod verloren hatten.«

Honeysuckle (Geißblatt)
Merkmal: Vergangenheitsorientiertheit, Nostalgie, Heimweh.
Dr. Bach: »Für jene, die in Gedanken viel in der Vergangenheit weilen, einer sehr glücklichen Zeit, oder die den Erinnerungen an einen verlorenen Freund nachhängen oder alten Wunschträumen, die sich nicht erfüllt haben. Sie können nicht glauben, außer dem Vergangenen noch einmal Glück zu erleben.«

Wild Rose (Heckenrose)
Merkmal: Apathie, Resignation, Selbstaufgabe.
Dr. Bach: »Für jene, die sich ohne genügenden Grund in Gleichgültigkeit allem ergeben, was geschieht, die einfach durchs Leben treiben, es annehmen, wie es sich bietet, ohne irgendeine Anstrengung zu unternehmen, die Dinge zu bessern und etwas Freude zu finden. Sie haben sich dem Lebenskampf klag- und widerstandslos ergeben.«

Olive (Olivenbaum)
Merkmal: totale Erschöpfung, überwältigende Müdigkeit, chronische Krankheit.
Dr. Bach: »Für jene, die seelisch oder körperlich so gelitten haben, so erschöpft und müde sind, daß sie das Gefühl haben, keine Kraft mehr zu besitzen, um sich von neuem anzustrengen. Das tägliche Leben ist für sie Schwerarbeit, freudlose Mühe.«

White Chestnut (Weiße Kastanie)
Merkmal: quälender, innerer Dialog, unerwünschte Gedanken, die ständig wiederkehren.
Dr. Bach: »Für jene, die sich nicht dagegen wehren können, daß ihnen Gedanken, Vorstellungen und Argumente in den Sinn kommen, die ihnen unerwünscht sind. Das geschieht gewöhnlich in jenen Augenblicken, wenn das momentane Interesse nicht stark genug ist, um ihre Aufmerksamkeit ganz zu fesseln. Bedrückende Gedanken drängen sich immer wieder vor, und wenn sie einige Zeit verbannt waren, kehren sie hartnäckig zurück. Sie scheinen sich ständig im Kreise zu drehen und verursachen viel seelische Qual. Wenn diese unerwünschten, unangenehmen Gedanken da sind, nehmen sie einem den Frieden und machen es unmöglich, nur an die Arbeit, die Freude oder das Vergnügen des Tages zu denken.«

Mustard (Ackersenf)
Merkmal: tiefe Niedergeschlagenheit, Melancholie, Depression ohne sichtbare Ursache.
Dr. Bach: »Für jene, die zuweilen schwermütig oder gar verzweifelt sind, als ob eine kalte, dunkle Wolke sie überschatte und Licht und Lebensfreude vor ihnen verberge. Vielleicht ist es gar nicht möglich, solche Phasen zu begründen oder zu erklären. Unter diesen Umständen ist es fast ausgeschlossen, glücklich oder fröhlich zu erscheinen.«

Chestnut Bud (Kastanienknospen)
Merkmal: Unaufmerksamkeit, Abgehetztsein, Unfähigkeit, aus den eigenen Erfahrungen und Fehlschlägen zu lernen.
Dr. Bach: »Für jene, die aus ihren Erfahrungen und Beobachtungen nicht genügend zu lernen scheinen und länger als andere brauchen, um die Lektionen des täglichen Lebens zu begreifen. Während bei manchen Menschen eine einzige Erfahrung genügt, ist es für diese notwendig, mehrere zu erleben, bis sie die notwendige Lektion gelernt haben. So sehen sie sich zu ihrem eigenen Bedauern gezwungen, bei verschiedenen Gelegenheiten den gleichen Fehler zu wiederholen, während einmal genügt hätte oder die Beobachtung anderer ihnen diesen Fehler ersparen könnte.«

Vierte Gruppe: Einsamkeit

Water Violet (Sumpfwasserfeder)
Merkmal: Stolz, Überlegenheit, Reserviertheit; wünscht Ruhe und Einsamkeit.
Dr. Bach: »Für jene, die in Gesundheit oder Krankheit lieber allein sind. Sehr stille Menschen, die sich lautlos bewegen, wenig und in sanftem Ton sprechen. Sie sind sehr unabhängig, fähig und selbstsicher, fast ganz unbeeinflußt von den Meinungen anderer. Sie sind zurückhaltend, lassen andere in Ruhe und gehen ihre eigenen Wege. Oft sind sie schlau und talentiert. Ihre Ruhe und ihr innerer Frieden sind ein Segen für ihre Umwelt.«

Impatiens (Drüsentragendes Springkraut)
Merkmal: Ungeduld, Reizbarkeit, starke innere Spannung.
Dr. Bach: »Für jene, die rasch sind im Denken und Handeln und die alles schnell und ohne Zögern tun wollen. Im Falle einer Erkrankung sind sie darauf bedacht, rasch wieder zu genesen. Es fällt ihnen sehr schwer, mit langsamen Menschen Geduld zu zeigen, da sie es für falsch und eine Zeitverschwendung halten, und sie setzen alles daran, um solche Menschen in ihrem Tun zu beschleunigen. Oft ziehen sie es vor, allein zu arbeiten und zu denken, so daß sie alles in ihrem eigenen, gewohnten Tempo erledigen können.«

Heather (Schottisches Heidekraut)

Merkmal: Egozentrik; Menschen, die nur von sich sprechen und sich nur um sich selbst kümmern; Menschen, die das Alleinsein hassen.

Dr. Bach: »Für jene, die ständig Gesellschaft brauchen und suchen, weil sie es für notwendig halten, ihre eigenen Angelegenheiten mit anderen zu besprechen, ganz gleich, mit wem es auch sei. Sie sind sehr unglücklich, wenn sie einmal längere oder kürzere Zeit allein sein müssen.«

Fünfte Gruppe: Überempfindlichkeit gegenüber Einflüssen und Ideen

Agrimony (Odermennig)

Merkmal: Sorge und innerer Schmerz, der vor anderen verborgen wird; oberflächliche Fröhlichkeit.

Dr. Bach: »Für die jovialen, fröhlichen und humorvollen Menschen, die den Frieden lieben und unter Meinungsverschiedenheiten und Streitigkeiten leiden; sie sind bereit, viel aufzugeben, um solche Unannehmlichkeiten zu vermeiden. Obwohl sie im allgemeinen Schwierigkeiten haben und innerlich wie äußerlich besorgt und rastlos sind, verbergen sie ihren Kummer hinter einer Maske von Humor und Witz und sind als Freunde und Gesellschafter sehr geschätzt. Häufig greifen sie zu reichlich Alkohol und Drogen, um sich in Stimmung zu bringen und die Leichtigkeit zu gewinnen, mit der sie ihre Bürde zu tragen gedenken.«

Centaury (Tausendgüldenkraut)

Merkmal: Willensschwäche, leichte Beeinflußbarkeit, Unterwürfigkeit.

Dr. Bach: »Für jene freundlichen, ruhigen, sanften Menschen, die überängstlich darauf bedacht sind, anderen zu dienen. Bei all ihren Anstrengungen überschätzen sie ihre Kraft. Sie identifizieren sich so mit ihrem beflissenen Streben, daß sie mehr zu Sklaven als zu willigen Helfern werden. Ihre gute Art verleitet sie, mehr zu tun, als es ihre Aufgabe wäre, und dabei könnte ihr eigenes Lebensziel vernachlässigt werden.«

Walnut (Walnußbaum)
Merkmal: Menschen, die von den Ideen anderer auf Abwege geführt werden; Gebundensein an die Vergangenheit; Frustration.
Dr. Bach: »Für jene, die bestimmte Ideale und feste Zielsetzungen im Leben haben und diese verfolgen, bei seltenen Gelegenheiten jedoch versucht sind, sich von ihren eigenen Vorstellungen, Zielen und Arbeiten ablenken zu lassen, durch die Begeisterung, die Überzeugungen oder Ansichten anderer. Dieses Heilmittel gibt ihnen Standhaftigkeit und schützt sie vor Beeinflussung von außen.«

Holly (Stechpalme)
Merkmal: Haß, Neid, Eifersucht, Mißtrauen.
Dr. Bach: »Für jene, die manchmal von Gedanken wie Eifersucht, Neid, Rachsucht oder Argwohn befallen werden. Für die verschiedenen Formen von ärgerlicher Unruhe. Diese Menschen leiden häufig sehr stark, obwohl es oft für ihr Unglücklichsein keinen echten Grund gibt.«

Sechste Gruppe: Mutlosigkeit und Verzweiflung

Larch (Lärche)
Merkmal: Mangel an Selbstvertrauen, Erwartung von Mißerfolg, Mutlosigkeit.
Dr. Bach: »Für jene, die sich selbst nicht für so gut oder fähig halten wie die Menschen ihrer Umgebung. Sie rechnen damit, zu scheitern, haben das Gefühl, nie Erfolg zu erleben, und so wagen sie nicht einmal eine Anstrengung, die groß genug wäre, ihnen Erfolg zu bringen.«

Pine (Kiefer)
Merkmal: Schuldgefühle, Selbstvorwürfe, Menschen, die sich selbst die Schuld an allem geben.
Dr. Bach: »Für jene, die sich selbst Vorwürfe machen. Selbst wenn sie erfolgreich sind, denken sie, sie hätten es noch besser machen können, und sind nie zufrieden mit ihren Bemühungen oder deren Resultaten. Sie arbeiten schwer und leiden unter den Fehlern, die sie sich selbst einreden. Manchmal, wenn es einen Fehler gibt, den andere verschuldet haben, nehmen sie diesen sogar auf sich und fühlen sich verantwortlich.«

Elm (Ulme)
Merkmal: ein gelegentliches Gefühl der eigenen Unzulänglichkeit und Verzagtheit gegenüber großen Anforderungen und Verantwortung.
Dr. Bach: »Für jene, die gute Arbeit leisten, der Berufung ihres Lebens folgen und hoffen, etwas Wichtiges zu vollbringen, das möglichst zum Wohle der Menschheit sei. Es gibt Zeiten, wenn sie niedergeschlagen sind und das Gefühl haben, die Aufgabe, die sie sich aufbürdeten, sei zu schwer und ihre Erfüllung übersteige die menschliche Kraft.«

Sweet Chestnut (Edelkastanie)
Merkmal: überwältigender innerer Schmerz, Verzweiflung, Hoffnungslosigkeit.
Dr. Bach: »Für jene Phasen, die manche Menschen zuweilen erleben, in denen die Seelenqual so groß ist, daß sie unerträglich erscheint. Wenn man meint, seelisch oder körperlich bis zum Äußersten seiner Belastbarkeit geführt worden zu sein und jetzt zusammenbrechen zu müssen. Wenn es den Anschein hat, als ob man nichts anderes mehr als Zerstörung und Auslöschung zu erwarten hätte.«

Star of Bethlehem (Goldiger Milchstern)
Merkmal: Nachwirkungen von physischem oder psychischem Schock.
Dr. Bach: »Für jene, die in großer Bedrängnis oder in Umständen sind, die sie sehr unglücklich machen. Sie leiden unter dem Schock einer schlimmen Nachricht, dem Verlust eines lieben Menschen, dem Schreck nach einem Unfall und ähnlichen Zuständen. Für jene, die sich eine Zeitlang gar nicht trösten lassen wollen, bringt dieses Heilmittel Erleichterung.«

Willow (Weide)
Merkmal: Bitterkeit, Zorn; Vorwurf gegenüber anderen wegen eines bösen Schicksals.
Dr. Bach: »Für jene, die ein Mißgeschick oder Unglück erlitten haben und dies schwer ohne Klagen und Verbitterung annehmen können, da sie das Leben vor allem nach dem Erfolg beurteilen, den es ihnen bringt. Sie haben das Gefühl, so schwere Prüfungen nicht verdient zu haben, sie meinen, es sei ihnen Unrecht widerfahren, und werden verbittert. Oft zeigen sie weniger Interesse und sind weniger aktiv in

bezug auf jene Dinge, die ihnen früher Freude und Befriedigung gebracht haben.«

Oak (Eiche)

Merkmal: Menschen, die trotz Verzweiflung nicht aufgeben wollen.
Dr. Bach: »Für jene, die sich sehr anstrengen und sich Mühe geben, um wieder gesund zu werden, und auch in ihrem täglichen Leben hart kämpfen. Sie werden weiterhin eines nach dem anderen ausprobieren, auch wenn ihr Fall hoffnungslos erscheint. Sie kämpfen weiter. Sie sind nicht zufrieden mit sich selbst, wenn Krankheit ihnen die Erfüllung ihrer Pflichten oder ihrer Hilfe für andere durchkreuzt. Sie sind tapfere Menschen, die gegen große Schwierigkeiten ankämpfen, ohne daß ihre Anstrengungen oder ihre Hoffnung dabei nachlassen.«

Crab Apple (Holzapfel)

Merkmal: Gefühl von Unreinheit, Ekel vor sich selbst, Verzerrung der Proportionen.
Dr. Bach: »Dies ist ein Heilmittel zur Reinigung. Es ist für jene, die das Gefühl haben, etwas nicht ganz Reines an sich zu haben. Oft ist dies etwas offensichtlich Unbedeutendes. Andere mögen eine weitaus ernstere Krankheit haben. Diese bleibt fast unbeachtet im Vergleich mit der einen Kleinigkeit, auf die sie ihre Aufmerksamkeit konzentrieren. In beiden Fällen sind sie jedoch ängstlich darauf bedacht, frei zu sein von jener einen bestimmten Angelegenheit, die ihr ganzes Denken mit Beschlag belegt und ihnen so wesentlich erscheint, daß sie davon geheilt werden wollen. Sie werden verzagt, wenn die Behandlung fehlschlägt. Als reinigendes Heilmittel kann diese Medizin auch Wunden säubern, wenn der Patient Grund zu der Annahme hat, daß Giftstoffe eingedrungen sind, die entfernt werden müssen.«

Siebte Gruppe: übergroße Sorge um das Wohl anderer

Chicory (Wegwarte)

Merkmal: Egozentrik; übergroßes Sorgen um andere; Selbstmitleid, Übereifer, Herrschsucht.
Dr. Bach: »Für jene, die sich sehr um das Wohl und die Bedürfnisse anderer Menschen bekümmern und dazu neigen, sich zu sehr um Kinder, Angehörige, Freunde etc. zu sorgen, bei denen sie immer

etwas finden, was sie in Ordnung zu bringen hätten. Sie sind ständig dabei, besser zu machen, was sie meinen korrigieren zu müssen, und fühlen sich dabei wohl. Sie haben den innigen Wunsch, daß jene, um die sie sich kümmern, in ihrer Nähe sind.«

Vervain (Eisenkraut)

Merkmal: Überanstrengung, Streß, innere Spannung, Überschwenglichkeit.
Dr. Bach: »Für jene mit festen Prinzipien und fixen Vorstellungen, die sie für richtig halten und nur sehr selten ändern. Sie haben das starke Verlangen, alle zu ihren eigenen Ansichten über das Leben zu bekehren. Sie sind willensstark und zeigen viel Mut, wenn sie überzeugt sind von den Dingen, die sie andere lehren möchten. Sind sie krank, halten sie sich noch lange auf den Beinen und bleiben an ihrer Arbeit, wenn andere ihre Pflichten schon längst aufgegeben hätten.«

Vine (Weinrebe)

Merkmal: Machtgier, Unbeugsamkeit, hohe Ambitionen, Herrschsucht.
Dr. Bach: »Sehr fähige Menschen, die sich ihrer Fähigkeiten gewiß sind und ihren Erfolg zuversichtlich erwarten. Bei all ihrer Sicherheit denken sie, daß es auch für andere gut wäre, wenn sie sich überreden ließen, so zu handeln wie sie selbst oder wie sie meinen, daß es richtig sei. Selbst im Krankheitsfall werden sie denen, die ihnen helfen und sie pflegen, Anweisungen erteilen und sich besserwisserisch zeigen. In Notsituationen sind sie zu außerordentlichen Leistungen in der Lage.«

Beech (Buche)

Merkmal: Intoleranz, Kritiksucht, Urteilssucht.
Dr. Bach: »Für jene, die das übergroße Bedürfnis haben, in allem, was sie umgibt, vermehrt das Gute und Schöne zu sehen. Auch wenn vieles offensichtlich falsch ist, wollen sie doch die Fähigkeit entwickeln, das Gute im Innern zu erkennen. Sie streben danach, toleranter, nachsichtiger und verständnisvoller gegenüber den verschiedenen Wesen zu sein, in denen jeder einzelne und alles sich seiner jeweiligen Vollendung nähert.«

Rock Water (Quellwasser)
Merkmal: Selbstverleugnung, hohe Ideale; geistige Starrheit, Perfektionismus.
Dr. Bach: »Für jene, die in ihrer Lebenseinstellung sehr strikt sind. Sie versagen sich selbst viel von der Freude und den Vergnügungen des Lebens, weil sie meinen, diese ständen ihrer Arbeit im Wege. Sie sind sich selbst gestrenge Lehrmeister. Sie wünschen, gesund, kräftig und aktiv zu sein, und werden alles tun, was sie ihrer Meinung nach in diesem Zustand erhält. Sie hoffen, Vorbilder zu sein, die andere anregen werden, die dann ihren Vorstellungen folgen und bessere Menschen dadurch werden.«

Rescue, das Erste-Hilfe-Mittel

Rescue Remedy, Erste-Hilfe- oder auch Notfallmittel genannt, ist eine Mischung aus folgenden Bachblüten:
- *Star of Bethlehem*, Indikationen: Schock, körperliche und/oder seelische Traumata
- *Rock Rose*, Indikationen: Angst- und Panikzustände
- *Impatiens*, Indikationen: geistige und körperliche Anspannung
- *Cherry Plum*, Indikationen: Verzweiflung, Hysterie
- *Clematis*, Indikationen: das Gefühl, weit weg zu sein, Bewußtlosigkeit

Diese Notfalltropfen sind das Mittel der Wahl bei allen Ausnahmezuständen von Mensch, Tier und Pflanze. Nicht nur Menschen in extremen körperlichen, seelischen oder mentalen Situationen erfahren Erleichterung durch diese Mittelkombination, sondern alles Beseelte. Der Hund, der zum Tierarzt muß, die Pflanze, die nach dem Umtopfen kränkelt, der Baum, der beschnitten wurde – alle reagieren sie positiv auf die Wirkung der Rescue Remedy.
Selbstverständlich lassen sich auch die anderen Bachblüten auf das Tier- oder Pflanzenreich anwenden. Der Hund, der durch Veränderungen in seinem »Rudel Familie« mit Eifersucht reagiert, braucht ebenso Holly wie ein Kind mit gleichem Verhalten bei Familienzuwachs.

Innere Anwendung

Geben Sie 4 Tropfen aus der *stock bottle* in ein Glas Wasser, und trinken Sie das Ganze schluckweise; bei Bedarf wiederholen. Steht kein Wasser zur Verfügung, träufeln Sie zwei Tropfen direkt auf die Zunge oder bei Bewußtlosen auf Lippen, Schläfen oder Ellenbeugen. Das Mittel wird dann über die Haut aufgenommen.

Für Ihre Pflanzen geben Sie 10 Tropfen auf Wasser, und gießen Sie sie damit. Bei Tieren können Sie folgendermaßen verfahren:

- kleine Tiere (Vögel, Hamster etc.): 2 Tropfen,
- Hunde, Katzen: 4 Tropfen,
- Großtiere (Pferde etc.): 10 Tropfen mit etwas Wasser oder Zucker verabreichen.

Äußere Anwendungen

Für Umschläge, Wickel, Kompressen etc. geben Sie auf einen halben Liter Wasser 4 Tropfen. Für ein Vollbad genügen 5 Tropfen.

Rescue-Remedy-Salbe enthält in einer milden Cremegrundlage ohne Lanolin zusätzlich die Reinigungsblüte Crab Apple und ist in vielen Fällen von Neurodermitis als begleitende Therapie hervorragend. Sämtliche Hautverletzungen, gleich welcher Art (Insektenstiche, Quetschungen, Prellungen, etc.), reagieren ausgezeichnet auf die Notfallsalbe. Bei offenen Wunden machen Sie zuerst eine Kompresse mit Notfalltropfen und streichen den unverletzten Wundrand mit Rescue-Salbe ein. Der offene Wundbereich darf selbstverständlich nicht eingecremt werden.

Selbsthergestellte Essenzen

Dr. Edward Bach sagte, man solle sich nicht durch die Einfachheit der Methode von ihrem Gebrauch abhalten lassen, denn je weiter die Forschungen voranschreiten, um so mehr werde sich dem Forschenden die Einfachheit aller Schöpfung erschließen.

Die Blütenessenzen stellen ein in sich rundes, abgeschlossenes therapeutisches System dar, in dem die Urbilder unseres Seelenlebens repräsentiert sind. Jeder Pflanze, gleich, welcher Gattung, liegt ein göttliches Urprinzip zugrunde. Folgt man dem Aufbereitungsprinzip nach Bach, so kann man sich einen Weg zu den höheren Schwingungen der Natur erschließen. (Anwendungsmöglichkeiten für selbsthergestellte Blütenessenzen beschreibe ich im Teil II dieses Buches. Die

idealen Sammelzeiten für die jeweilige Pflanze finden Sie ebenfalls dort.)
Für die eigene Herstellung von Blütenessenzen benötigen Sie folgendes:

- Eine Glasschale von zirka 10 cm Durchmesser, die Sie nur für die Blütenessenzen verwenden
- Idealerweise eine klare Quelle oder mitgebrachtes, stilles Quellwasser aus dem Handel
- Einen Trichter
- Cognac oder 45prozentigen Weingeist zum Konservieren
- Eine Vorratsflasche aus braunem Glas
- Ein Sieb (kein Metall)
- Etiketten zum Beschriften
- Innere Ruhe und Entspanntheit, um mit der Natur überhaupt »ins Gespräch« zu kommen
- Einen sonnigen Tag

Füllen Sie die Schale zu zwei Dritteln mit Quellwasser. Pflücken Sie von der ausgewählten Pflanze ein Blatt ab, und benutzen Sie es zum Schutz vor Ihren Fingern. Achten Sie beim eigentlichen Sammeln streng darauf, daß Sie das Sammelgut nicht mit Ihren Fingern berühren oder sonstigen Körperkontakt dazu haben. Verwenden Sie auch keine Blätter fremder Pflanzen. Dann bedecken Sie die Wasseroberfläche Ihrer Schale mit dem gepflückten Gut und lassen die Sonnenkraft *am Sammelort* für 3 Stunden darauf einwirken. Filtern Sie danach die Essenz durch das Sieb, und füllen Sie Ihre Vorratsflasche *(stock bottle)* zu gleichen Teilen mit Wasser und Alkohol. Vermerken Sie auf dem Etikett den Pflanzennamen der Essenz, das Datum und den Sammelort. Jetzt ist Ihre »Pflanzenessenz« fertig, und bei kühler Lagerung ist sie viele Jahre haltbar.
Ihre Einnahmeflasche mischen Sie dann wie auf Seite 30 beschrieben. Dort finden Sie auch Hinweise zur Dosierung. Die Dauer der Einnahme beträgt zirka 4 bis 6 Wochen. In »akuten« Fällen entnehmen Sie Ihrer *stock bottle* 4 bis 6 Tropfen, geben Sie auf einen viertel Liter Wasser und trinken die Mischung über den Tag verteilt, langsam und schluckweise.

3 Ätherische Öle

Ätherische Öle bezeichne ich gerne als die duftende Seele der Pflanzen. Im Gegensatz zu den fetten Ölen, zum Beispiel Weizenkeimöl, Olivenöl etc., sind die ätherischen leicht flüchtig. Sie hinterlassen auf Stoffen keine Flecken oder Rückstände, sofern sie keine Eigenfarbe haben.
Ätherische Öle benenne ich im weiteren Verlauf des Buches auch immer ausdrücklich in dieser Form zur besseren Abgrenzung zu den fetten Ölen. Wenn Sie also etwas über Johanniskraut-, Kamillen- oder Olivenöl und andere lesen, meine ich stets die fetten Öle.

Was Sie beim Einkauf beachten sollten

Ätherische Öle sind mehr als nur »ein bißchen angenehmer Duft«! Sie wirken direkt auf unser Gefühlsleben über die Verbindung zwischen den Riechnerven und dem limbischen System im Gehirn. Sie dringen, in der Mischung mit fetten Ölen auf die Haut aufgetragen, tief in den Körper ein und sind in der inneren Anwendung, oral unter therapeutischer Aufsicht verordnet, mächtige Heilmittel.
Diese flüchtigen Substanzen haben es also durchaus in sich, und deshalb ist Qualitätskontrolle beim Einkauf oberstes Gebot im ureigensten Interesse. Ätherische Öle liegen derzeit im Trend; bei allem, was gut verkäuflich ist, liegt die Verführung zum qualitativen Mißbrauch nahe – zugunsten eines niedrigen Verkaufspreises, zu Lasten des Kunden.

Welche Qualitätskriterien muß ein naturreines ätherisches Öl nun aufweisen?

Bitte achten Sie auf folgendes:
- Angabe von deutschen, eventuell lateinischen Produktnamen
- Angabe des verwendeten Pflanzenteils, falls unterschiedliche Verwendungen möglich sind (Beispiel: Wacholderbeeren oder Wacholderholz)

- Herkunftsland
- Gewinnungsverfahren, übliche Verfahren sind:
  - Wasserdampfdestillation
  - Kaltpressung von Fruchtschalen
  - Enfleurage (sehr aufwendiges, teueres Gewinnungsverfahren mittels Fett oder Öl)
  - Extraktion mit Lösungsmitteln; *bei Allergikern kann die Frage nach eventuellen Lösungsmittelrückständen sehr wichtig sein; Qualitätsöle müssen rückstandskontrolliert sein*

Wasserdampfdestillation ist das gebräuchlichste Gewinnungsverfahren, danach folgt die Kaltpressung für Fruchtschalen wie Grapefruit, Bergamotte, Orange etc.

- Anbauart (Wildsammlung, kontrolliert biologischer Anbau, konventioneller Anbau)
- Einige besonders zähflüssige Öle sind mit Weingeist oder Jojobaöl vermischt, zum Beispiel Benzoe; hier müssen die Prozentangaben des Mischverhältnisses von ätherischem Öl und Zusatz benannt werden
- Abfüllung in Lichtschutzflaschen, idealerweise mit kindersicherem Verschluß
- Hundertprozentige Naturreinheit; darauf ist allergrößter Wert zu legen, denn oft werden naturidentische Öle zu niedrigen Preisen angeboten, die jedoch chemisch synthetisiert sind und nicht verwendet werden sollten

Warum nun diese akribisch anmutenden Einkaufstips?

Vielleicht werden Sie sich fragen: Weshalb soll ich mich um Mischverhältnisse und Herstellungsverfahren kümmern? Die Frage ist berechtigt. Die Antwort lautet: A und O ist der Wunsch nach guter Qualität, doch leider sind derzeit viele minderwertige Produkte auf dem Markt, denn die Anbieter wissen, daß sich das Kaufverhalten meist am preisgünstigsten Mittel orientiert.

Schon am Preis können Sie einschätzen, ob Ihr Rosenöl rein ist (sehr teuer, zirka 125 DM pro 5 ml für türkische Rose) oder in einer Mischung mit 85 Prozent Mandelöl (10 ml für 69 DM) oder nur zu 3 Prozent vorliegt (10 ml für 19,60 DM; die genannten Zirkapreise sind unverbindlich und nur zur Orientierung gedacht). Wird Ihnen also »reines« Rosenöl zu einem niedrigen Preis empfohlen, dann wissen Sie, daß es sich nur um eine starke Verdünnung handeln kann.

Auf Qualität bedachte Firmen bieten auf Anfrage oder über den Fachhandel sehr ausführliches Informationsmaterial an, das Sie sich besorgen sollten. Haben Sie beim Einkauf Bedenken, scheuen Sie sich nicht, dem Verkäufer auch kritische Fragen zu stellen.

> *Vorsicht!*
>
> Ätherische Öle müssen stets kindersicher aufbewahrt werden; sie sind hochkonzentriert und dürfen nicht auf die Haut, Schleimhäute oder in die Augen gelangen. Auch an alte, verwirrte oder sehbehinderte Menschen ist zu denken; der gute Duft mag zur Einnahme verführen.

Die Anwendung der ätherischen Öle

Unser Riechorgan ist wie gesagt mit dem limbischen System unseres Gehirns auf direktem Wege verbunden. Es ist ein älterer Hirnabschnitt und wird als Sitz der Gefühle, Emotionen und archetypischen Bilder angesehen. Bei dem direkten Weg vom Riechnerv in diesen Hirnabschnitt entfällt die übliche »Zensur« über das Großhirn; das heißt, alle aromatischen Informationen gelangen unmittelbar zu einer für uns sehr zentralen Stelle und kommen dort ungefiltert zur Wirkung. *Vor diesem Hintergrund wird die Forderung nach bester Qualität noch einmal betont!*

Duftlampen, Gesichtsdampfbad und Mikrozerstäuber

Über Duftlampen oder Mikrozerstäuber verbreitet, können die ätherischen Öle je nach Wahl Einfluß nehmen auf:
- Konzentrationsvermögen
- Stimmungslage
- Meditationsvermögen
- vegetatives Nervensystem

- Hormonsystem
- Immunsystem
- Schlafverhalten

Sie bewähren sich hervorragend begleitend bei psychotherapeutischen Gesprächen und beim Einsatz in der Geriatrie, vor allem bei verwirrten Menschen. Gleiches gilt natürlich für Kinder und Babys, die sehr positiv auf die ausgleichenden, beruhigenden und harmonisierenden Düfte der ätherischen Öle ansprechen. Darüber hinaus leisten ätherische Öle beste Dienste, wenn es um guten Duft in der Wohnung geht, sie bändigen Tabakrauch und andere unangenehme Aromen. Und sie halten – gezielt gewählt – Insekten fern, wirken desinfizierend, vertiefen und beruhigen die Atmung.

Ein wirkungsvolles Reinigungskonzentrat

Für die Raumhygiene, zur Luftverbesserung und Desinfektion mittels Pumpzerstäubern können Sie eine Mischung nach folgendem Rezept herstellen (auch geeignet als Reinigungskonzentrat für Haushaltsgegenstände, den Kühlschrank, die Arbeitsplatte, Bad, Küche, WC, Fußböden, Fenster etc.).
In einen Pumpzerstäuber (Blumensprüher) 10 ml Spiritus geben. Dazu folgende ätherische Öle träufeln:

30 Tropfen ätherisches Melaleuka-alternifolia-Öl
15 Tropfen ätherisches Lavendelöl
20 Tropfen ätherisches Zitronenöl
10 Tropfen ätherisches Thymianöl
15 Tropfen ätherisches Eukalyptusöl

Die Mischung leicht verschütteln, 300 ml Neutralseifenreiniger dazugeben und mit 200 ml destilliertem Wasser auffüllen.

Zur Anwendung in der Duftlampe geben Sie je nach deren Größe, Raumvolumen und Intensität des ätherischen Öls 3 bis 10 Tropfen in die wassergefüllte Verdunsterschale, einzeln oder im Gemisch mit mehreren ätherischen Ölen. Sie sollten aber die Gesamtmenge von insgesamt 10 Tropfen nicht überschreiten!
Zur Inhalation und fürs Gesichtsdampfbad füllen Sie eine Schale mit

kochendem Wasser und geben nach Prüfung der Temperatur 2 bis 3 Tropfen ätherisches Öl hinein. Den Kopf decken Sie mit einem Handtuch ab und atmen bei geschlossenen Augen die wohltuenden Dämpfe ein. Anschließend waschen Sie das Gesicht mit kühlem Wasser ab.

Aufnahme der ätherischen Öle über die Haut

Die ätherischen Öle gelangen über die Haut in Blut- und Lymphbahnen zu den einzelnen Organsystemen. Experimentell konnte man bestimmte Affinitäten zwischen speziellen Ölen und Organbereichen nachweisen.
Ähnlich wie bei den Heilpflanzen gibt es Schwerpunktwirkungen der ätherischen Öle in den unterschiedlichen Organen, wo man nach Verabreichung auch deutliche Konzentrationen dieser Öle im funktionellen Organgewebe feststellen konnte.
Sie können anhand eines einfachen Experiments nachweisen, daß diese Methode funktioniert: Reiben Sie mit einer halben Knoblauchzehe Ihre Fußsohlen ein, und hauchen Sie nach 30 Minuten bis einer Stunde jemanden an, der keinen Knoblauch gegessen hat. Normalerweise müßten Sie nun einen verblüffend starken Mundgeruch nach Knoblauch haben!

> *Vorsicht!*
>
> Verwenden Sie die ätherischen Öle niemals pur, auch nicht mit wenigen Tropfen im Badewasser. Grundsätzlich nur mit fetten Ölen oder Emulgatoren vermischen. Die wenigen Ausnahmen, bei denen die pure Anwendung möglich ist, stelle ich deutlich heraus.

Rezepte

Bitte beachten Sie, daß reine ätherische Öle nicht wasserlöslich sind, sondern, wie wir es von der Duftlampe her kennen, lediglich auf der Wasseroberfläche schwimmen. Also müssen Sie für Bade-, Körper- und Massageöle immer Mischungen mit Emulgatoren oder fetten Ölen verwenden! Unter Emulgatoren versteht man Substanzen, die

Wasser mit Öl verbinden können. Dies gilt für fette Öle gleichermaßen wie für die ätherischen.

Herstellung von Bade- und Duschölen sowie Shampoo

Als Emulgatoren eignen sich Sahne oder Milch, jedoch nur für ätherische Öle, nicht für fette!
Rezept: Zu 1 bis 2 Eßlöffel Sahne 4 bis 5 Tropfen ätherisches Öl hinzufügen, vermischen und ins Badewasser geben. Reicht für ein Wannenbad. Sahne wirkt fettend und nährend auf die Haut.

Auch Meersalz kann als Emulgator für ätherische Öle verwendet werden.
Rezept: In 2 Eßlöffel Meersalz 4 bis 5 Tropfen ätherisches Öl träufeln, dann ins Badewasser geben. Ausreichend für ein Wannenbad. Geeignet für fette Haut wegen seiner austrocknenden Wirkung; auch bei Übergewicht zur Stoffwechselanregung.

Honig eignet sich hervorragend als Emulgator für ätherische Öle.
Rezept: 2 Eßlöffel flüssigen Honig mit 4 bis 5 Tropfen ätherischem Öl vermischen, dann ins Badewasser geben. Geeignet bei Hautproblemen; hautnährend und aufbauend. Auch bei dünner Haut nach Kortisonanwendung. Allgemein kräftigend und in der Rekonvaleszenz.

»Twen 80« ist ein Emulgator, den Sie in der Apotheke erhalten und zweckmäßigerweise dann verwenden, wenn Sie sich größere Mengen an Dusch- und Badeöl herstellen wollen. Der Apotheker füllt Ihnen in der Regel auch Kleinmengen dieses »Gels« ab 10 ml ab; es ist preiswert.

Stark schäumende Badezusätze trocknen die Haut aus; mit dem folgenden bewährten Grundrezept für Badeöl nähren Sie Ihre Haut, pflegen und reinigen sie und kräftigen die Muskulatur. Gut eignet sich das Rezept auch für Duschbäder, dann ist aber aus Sicherheitsgründen eine Kunststoffflasche zu verwenden. Bitte zusätzlich keine Seife benutzen!

Bewährtes und beliebtes Grundrezept für Bade- und Duschöl

50 ml kaltgepreßtes Sojabohnenöl
1 TL Tween 80
20 Tropfen ätherisches Öl Ihrer Wahl (siehe Teil III)

Diese Mischung in eine dunkle Flasche geben und verschütteln.
1 Eßlöffel davon reicht für ein Wannenbad.
Das Öl ist kinderleicht herzustellen, individuell, Sie wissen, was drin ist – und es ist gut als Geschenk geeignet!

Alternativrezept auf milder Seifenbasis

100 ml neutrale Seifengrundlage (aus dem Naturkostladen oder dem Reformhaus)
1 TL Sojabohnenöl
25 bis 30 Tropfen ätherisches Öl Ihrer Wahl

Alle Zutaten miteinander verschütteln – fertig!

Zur Kopfhaut- und Haarpflege können Sie Ihr Shampoo mit ätherischen Ölen anreichern, ebenso um Schuppen und andere Haarprobleme gezielt anzugehen.
Rezept: Auf 100 ml neutrales Shampoo 5 bis 10 Tropfen ätherisches Öl Ihrer Wahl geben (siehe Teil III).

Grundrezept

Auf 50 ml eines dieser Öle geben Sie je nach Intensität 10 bis 15 Tropfen des gewählten ätherischen Öles dazu. Verschütteln – fertig.

Massageöle

Als Grundlage für Massageöle eignen sich folgende fette Öle (achten Sie beim Einkauf auf naturbelassene, unraffinierte, kaltgepreßte Qualität):

- Süßes Mandelöl: hautfreundlich, zur Babypflege, für allergische Haut
- Olivenöl: antirheumatisch, gegen Gelenkschmerzen, die Muskulatur nährend
- Sesamöl: stoffwechselanregend, erwärmend
- Weizenkeimöl: zellaufbauend, wundheilend, bei trockener und schuppiger Haut und allergischen Reaktionen (es hat einen intensiven Eigengeruch, den nicht jeder mag, deshalb vorher schnuppern!)
- Johanniskrautöl: siehe Teil II
- Distelöl: geruchsneutral, hautpflegend
- Sonnenblumenöl: leicht wärmend, nervenkräftigend
- Senföl: heiß, lockert Muskulatur, stärkt Sehnen und Bänder
- Jojobaöl (flüssiges Wachs): sehr lange haltbar, temperaturbeständig, gute Hautaufnahme, wirkt ausgleichend bei trockener und fetter Haut
- Macadamiaöl: verleiht der Haut weichen seidigen Glanz

Sie können also allein durch die gezielte Wahl eines dieser Öle schon ihre therapeutische Wirkung mit nutzen, wenn Sie nun darangehen, sich Ihr Körperöl selbst herzustellen!

Vorsicht!

Die innere Einnahme ätherischer Öle zur Eigenmedikation klammere ich bewußt hier aus, da es dazu der gezielten, therapeutischen Fachkenntnis bedarf. Es sei ausdrücklich auf die gesundheitlichen Risiken bei nichtsachgemäßer Verwendung hingewiesen!

Sie sollten die Öle nur dünn auftragen, leicht einreiben oder einmassieren – sie sind dann sehr ergiebig. Wenn Sie sich nach dem Duschen nicht abtrocknen und anschließend das Öl in die feuchte Haut einmassieren, haben Sie eine Emulsion, die die Haut gleichermaßen

Schwangere sollten folgende Öle nicht verwenden:

- Basilikum
- Fenchel
- Myrrhe
- Pfefferminze
- Salbei
- Wacholderbeeren und -holz
- Zimtrinde
- Bohnenkraut
- Majoran
- Oregano
- Rosmarin
- Thymian
- Ysop
- Poleiminze

Anfallsleidende meiden strikt die nachstehend aufgeführten ätherischen Öle:

- Anis
- Melisse
- Salbei
- Wermut
- Fenchel
- Pfefferminze
- Thuja
- Ysop

Bei Allergikern kann die Verträglichkeit der ätherischen Öle zum Beispiel durch den sogenannten kinesiologischen Muskeltest (siehe Seite 90) geprüft werden.

nährt und mit Feuchtigkeit versorgt. Denken Sie bei der Massage auch an Ihre Fußsohlen mit den Reflexzonen!
Das sind nur einige wenige Beispiele für die reiche Anwendungsvielfalt der wundervollen ätherischen Öle.

4 Farbtherapie

Man könnte dieses Kapitel mit der altgriechischen Weisheit *panta rhei*, »alles fließt« oder, freier übersetzt, »alles schwingt« überschreiben, denn Farben sind Energieformen mit definierten Wellenlängen bzw. Frequenzen, also Schwingungen pro Zeiteinheit. Die Frequenzen liegen je nach Farbe zwischen 400 Billionen (Rot) und 750 Billionen (Violett) Schwingungen pro Sekunde. Die Wellenlängen variieren von 4 bis 7 zehntausendstel Millimetern. Rot hat die längste, Violett die kürzeste Wellenlänge. Farben sind physikalisch definierte Energieformen.
Die Hochkulturen der Antike, vor allem die griechische und ägyptische, wußten um die Zusammenhänge und Wirkungen solcher feinster Energien auf den Menschen. Nicht zuletzt sahen sie auch in ihm ein System von Schwingungsvielfalt, dessen niedrigste, tiefste die körperliche Ebene war. Farbtherapie war den großen Ärzten der Vergangenheit durchaus geläufig; sie bedienten sich dazu bestimmter Tempel, in deren farbig gestalteten Räumen die Kranken verweilten und Linderung ihrer Leiden erfuhren. Mit den Farbwirkungen verband man stets eine Bewußtseinserweiterung. Die Farbe Violett zum Beispiel – wie etwa beim Ornat der katholischen Geistlichen – steht für ein hohes Maß an Spiritualität.
Auch heute nutzt man die Wirkung der Farbschwingungen auf den Menschen sehr gezielt – sowohl in der farbpsychologisch durchsetzten Werbetechnik wie auch in der Farb- und Maltherapie. Dort offenbaren sich Zusammenhänge zwischen Farben und Seelenstimmungen. In der Literatur über Farbtherapie finden wir immer wiederkehrende Hinweise auf gezielten Einsatz heilender Farben in Krankenhäusern und Kliniken, insbesondere in der Psychiatrie. Aber auch Narben, die wegen ihres reduzierten elektrischen Zellpotentials oft zu Störfeldern werden, lassen sich durch Farbeinwirkung energetisch wieder aufladen.
Machen Sie, um sich selbst die Wirkung von Farben auf die Seele noch einmal zu vergegenwärtigen, folgenden Eigenversuch: Nehmen Sie zwei DIN-A4-Zeichenkartons, bemalen den einen nur mit Grün, den anderen mit Rot. Jetzt betrachten Sie für die Dauer von zwei Minuten nur die rote Farbe und achten auf Ihre Empfindungen.

Danach wiederholen Sie das Ganze mit dem grünen Karton. Allein aus diesem kleinen Versuch bekommen Sie schnell und wirkungsvoll demonstriert, welch unterschiedliche Empfindungen diese beiden gegensätzlichen Farben in Ihnen hervorrufen.

Bewußter Umgang mit den Farben im Alltag

Farbtherapie beginnt nicht erst im akuten Krankheitsfall mit bestimmten Abfolgen von Farbbestrahlungen, sondern begleitet uns – zumeist unbemerkt – tagtäglich in allen Lebensbereichen. Alles im Leben ist farbig, wirkt somit auf unsere Stimmungen und unsere Lebensenergie. Wer um die Farbwirkungen weiß, kann sein unmittelbares Umfeld, seine Kleidung, Wohnung, den Arbeitsplatz etc. entsprechend bewußt gestalten. Auch der Naturbetrachtung mit ihrem Farbenspiel, dessen Facetten und Nuancen keine noch so vollkommene Künstlerhand nachempfinden kann, kommt eine andere Bedeutung zu.
Unsere Lebensmittel in ihrer Buntheit erscheinen in einem anderen Licht: Das tiefe Rot der blutbildenden roten Bete, das leuchtende Gelb von Quitte, Kürbis und Mais, das Grün des Gemüses bringen uns neben den definierten Inhaltsstoffen allein über ihre Farben Heilenergie und Lebenskraft. Wer sich dessen zunehmend bewußt wird, achtet wohl auch gern auf die farbliche Zusammenstellung der Nahrungsmittel.
Im folgenden Abschnitt erfahren Sie mehr über die Einzelwirkungen der Farben; Sie können sie nun durch die gezielte Wahl Ihrer Bekleidung, der Dekore etc. für sich nutzen. Daß dieses Wissen unbemerkt in vielen Menschen vorhanden ist, zeigt das Beispiel von der intuitiv häufigen Wahl des roten Wollschals: Die Farbe Rot überwiegt bei allen wärmenden Kleidungsstücken wie Schals, Mützen, Socken etc. Wer unter kalten Füßen leidet und leicht fröstelt, sollte ruhig einen Versuch mit roter Unterwäsche und roten Socken wagen. Grüne Dekore, Tapeten usw. beruhigen und kräftigen die Augen, wirken aber auch allgemein entspannend und lösend auf das vegetative Nervensystem. Grün hilft dem gestreßten, bildschirmgeschädigten Menschen der heutigen Zeit, etwas mehr Ruhe und Entspannung zu finden. Sie erkennen schon aus diesen beiden Beispielen, wo und wie Sie die Farbwirkungen gezielt und bewußt im Rahmen Ihrer Bekleidung, Wohnungseinrichtung und Dekoration einsetzen können.

Tücher

Farbige Seidentücher können Sie für die Dauer von einer halben bis zu einer Stunde auf die betroffenen Körperareale legen oder dort fixieren. Tuchanwendungen sind sowohl bei lokalen Beschwerden wie Sonnenbrand, Insektenstichen etc. unterstützend möglich, aber auch bei energetischen Behandlungen, um die Energie eines Funktionskreises oder eines Chakras zu beeinflussen.

Bestrahlung von Wasser

Die Bestrahlung von Wasser mit den jeweiligen Farben ermöglicht die »innere Einnahme«, also Trinken, aber auch Baden. In beiden Fällen bestrahlen Sie Ihr Wasser für die Dauer von 20 bis 30 Minuten. Zum Trinken gießen Sie einen halben Liter Wasser in ein durchsichtiges Trinkglas, zum Baden lassen Sie die Farben auf Ihr Badewasser einwirken. Haben Sie keine Farblampe oder farbige Glühbirnen (60 Watt), können Sie sich mit Farbfolien behelfen, die Sie um das Glas wickeln, das Sie dann in die Sonne stellen. Beim Wannenbad ist jedoch die Farblampe unverzichtbar.

Die Farblampe

Die Farblampe ist das gebräuchlichste therapeutische Instrument (siehe Anhang, Bezugsadressen). Es gibt sie in verschiedenen Größen, als kleine Handstrahler im Taschenlampenformat bis hin zu leistungsstarken, großflächigen Geräten für die Ganzkörperbestrahlung. Das technische Prinzip ist sehr einfach; eine Lichtquelle hat eine Haltevorrichtung für verschiedene Farbeinsätze; somit lassen sich Einzelfarbbestrahlungen (nur Rot) ebenso durchführen wie Mischfarben (Orange = Rot und Gelb). Dauer und Art der Bestrahlung richten sich nach der therapeutischen Absicht und der Verträglichkeit.

Die therapeutische Wirkung der Farben

Der indische Arzt, Physiker und Chemiker Dr. med. Dishah P. Ghadiali widmete über sechzig Jahre seines Lebens der Farbtherapie. Er unterteilte die Farben nach *Wachstums-* und *Hemmungsstrahlen.*

Zu den Wachstumsstrahlen zählen Rot, Orange, Gelb und Lemon mit den folgenden Hauptindikationen:

- Erschöpfungszustände
- Appetitlosigkeit
- Abmagerung
- Durchblutungsstörungen
- Verlustanämien (Blutmangel)
- Haarausfall
- Atrophien (Substanzverluste)
- Konzentrationsschwächen
- Depressionen
- Verbesserung der Wundheilung
- Hexenschuß
- Osteoporose (Knochenschwund)
- Nervenschwäche
- Rekonvaleszenz (Genesung) und viele andere mehr

Zu den Hemmungsstrahlen zählen Blau, Violett und Türkis mit den folgenden Hauptindikationen:

- alle entzündlichen Prozesse
- Schmerzen
- Kropf
- nervöse Herzbeschwerden
- Übererregbarkeit
- Tumoren und viele andere mehr
- Warzen
- Juckreiz
- Hämorrhoiden
- Schlaflosigkeit
- Fettsucht
- Eiterungen

Die Wirkung der wichtigsten Farben

Rot

Rot ist das Symbol des Lebens und der Liebe, des Feuers, der glühenden, untergehenden Sonne. Es ist die Farbe der Bewegung, Energie und Tatkraft. *Sie wirkt heilend bei allen Arten von energetischer Schwäche, erweitert die Gefäße und verbessert die Durchblutung.* Rot stärkt die Lebensfreude und das Selbstwertgefühl, fördert das Durchsetzungsvermögen und den Redefluß. Es wirkt erwärmend bei allen Erkältungskrankheiten sowie bei allen Leiden mit verminderter Dynamik (Arthrosen, Ischias, Rheuma, Gicht, Muskelschwäche, Lähmungen etc.).
Rot belebt den Blutdruck (Vorsicht bei erhöhtem Blutdruck!), kräftigt das Herz und steigert die Bildung der roten Blutkörperchen; es lindert Frostbeulen, entstaut und entspannt die Atemwege bei Asthma, Bronchitis und Reizhusten.

Kinderkrankheiten wie Masern und Scharlach, aber auch Verletzungen, offene Wunden, Abszesse (Eiterherde) bessern sich unter Rotbestrahlung trotz ihres »hitzigen« Charakters. Gleiches gilt für trockene und nässende Flechten. Bei offenen Wunden in der Granulationsphase und im Schuppungsstadium des Masern- und Scharlachexanthems wechselt man von Rot auf Blau.
Rot wirkt positiv, anregend und aufhellend bei zur Depression neigenden Stimmungsschwankungen. Der Chromotherapeut Hans Wölfle empfiehlt selbst bei Lähmungen mehrmalige Rotbestrahlungen von der Dauer einer Stunde.

Orange

Die Farbe Orange steht für Heiterkeit, Frohsinn und weckt das Kind in uns. Sie stärkt und belebt Konzentration wie Kreativität, steigert das Reaktionsvermögen und die Fähigkeit, Entscheidungen zu treffen. *Sie wirkt gegen Stimmungsschwankungen, Ängste und Traurigkeit – Orange ist das Scleranthus (siehe Seite 33) der Farben.*
Die Drüsensekretionen verbessern sich durch Orangeeinwirkung; Orange hilft unterstützend bei Schwächen der Bauchspeicheldrüse, belebt den Appetit und regt den Stoffwechsel an. Es reinigt das Lungengewebe und unterstützt seine Neubildung.
Orange bringt Morgenmuffel in Gang! (Orangefarbene Tischdekore, eine Farblampe am Bett und dergleichen können Wunder wirken.)

Gelb

Gelb ist das Symbol für Leichtigkeit, Heiterkeit und Frohsinn; es erinnert an die strahlende Kraft der Sonne an ihrem höchsten Stand. Gelb hat einen klaren Bezug zur linken Gehirnhälfte und fördert alle intellektuellen, konzentrativen Fähigkeiten im rationalen Denken. Es vermittelt das Gefühl von körperlicher Leichtigkeit und Schwerelosigkeit. Gelb öffnet für Veränderungen und neue Eindrücke.
In der chinesischen Medizin ist Gelb die Farbe der Wandlungsphase Erde, des Funktionskreises Milz und Magen, deren Hauptaufgaben Verdauung, Assimilation und Trennung sind. Somit unterstützt Gelb die Verdauungskräfte nicht nur im Körperlichen, sondern all unsere Wesensbereiche, die mit der Verarbeitung von Reizen zu tun haben. Interessanterweise ordnen die Chinesen der Wandlungsphase Erde die Fähigkeit des intellektuellen Denkens zu – womit sich der Bogen zur westlichen Betrachtung mit dem Hinweis auf die linke Gehirnhälfte und ihre intellektuellen Aufgaben wieder schließt.

In der westlichen Organbetrachtung harmonisiert Gelbbestrahlung Magen, Milz, Leber, Bauchspeicheldrüse, Darm, Blase und Nieren, kurz alle Organe, deren Aufgabe Aufnahme, Umwandlung, Assimiliation und Ausscheidung (Trennung) ist – völlig im Gleichklang mit der zweitausendjährigen chinesischen Heilkunde.
Gelb harmonisiert das vegetative Nervensystem, hellt depressive Stimmungen auf und regt die Insulinproduktion der Bauchspeicheldrüse an. Im Wechsel mit Rot wirkt Gelbbestrahlung ebenfalls aktivierend bei Lähmungserscheinungen. *Gelb vermag, chronische, eingefahrene Prozesse wieder beweglich, also akut zu machen.*

Vorsicht!

Gelb sollte nicht länger als 10 bis 15 Minuten verabreicht werden, da sonst Übelkeit und Brechreiz auftreten können. (Interessanterweise sind viele der brechreizauslösenden Pflanzen gelb!)

Lemon

Lemon ist eine Mischung aus Gelb und Grün. Geduld, Ruhe und Ausdauer sind einige seiner Merkmale. Es lenkt die Wahrnehmungsfähigkeit auf das eigene Ich im Sinne einer Weiterentwicklung. Lemon ist die Farbe der Vitalität mit klarem Bezug zum Immunsystem, es regt die Funktion der Thymusdrüse an und verbessert die T-lymphozytäre Abwehr, wirkt antibakteriell und vermag, Blockaden im Körperlichen wie im Seelischen zu brechen.
Lemon verbessert den Energiefluß, eignet sich gut bei der Narbennachsorge und Störfeldsanierung sowie in der Rekonvaleszenz. Deutlich ist sein anregender Einfluß auf die Osteoblastentätigkeit, die knochenaufbauenden Zellen. Daher ist Lemonbestrahlung nach Knochenbrüchen, bei Osteoporose und in der Wachstumsphase von Kindern angezeigt.
Das Hauptmerkmal der Farbe Lemon ist ihre Fähigkeit, Blockaden aufzulösen.

Grün

Grün ist die Farbe, die zwischen den wachstumsfördernden und -hemmenden Strahlen steht. Sie schafft ein Gleichgewicht zwischen zwei Polen. Ausgleich, Entspannung, Vermittlung und Neubeginn sind Wesensmerkmale der Farbe Grün. Keine andere Farbe harmo-

nisiert das vegetative Nervensystem so tiefgreifend, entspannt die Muskulatur und beruhigt die Augen wie die Farbe der neuerwachenden Natur. Sie regt den Stoffwechsel an und fördert die Entgiftung. Konzentration, Analysevermögen und Kontrollfähigkeit werden durch Grün verbessert. Sie macht widerstandsfähiger gegenüber äußeren Einflüssen, belebt und stärkt geschwächte Menschen in der Rekonvaleszenz und revitalisiert Herz und Kreislauf.
Hauptmerkmale der Farbe Grün sind Vermittlung, Ausgleich und Neutralisation.

Blau

Blau ist die erste Farbe in der Gruppe der wachstumshemmenden Strahlen. Sie symbolisiert die Himmelsweite, steht für Treue, Ruhe und Unendlichkeit. Blau wirkt auf das Äußere kühl, abgrenzend und zurückhaltend, auf das innere Erleben und die Intuition jedoch fördernd und begünstigend. Es lindert Schmerzen und Krämpfe, kühlt bei Entzündungen und hat eine desinfizierende Wirkung. Es senkt Fieber, hohen Blutdruck und kühlt das aufbrausende Temperament des Cholerikers. Bei Nervenentzündungen leistet Blau ebenso gute Dienste wie bei entzündlichen Hautprozessen verschiedenster Art (Ekzem etc.). Wie die Farbe Lemon belebt und stärkt es das Immunsystem und sie verringert Infektanfälligkeit. Die wachstumshemmende Farbe findet ihren Einsatz unterstützend überall dort, wo wildem, unkontrolliertem Wuchern Grenzen gesetzt werden müssen. *Hauptwirkungen von Blau sind also Dämpfung, Beruhigung und Kühlung.* Blau lindert Verbrennungsschmerzen und begünstigt die Hautneubildung. Menschen, die unter Angst, Unruhe und Schlaflosigkeit leiden, sollten einen Versuch mit blauer Bettwäsche wagen.

Violett

Violett ist die Farbe der Spiritualität. Sie regt die intuitiven Kräfte an und macht offen für Übergeordnetes. Violett verleiht im Körperlichen wie im Mentalen Kraft und Energie. Es ist die Farbe der rechten Gehirnhälfte und steht für das emotionale Leben – im Gegensatz zu Gelb, der Farbe der linken Hirnhälfte, mit Bezug zum rationalen Denken und kühlen, intellektuellen Verstand. Seine schmerzlindernde Wirkung übersteigt die von Blau – manche sprechen von Violett als vom Morphium der Farben. Es hat seinen zentralen Platz in der Meditation, fördert Entspannung, den Zustand zur Transzendenz und die Schlafbereitschaft. Es gleich negative Schwingungen aus und

reinigt somit Körper, Seele und Geist. Mit Blick auf die Bachblüten kann man Violett als das Crab Apple (siehe Seite 40) der Farben bezeichnen.
Auf der körperlichen Ebene verbessert es den Lymphfluß (Reinigung!) *Hauptwirkungen von Violett sind somit Reinigung und Stärkung der spirituellen Fähigkeiten.*

Türkis

Die Farbe entsteht aus Grün und Blau; sie bringt Gefühl und Verstand in Einklang und fördert die Fähigkeiten, seelische Abläufe zu verbalisieren. Sie belebt die schöpferischen, kreativen Kräfte, stärkt die Haut und regeneriert nach körperlicher Anstrengung. *Türkis bringt Gefühls- und Verstandesebene in Einklang.*

5 Die Chakren – unsere Energiezentren

Das Wort »Chakra« bedeutet im Sanskrit wörtlich »Rad«. Bereits die Wahl dieses Begriffes versinnbildlicht Dynamik, Bewegung und Wandel. Eine weitverbreitete Chakrensymbolik ist somit auch die Darstellung eines Rades in Blütenform mit unterschiedlicher Blattzahl und Farbe.
Die indische Philosophie geht davon aus, daß unser materieller Körper von einem weiteren, energetischen, nichtstofflichen umgeben ist. Die Verbindungspole zwischen Materiellem und Feinstofflichem, durch die die göttliche, kosmische Lebensenergie fließt, sind die sieben Chakren als Hauptzentren. Gewiß kennen Sie den Begriff »Aura«. Sie umhüllt den stofflichen Leib, wobei ihre Form übereinstimmend als eiförmig beschrieben wird. Unmittelbar über der Hautoberfläche, im dichtesten Bereich der Aura, sind die Chakren eingebettet. Seit Menschengedenken wurden Auren gesehen, bildlich dargestellt und in jüngster Zeit über Hochfrequenzfotografie sichtbar gemacht. Unter anderem haben die Theosophen Charles W. Leadbeater und Annie Besant Form, Farben, Größen und Anordnungen der Chakren sowie die Aura in ihren Werken präzise beschrieben.
Der Heiligenschein der christlichen sakralen Malerei symbolisiert nichts anderes als die strahlende Kraft und Reinheit der Aura. Es ist dabei kein Zufall, daß der leuchtende, goldene Reif über dem Scheitel liegt. Dort hat das Kronen-Chakra seinen Platz; es versinnbildlicht die Anbindung an die göttliche Kraft und den harmonischen Einklang mit ihr.
Sensitive Menschen, aber auch gut geschulte Rutengänger können die Auren erspüren und ihren Abstand vom stofflichen Leib benennen; er wird recht übereinstimmend aus unterschiedlichen Quellen beim Gesunden etwa mit etwa 50 bis 60 Zentimetern angegeben, kann im Krankheitsfall jedoch auf 15 bis 20 Zentimeter und weniger zurückgehen. Diese Werte entsprechen auch meinen eigenen Erfahrungen.
Größe, Dynamik und Ausstrahlung der Energieräder hängen von der geistigen Entwicklung des einzelnen ab. Während sie bei Menschen mit zögernder Hinwendung zu den göttlichen Kräften noch klein sind und wenig Leuchtkraft haben, sind Dynamik und Ausstrahlung von

geistig weit entwickelten Persönlichkeiten intensiv und wahrnehmbar.

Kleine Chakrenlehre

Dem Ungeübten ist die sensitive Schau dieser Energiezentren meist verstellt; um dennoch mit ihnen arbeiten und auf sie einwirken zu können, sind die sieben Hauptchakren im folgenden nach Körperlage, Aufgabe, Energetik, therapeutischen Einwirkungsmöglichkeiten und Farbe definiert. Über die Energetik erfahren Sie, welche Aufgabe jedes einzelne Chakra hat, ob es seiner »Pflicht« gerecht wird oder sie eher übererfüllt. Über- bzw. Unterfunktionen zeigen klare körperliche, seelische und mentale Reaktionen.
Liegt eine veränderte Dynamik vor, können Sie die Chakren mit Farben, den passenden Edelsteinen und ihren Aromaölen stärken und harmonisieren. Chakren sprechen auch sehr gut auf ihren jeweiligen Ton an; ich erwähne dies der Vollständigkeit halber, kann aber mangels eigener Erfahrungen hierzu keine weiteren Empfehlungen geben.

Der kinesiologische Muskeltest

Energetische Blockaden lassen sich mit Hilfe des kinesiologischen Muskeltests gezielt aufspüren (siehe auch Seite 90). Bei dem Muskeltest handelt es sich um die Kunst, »einen bestimmten Muskel gedanklich aus seinem Muskelverband zu isolieren und zu kontrollieren. Es erfordert Übung und Fingerspitzengefühl, zwischen einem Muskel, der ›sperrt‹ (also stark oder, besser gesagt, ›eingeschaltet‹ ist), und einem, der schwach (›nachgebend‹) ist, zu unterscheiden« (Kim da Silva und Do-Ri Rydl: *Kinesiologie* [Knaur-Tb. 65021], Seite 23ff.).

1. Chakra: Wurzel-Chakra (Muladhara)

Sitz:	Zwischen Anus und Genital, das Chakra öffnet sich nach unten
Form:	Vierblättrige Lotosblüte
Farbe:	Kräftig leuchtendes Rot
Energetik:	Fundamentale Verbindung zum irdischen Dasein
Körperliche Entsprechung:	Wirbelsäule, Zähne, Nägel, beide Beine, Anus, Dickdarm, Mastdarm, Prostata, Blut, Zellaufbau
Drüsen:	Nebenniere, Nebennierenrinde und -mark
Hormone:	Adrenalin, Noradrenalin, Glukokortikoide, Sexualhormone
Edelsteine:	Achatscheibe, Blutjaspis, Granat, Hämatit, Rubin, rote Koralle
Ätherische Öle:	Nelke, Zeder, Immortelle, Pfeffer, Galbanum, Vetiver, Patchouli, Angelikawurzel

Das Wurzel-Chakra ist unser Basis-Chakra

Seine Ausgewogenheit ist maßgebend für die Art und Weise, wie wir im Leben stehen. Nicht zufällig taucht in jedem dieser Energiezentren das Lotosblumensymbol auf. Die Lotosblume ist eine Wasserpflanze, die die volle Pracht ihrer Blüte nur dann entfaltet, wenn ihre Wurzeln fest im Schlamm verankert sind. Der Schlamm nährt die Blüte. Dieser »Schlamm« ist unser tägliches Leben, in dem wir uns behaupten müssen. Viele Menschen in der sich heute rasant verbreitenden spirituellen Bewegung erliegen dem fatalen Irrtum, der »Schlamm« des materiellen Daseins gehe sie bereits nichts mehr an.
Verliert die Wurzel ihre Verankerung, treibt das Wasser des Flusses die ganze Pflanze davon!

Funktionsstörungen

Überfunktion:	Zu starke Fixierung auf das Materielle mit hohem Sicherheitsbedürfnis, ausgeprägte Egoismen, reduziertes Sozialverhalten, Genußsucht in allen Lebensbereichen
Unterfunktion:	Schwächliche Grundkonstitution, häufige Erkran-

kungen, mangelndes Urvertrauen, möchte sich nicht mit Materiellem auseinandersetzen; Lebensangst

2. Chakra: Sakral-Chakra (Svadhishthana)

Sitz:	Zwischen 5. Lendenwirbel und Kreuzbein (zur Orientierung: Beckenkammhöhe = 4. Lendenwirbel); öffnet sich nach vorne, zum Bauch hin
Form:	Sechsblättriger Lotos
Farbe:	Orange
Energetik:	Kreativität, Sitz der weiblichen Urkraft (Gebärmutter!), Fortpflanzung, Reinigung, Reproduktion, auch im spirituellen Sinne
Körperliche Entsprechung:	Becken- und Fortpflanzungsorgane, Blase, Nieren, Blut, Lymphe, Samen, Verdauungssäfte
Drüsen:	Keimdrüsen, Eierstöcke, Hoden, Prostata
Hormone:	Östrogen, Gelbkörperhormon, Testosteron
Edelsteine:	Karneol, Mondstein, Perle, Opal
Ätherische Öle:	Sandelholz, Ylang-Ylang, Jasmin, Myrte, Muskatellersalbei, Schafgarbe, Koriander

Funktionsstörungen

Überfunktion:	Übersteigerter Sexualtrieb, kreatives Potential verausgabt sich im Sexuellen, Menstruationsstörungen
Unterfunktion:	Abneigung, Angst vor der Sexualität, Mangel an schöpferischen Fähigkeiten, Unfruchtbarkeit beider Geschlechter, Prostatavergrößerungen, zu lange Regelblutungen, Zwischenblutungen, Frigidität, Gefühlskälte und Desinteresse dem anderen Geschlecht gegenüber

Wurzel- und Sakral-Chakra sind sehr eng miteinander verknüpft, was bereits in der Organzuordnung deutlich wird. Ihr Zusammenspiel ist so verflochten, daß man sie durchaus als funktionelle Einheit betrachten kann.

Ein interessanter Brückenschlag zur westlichen Astrologie

Kreativität, Schöpferisches, Sexualität in ihrer unverfälschten Form und Liebe sind Prinzipien der Venus. Auf der körperlichen Ebene unterstehen ihr unter anderem die Nieren, die schon durch ihre paarige Anordnung auf die Partnerschaft hinweisen. Nierenprobleme werden in der westlichen Astromedizin auch unter dem Aspekt von Beziehungsproblemen betrachtet. Interessanterweise hat das zweite Chakra beides in sich vereint: den Bezug zur Sexualität wie auch die Organe Nieren und ableitende Harnwege.

Ich halte diesen Hinweis für wichtig und erwähnenswert, weil deutlich wird, daß dieses Urwissen überall auf der Welt zu finden ist – ungeachtet des jeweiligen Kulturkreises und seiner individuellen Ausdrucksformen.

3. Chakra: Solarplexus-Chakra (Manipura)

Sitz:	Zwei Querfinger oberhalb des Nabels; öffnet sich nach vorne
Form:	Zehnblättrige Lotosblüte
Farbe:	Strahlendes Gelb bis Goldgelb
Energetik:	Hereinnahme, Auswertung, Verdauung, Assimilation und Zurückweisung von stofflichen, feinstofflichen und spirituellen Eindrücken; Fähigkeit, in sich zu ruhen. Die Dickbäuchigkeit von Buddhastatuen ist nicht etwa ein Ausdruck von Ernährungsfehlern, sondern symbolisiert die Mächtigkeit dieses Chakras! Es bestimmt auch die unbewußt ablaufende Kommunikation zwischen Menschen, das oft unerklärliche Gefühl des Un- oder Wohlbehagens in der Gegenwart Fremder.
Körperliche Entsprechung:	Unterer Rücken, Bauchhöhle, Magen, Leber, Gallenblase, Milz, vegetatives Nervensystem
Drüsen:	Bauchspeicheldrüse (Pankreas)
Hormone:	Insulin, Glukagon, über das Vegetativum auch Einwirkungen auf die Schilddrüsenhormone
Edelsteine:	Bernstein, Citrin, Tigerauge, gelbe Jade, gelber Edeltopas
Ätherische Öle:	Bergamotte, Rosmarin, Lavendel, Mandarine, Orange, Kamille

Funktionsstörungen

Überfunktion: Übergewicht, vegetative Unausgeglichenheiten, daraus Reizbarkeit, Angespanntheit, Nervosität; Handeln »aus dem Bauch heraus«, überstarkes Werten (Schwarzweißdenken); Bedürfnis nach Macht und Kontrolle

Überfunktion: Schwache Schutzmechanismen, läßt alles in sich hinein, starke Beeinflußbarkeit und Abhängigkeit von der Meinung anderer; daraus resultieren viele Ängste, geringes Differenzierungsvermögen, zu schwache Kontrollmechanismen, mangelnde Ausbildung der Persönlichkeit, zu geringe Auswertung gemachter Erfahrungen, reduzierte Lernfähigkeit

4. Chakra: Herz-Chakra (Anahata)

Sitz: In der Höhe des Herzens, in Brustmitte; öffnet sich nach vorne

Form: Zwölfblättrige Lotosblüte

Farbe: Grün, Rosa, Gold

Energetik: Reine, göttliche Liebe, Mitfühlen (nicht Mitleiden!), das Heilwerden. *Die höchste Heilenergie ist die Liebe, deren Sitz dieses Chakra ist!*

Körperliche Entsprechung: Oberer Rücken (oberhalb des Zwerchfells), Brustkorb und -höhle, Herz, unterer Lungenbereich, Blutkreislauf, Haut und Hände (letztere versinnbildlichen die Fähigkeit zum Geben und Umarmen)

Drüsen: Thymusdrüse, wichtige Funktion im Immunsystem

Hormone: Keine

Edelsteine: Aventurin, grüne Jade, Kunzit, Malachit, Rosenquarz, Smaragd, Turmalin

Ätherische Öle: Rosenöl, Geranium, Zitronenmelisse, Neroli, Mairose, Benzoe absolue

Funktionsstörungen

Überfunktion: Sich selbst aus den Augen verlieren, Helfer-und-Heiler-Syndrom; Helfen aus egoistischen Motiven um der Anerkennung willen; möchte nur geben und kann nicht empfangen

Unterfunktion: Zu starke Abhängigkeit von der Liebe anderer und deren Bestätigung; Herzenskälte, Mangel an Mitgefühl, Unfähigkeit, echte Herzensbindungen im Partnerschaftlichen einzugehen

5. Chakra: Kehlkopf-Chakra (Vishuddha)

Sitz:	Zwischen Halsgrube und Kehlkopf
Form:	Sechzehnblättriger Lotos; öffnet sich nach vorne
Farbe:	Hellblau
Energetik:	Ausdrucksfähigkeit in der sprachlichen Kommunikation
Körperliche Entsprechung:	Organe der Stimmbildung im Kehlbereich (Kehlkopf, Stimmbänder etc.), stimmliche Ausdrucksform, Speiseröhre, Lunge, Bronchien, Kinn, Zungenmuskulatur, Hals-, Nacken- und Kieferbereich
Drüsen:	Schilddrüse, Nebenschilddrüse
Hormone:	Schilddrüsenhormone mit Einfluß auf den gesamten Energieumsatz, Nebenschilddrüsenhormone, Regelung des Kalkhaushaltes
Edelsteine:	Aquamarin, Chalzedon, Türkis
Ätherische Öle:	Eukalyptus, Salbei, Cajeput, Niaouli

Funktionsstörungen

Überfunktion:	Kreativität über den stimmlichen Ausdruck wie bei Sängern, Dichtern etc. steht zurück, wird durch Wortgewalt ersetzt; übersteigerter Redefluß ohne großen Inhalt, »leere Worte«; Versuch der verbalen Machtausübung; Sprunghaftigkeit, Mangel an Konzentrationsfähigkeit; alle Symptome der Schilddrüsenüberfunktion (Unruhe, beschleunigter Puls, weite Pupillen, erhöhter Blutdruck, Schwitzen, Abmagerung trotz reichlicher Nahrungsaufnahme, Basedowsche Krankheit); Erkrankungen der Atemwege, Infektanfälligkeit durch Verausgabung, Schluckbeschwerden, Kloßgefühl im Hals
Unterfunktion:	Schwerfälligkeit, Frostigkeit, träger, schwerfälliger Redefluß, häufiges Räuspern; alle Symptome der Schilddrüsenunterfunktion (verlangsamter Stoffwechsel, geistig-körperliche Trägheit, Übergewicht, Stoffwechselschlacken lagern sich im Bindegewebe ab); Machtausübung durch psychosoma-

	tische Krankheiten wie Asthma; geringe stimmliche Ausdruckskraft, Stottern, mangelnde Fähigkeit, Gefühle zu verbalisieren, Verspannungen in der Hals-Nacken-Muskulatur und im Kiefergelenk

6. Chakra: Stirn-Chakra (Ajna)

Sitz:	Eine Fingerbreite oberhalb der Nasenwurzel, in Stirnmitte
Form:	96blättriger Lotos; öffnet sich nach vorne
Farbe:	Indigoblau
Energetik:	Wahrnehmung geistig-seelischer Zusammenhänge, Intuition, *das Dritte Auge*; Feinstoffliches; Selbsterkenntnis, Hellsichtigkeit, Einsicht in höhere Zusammenhänge, Meditationsfähigkeit
Körperliche Entsprechung:	Alle Wahrnehmungsorgane im Bereich des Gesichts: Augen, Ohren, das Gesichtsfeld, Nase, Nasennebenhöhlen
Drüsen:	Hypophyse, übergeordnetes Steuerungsorgan für das Endokrinum (Hormonsystem)
Hormone:	Alle Hypophysenhormone; sie nehmen Einfluß auf Hautpigmentierung, Wachstum, Nebennierenrindentätigkeit, Wasserhaushalt, Bereitstellung der Schilddrüsenhormone, Milchbildung und Wehentätigkeit, Kleinhirn und zentrales Nervensystem
Edelsteine:	Blaue Steine wie Lapislazuli, Sodalith, indigoblauer Saphir, blauer Fluorit; transparente Steine wie weißer Zirkon, Bergkristall und Diamant; zusätzlich milchiger Fluorit, Mondstein
Ätherische Öle:	Eisenkraut, Pfefferminze, andere Minzarten, Eukalyptus

Funktionsstörungen

Überfunktion:	Zu starke Wahrnehmung feinstofflicher Einflüsse bei zu schwach ausgebildeter Basis; dadurch Überwältigung durch die nicht verarbeitbaren Eindrücke (besonders bei erzwungenen Bewußtseinserweiterungsprozessen, zum Beispiel durch LSD); Übersensibilität, Überwahrnehmung von Geräuschen, Gerüchen; Visionen; Leben in Tagträumen, Realitätsverlust, zu starker Blick nach innen

Unterfunktion: Überwiegen des Intellekts, geringe Wahrnehmungsfähigkeit der nichtmateriellen Welt, Sehstörungen, Beeinträchtigung aller Sinnesorgane im Gesichtsfeld; Lebensängste mangels sinnerfüllten Weltbilds; zu starke Orientierung ins Materielle; geringe Sensibilität und Einfühlungsvermögen in andere

7. Chakra: Scheitel-Chakra (Sahasrara)

Sitz: Am höchsten Punkt in der Schädelmitte

Form: Tausendblättriger Lotos; öffnet sich nach oben

Farbe: Violett, Weiß, Gold

Energetik: Anbindung an die göttlichen Kräfte und Einswerden mit ihnen, höchste Form der Meditation, Christus und Buddhabewußtsein

Körperliche Entsprechung: Großhirn, Schädeldecke, alle chinesischen Akupunkturleitbahnen

Drüsen: Zirbeldrüse (Epiphyse)

Hormone: Noch wenig erforscht

Edelsteine: Amethyst, Bergkristall, Spinell, Opal, Zirkon, Violetter Fluorit

Ätherische Öle: Elemi, Myrte, Opoponox, Olibanum (Weihrauch), Sandelholz, Ysop

Funktionsstörungen

Über- und Unterfunktionen nach vorangegangenem Muster lassen sich hier bei diesem Chakra nicht aufführen. Es entwickelt sich durch die lange Reihe der Inkarnationen; seiner Entfaltung geht stets die Bearbeitung, Aktivierung und Reinigung der sechs übrigen Chakren voraus. Selbst wenn diese Voraussetzungen erfüllt sind, ist seine Öffnung und Entfaltung nicht zwingend und vom Menschen beeinflußbar, sondern bleibt immer ein göttliches Geschenk.

Chakrenöle

In einem Chakrenöl konzentrieren Sie wohltuende, harmonisierende Schwingungen, welche die Chakren reinigen, kräftigen und ausgleichen. Massieren Sie einige Tropfen des jeweiligen Öls (siehe oben) an der entsprechenden Körperstelle leicht ein. Sie können die Chakren auch ergänzend durch Auflegen der Fläschchen kräftigen und positiv beeinflussen.

Rezept: Nehmen Sie ein helles, durchsichtiges Fläschchen von 10 ml Inhalt, legen Sie den zugehörigen Edelstein hinein, wählen Sie eins bis maximal drei der oben beschriebenen ätherischen Öle aus, und geben Sie von jedem 3 Tropfen hinzu. Füllen Sie das Fläschchen mit Jojobaöl auf. Jojobaöl ist ein flüssiges Wachs, das sich wie fettes Öl anfühlt. Seine Vorteile sind energetische Reinheit und lange Haltbarkeit. Nach dem Auffüllen neunmal verschütteln. (Die Zahl Neun ist die Lebenszahl.) Bestrahlen Sie anschließend das Fläschchen mit der zugehörigen Chakrenfarbe für 5 bis 10 Minuten. Haben Sie alle Fläschchen so behandelt, bewahren Sie sie *getrennt* in weißen Seidenbeutelchen auf, damit sich die Energien nicht mischen und gegenseitig beeinflussen.
Falls Sie keine Farblampe haben, können Sie jedes Fläschchen in »sein« eigenes, farbig passendes Seidenbeutelchen geben. Beide farbigen Aufladungen – über die farbige Seide oder mittels Farblampe – sind in ihrer Wirkung gleichwertig.

Wichtig!

Bitte vergessen Sie nicht, die Fläschchen mit Ihrem selbsthergestellten Chakrenöl zu beschriften!

Chakrenöle sind auch käuflich zu erwerben und qualitativ sehr gut, können aber die Individualität des selbsthergestellten Öls nicht erreichen, da bei der Auswahl der Inhaltsstoffe bereits bewußt oder unbewußt die eigene energetische Situation einfließt, denn es ist kein Zufall, weshalb Sie sich nun gerade für dieses ätherische Öl und jenen Stein entscheiden …

6 Edelsteine – Farbe und Schwingung

Edelsteine spielten seit Menschengedenken in allen Hochkulturen eine wichtige Rolle. In der neueren Zeit stand der materielle Wert im alleinigen Mittelpunkt der Betrachtung. Sein Gewicht in Karat, seine schmückende Schönheit machen den Edelstein zum Statussymbol. Nach dem Gesetz der Polarität, der alles Leben und Geschehen auf der Erde untersteht, muß es folglich aber noch eine zweite Seite dazu geben, eine spirituelle, energetische, für Heilzwecke nutzbare. Und genau diesem zweiten Aspekt verdanken die edlen Steine ihre Bedeutung in früheren Hochkulturen.

Der Hohepriester des Alten Testamentes trug das Orakelschild auf seiner Brust. Es war mit zwölf Steinen, die die Stämme Israels symbolisierten, besetzt. Aufgabe dieses Schildes war es, dem Priester nicht nur spirituelle Kraft für die Begegnung mit den geistigen Welten zu verleihen, sondern auch den dafür nötigen Schutz, was auch in dem Wort »Schild« zum Ausdruck kommt.

Heute, an der Schnittstelle des auslaufenden Fische- und des beginnenden Wassermannzeitalters, kommt der spirituelle Heilaspekt der Steine wieder eindrucksvoll in das Bewußtsein der Menschen.

Die Äbtissin Hildegard von Bingen verfaßte ein sehr umfassendes Kompendium zur Gesundheitspflege und Krankheitsbehandlung, das zunehmend Beachtung findet. Die *Hildegardmedizin* mißt den Edelsteinen eine besondere Bedeutung bei.

Zu Recht fragt der moderne Mensch – an Pillen, Salben und Tropfen gewöhnt –: Was ist das, was da wirken soll? Wie soll ein Stein, doch offenbar starre, feste Materie, auf einen lebenden Organismus Einfluß nehmen können?

Er tut's auf zweierlei Art und Weise – über Farbe und Schwingung. Die Wirkung der Farben ist Ihnen bereits vertraut. Legen Sie nun den passenden Stein auf das zugehörige Chakra, so wirken Farbe und Schwingung auf dieses Energiefeld. Jedem Stein wohnt ein kosmisches, göttliches Urprinzip, eine archetypische Struktur, eine Grundidee inne. Mit dieser Grundidee, der kosmischen Schwingung, treten wir beim Kontakt mit dem Stein in Resonanz. Da im Leben alles auf Schwingung beruht, die Lebensenergie aber am effizientesten auf feinste Reize reagiert, kann man sich die Wirkung in der Kommunikation dieser Schwingungen vorstellen. Es offenbart sich stets das gleiche Prinzip: Feinste (zur Zeit noch nicht vollständig meßbare) Energien sind in der Lage, die verstimmte Lebenskraft wieder ins Lot zu bringen – ob man den homöopathischen Weg beschreitet, Bachblüten wählt oder zur Farblampe greift, immer geht es um dieselbe Grundidee der Feinstenergien, so auch bei den Edelsteinen.

Wie mächtig Steine sind, wußten auch die Urvölker Amerikas. Der Türkis gilt als Schutzstein vor Negativem, Verletzungen, Fall und Sturz. Er ist in Europa durch die Verbreitung des Indianerschmuckes wieder bekannt geworden. Die Indianer hatten ihn in ihre Gewänder eingearbeitet und viele Schmuckgegenstände zum Schutz daraus angefertigt. Wer Gelegenheit hatte, im südlichen Teil der USA Sattel- und Zaumzeug der mexikanischen Reiter genauer zu betrachten, erinnert sich an die prächtigen silberbeschlagenen Sättel mit manchmal tauben- bis hühnereigroßen Türkisen.

Die Erzählungen berichten von einem Reiter, auf den aus dem Hinterhalt ein Schuß abgefeuert wurde. Der Stein lenkte die Kugel ab, so daß der Reiter unversehrt blieb. Der Türkis selbst sprang dabei in Stücke, ohne jedoch von der Kugel getroffen zu sein.

Bleiben wir noch ein bißchen bei diesem Schutzstein der Alten. Seine Farbe beruht auf Kupferverbindungen; Kupfer jedoch ist als Metall dem Prinzip der Venus zugeordnet. Venusprinzipien sind Harmonie, Liebe, Fürsorge, Ausgleich und Schutz, aber auch Behüten, Kreativität und Schönheitssinn.

Nun ein kleiner Schwenk zurück zu den Chakren; ein Stein des Kehlkopf-Chakras war der Türkis. Ausdrucksfähigkeit in der sprachlichen Kommunikation war das Wesen des Chakras, und in den Funktionsstörungen ging es um nichtentfaltete Kreativität im Stimmlichen, Verbalen. Die Sprache vermag zu vermitteln, auszugleichen, kann Brücken bauen, wie es dem Venusprinzip entspricht.

Somit schließt sich hier wieder der Bogen vom Venusprinzip im Stein, versinnbildlicht durch das Kupfer, das Venusprinzip im Chakra selbst und die Zuordnung dieses Steins anhand seines harmonischen Grundprinzips.

Ich hoffe, daß ich mit diesem Beispiel die Wirkungsweise der energetischen Heilweisen ein wenig verdeutlichen konnte; im Grunde gilt dabei immer das harmonische Grundprinzip (siehe Kasten).

Das harmonische Grundprinzip

Wir sind ein Teil des schwingenden Ganzen und können uns nicht außerhalb von ihm stellen. Wer sich isoliert davon betrachtet, wird über kurz oder lang krank. Gesundheit bedeutet, sich wieder einzuschwingen und in Harmonie zu stehen.

Doch kommen wir nun zur Anwendung.

Möglichkeiten der Heilanwendung von Edelsteinen

Im Kapitel über die Chakren haben Sie verschiedene Edelsteine bereits kennengelernt. Sie können zwar alle Chakren mit ihren dazugehörigen Steinen belegen, sinnvoller ist jedoch das schwerpunktmäßige Arbeiten mit jeweils einem. So können Sie den Fluß der Energie besser steuern und konzentrieren. Setzen Sie ruhig die Farbbestrahlung noch unterstützend dazu ein; die Auswahl treffen Sie anhand der Chakrenfarben. Es reicht aber auch, ein farbiges Stückchen Seide aufzulegen, wenn Sie keine Farblampe haben.

Wenn Sie ein Chakra behandeln möchten, tragen Sie den passenden Stein bei sich, damit er auf Ihre Aura einwirken kann. Auch nachts tut er Ihnen unter dem Kopfkissen gut. Unternehmen Sie aber auch noch einen weiteren Versuch: Esoterische Buchläden haben oft schöne Angebote an Steinen. Wählen Sie auch mal nur danach aus, welcher Stein Ihnen am besten gefällt, Sie irgendwie anspricht. Auch wenn sich dabei nicht sofort ein »hochspirituelles Erlebnis« einstellt – und davon sollten Sie ausgehen –, hat der Stein Ihrer Wahl für Sie dennoch eine besondere Bedeutung:

- Tragen Sie den Stein Ihrer Wahl an einer Kette oder einem Band, dabei muß der Kontakt zwischen Stein und Haut oder Stoff möglich sein; ungeeignet sind Steine, die einseitig voll gefaßt sind, da die Ganzfassung abschirmt
- Führen Sie den Stein lose bei sich, zum Beispiel in der Hosentasche, greifen Sie öfters nach ihm
- Stellen Sie ihn am Arbeitsplatz, beispielsweise auf dem Schreibtisch, auf. Steine können Sie gut in Ihrem Wohnbereich plazieren und ihre harmonisierende Kraft nutzen. Auch Blumen und alle

Pflanzen reagieren sehr positiv auf den Kontakt; legen Sie etwa einen Moosachat, Karneol oder einen Bergkristall auf Ihr Blumenfenster oder direkt auf den Blumentopf.

- Sie können auch die »Steinmeditation« praktizieren: In entspannter, ruhiger Lage (Sitzen oder Liegen) nehmen Sie Körperkontakt mit dem Stein auf und achten dabei auf Ihre Gefühle, Gedanken und Emotionen. Welche Botschaft offenbart Ihnen der Stein? Haben Sie aber Geduld. Erst müssen die inneren Antennen wachsen, und sie entwickeln sich am besten bei regelmäßiger Übung.
- Legen Sie in Ihre tägliche Kosmetik (Hautöl, Parfüm, Duschöl etc.) einen kleinen Stein Ihrer Wahl, die Steinschwingung überträgt sich dann über die Kosmetik auf Ihre Aura
- Legen Sie den Stein Ihrer Wahl in ein Glas mit Wasser, lassen Sie es für 15 bis 30 Minuten idealerweise in der Sonne stehen, und trinken Sie es über den Tag verteilt
- Folgendes Rezept stammt von Hildegard von Bingen: Rot- oder Weißwein, je nach Anwendungsgebiet, wird zusammen mit dem Stein leicht erwärmt. Den Wein schluckweise trinken, den Stein auf den schmerzenden Bereich oder das zugehörige Chakra legen. Sie können ihn natürlich auch in Ihrer Hand halten!

Neben diesen Anwendungen gibt es noch weitere, gezielte Maßnahmen wie beispielsweise die Salbenherstellung aus Edelsteinen, das Auflegen bestimmter Steinmuster auf dem Körper. Wer sich für Edelsteintherapie interessiert und sein Wissen darüber vertiefen will, findet viele Anregungen beispielsweise in den Büchern von Katrina Raphaell (etwa *Heilen mit Kristallen* [Knaur-Tb. 76018]).

Reinigen der Edelsteine – ein bewußtes Ritual

Da Edelsteine schwingen und selbst Schwingung abgeben, sind sie gleichermaßen in der Lage, Fremdschwingungen aufzunehmen. Größtenteils können sie mittels der ihnen innewohnenden Kräfte solche Schwingungen verarbeiten und neutralisieren, bedürfen aber dennoch unserer Unterstützung und Hilfe.
Wenn nun ein Stein neu in Ihr Umfeld »einzieht«, muß er von solchen Fremdschwingungen (Bearbeitung, Laden etc.) befreit und gereinigt werden. Verfahren Sie folgendermaßen:

– Benutzen Sie eine Glasschale ausschließlich zu diesem Zweck
– Füllen Sie die Schale mit Wasser, etwas Meersalz, und legen Sie den Stein hinein
– Beginnen Sie die Reinigung einen Tag nach Vollmond, da mit dem abnehmenden Mond vor allem die belastenden Energien entfernt werden
– Dauer der Reinigung: drei Tage; dann spülen Sie den Stein kurz unter fließendem Wasser ab

Die Fremdenergie ging nun während des Reinigungsprozesses vom Stein ins Wasser der Schale über; wenn Sie dieses Wasser dann weggießen und den Stein unter fließendem Wasser abschließend reinigen, sollten Sie die gedankliche Vorstellung haben, daß die kosmischen Kräfte diese Energien wieder umwandeln. *Damit unterstützen Sie den Reinigungsprozeß im Sinne eines positiven Rituals sehr.*
Reinigen Sie die verwendeten Steine nach jeder Heilbehandlung. Laden Sie sie zusätzlich durch Sonnen- und Mondlicht auf. Legen Sie die Steine bei zunehmendem Mond, einen Tag vor Vollmond, auf die Fensterbank.
Wenn Sie die Steine näher kennenlernen, häufig Kontakt mit ihnen haben und sie vor und nach der Reinigung bewußt betrachten, bekommen Sie sehr schnell ein Gefühl für den Zustand dessen, was ich mit »sauber« und »belastet« meine.

7 Bewußte Ernährung

Vieles ist über Ernährung geschrieben und veröffentlicht worden; daher möchte ich diesen wesentlichen Teil gesunder Lebensführung nur in Grundzügen beschreiben.

Der bewußten Auswahl der Lebensmittel kommt wachsende Bedeutung zu. Eltern allergischer, hyperaktiver oder hautkranker Kinder wissen aus eigener, bitterer Erfahrung um den Einfluß der Nahrungsmittel. Obgleich es eigentlich Aufgabe der politisch Verantwortlichen wäre, der Bevölkerung ausreichenden Schutz vor krankmachender Ernährung zu garantieren, sieht die Praxis anders aus. Deshalb sollten sich die Verbraucher, die – vorsichtig geschätzt – in Deutschland im Rahmen ihrer Haushaltseinkäufe monatlich etwa 20 Milliarden DM umsetzen, ihrer Wirtschaftsmacht bewußter werden. Dazu gehört beispielsweise auch, die verführerischen Werbestrategien durchschauen zu lernen, beim Einkauf genau die Etiketten zu lesen und entsprechend bewußt auch Produkte zu meiden – denn die effektivste Einflußmöglichkeit, die wir als Verbraucher haben, ist gezielte Produktauswahl. Da das Verbraucherverhalten sehr genau verfolgt und beobachtet wird, sind Reaktionen der Nahrungsmittelindustrie nur aus verändertem Kaufverhalten zu erwarten.

Die Vollwerternährung sollte als Grundbasis für ein gesundes Leben angestrebt werden, wobei schon viel gewonnen ist, wenn Sie folgendes tun:

- Auszugsmehl meiden und – auch beim Kuchen – Vollkornprodukte verzehren
- den weißen Raffineriezucker – besonders tückisch in Verbindung mit Auszugsmehl – ebenso konsequent aus dem Ernährungsplan streichen (als Alternative kann man Honig, Apfel- und Birnendicksaft verwenden)
- wieder Butter und reine Pflanzenöle (erste Pressung, unraffiniert, ohne Wärmeschädigung) verwenden
- den Fleischgenuß verringern und Schweinefleisch sowie seine Produkte von dem Einkaufszettel weitgehendst verbannen

Die Hauptbeschwerden infolge unserer denaturierten, also der Natur völlig entfremdeten Nahrung in Verbindung mit zu hohem

Verzehr an tierischem Eiweiß sind – ohne Anspruch auf Vollständigkeit:

- Gicht
- Diabetes mellitus
- Verdauungsstörungen
- Hyperlipidämien – also zu hohe Blutfettwerte
- erhöhte Infektanfälligkeit auf dem Boden einer geschwächten, kranken Darmflora
- Begünstigung von Arteriosklerose
- Begünstigung von Bluthochdruck
- Begünstigung von Gefäßleiden aller Art
- Begünstigung von Herzinfarkt
- Allergien
- Pilzerkrankungen

Daß ein Mensch, der sich schlecht ernährt, auch seelisch und vegetativ unausgeglichen ist, ergibt sich zwingend. Die Seele ist vom Körper nicht zu trennen – eines wirkt ins andere. Somit ist die bewußte Auseinandersetzung mit unseren »Lebens-Mitteln« – die ja »Mittler des Lebens« sein sollen – ein unbedingtes Muß für jeden bewußt und kritisch lebenden Menschen. Aufschlußreiche Bücher dazu hat Dr. M. O. Bruker geschrieben; sein Standardwerk *Unsere Nahrung – unser Schicksal* zeigt in ernüchternder Deutlichkeit unter anderem auch die Art und Größenordnung der Verbrauchermanipulation.
Wer den Schritt zur Vollwerternährung vollzieht, muß mit Widerständen rechnen. Männer haben meist recht ausgeprägte Vorlieben für bestimmte Nahrungsmittel und geben diese nur ungern auf. Die Frau und Mutter kommt nicht selten in Bedrängnis mit ihrer übrigen Familie einerseits und der neuen Idee andererseits. Verständnis sollte dafür bestehen, daß das Verlassen eingefahrener Gleise, Aufgeben alter – geschmacklicher – Gewohnheiten schwer ist. Manche Menschen scheinen sogar eher dazu bereit zu sein, ihre Beziehung zu verändern als ihre Eßgewohnheiten! Bei der Ernährungsumstellung sollten Sie sich und Ihrer Familie also Zeit lassen und sich mit Geduld wappnen. Denn niemand mag von heute auf morgen auf Liebgewonnenes verzichten. Wird es kategorisch aus der Küche verbannt, gibt's Ärger – unweigerlich. Konsequenz dessen sind unvermeidbare Streitereien bei Tisch – das Gegenteil von dem, was erreicht werden soll, denn: *Streit und Hader bei Tisch machen krank!*

Essen sollte in entspannter, vor allem friedlicher Atmosphäre vonstatten gehen – aber ist dem wirklich immer so? Haben Sie nicht auch schon bemerkt, daß im Lokal, während Sie sich auf das Essen freuen, am Nebentisch die blutigsten Schauergeschichten erzählt werden? Während des Essens hat in unserem vegetativen Nervensystem der Parasympathikus das Sagen. Er regiert den Bauch, den Magen, die Verdauungssäfte, den Darm etc. Wenn nun die Essenszeit regelmäßig Austragungsort für Familien-, Geschäfts- oder Beziehungsfehden wird, man sich dabei ärgert, aggressiv wird, kommt sein nervlicher Gegenspieler, der Sympathikus, vermehrt ins Spiel. Er stört den verdauungsförderlichen Parasympathikus, peitscht Adrenalin ins Blut, das der Körper mühsam wieder abbauen muß, anstatt sich um die Verdauungssäfte zu kümmern.
Der Parasympathikus ist für Ruhepausen, Frieden und Regeneration zuständig, der Sympathikus dagegen für Flucht oder Kampf. Nur wir »aufgeklärten« Menschen des 20. Jahrhunderts schaffen es, beim Kämpfen zu essen und beim Essen zu kämpfen. Bei aller Befürwortung von Vielseitigkeit tun wir jedoch damit ein bißchen zuviel des Guten.
Früher haben wir gelernt: »Wenn der Vogel frißt, dann singt er nicht« – eine recht drastische Aufforderung, bei Tisch den Mund zu halten, ein Postulat, das man so heute nicht mehr übernehmen möchte. Gemeint war allerdings damit, der Mensch solle sich während des Essens auch gedanklich mit nichts anderem als seiner Mahlzeit beschäftigen und dem Alltag mit seinen Problemen keinen Raum geben.
Neben falscher Ernährung im Sinne des oben Gesagten und unpassenden Essensthemen gibt es noch weitere Sünden, die »zu Bauche« schlagen können:
– Zu hastiges Essen
– Ungenügendes Kauen
– Zu heißes Essen
– Zu spätes Essen

Vor allem wenn Sie unter Verdauungsstörungen und Magenproblemen leiden, sollten Sie Ihre Eßgewohnheiten kritisch betrachten.

8 Anspannung und Entspannung

Anspannung und Entspannung sind zwei wichtige Pole im Leben, deren gesundes Wechselspiel Leistungsfähigkeit und Spannkraft gewährleisten. Der heutige Mensch hingegen ist eher verspannt und zerstreut. Die Summe der Reizüberflutung, Streß, Leistungsdruck, Lärm und vieles andere mehr überfordern das Vegetativum, überlasten das, was die Asiaten als Mitte, als Hara, als die Wandlungsphase Erde bezeichnen. Es ist die Instanz, die mit dem Verdauen, Auswerten, Assimilieren und Aussondern all dessen befaßt ist, was täglich und stündlich auf uns Menschen einströmt. Konzentrationsschwächen, Verdauungsstörungen auf der körperlichen Ebene, Ein- und Durchschlafstörungen, Gereiztheit, verminderte Konfliktfähigkeit und Intoleranz sind einige Folgen daraus.
Die Muskulatur von Kiefer und Nacken, Schultergürtel und Rücken reagiert mit Verspannung, Schmerzen sind die Folge, die nicht nur auf die oben beschriebenen Partien beschränkt sind, sondern auch Migräne, Spannungskopfschmerz, Tennisarm und vieles andere mehr auslösen oder begünstigen. Einseitiger Zug und Druck auf die Wirbelsäule belasten und reizen die zwischen den Wirbeln austretenden großen Nervenstränge und überbeanspruchen die Bandscheiben. Der »geklemmte Nerv«, die »vorgefallene Bandscheibe«, der Hexenschuß sind nicht zuletzt typische Folgebeschwerden daraus.
Wie erreichen wir nun tiefgreifende, erholsame Entspannung? Die Freizeitgestaltung und der Einbau kreativer Elemente sind ebenso wichtig wie sinnvoll betriebener Ausgleichssport ohne Wettkampfdenken – ums Spielerische geht's doch dabei! Psychohygiene, auch die Fähigkeit, das Gedankenkarussell anzuhalten, helfen dabei sehr, denn *Gedanken sind Kräfte*.
Im folgenden sind nun einfache und effiziente Entspannungsübungen beschrieben, die Sie während des Tages, im Büro, am PC, auf dem Autobahnrastplatz schnell und mit großer Tiefenwirkung anwenden können.

Autogenes Training (AT)

Die von dem Nervenarzt Johannes H. Schultz entwickelte Entspannungstechnik ist äußerst wirksam bei vegetativen Störungen, psychosomatischen (Psyche = Seele, Soma = Körper) wie funktionellen Erkrankungen. Es beeinflußt diejenigen Beschwerden, die zu deutlichen Mißempfindungen und Beeinträchtigungen der Lebensqualität führen, jedoch im klinischen Befund (Blutlabor, Röntgen, Computertomographie, Ultraschall etc.) nicht immer konkreten Anhalt für eine manifeste Organstörung geben.
Erschwerend kommt hinzu, daß Patienten mit funktionellen Störungen nicht immer die notwendige Würdigung ihres Leidens erfahren – nicht selten wird wenig Tröstliches wie »Das ist bei Ihnen psychisch ...« oder »Damit müssen Sie eben leben« vermittelt. Die Mehrzahl solcher Beschwerden – ärztliche Abklärung immer vorausgesetzt – sind durch AT sehr gut beeinflußbar.
Der Ablauf des autogenen Trainings ist recht einfach. Es geht im Grunde um eine konzentrative Entspannung, die in einer bestimmten Reihenfolge abläuft und gedankliche Vorgaben wie *Ruhe, Schweregefühl, Wärmeempfindung* etc. in den Mittelpunkt der Übungen stellt. Bei regelmäßigem Üben reagiert der Körper sehr schnell auf diese Gedankenbefehle, und tatsächlich erlebt der Übende ein deutliches Schweregefühl als Folge muskulärer Entspannung, Wärme infolge verbesserter Durchblutung, gleichmäßigen Herzschlag und so weiter.
Das klassische autogene Training berührt und behandelt in sieben Schritten die folgenden Bereiche:

- Atmung
- Muskulatur
- Durchblutung
- Herz
- Sonnengeflecht
- Kopf
- Positive Affirmationen

Diese positiven Affirmationen sind als kleines, selbstgesetztes Programm zu verstehen, dessen Inhalt der Übende – nachdem er mit dem AT vertraut ist – als siebte Übung sich regelmäßig gedanklich vorgeben kann. *Positive* Affirmation deshalb, weil unser Unterbewußtsein bejahende Formulierungen sehr gut aufnimmt, verneinende hingegen schwer verarbeitet. Reagiert jemand beispielsweise bei Anspannung und Streß mit Magenkrämpfen, so wäre eine positive, gut verwertbare Affirmation: »Mein Magen ist immer locker, angenehm warm, völlig entspannt.« Eine negative Affirmation hingegen wäre: »Ich habe keine Magenschmerzen mehr.«

Das AT zielt in erster Linie ab auf die Harmonisierung des vegetativen Nervensystems mit den beiden Antagonisten Sympathikus und Parasympathikus, deren physiologisches Zusammenspiel in der Hektik der heutigen Zeit bei vielen erheblich beeinträchtigt ist. Wichtig zu wissen ist dabei, daß auch dieses autonome Nervensystem durchaus trainierbar ist; es läßt sich durch die Kraft unserer Gedanken, durch die Affirmationen, beeinflussen. Eine sehr wesentliche Wirkung liegt in der Konzentration auf einen Satzinhalt, zum Beispiel: »Mein rechter Arm wird strömend warm.« Damit können im Idealfall keine weiteren Gedanken aus dem Alltag Platz greifen, das Gedankenkarussell kommt zum Stillstand.

Das Hauptproblem beim AT liegt darin, daß zu Beginn zu sehr auf schnelle Erfolge gehofft wird. Die gedankliche Ruhigstellung scheint kaum möglich, und der Übende bricht frühzeitig ab. Diese Phase durchläuft aber jeder, sie ist natürlich und nur durch regelmäßiges Üben zu überwinden. In dieser Zeit gilt die Empfehlung: *Regelmäßiges, unverkrampftes Üben ist wichtiger als das Eintreten der erhofften Reaktion.* Ziel ist die Entspannung, und Entspannung läßt sich nicht erzwingen! Entspannung bedeutet ja Loslassen!

Die Kraft, die dieser Form konzentrativer Entspannung entspringt, ist enorm. Das soll am Beispiel von Dr. Hannes Lindemann kurz erläutert werden, dessen Buch *Überleben im Streß* das Erlernen des AT im Selbststudium ermöglicht und sehr anschaulich wie gut verständlich geschrieben ist.

In den fünfziger Jahren hatte Dr. Lindemann den Versuch unternommen, den Atlantik mit Kurs Amerika in einem kleinen Boot zu überqueren. Obgleich in guter körperlicher Verfassung, brach er die Reise nach kurzer Zeit ab, weil er sein seelisches Durchhaltevermögen als unzureichend erkannte.

Vor seinem zweiten Versuch – diesmal in einem noch kleineren Fahrzeug, einem Serienfaltboot – unterzog er sich auf den Kanarischen Inseln einem konsequenten, sechsmonatigen autogenen Training. Er erreichte das amerikanische Ufer in sehr guter Verfassung und hatte überdies während seiner Reise in völliger Einsamkeit auch noch beeindruckende Selbstversuche unternommen. Er überprüfte an

sich die Körperreaktion auf Salzwassereinnahme, reduzierte seine Pulsfrequenz auf weniger als vierzig Schläge pro Minute mit Hilfe des AT und überstand die Überfahrt – das tagelange Sitzen – ohne offene Stellen, sogenannte Druckgeschwüre, am Körper. In Extremsituationen, bei schweren Stürmen, zeigten sich seine positiven Affirmationen, tief im Unterbewußten verankert, als so wirksam, daß sie quasi die Regie übernahmen und ihn das Richtige tun ließen. Dieses eindrucksvolle Erlebnis ist mit Bildern dokumentiert und bescheiden wie packend in seinem Buch *Allein über den Atlantik* beschrieben. Dr. Lindemann hat damit sehr zur Verbreitung des autogenen Trainings beigetragen.
Aus diesem Beispiel soll deutlich werden, wie mächtig die uns innewohnenden Kräfte sind und wie relativ leicht sie uns zugänglich werden. Die einzige Voraussetzung ist konsequentes Üben.
AT wird heute in Volkshochschulen, Praxen etc. in breitem Rahmen angeboten, kann aber auch – so die eigene Erfahrung – anhand des Büchleins von Dr. Lindemann selbst erlernt werden. Die Wirkungen des AT sind so umfassend und tiefgreifend, daß es kaum Beschwerdebilder gibt, die nicht dadurch positiv beeinflußt werden.

Progressive Muskelentspannung (PM)

Die progressive Muskelentspannung, auch als »Progressives Entspannen« bzw. »Self-Operation Control« bekannt, geht zurück auf den amerikanischen Arzt Edmund Jacobsen, der sie in den dreißiger Jahren entwickelte.
In Richtung vom Kopf zum Fuß werden die einzelnen Muskelgruppen angespannt, die Spannung dabei zunehmend gesteigert (daher die Bezeichnung »progressiv« für »fortschreitend, zunehmend«), dieser Spannungszustand für einige Sekunden gehalten und anschließend – bei langsamer Ausatmung – wieder gelöst. Die PM hat folgende Auswirkungen:
- Sie verbessert die Gewebedurchblutung
- Fördert den Abtransport von Stoffwechselschlacken aus dem lockeren Bindegewebe
- Löst einseitige Muskelverspannungen
- Erhöht die Konzentrationsfähigkeit
- Wirkt der Ermüdung entgegen

Es ist eine hervorragende Übung bei bzw. nach:

- Beeinträchtigung durch Bildschirmarbeit
- Prüfungen
- Seminaren
- Langen Autofahrten
- Konferenzpausen
- Nach Streit und Ärger
- Kurz: bei allen Beschwerden, die durch einseitige und langanhaltende Belastung entstehen

Die Hauptindikationen, die eine progressive Muskelentspannung angezeigt sein lassen, sind die folgenden:

- Spannungskopfschmerz
- Schulter-Arm-Syndrom infolge verspannter Schulter-Nacken-Muskulatur
- Tennisellbogen
- Nervlich bedingte Verdauungsstörungen
- Ein- und Durchschlafstörungen bei vegetativer Unausgeglichenheit
- Stimmungsschwankungen und depressive Zustände
- Durchblutungsstörungen von Armen und Beinen
- Sehnenscheidenentzündung/Karpaltunnelsyndrom
- Reizbarkeit, Nervosität
- Rasche Ermüdbarkeit, vor allem der Augen
- Migräne
- Senkungsbeschwerden, Urininkontinenz (unfreiwilliger Harnabgang)
- Asthma

Bei all diesen Beschwerden kann PM unterstützend eingesetzt werden, da ihre entspannende Wirkung sehr tiefgehend und umstimmend ist. Die regelmäßige Durchführung (ein- bis zweimal täglich) erhöht die Vitalität spürbar. Der Gesamtzeitaufwand beträgt etwa 15 Minuten.

Der Hauptteil der Übungen wird im Sitzen oder Liegen durchgeführt. Ein Wechsel zwischen Sitzen und Liegen ermöglicht es, noch mehr Muskelgruppen anzusprechen.

> *Fenster auf!*
>
> Sorgen Sie bei allen Übungen für ausreichende Frischluftzufuhr – also: Fenster auf! Das hungrige Gewebe braucht Sauerstoff!

1. Übung: Einstieg

- Stellen Sie sich locker hin. Nun pressen Sie die Arme an den Körper, drücken die Beine aneinander, ziehen den Kopf zwischen die Schultern, so als ob Sie sich gegen starken Sturm zusammenkauern wollten. Spannen Sie nun alle erreichbaren Muskelgruppen mit dem Einatmen, halten Sie die Spannung für 5 bis 10 Sekunden, und lösen Sie sie mit der Ausatmung. Danach eine kurze Pause von 5 bis 10 Sekunden einlegen.
- Nun stellen Sie sich wieder locker hin, strecken die Arme über den Kopf, als wollten Sie den Himmel berühren. Strecken Sie sich, so weit es geht, in den Himmel hinein. Halten Sie diese Stellung wieder für 5 bis 10 Sekunden, und lösen Sie sie mit der Ausatmung.
- Jetzt strecken Sie die Arme und spreizen sie leicht vom Körper ab. Nehmen Sie die gestreckten Arme nach hinten, so daß sich Ihr Brustkorb weitestmöglich dehnt und die Schulterblätter so dicht wie möglich zusammenstehen. Halten und, wie gewohnt, lösen.
- Nach der kleinen Pause von 5 bis 10 Sekunden ziehen Sie die Schultern weitestmöglich nach oben und lassen sie anschließend fallen, dreimal wiederholen!

2. Übung: Kopf- und Gesichtsmuskulatur

Setzen oder legen Sie sich dabei. – Im folgenden werden der Einfachheit halber nur die Muskelgruppen benannt und, wo erforderlich, noch spezielle Übungshinweise gegeben. *Der Übungsablauf »Spannung mit der Einatmung steigern, Überspannung für 5 bis 10 Sekunden halten und anschließend mit der Ausatmung wieder lösen« ist überall gleich und wird nicht mehr gesondert erwähnt.* Legen Sie nach jeder Übung eine kleine Pause von etwa 10 Sekunden ein. Jeder Satz oder Abschnitt, der mit einem Strich gekennzeichnet ist, entspricht einer Übung für sich:

- Stirne runzeln
- Augenlider ganz fest schließen
- Mund ganz weit öffnen
- Nun Grimassen schneiden – so grimassig wie irgend möglich!
- Zunge gegen das Gaumendach pressen
- Zähne fest zusammenbeißen

3. Übung: Schulter- und Nackenmuskulatur

- Schultern hochziehen und fallen lassen

4. Übung: Armmuskulatur

- Arme strecken, Fäuste ballen, gesamte Unter- und Oberarmmuskulatur in gewohnter Weise anspannen
- Gleiche Haltung, Arme nach außen drehen
- Wie vorher, aber nach innen
- Fäuste ballen, Arme weitestmöglich beugen, so daß die Fäuste fast die Schulter berühren

5. Übung: Brustmuskulatur

- Brustmuskulatur noch mal, wie bei den Eingangsübungen zuletzt beschrieben, dehnen; Schulterblätter so dicht wie möglich zusammen
- Die angewinkelten Arme waagrecht in Kinnhöhe nach hinten führen
- Angewinkelte Arme vor die Brust, Kinn berührt Fäuste; Brust- und Armmuskulatur in gewohnter Weise fest anspannen

6. Übung: Bauchmuskulatur

- Bauchmuskeln fest anspannen
- Bauch weitestmöglich einziehen

7. Übung: Gesäß- und Beinmuskulatur

- Pobacken fest zusammenkneifen
- Oberschenkelmuskeln anspannen
- Im Sitzen den Boden mit den großen Zehen berühren und langsam Wadenmuskulatur anspannen *(Vorsicht dabei wegen möglicher Wadenkrämpfe!)*

- Anschließend den Boden nur mit den Fersen berühren; Zehen und Vorderfuß weitestmöglich in Schienbeinrichtung ziehen
- Zehen zusammenkrallen

Damit haben Sie die Übungsreihenfolge der PM beendet.

Entspannungsübungen für die Schulter- und Halsmuskulatur

Führen Sie die folgenden Übungen zur Sicherheit im Sitzen durch. Wenn Schwindelgefühl auftreten sollte, machen Sie eine Pause, beenden die Übung und führen sie gegebenenfalls beim nächsten Mal langsamer durch.

> *Vorsicht!*
>
> Alte Menschen sollten die Übung nicht machen; wenn die Halsschlagader beim Rückwärtsbeugen des Kopfes gedehnt wird, kann es bei gealterten Gefäßen zur Minderdurchblutung des Kopfes kommen. Folge davon sind Schwindel und eventuell Ohnmacht (Synkopen).

Setzen Sie sich gerade hin, halten Sie die Augen geradeaus, ziehen Sie die Schultern dreimal hoch und lassen sie wieder fallen. Dies ist unsere Ausgangslage. Dann führen Sie bitte folgende Übung aus:

- Kopf langsam nach unten senken, das Kinn soll die Brust berühren; dreimal tief durchatmen, dann Kopf wieder in Ausgangslage bringen; das Ganze dreimal wiederholen
- Wieder zurück in die Ausgangslage gehen; jetzt den Kopf langsam Schritt für Schritt in den Nacken legen; dort wieder dreimal tief durchatmen; zurück in die Ausgangsstellung gehen
- Kopf nun auf der rechten Schulter ablegen – Schulter bleibt unten –, durchatmen wie zuvor
- Kopf auf der linken Schulter ablegen, sonst wie zuvor
- Kopf so weit wie möglich nach rechts hinten drehen; versuchen Sie, in der Drehung einzuatmen, zurück in die Ausgangsstellung gehen; dreimal wiederholen!

– Abschließend den Kopf weitestmöglich nach links drehen; Atmung und Wiederholung wie zuvor

Damit ist diese Übung beendet. Sie ist bei täglicher Anwendung sehr effektiv, entspannt spürbar Schulter, Nacken und Augenmuskulatur.

> *Die fünf »Tibeter«*
>
> Bei den fünf »Tibetern« handelt es sich um hervorragende vitalisierende und entspannende Übungen. Zu ihrer Durchführung können Sie beispielsweise das Buch *Die Fünf »Tibeter«* von Peter Kelder (siehe Literaturverzeichnis) lesen. Die fünf Körperübungen sind von jedem ohne größere Körperbehinderung durchzuführen und dauern etwa 15 Minuten. Sie zielen auf das Leitbahnsystem der chinesischen Akupunktur ab und halten die Energiebahnen elastisch und durchgängig. Darüber hinaus bergen diese Übungen noch tiefere Geheimnisse in sich, denn sie sollen verjüngend wirken.

Das Training der Augen

Warum überhaupt Augenübungen? – Durch die Fülle der optischen Reize sind die Augen einer Dauerbelastung ausgesetzt, die sich in rascher Ermüdbarkeit, Stirnkopfschmerz und Lichtscheu zeigen kann. Besonders die Bildschirmarbeit, Fernsehen und Computerspiele für groß und klein schaden den Augen sehr. Sehstörungen wie Kurzsichtigkeit reagieren sehr positiv auf Augenübungen.

Augenübungen

Grundübung

– Stellen Sie eine brennende Kerze in einem Meter Abstand vor sich auf
– Setzen Sie sich entspannt hin – sehr gut als Einstieg ist eine der vorgenannten Entspannungsübungen
– Nun blicken Sie in die Kerze, ohne die Flamme zu fixieren; dabei kann es passieren, daß Sie öfters blinzeln müssen oder

auch die Augen etwas zu tränen beginnen, was jedoch nicht schlimm ist
– Allmählich werden Sie feststellen, daß Sie die Kerzenflamme doppelt sehen; das ist ein Zeichen für die beginnende Entspannung der Augenmuskulatur
– Nun nicht die Flamme fixieren, sondern das Doppelbild noch einen kurzen Moment so bestehen lassen – damit ist die Übung beendet!

Selbstverständlich können Sie anstelle einer Kerze auch jeden anderen Gegenstand benutzen; das Kerzenlicht hat jedoch den Vorteil, daß es beruhigend auf Seele und Geist wirkt und die Feuerkraft die Augen stärkt.

Palmieren

Reiben Sie Handinnenflächen aneinander, bis sie warm sind. Beim Reiben geht es in erster Linie um die energetische Aufladung der Hand-Chakren. Setzen Sie sich entspannt hin, überkreuzen Sie die Hände, und führen Sie sie vor die geschlossenen Augen. Die Hände bilden eine schützende, dunkle Kuhle, durch die kein Licht auf die Augenlider mehr fällt. Die Lider selbst bleiben frei, die Wimpern streifen gerade eben die Handinnenflächen. In dieser Haltung verweilen Sie nun eine Zeitlang und laden Ihre Augen über die Hand-Chakren energetisch auf.

Grünseidenes Hirsesäckchen

Füllen Sie ein grünseidenes Säckchen mit Hirse; das Säckchen soll so bemessen sein, daß es beide Augen bequem abdeckt. Hirse wirkt sehr kräftigend, beruhigend und harmonisierend auf die Augen, und *Grün ist bekanntlich die Erholungsfarbe für die Augen schlechthin.* Legen Sie das Säckchen auf, und bleiben Sie dabei 5 bis 10 Minuten entspannt liegen. – Diese Übung ist gut kombinierbar mit dem autogenen Training (siehe oben) und eignet sich auch für die Zeit vor dem Einschlafen.

Die Kraft der Gedanken

Gedanken vermögen – so wurde etwa am eindrucksvollen Beispiel Dr. Lindemanns im Abschnitt über die progressive Muskelentspannung (siehe oben) deutlich – tief in das Körperliche hineinzuwirken. Sicher haben Sie längst festgestellt, wie aufmunternd eine freundliche Geste, ein Lächeln, ein positives Erlebnis aufbaut und wie anstrengend, ja kräftezehrend der Umgang mit negativen, mürrischen, gereizten Menschen ist. Gedanken sind Kräfte, die auf unsere Stimmung, die Seele und somit auch auf den Körper wirken. In einer Zeit mit überwiegend negativer Berichterstattung werden wir alle von schwächenden, destruktiven Kräften überschwemmt. Folge davon sind Verunsicherung, Ängste, vegetative Störungen, Fehlverhalten im zwischenmenschlichen Bereich, aber auch Depressionen und steigende Selbstmordziffern.

Der russische Forscher *Tzaiganek* hat herausgefunden, daß Negativem eine weitaus größere Aufmerksamkeit entgegengebracht wird als Positivem. Diesem nach ihm benannten Effekt ist es auch zuzuschreiben, daß Gesprächsthemen, Berichterstattungen und der Umgang der Menschen miteinander oft eher negativ als positiv geprägt sind.

Wie sehr Negatives schwächt, zeigt eindrucksvoll der kinesiologische Muskeltest (siehe auch Seite 63). In der Kinesiologie nutzt man die Erkenntnis, daß stärkende wie schwächende Energien durch Prüfung der Muskelspannung erkennbar sind. Bestimmte Muskelgruppen, zum Beispiel diejenigen, die für den ausgestreckten Arm verantwortlich sind, können zum Testen herangezogen werden. Malt man auf ein Stück Papier ein stilisiertes Gesicht mit positiver Ausstrahlung ☺ und testet kinesiologisch, so testet der Muskel stark, der ausgestreckte Arm kann vom Tester bei normalem Druck nicht nach unten gedrückt werden. Zeigt man der Testperson nun das gegenteilige Gesicht mit hängenden Mundwinkeln ☹, so testet der Muskel deutlich schwächer. Der ausgestreckte Arm kann dem gleichen Druck wie vorher nicht mehr standhalten und sinkt nach unten. – Dieses kleine Beispiel aus der Kinesiologie verdeutlicht positive wie negative Einwirkungen auf uns, nur anhand einer kleinen Zeichnung, sehr eindrucksvoll. Probieren Sie's aus!!!

Ähnlich ist es, wenn Sie Negativdarstellungen und Positivberichte lesen; beachten Sie, was in Ihrem Gemüt geschieht, wie und in welche Richtung sich Ihre Stimmung zu ändern beginnt. Wer sich diese Zusammenhänge verdeutlicht hat, weiß, wie Gedanken wirken, was sie in Positivem wie Negativem bewirken. Vor diesem Hintergrund wird im Rahmen der bewußten Lebensführung der Aufruf verständlicher, dem Schwall an Negativinformationen wirksame Riegel vorzuschieben, zum Beispiel durch gezielte Auswahl des Fernsehprogramms, der Unterhaltungsthemen und der Menschen, mit denen man Kontakt pflegt.
Falls Sie nun bestimmte Dinge an sich feststellen, die Sie in Zukunft positiv verändern möchten, weil Sie deren schwächende Auswirkungen erkannt haben, dann ist es wichtig, diesen Vorsatz auch gegenwärtig zu haben. Hilfreich sind kleine Merkstützen auf dem Schreibtisch oder in der Wohnung, die Sie jedesmal beim Vorübergehen an Ihre neue Orientierung erinnern. Um es nicht allen verbal – durch einen geschriebenen Satz – mitzuteilen, können Sie sich für das Thema ein passendes Bild, eine Karte oder dergleichen in Ihre Aufenthaltsbereiche stellen. Damit erneuern Sie Ihre Gedankenkräfte und unterstützen Ihre übrigen Bemühungen sehr.
Wenn Sie sich den Gedanken noch sehr deutlich und möglichst bildlich vor dem Einschlafen vorstellen, reicht Ihre positive, neue Zielsetzung in Ihren Schlaf hinein und gelangt in Ihre tieferen Seelenschichten.

9 Ohrkerzen

Ohrkerzen erfreuen sich in jüngster Zeit zunehmender Beliebtheit. Ihre Anwendungsmöglichkeiten bei Ohrbeschwerden sind sehr vielfältig, die Handhabung ist einfach. Im Teil III finden Sie entsprechende Vermerke und Hinweise, wenn der Einsatz von Ohrkerzen angezeigt ist. Sie sind preisgünstig und kosten derzeit – je nach Bezugsquelle – zwischen 5 und 10 DM (Bezugsadresse: siehe Anhang).

Allgemein spricht man die Ohrkerze dem heilkundlichen Erfahrungsschatz der Hopi-Indianer zu. Sie gehört zu den alternativen Heilmethoden, deren Wirkungsweise durch Erfahrung belegt ist, ohne dabei auf klinische Studien im Sinne der traditionellen Medizin verweisen zu können.

In unserer heutigen Zeit bedarf das Hörorgan besonderer Pflege und Aufmerksamkeit. Überflutung mit akustischen Reizen aller Art – Lärm, aufpeitschende Musik, Fernsehen mit all seinen akustischen Facetten, aber auch belastende Gespräche, Streit und so manches überflüssige Wort – sind Energieformen, die das Ohr belasten.

Es ist nicht nur als Hörorgan zu verstehen, das die Information einer Schallwelle zielgerichtet an das Gehirn weiterleitet, sondern ebenso als energetisches Zentrum im Sinne eines Chakras, das die feinen, subtilen Informationen erst zu verstehen erlaubt.

Ohrkerzen dienen also der Reinigung der Ohr-Chakren, haben aber auch ein breites Wirkungsspektrum bei vielen Erkrankungen. Sie werden eingesetzt bei folgenden Symptomen:

- Ohrensausen und Ohrgeräuschen (durchblutungsfördernde Wirkung)
- Entzündliche Erkrankungen der Ohren, Nasennebenhöhlen und des Rachens
- Schwindel
- Kopfdruck, Kopfschmerzen, Migräne
- Erkältungsfolgen
- Streßsymptome
- Unruhe, Schlaflosigkeit
- Schwerhörigkeit durch zuviel Ohrenschmalz
- Ohrenschmerzen durch Wind, Kälte und/oder Nässe

Vorsicht!

Die Ohrkerze darf nicht angewandt werden bei einer Schädigung des Trommelfells (Perforation), bei entzündlichen/eitrigen Prozessen im Außenohr sowie bei großer Unruhe und Erregung.
Die Anwendung der Ohrkerzen kann stets nur eine begleitende Maßnahme sein. Behandeln Sie sich nicht allein, sondern nehmen Sie die Hilfe einer zweiten Person in Anspruch. Bei Beschwerden steht die vorherige therapeutische Abklärung der Ursache immer an erster Stelle.

Die Anwendung der Ohrkerzen

Ohrkerzen sind etwa 20 cm lange Röhrchen mit einem Durchmesser von zirka 9 mm; nach Angaben der Hersteller werden sie in traditioneller Handarbeit angefertigt. Ein feines Gewebe aus Naturgaze wird an einem Ende mit einer dünnen Aluminiumfolie von etwa 6 cm Länge versehen, das Ganze mit Bienenwachs durchtränkt und zu einem dünnen Röhrchen aufgerollt. Je nach Hersteller ist die Wachsgrundlage mit einem oder mehreren ätherischen Ölen, pulverisierten Heilpflanzen angereichert oder aber neutral belassen.
Zur therapeutischen Anwendung steckt man die Ohrkerze in das Ohrloch und zündet sie am anderen Ende an. Der Rauch muß am brennenden Ende der Kerze austreten; wenn er beim Ohrloch austritt, steckt die Kerze nicht tief genug im Gehörgang.
Ich empfehle aus Sicherheitsgründen, das Einführen der Ohrkerze sowie das Nachsetzen dem zu Behandelnden selbst zu überlassen: Die Kopfseite, das heißt der Teil der Kerze mit der dünnen Aluminiumfolie, wird sanft, mit leichter Drehung in den äußeren Gehörgang, ins Ohrloch gesteckt. Es geht leichter, wenn Sie dabei die Ohrspitze schräg nach oben hinten ziehen. Zur Vorsicht schieben Sie ein in der Mitte gelochtes Papier, etwa 10 mal 10 cm, über die Kerze und decken damit das Ohr ab. Beim Abbrennen kann eventuell die Asche des Gazestumpfes herabfallen; sie ist zwar völlig ungefährlich und nicht heiß, birgt somit keinerlei Verletzungsgefahr, aber die Behandelten empfinden diese mehr der Psyche dienende Schutzmaßnahme als durchweg sehr angenehm.
In Reichweite steht ein kleines Gefäß mit Wasser zum späteren Löschen der Kerze. Nun zünden Sie die Kerze an und lassen sie bis

zur Alufolie abbrennen. Dann ziehen Sie die Ohrkerze heraus und löschen sie in dem bereitgestellten Gefäß.
Während des Abbrennens schlägt sich Ohrenschmalz (Zerumen) an der Alufolie nieder. Schneiden Sie den Rest der Kerze der Länge nach auf. Sie werden überrascht sein, was sich da alles angesammelt hat!
Ist die Ohrkerze entfernt und im Wasser gelöscht, ruht der Behandelte noch für wenigstens 10 Minuten. Zur energetischen Aufladung des Ohrs massiere ich die Ohrmuschel entweder leicht mit Johanniskrautöl oder verwende die Ionensalbe nach Dr. Helmboldt als Einreibung. Bei akuten Fällen finden die Ohrkerzen zwei- bis dreimal wöchentlich, sonst einmal im Monat bzw. bei Bedarf Anwendung.

Was geschieht nun beim Abbrennen?

Die brennende Kerze wirkt wie ein kleiner Kamin und erzeugt über dem Trommelfell einen leichten Überdruck. Verunreinigungen im äußeren Gehörgang wie Ohrenschmalz und Staubpartikel lösen sich und schlagen sich mit der aufsteigenden Luft am Aluminium nieder. Hartnäckige, festsitzende Ohrpfropfen lockern sich oft so weit, daß sie mühelos entfernt werden können. Anschließend sollte man also genau die Ohren inspizieren. *Dabei ist Vorsicht angesagt beim Entfernen von Sekretresten!*
Das Trommelfell wird entlastet und die dahinter liegende Ohrtrompete, die das Mittelohr mit dem Rachenraum verbindet, besser durchlüftet. Gerade bei Erkältungskrankheiten verschließt die geschwollene Schleimhaut den freien Durchgang des Belüftungskanals; der Körper absorbiert das eingeschlossene Luftpolster, und der atmosphärische Luftdruck wölbt das Trommelfell schmerzhaft nach innen. Bereits angestautes Sekret erhöht den Schmerz erheblich. Setzt man jetzt die Ohrkerze ein, dann erfolgt mit der Druckentlastung des Trommelfells auch gleichzeitig eine bessere Durchlüftung des Kanals zwischen Mittelohr und Rachen. Mit dem einsetzenden Druckausgleich fließt das Sekret besser ab, und der Heilungsvorgang wird unterstützt.
Angenehm ist die wohltuende Wärme, die sich von der Abbrandstelle sanft bis zur Aluminiumhülse überträgt und dort das Ohr erwärmt. Die Wärme regt die Durchblutung sowie den Lymphstrom an. Die Behandelten empfinden ein wohltuendes, befreiendes Gefühl in Ne-

benhöhlen und Ohren. Zusätzlich wird der Sekretfluß angeregt, und verstopfte Poren werden wieder frei.
Es werden stets beide Ohren behandelt. Ohrkerzen sind für jede Altersgruppe geeignet, besonders für Kinder bei häufigen Ohrenschmerzen durch Wind, Kälte etc. sowie bei alten Menschen, die verstärkt zur Bildung von Ohrenschmalz neigen und somit in der Hörfähigkeit erheblich eingeschränkt sind. In vielen Fällen kann ihnen die unangenehme Ohrspülung erspart bleiben.

Ätherische Öle als Zusätze und ihre therapeutischen Wirkungen

Durch den Abbrand beginnt die Wirkung der Heilkräuter, mit denen die Wachsgrundlage der Ohrkerze durchtränkt worden ist. Ätherische Öle gelangen bis zum Trommelfell und können dort je nach Pflanze ihre Heilwirkung entfalten:

Lavendelöl:	Allgemein beruhigend, bei Migräne, Unruhe, Schlafstörungen, regt den Lymphfluß an
Kamillenöl:	Entzündungshemmend, wundheilend, schmerzstillend
Thymian:	Abwehrkräftestärkend, desinfizierend, nervenstärkend
Zitrone:	Abwehrkräftestärkend, antidepressiv, konzentrationsfördernd
Basilikum:	Nervenstärkend, allgemein kräftigend, gegen Schwächeschwindel
Rosmarin:	Kreislaufanregend, bei niedrigem Blutdruck, belebend
Salbei:	Nervenstärkend, antiseptisch, immunstimulierend, starke energetische Reinigung des Ohr-Chakras
Anis:	Besänftigend, gut für nervöse Kinder, schlaffördernd, regt den Lymphfluß an
Baldrian:	Stark nervenberuhigend, bei Spannungskopfschmerz, Migräne
Eukalyptus:	Bei Erkältungen, antiseptisch, konzentrationsfördernd
Zeder:	Gegen Angst und Depressionen, stärkt die Atemwege

Vorsicht!

Thymian und Rosmarin sollten nicht bei Epilepsie, Schilddrüsenüberfunktion und Schwangerschaft angewandt werden. Während einer homöopathischen Behandlung mit Niedrig- und Mittelpotenzen (unterhalb von D23, C12, LM4) sollten neutrale Ohrkerzen verwendet werden.

Teil II

Die bedeutendsten Heilpflanzen und ihre Anwendung

10 Kontaktaufnahme mit der Welt der Pflanzen

Die Behandlung mit Heilpflanzen, die Phytotherapie, nahm in früheren Zeiten einen erheblich breiteren Raum ein als heute. Wer beispielsweise ein altes Apothekenmuseum besucht, wird seine große Freude an den schönen Gefäßen und kostbaren Schränken haben, in denen die Kräuter aufbewahrt wurden. Der Besucher erkennt aber auch ohne Mühe die große Bedeutung, die in früherer Zeit der Heilkräuteranwendung zukam.

Auch heute gewinnt die pharmazeutische Industrie bei der Herstellung ihrer Arzneimittel etwa 40 Prozent der Grundstoffe aus Heilpflanzen. Das Hauptaugenmerk der Pharmakologen gilt einzelnen, gesondert gewonnenen Wirkstoffen, die Pflanze als lebendes, energetisches Ganzes bleibt jedoch meist im Hintergrund.

In den folgenden Abschnitten dieses Buches geht es hingegen nicht um die Betrachtung der Pflanzen nach chemisch definierten Inhaltsstoffen, sondern ich möchte Sie mit ihrem ganzheitlichen Heilaspekt vertraut machen.

Wir wollen uns nun, liebe Kräuterfreunde, in die vielfältige, bunte und geheimnisvolle Welt der Heilpflanzen begeben; die Fahrkarte dahin sind bestimmte Grundregeln, die uns den Weg zum Wesen der Pflanzen weisen.

Der energetische Austausch zwischen Pflanzenreich und Mensch kann sich nur vollziehen, wenn wir der Natur in Ehrfurcht, Dankbarkeit und Liebe begegnen. So hat uns zum Beispiel der Findhorn-Garten im Nordosten Schottlands eindrucksvoll gezeigt, welche Wunder möglich werden, wenn der Mensch dem Bedürfnis der Pflanzen und der Naturgeister bzw. Devas nach Achtung und Zuwendung Rechnung trägt: Trotz der widrigen Boden- und Wetterverhältnisse gedeihen die Pflanzen dort hervorragend. Das verborgene Wesen der Gewächse und die Möglichkeit des Austauschs erschließen sich um so deutlicher, je mehr wir den Wunsch der Natur nach Würdigung und Respekt wieder zu erfüllen lernen.

Bereits beim Sammeln der Pflanzen soll das Gleichgewicht zwischen Geben und Nehmen gewahrt werden. Alter Tradition gemäß bringen wir ein kleines Opfer; im indianischen Kulturkreis war es üblich, »kleine Kostbarkeiten« wie Tabak oder Maismehl an Mutter Erde zurückzugeben. Ich streue beim Sammeln aus einem Lederbeutelchen immer etwas Getreide als Gegengabe aus. Beim Sammeln trage ich gerne einen Moosachat bei mir, der die Verbindung zwischen dem Mineral-, Pflanzen- und Menschenreich schafft.
Bevor wir uns aufmachen, um Heilkräuter zu sammeln, müssen wir einige Vorbereitungen treffen. Zunächst benötigen wir die folgenden Dinge:
– Einen Moosachat
– Ein Beutelchen mit Hirse, Weizen oder anderem Getreide (oder was Sie sonst gerne aus Dankbarkeit geben wollen)
– Einen luftdurchlässigen Korb
– Ein Kräuterbestimmungsbuch
– Eine Schere oder ein Messer
– Reichlich Bindfaden

Beachten Sie bitte auch die nachstehend aufgeführten äußeren Voraussetzungen fürs Sammeln: Es soll im Idealfall drei Tage lang nicht geregnet haben. Und je nach gewünschtem Sammelgut sind bestimmte Tageszeiten zu berücksichtigen:
– Am Vormittag sammeln wir Blätter oder das ganze Kraut, also die gesamte Pflanze mit Stengel, Blättern und Blüten.
– Um die Mittagszeit, wenn die Sonne am höchsten steht und die Pflanzenkraft sich mächtig gen Himmel konzentriert, pflücken wir die Blüten.
– Am frühen Nachmittag eines schönen Herbsttages ist Sammelzeit für Beeren und Samen.
– In der herbstlichen Abenddämmerung wenden wir uns dem Erdreich zu und graben die Wurzeln aus, denn zum Abend hin sammelt sich die Kraft der Pflanze im harten Teil des Wurzelstocks.

Der Sammelort muß dem Wunsch nach möglichst gesunden und kräftigen Pflanzen gerecht werden. Somit scheiden alle Lagen mit hoher toxischer Belastung aus – an stark befahrenen Straßen, neben Feldern mit Einsatz von Schädlingsbekämpfungsmitteln (das ist

praktisch bei jeder herkömmlichen landwirtschaftlichen Nutzfläche der Fall) und alle übrigen Standorte mit hoher Verschmutzung.
Nur gesunde und kräftige Pflanzen kommen für die Ernte in Frage; sie müssen frei sein von Schädlingen und dürfen auch keine erkennbaren Schwächen aufweisen wie unzureichend oder fehlerhaft entwickeltes Wachstum. Dabei ist zu bedenken, daß Schädlingsbefall ja stets ein deutliches Zeichen für die Immunschwäche der Pflanze ist. Ist sie in ihrer Abwehrkraft stark, so vermag sie durch eigene Kraft den Insekten zu widerstehen; sie bewerkstelligt das im weitesten Sinne über die Abgabe von ätherischen Ölen, die den Schädling abwehren. Nicht selten beobachtet man im Verlaufe des Kräuterspazierganges Flächen, deren Schädlingsbelastung besonders hoch ist. Ich suche dann innerhalb dieser Areale nicht länger nach insektenfreien Kräutern, sondern meide solche Flecken gänzlich.
Schädlingsbefall und vorausgegangene Schwächung der Pflanzenkraft geben nur allzu deutlich Zeugnis von einem ungesunden Standort. Gründe dafür mögen Umweltgifte sein, also äußere toxische Belastungen, oder aber geopathische Störungen durch Wasseradern, Verwerfungen etc., deren energetische Auswirkungen die Pflanzen schwächen.
Schneiden Sie die ausgewählten Pflanzen sauber mit einer kleinen Schere ab, schütteln Sie sie danach kurz aus, um sie von kleinen Insekten zu befreien, und legen Sie sie dann in den luftdurchlässigen Korb. Es ist der Natur gegenüber ein guter Stil, nicht mehr für sich einzusammeln, als man benötigt.
Nasse Pflanzen eignen sich nicht zum Sammeln; *waschen Sie die Kräuter nicht vor dem Trocknen*, neben der Gefahr des Faulens und Schimmelns verlieren die Kräuter dabei nämlich viel von ihrer Kraft, denn es geht ein Großteil der ätherischen Öle verloren.
Hilfreich ist es, jede Gattung der gesammelten Kräuter mit einem Faden zu kleinen Sträußen zu binden und sie möglichst schnell am Trockenplatz zu Hause aufzuhängen.
Wurzeln muß man ausgraben und sie vor Ort mit einer kleinen Nagelbürste vom Erdreich säubern.
Pflanzen mit Dolden wie Holunder, Eberesche etc. sollten stets durch Pflücken der ganzen Blüten- oder Beerendolde gesammelt werden. So erleichtern Sie sich den Trocknungsvorgang ganz erheblich, weil Sie die Dolden gut auf einer gespannten Schnur aufhängen können. Die getrockneten Früchte oder Blüten lassen sich zur Bevorratung mühelos von den Stielen streifen oder abschneiden.

Das Trocknen der Pflanzen

Das Trocknen der Kräuter ist nicht schwer, wenn Sie einige wenige, aber wichtige Grundregeln beherzigen; mit der Zeit werden Sie auch das nötige Fingerspitzengefühl dazu entwickeln.
An erster Stelle steht die Wahl des geeigneten *Trockenortes.* Er muß gut be- und entlüftbar sein, damit die Feuchtigkeit leicht aus den Pflanzen sowie dem Raum abgeführt werden kann. Direktes Sonnenlicht schadet ebenso wie technisch-chemische Stoffe in der Trocknungsluft. Somit scheiden Heizungskeller, Garagen etc. aus. Gut eignen sich Treppengeländer, geschützte Balkone und Terrassen sowie Dachböden. Beeren habe ich auch oft in unserer Küche auf einer Schnur unter der Zimmerdecke getrocknet. *Der Backofen ist kein Trockenort!*
Blätter, Blüten, Früchte, Samen breiten Sie am besten auf Seidenpapier oder auf Gaze, Gardine, Stoffwindel oder ähnlichem aus, niemals aber auf Zeitungspapier. Das Trockengut muß locker liegen und öfters gewendet werden, damit die Feuchtigkeit gut entweichen kann. Sehr praktisch ist es, die Enden einer längeren Stoffbahn zusammenzufassen, abzubinden und zwischen zwei Festpunkten, zum Beispiel Tischbeinen, wie eine Hängematte aufzuspannen. Diese Methode wende ich gerne zum Trocknen von Kastanien an, aber selbstverständlich eignet sich auch jedes andere Trockengut wie Blüten, Blätter etc.
Wichtig bei allen Trocknungsvorgängen sind Luftdurchlässigkeit, geringe Schüttung, das heißt großflächige Ausbreitung der Pflanzen, und regelmäßiges Wenden. – Sträuße und Dolden, an Leitern, Leinen oder Wäscheständern aufgehängt, trocknen so sehr gut und sind äußerst dekorativ.
Wurzeln verlangen eine etwas andere Technik, denn sie sind fleischig, enthalten viel Wasser und schimmeln leicht bei unsachgemäßer Behandlung. Fädeln Sie die dünnen Wurzeln auf einen Faden, und hängen Sie sie vor die Fensterinnenseite, wobei Sie wieder für gute Belüftung, zum Beispiel durch Kippen des Fensters, sorgen müssen. Dicke Wurzeln halbieren Sie oder teilen sie gegebenenfalls mehrmals der Länge nach, dann auffädeln und wie oben verfahren.

Die idealen Trocknungszeiten

Blüten und Blätter: zirka 14 Tage
Das ganze Kraut, also Blüten, Blätter, Stengel: zirka 14 bis 21 Tage
Samen: zirka 14 Tage
Beeren, Früchte, Wurzeln: zirka 4 bis 6 Wochen, je nach Art

Trocken ist das Sammelgut, wenn es sich beim Reiben zwischen den Fingern nicht mehr feucht anfühlt, aber auch nicht zerbröselt.

Nach Beendigung des Trocknungsvorganges sortieren Sie Ihre Schätze in dunkle Gläser, Stoffbeutel, Pappkartons, Ton- oder Porzellangefäße. Belassen Sie die Pflanzen möglichst in ihrer natürlichen Größe, weil durch den Zerkleinerungsvorgang unnötige Qualitätsverluste entstehen. Ist das Zerkleinern unumgänglich, etwa bei sehr langen Stengeln, dann sollte man eben so grob wie möglich teilen.

Wichtig!
Versehen Sie jedes Behältnis mit einem kleinen Etikett, das den Namen der Pflanze, den Sammelort und das Sammeldatum trägt. Die Heilwirkung ist im Verlaufe eines Jahres, also bis zur neuen Ernte, am intensivsten.

Zubereitungsarten

Spricht man von Kräutern, denkt man bei der Zubereitungsart zunächst an Tee. Der Teeaufguß zählt wohl auch zu den bekanntesten Anwendungsmöglichkeiten, aber ich will es gerne noch etwas ausführlicher und umfassender darstellen, denn Heilweine und Liköre gehören genauso in das bunte und geschmackvolle Bild wie Kräuterkissen und Salben. Deshalb beschreibe ich nun die wichtigsten Zubereitungsarten. Bei den einzelnen Heilpflanzen finden Sie stets einen Hinweis auf die möglichen Verabreichungsformen – je nach Beschwerdebild.

Aufguß

Der Aufguß kommt zur Anwendung bei Pflanzen mit hohem Gehalt an ätherischen Ölen sowie bei Weichteilen wie Blüten, Blättern und dem ganzen Kraut. Blüten mit hohem Anteil an ätherischen Ölen erkennen Sie an ihrem starken Duft, zum Beispiel Kamille, Pfefferminze, Thymian, Salbei etc. Damit sich die Öle während der Zubereitung nicht verflüchtigen, decken Sie die Kanne am besten ab. Neben den üblichen Porzellankannen eignen sich Glaskannen besonders gut. So werden auch die unterschiedlichen Farben der Kräutertees schön sichtbar. Tonkannen hingegen sind nicht vorteilhaft, weil der poröse Ton die Bitter- und Gerbstoffe der Kräuter teilweise aufnimmt. Sie sind dagegen ideal für schwarzen Tee.

Rezept: Einen gehäuften Teelöffel Kräuter mit einem viertel Liter kochendem Wasser überbrühen, Gefäß bedecken, je nach Heilpflanze 5 bis 10 Minuten ziehen lassen. – *Die Dosierung von einem Teelöffel auf einen viertel Liter gilt als Standardmenge für alle weiteren Teezubereitungen.* Wenn Sie sich die Tagestrinkmenge herstellen und in der Thermoskanne bevorraten, müssen Sie die Dosierung natürlich entsprechend dem Kanneninhalt vervielfachen.

Absud oder Abkochung (Dekokt)

Der Absud kommt zur Anwendung bei harten Pflanzenteilen wie Wurzeln, Rinden, Schalen, Früchten und Hölzern. Die Dosierung ist die gleiche wie beim Aufguß. Pflanzen in das kalte Wasser geben, Gefäß abdecken, kurz aufkochen lassen und zirka 10 Minuten bei kleiner Stufe köcheln lassen.

Kaltauszug

Der Kaltauszug ist erforderlich bei schleimbildenden Drogen wie Eibischwurzel, Leinsaat etc. oder bei besonders »empfindlichen« wie Mistelkraut, Kalmuswurzel und dergleichen. Dosieren Sie wie oben beschrieben (Tagestrinkmenge beachten!). Mit kaltem Wasser abends ansetzen und abgedeckt über Nacht (8 bis 12 Stunden) bei Zimmertemperatur ziehen lassen.

Der Kaltansatz mit Wasser ist die Regel, aber auch andere Varianten mit Wein, Apfelwein, Essig, Bier und Milch sind möglich. Auf diese Sonderanwendungen gehe ich bei den Einzelbeschreibungen der Pflanzen näher ein.

Tinktur – niemals pur!

Mit dem kleinen Reim prägen Sie sich diesen ganz wichtigen Grundsatz besser ein. – Eine Tinktur ist ein alkoholischer Pflanzenauszug, für den Sie im Hausgebrauch preiswerten Doppelkorn von 38 Volumenprozent verwenden können. Sie ist nicht mit den handelsüblichen, nach dem Deutschen Apothekerbuch (DAB) angefertigten Tinkturen vergleichbar, da dort je nach Art und gewünschter Konzentration der Wirkstoffe mit sehr unterschiedlichen Alkoholgehalten gearbeitet wird, beispielsweise mit Alkoholgehalten von 70 Prozent und mehr. Alkohol in solch hohen Konzentrationen ist sehr teuer und für unsere Zwecke nicht nötig; bei uns tut's der gute Kornbrannt genausogut.

Rezept: Setzen Sie 1 Teil gestoßener Pflanzenteile mit 5 Teilen Korn in einer dunklen Flasche an, die Sie an einen warmen Ort stellen. Nach 3 bis 4 Wochen die Flüssigkeit durch ein Stofftuch filtern, die Pflanzen ausdrücken und die fertige Tinktur kühl lagern. – Zur äußeren wie inneren Anwendung muß die Tinktur 4:1 verdünnt werden; das heißt, auf 4 Teile Wasser kommt 1 Teil Tinktur.

> *Tip!*
> Solche alkoholischen Auszüge eignen sich sehr gut für Umschläge.

Kräuter-Heilwein

Wein ist ein besonders guter Träger für Inhaltsstoffe; je nachdem, welche Kräuter Sie ansetzen, wirkt er entweder kräftigend auf Herz und Kreislauf, mit Magenkräutern appetitanregend oder mit anderen Pflanzen beruhigend.
Rotwein mit seiner Analogie zum Blut sollte bei allen Beschwerdebildern bevorzugt werden, die mit Herz, Kreislauf und Menstruation

zu tun haben und durch »Blutschwäche« gekennzeichnet sind. *Weißwein* eignet sich hervorragend bei Schwächen des Verdauungstraktes, der Blase und Niere, Leber und Galle sowie zur Nervenstärkung und Anregung des Lymphflusses.
In diesem Zusammenhang möchte ich noch mal auf die heilige Hildegard von Bingen hinweisen, in deren Rezepten den Heilweinen eine besondere Bedeutung zukommt. Man darf aber nicht vergessen, daß es sich dabei um wirkungsvolle Arzneien und nicht um Genußmittel handelt. Selbstverständlich muß der Alkohol- und Leberkranke zu anderen leberstützenden Mitteln greifen als zum Heilwein!

Rezept: Hier werden die Kräuter mit Gewürzen und Wein angesetzt:
1 Handvoll Kräuter
7 Korianderkörner
1 Zimtstange
Gießen Sie diese Zutaten mit 0,7 Liter Weiß- oder Rotwein auf. Zirka 12 Tage an einem warmen Ort stehenlassen, auch hier öfters leicht schütteln und nach 3 bis 4 Wochen abfiltern.

Kräuterlikör

Kräuterliköre verwendet man sicherlich vorwiegend zum Genuß; sie eignen sich gut als individuelles und persönliches Geschenk. Mit der gezielten Wahl der Kräuter erweisen Sie dem Beschenkten noch einen kleinen Gesundheitsdienst, was Ihnen bestimmt hoch angerechnet wird.
Kräuterliköre können Sie nach dem folgenden sehr einfachen Rezept leicht aus Kräuterweinen herstellen.

Rezept: Setzen Sie dem abgefilterten Wein 150 bis 300 g braunen Kandiszucker zu, und lassen Sie ihn für 2 Wochen an einem kühlen Ort stehen – fertig. Auch hier dürfen Sie zwischendurch das Schütteln nicht vergessen!

Vorsicht!

Für manche Menschen ist der Genuß von Alkohol in seinen unterschiedlichen Zubereitungsformen verboten; ohne Anspruch auf Vollständigkeit sind dies natürlich Kinder und Personen mit folgenden Erkrankungen bzw. Lebensumständen:

- Anfallsleiden wie Epilepsie
- Leber- und Bauchspeicheldrüsen-Erkrankungen
- Diabetes (bedingt)
- Schwangerschaft
- Alkoholismus
- Bluthochdruck

Kräuterbäder

Kräuterbäder sind schon für den gesunden Körper eine Wohltat, sie eignen sich aber besonders gut bei den folgend aufgeführten Beschwerden:

- Nervosität, Schlafstörungen, Unruhe
- Erschöpfung
- Hauterkrankungen
- Erkältungen
- Immunschwäche
- Muskel- und Gliederschmerzen, Verspannungen, rheumatischen Beschwerden
- Bei nervösen, überaktiven, aber auch bei schwachen Kindern

Kräuterbäder können Sie in unterschiedlicher Weise genießen; wollen Sie einen milden Heilreiz mit größerer Betonung auf der kosmetischen Wirkung, dann füllen Sie eine saubere, alte und entbehrlich gewordene Socke mit einer Handvoll Kräutern, binden sie zu und hängen sie in den Einlaufstrahl des Badewassers. Ist das Bad gefüllt, drücken Sie die Socke aus und reiben damit die Haut ab. Ich weise darauf hin, daß die Kräuter den Stoff verfärben – daher die Betonung auf »entbehrlich«! Sie sollten keine Seifen oder sonstige Reinigungsstoffe beim Bad verwenden, da sie die Wirkung der Kräuteranwendung beeinträchtigen.

Soll der Schwerpunkt mehr auf der Heilanwendung liegen, so stellen Sie sich eine Abkochung her, filtern sie ab und gießen den klaren Sud ohne Kräuter (!) ins Badewasser.

Rezept: Rechnen Sie 2 Handvoll Kräuter auf anderthalb Liter Wasser, kochen den Ansatz im abgedeckten Gefäß kurz auf und lassen ihn bei kleiner Stufe noch 20 Minuten köcheln. Dann filtern und ins Badewasser gießen (Badetemperatur: 38 bis 40 Grad; Badedauer: 15 bis 20 Minuten).
Nach dem Bad tupfen Sie die Haut trocken, und anschließend sollten Sie sich noch eine halbe Stunde ausruhen.
Nun kann beim Lesen der Maßangabe »2 Handvoll« möglicherweise die berechtigte Überlegung auftauchen, daß ja die Hände nicht alle gleich groß sind. Doch ein Mensch von großer Gestalt mit größeren Händen verträgt natürlich auch mehr als eine kleine zarte Person mit schmalen, feinen Fingern. Somit ist die eigene Handgröße durchaus als Individualmaß gerechtfertigt.

Sitzbäder

Sitzbäder sind angezeigt bei Erkrankungen der ableitenden Harnwege durch Kälteeinwirkung, aber auch hauptsächlich bei Frauenleiden wie menstruellen Beschwerden mit spärlichem Blutfluß, Krämpfen und Stauungsgefühl.

Fußbäder

Fußbäder bringen Erleichterung durch ihre ableitende Wirkung und sind besonders zu empfehlen bei den folgend aufgeführten Beschwerden:
- Schnupfen
- Kopfschmerzen, auch *Migräne(!)*
- Nasennebenhöhlen-Erkrankungen
- Blasenschwäche
- Durchblutungsstörungen von Beinen und Füßen
- Stauungsgefühl im Unterleib
- Regelstörungen ohne klinischen Befund

Rechnen Sie bei der Dosierung für Sitz- und Fußbäder mit einer Handvoll Kräutern auf einen Liter. Die Zubereitung ist die gleiche wie beim bereits beschriebenen Sud für das Kräuterbad.
Halten Sie bei den Sitz- und Fußbädern den Oberkörper warm. Die

Fußbäder sollten in der Temperatur höher liegen als Sitz- und Wannenbäder. Anzustreben sind 40 bis 45 Grad, wobei Sie die Temperatur durch wiederholtes Zugießen heißen Wassers entsprechend steigern.
Gönnen Sie Ihren Füßen diese Wohltat 20 Minuten lang. Nach Beendigung des Fußbads sollten Sie die Füße mit lauwarmem bis kühlerem, keineswegs jedoch kaltem Wasser abduschen.

Gesichtsdampfbäder

Gesichtsdampfbäder eignen sich besonders gut bei Erkältungskrankheiten wie Schnupfen und Nasennebenhöhlen-Beschwerden, aber auch bei Schwächekopfschmerz, der nach Anstrengungen auftritt. Kosmetisch werden sie zur Hautreinigung eingesetzt, auch bei Akne.

Rezept: Geben Sie 2 Eßlöffel Kräuter in einen Liter Wasser, das Sie in einer feuerfesten Schale auf ein Stövchen stellen, damit die Temperatur gehalten wird. Decken Sie Ihren Kopf mit einem Handtuch ab, und halten Sie Ihr Gesicht über das dampfende Gefäß.
Nach Beendigung des Dampfbads tupfen Sie Ihr Gesicht mit einem kühlen Waschlappen ab, damit sich die erweiterten Kapillaren wieder normalisieren.

> *Vorsicht!*
>
> Vor der Anwendung sollten Sie die Temperatur auf ihre Verträglichkeit hin überprüfen. – Allergiker sollten keine Kamillenblüten im Dampfbad verwenden; es kann zu Unverträglichkeiten kommen!

Breiumschläge

Breiumschläge bzw. Kataplasmen sind das Mittel der Wahl bei folgenden Beschwerden:
- Verspannungen der Schulter- und Nackenmuskulatur
- Krämpfen während der Regelblutung
- Lumbalgien, also Schmerzen im Lendenbereich, auch bei Hexenschuß

– Zur Erweichung und Behandlung von Furunkeln, Karbunkeln und Abszessen (die man allerdings von einem Arzt oder Heilpraktiker untersuchen lassen sollte)

Rezept: Geben Sie aus der Kräutermischung Ihrer Wahl 4 Eßlöffel Kräuter in ein Plastiksieb und hängen es über den Wasserspiegel Ihres Kräuterkochtöpfchens. Das Sieb mit dem Inhalt darf nicht ins Wasser hängen; bei dieser Anwendung sollen die Kräuter vom aufsteigenden Dampf durchweicht werden. Wichtig ist es auch hier, den Topf abzudecken. Wenn die Kräuter feucht sind – das ist praktisch bereits unmittelbar nach dem Aufkochen der Fall –, schütten Sie sie auf ein Baumwolltüchlein, schlagen sie darin ein und legen es auf die in Frage kommende Körperstelle. Lassen Sie es nun gut abgedeckt 5 bis 15 Minuten einwirken.

Vorsicht!

Bei Umschlägen muß man sehr genau auf die verträgliche Temperatur achten – vor allem dann, wenn Sie es jemand anderem auflegen! Eine gute »Temperaturteststelle« ist die Innenseite Unterarm in Höhe des Ellenbogens.

Kompressen

Kompressen sind ein gutes Anwendungsgebiet für Tinkturen aus eigener Herstellung. Sie können Kompressen bevorzugt bei folgenden Beschwerden anwenden:
- Insektenstiche
- Zur Linderung und Kühlung von Schwellungen und Prellungen
- Blutergüsse
- Schlechte Wundheilung
- Kopfschmerzen

Rezept: Ein Stück Leinen oder Baumwollstoff in Kräutersud (heiß oder kalt) tränken und für 10 Minuten auflegen. Auch hier wieder die Kompresse abdecken, damit die Feuchtigkeit nicht verdunstet. (Gute Dienste leistet auch das alte Volksheilmittel »Retterspitz äußerlich«)

Kräuteröle

Kräuteröle bieten eine Vielfalt von Anwendungsmöglichkeiten. Sie können sie je nach Art der gewählten Kräuter als Öl für Salate in der Küche verwenden, als Massageöle, zur Körperpflege und als Badezusatz (mit 1 Eßlöffel Tween 80 als Emulgator für je 100 ml fettes Öl verschütteln) etc.

Rezept: Füllen Sie eine dunkle 1-Liter-Flasche, zum Beispiel Milchflasche, zur Hälfte mit frischen Kräutern, und gießen Sie kaltgepreßtes, naturbelassenes Pflanzenöl dazu, bis die Flasche voll ist. Stellen Sie den Ansatz für 4 Wochen warm, idealerweise in die Sonne, wenn möglich, im Garten, auf der Wiese, also so naturnah, wie es eben geht. Auch hier öfters mal leicht schwenken, dann alles durch ein Tuch filtern und dem fertigen Öl *20 Tropfen Vitamin E hinzufügen* (Tocopherolöl). Dadurch ist Ihr Öl jetzt ein halbes bis dreiviertel Jahr haltbar.
Ich empfehle, die Gesamtmenge in kleine Fläschchen à 100 ml abzufüllen und kühl zu stellen. Sie können auch mit getrockneten Pflanzen arbeiten, füllen dann die Flasche zu drei Vierteln mit Kräutern und verfahren wie oben beschrieben. – Pro Vollbad reicht die Zugabe von einem Eßlöffel Öl.

Heilkräutersalbe

Die Verwendung von Heilkräutersalbe richtet sich nach der Art der jeweiligen Kräuter, die im Kapitel 12 beschrieben sind.

Rezept: Nehmen Sie 3 Eßlöffel Lanolin anhydrid (aus der Apotheke) und 1 Teelöffel Bienenwachs (gelb), und füllen Sie die beiden Zutaten in ein Honigglas, das Sie im Wasserbad erhitzen. Bringen Sie Bienenwachs und Lanolin zum Schmelzen. Dann fügen Sie 40 ml Heilpflanzenöl (aus eigener Herstellung wie oben beschrieben oder gekauft) hinzu und verrühren die Zutaten miteinander. Einige Minuten im Wasserbad belassen, herausnehmen und erkalten lassen. Wer mag, kann die Creme in kleine, formschöne Töpfchen füllen. Im Butterfach kühl stellen. Die Salbe ist etwa 6 bis 8 Monate haltbar.

Kräuteressig

Kräuteressige lassen sich in der Küche verwenden, sie dienen aber auch zur Erfrischung der Haut nach dem Baden und zur Aufrechterhaltung des Säuremantels.
Zur Haarspülung können Sie etwa 1 Schnapsglas Essig auf einen halben Liter warmes Wasser geben. Die Haarspülung stellt den Säuremantel der Kopfhaut wieder her, entfernt Seifen- und Kalkreste und verleiht dem Haar seidigen Glanz. Je nach Wahl der Kräuter können bestimmte Kopfhautbeschwerden wie Schuppenbildung etc. lokal beeinflußt werden.

Rezept: Verwenden Sie die gleichen Mengen von Essig und Kräutern – frisch oder trocken – wie beim Kräuteröl. Die Kräuter setzen Sie mit 0,7 Liter Obstessig an und lassen sie 14 Tage bis 4 Wochen an der Sonne, oder im Winter am Heizkörper, stehen. Danach wieder durch ein Tuch filtern – fertig.

Kräuterkissen

Die wohltuende Wirkung der ätherischen Öle eines Kräuterkissens entfaltet sich durch Körperwärme während des Schlafs oder aber durch Fremdwärme, wenn Sie es auf den Heizkörper legen. Es hat folgende Anwendungsmöglichkeiten und Wirkungen:
- Bei Kopfschmerzen und Schlafstörungen
- Zur Förderung des Traumlebens
- Zur Entspannung
- Bei Erkältung, Ohrenschmerzen
- Bei Bauchschmerzen, Krämpfen etc.
- Als Geschenkidee

Rezept: Nähen Sie sich aus Naturstoff einen Kissenbezug nach Größe Ihrer Wahl, und füllen Sie ihn mit einem Drittel Dinkelspelzen und zwei Dritteln Kräutern. Alternativ dazu können Sie die Kräuter auch in gereinigte Schafwolle einschlagen. (Dinkelspelzen wirken laut Hildegard von Bingen abwehrend gegen Erdstrahlen und Wasseradern. Sie haben eine ausgesprochen harmonisierende und kräftigende Wirkung auf den Gesamtorganismus.) Erneuern Sie das Kräuterkissen nach etwa einem Jahr.

Feuchtwarmes Heublumenkissen

Das Heublumenkissen hat folgende klassischen Anwendungen (in der Einzelpflanzenbeschreibung [Kapitel 12] verweise ich noch auf weitere Kräuter, mit denen Sie das Kissen zur feuchtwarmen Anwendung füllen können):

- Nackenverspannungen
- Schulter-Arm-Beschwerden
- Rheumatische Beschwerden
- Rückenschmerzen
- Lumbalgien
- Krämpfe

Rezept: Das mit Heublumen gefüllte Kissen legen Sie auf den Deckel eines dampfenden Wassertopfes; es geht leichter, wenn Sie den Deckel verkehrt herum auflegen. Sind die Kräuter warm und feucht, wird das Kissen aufgelegt und gut mit einem Tuch abgedeckt. Wenn es kühl wird, abnehmen.

11 Orientierungshilfe für Einzelkräuter und Fertigarzneimittel

Einzelkräuter

An dieser Stelle möchte ich Ihnen einen praktischen Wegweiser für die einzelnen Kräuter mit ihren sehr unterschiedlichen Heilwirkungen geben. Am sinnvollsten scheint mir dabei die Einteilung und Zuordnung der Kräuter zu den bekannten, großen Organbereichen. Dort finden Sie die jeweils »klassischen« Vertreter aus der Familie der Heilpflanzen. Mit dieser Vorabinformation können Sie im folgenden die Einzelheiten über ihr Wirkspektrum erfahren und sich für die Art der Anwendung – Tee, Tinktur, Umschläge, Kräuterbäder etc. – entscheiden (in Kapitel 12 beschrieben unter »Indikationen/Wirkungen«). Bedenken Sie aber bitte immer, daß jede Pflanze in ihrer Wirkung nicht nur ihren klassischen Organbereich, sondern stets den gesamten Menschen erfaßt und behandelt.
Die Kräuter eines Organbereiches können Sie gut miteinander kombinieren; Sie sollten dabei jedoch nicht mehr als fünf Pflanzen zu gleichen Mengenanteilen miteinander mischen. Damit haben Sie – der Aufstellung folgend – eine Auswahl an Heilpflanzen zur Verfügung. Im Falle von bestimmten Beschwerden können Sie, je nach Indikation, die angezeigten Kräuter mengenmäßig stärker betonen.
Ich will nicht verhehlen, daß mir diese Einteilung besonders schwergefallen ist, denn im Grunde genommen wirkt ja jede Pflanze auf den gesamten Organismus; Einschränkungen werden den Kräutern nicht gerecht. Andererseits geht es aber um den Leitfaden durch das Folgekapitel und um die bessere Orientierung für Sie als Leser. Die vielfältige Wirkung der Pflanzen erkennen Sie auch daran, daß Sie sie in ganz unterschiedlichen Organbereichen wiederholt aufgeführt finden.
Für die im Kapitel 12 folgenden Einzelkräuter empfehle ich Ihnen vor allem eines: Probieren Sie möglichst viel, lernen Sie die Pflanzen in ihren verschiedenen Zubereitungsformen so umfassend wie möglich kennen – dann werden sie Ihnen am besten vertraut, und Sie haben mächtige Helfer bei Beschwerden!

Hauptanwendungsbereiche: Kräuter	
Nerven/ Psyche/ Schlaf:	Arnika, Baldrian, Hagebutte, Herzgespann, Hopfen, Johanniskraut, Kamille, Lavendel, Melisse, Passionsblume, Salbei
Atemwege:	Anis, Bockshornklee, Eibischwurzel, Fenchel, Gundelrebe, Holunder, Kapuzinerkresse, Königskerze, Lindenblüten, Salbei, Spitzwegerich, Thymian
Magen/Darm:	Angelikawurzel, Anis, Beifuß, Baldrian, Bockshornklee, Brombeerblätter, Eibischwurzel, Fenchel, Frauenmantel, Gänsefingerkraut, Gundelrebe, Himbeerblätter, Johanniskraut, Kalmuswurzel, Kamille, Kapuzinerkresse, Pfefferminze, Ringelblume, Schafgarbe, Spitzwegerichsamen, Taubnessel Tausendgüldenkraut, Thymian, Ulmspierkraut
Leber/Galle:	Angelikawurzel, Artischocke, Beifuß, Erdrauch, Gänseblümchen, Kalmuswurzel, Klettenwurzel, Löwenzahn, Mariendistel, Odermennig, Pfefferminze, Queckenwurzel, Schafgarbe, Tausendgüldenkraut
Bauchspeicheldrüse:	Artischocke, Bockshornklee, Brennessel, Frauenmantel, Johanniskraut, Klettenwurzel, Löwenzahn, Mistel
Menstruationsbeschwerden und weibliches Hormonsystem:	Baldrian, Beifuß, Frauenmantel, Gänsefingerkraut, Herzgespann, Himbeerblätter, Hirtentäschel, Johanniskraut, Kamille, Lavendel, Melisse, Rosmarin, Salbei, Schafgarbe, Taubnessel, Thymian
Blase/Niere:	Angelikawurzel, Bärentraubenblätter, Birke, Brennessel, Goldrute, Hagebutte, Knoblauchsrauke, Odermennig, Queckenwurzel, Ulmspierkraut, Zinnkraut
Herz/Kreislauf:	Arnika, Hagebuttenblätter, Herzgespann, Hopfen, Lavendel, Melisse, Mistel, Rosmarin, Weißdorn
Venöses System:	Arnika, Kastanie, Schafgarbe, Steinklee
Haut:	Brennessel, Brombeerblätter, Erdrauch, Gundelrebe, Kamille, Klettenwurzel, Löwenzahn, Queckenwurzel, Stiefmütterchen, Ringelblume, Zinnkraut

Auch in der naturheilkundlichen Praxis sind Fertigarzneimittel unentbehrlich. Immer mehr Menschen interessieren sich für Heilmittel »auf Naturbasis« als Alternative zu den Medikamenten der chemischen Industrie. Obwohl die Abneigungen gegen die Allopathie in gewissen Grenzen nachvollziehbar sind, ist jedoch die pauschale Verurteilung all dessen, was die moderne Pharmakologie an Ergebnissen gezeitigt hat, weder vertretbar noch berechtigt. Alles hat seinen Platz, seine Berechtigung und seinen Nutzen.
Wenn es empfehlenswerte Fertigarzneimittel gibt, finden Sie in den Folgekapiteln über die Einzelkräuter und die Symptome unter der Rubrik »Fertigarzneimittel« eine Auswahl an praxisbewährten Produkten, die sich für die Eigenmedikation gut eignen. (Das bedeutet aber nicht, daß Produkte anderer Hersteller ungeeignet wären, nur weil sie in der Empfehlung nicht aufgeführt sind.)
Eigenmedikation ist im engen Rahmen möglich, jedoch stets unter der Voraussetzung, daß das Beschwerdenbild klar umrissen ist. Solch klar definierte Beschwerden sind immer akuter Natur, treten also plötzlich auf und haben für den Laien auch klar ersichtliche Zusammenhänge zwischen Ursache und Wirkung. Dazu zählen Insektenstiche, Erkältungen, jahreszeitlich bedingte Immunschwächen nach langen Herbst- und Wintermonaten mit Infektanfälligkeit, Beeinträchtigungen des Bewegungsapparates durch Verstauchungen, Zerrungen, Prellungen, verdorbener Magen nach Diätfehlern etc. In solchen und ähnlich klaren Fällen lassen sich gute Empfehlungen aus der breiten Palette der Fertigpräparate geben.
Alle chronischen Leiden, innere Erkrankungen, ständig wiederkehrende, diffuse Schmerzen unklarer Natur, kurz, alles, was sich in Ursache und Wirkung nicht eindeutig zeigt, gehört in die Hand des Therapeuten. Jegliche Eigenmedikation ist hier gefährlich und nicht vertretbar, denn es bedarf der gründlichen Abklärung der eigentlichen Ursachen und einer sachgerechten gekonnten Therapie.
Bei den Fertigarzneimitteln unterscheidet man freiverkäufliche, apothekenpflichtige und rezeptgebundene Medikamente:

- Freiverkäufliche Arzneimittel dürfen auch außerhalb von Apotheken verkauft werden, etwa in Bioläden, Drogerien, Reformhäusern etc.; zu ihnen gehören beispielsweise Präparate wie Johanniskrautöl, Frischpflanzensäfte, Mineraltabletten etc.
- Die zweite Gruppe von Medikamenten ist an den Apothekenver-

kauf gebunden. Solche Präparate können ohne ärztliches Rezept bezogen werden. Hierzu gehören alle verschreibungsfreien homöopathischen Einzel- und Komplexmittel, Bachblüten, die biochemischen Mittel nach Wilhelm Heinrich Schüßler (Schüßlersalze), die Kolloide Carl Spenglers (Spenglersane) sowie das reiche Angebot an organbezogenen Zusammenstellungen aus Pflanzentinkturen sowie Extrakten etc.

– Die letzte Gruppe unterliegt der ärztlichen Verschreibungspflicht. Alle diese Medikamente sind selbstverständlich nur auf dem Wege über Arzt, Rezept und Apotheke erhältlich. Im Gegensatz zu den beiden erstgenannten ist dem Heilpraktiker die Verordnung verschreibungspflichtiger Präparate nicht erlaubt.

Die Kenntnis über rezeptfreie Arzneimittel – freiverkäuflich oder apothekenpflichtig – bedeutet wieder etwas mehr Unabhängigkeit und Möglichkeiten zur Selbsthilfe. Allerdings gilt es gerade hier, die eigenen Grenzen zu kennen.

Es ist sicherlich ein Gebot der Zeit, daß wir alle für uns und unsere Gesundheit mehr Eigenverantwortung übernehmen sollten. Dazu gehört in erster Linie die recht unbequeme Erkenntnis, daß Lebensweise und Krankheitsbild in untrennbarem Zusammenhang stehen. Je mehr wir dies verinnerlichen, je stärker sich die Wechselwirkung zwischen Lebensart und Körperreaktion offenbart, desto besser sind auch Möglichkeiten zur Korrektur. Ich möchte Sie immer wieder dazu ermutigen, den Blick für die Zusammenhänge zwischen Beschwerden und Lebenssituation zu üben und zu schärfen.

Nosoden

Nosoden sind homöopathische Aufbereitungen aus pathogenen Substanzen wie Krankheitserregern. Gelegentlich liest man in der naturheilkundlichen Literatur Empfehlungen zur Eigenmedikation. Ich teile diese Auffassung jedoch keineswegs und warne dringend vor Experimenten. Die gekonnte Nosodentherapie vermag viel in Gang zu bringen, gehört aber unbedingt wegen der oft sehr tiefgehenden und heftigen Reaktionen in therapeutische Hand. Sie ist vor allem angezeigt, wenn nach bekannten Infektionskrankheiten wie Masern etc. Spätfolgen oder konstitutionelle Schwächen zu behandeln sind. Nosoden werden stets in Hoch- und Höchstpotenzen verabreicht.

Homöopathische Hochpotenzen

Hochpotenzen sind hochwirksame Medikamente! Ihr Einsatz erfordert sehr viel Erfahrung, stets geht die klare, sorgfältige Aufbereitung des Krankheitsbildes nach den Regeln klassischer Homöopathie unabdingbar voraus! Sie greifen tief in die Gesamtstruktur ein und vermögen akute, aber vor allem chronische Prozesse positiv zu beeinflussen. *Deshalb finden Sie unter meinen homöopathischen Empfehlungen ausschließlich Tief- und Mittelpotenzen von D4 bis D12 und nicht höher.*

Komplexmittel

Unter Komplexmitteln versteht man eine Zusammenfassung mehrerer Mittel zu einem Gesamtmedikament. Es können Mischungen aus verschiedenen homöopathischen Mitteln in Tief- und Mittelpotenzen sein, Kombinationen von mehreren Pflanzenauszügen oder eine Zusammenstellung von beidem – Homöopathika und Phytotherapeutika.
Während der Manuskriptbearbeitung erfuhr ich von der sehr übersichtlich konzipierten Komplexmittelserie der Schweizer Firma Similasan. Dabei wurde für den Namen des Mittels die Bezeichnung des Beschwerdebildes gewählt, also zum Beispiel »Kreislaufbeschwerden« etc. Diese klare Kennzeichnung ist ideal für die Eigenmedikation. Außerdem sind die verwendeten Einzelmittel gut aufeinander abgestimmt, in ihrer Wirkrichtung nachvollziehbar und überschaubar. Die Produkte werden derzeit auf dem deutschen Markt eingeführt und sind gemäß der 1000er-Regelung des Paragraphen 38 AMG frei verkäuflich, obwohl es sich bisher noch um ein ausländisches Fertigarzneimittel handelt.

Spenglersane

Der Ursprung dieses wunderbaren, schonenden und dennoch tiefgreifenden Heilmittels liegt in der Erkenntnis, daß viele unserer Krankheiten wie Migräne, Ekzeme, Allergien, Infektanfälligkeiten, Asthma etc. Folgeerscheinungen von Tuberkuloseerkrankungen sind. Diese liegen in der Erbreihe bereits lange zurück, haben den Orga-

nismus in seinen höheren Strukturen jedoch bleibend geprägt und die Grundkonstitution schwächer und krankheitsanfälliger gemacht.
Sehr vereinfacht dargestellt, hat Dr. Carl Spengler, ein Schüler Robert Kochs, homöopathische Zubereitungen aus einst pathogenen Keimen, deren Toxinen oder aber den Antikörpern entwickelt. Sechs dieser Spenglersan-Kolloide haben Wirkungsschwerpunkte wie Allergien, Infekte, Kreislauf- und Stoffwechselstörungen, rheumatische Erkrankungen, Ekzeme, Migräne und viele andere mehr. Zwei weitere ermöglichen das Austesten und Erkennen von Herden und versteckten Störfeldern im Körper.
Besonders hervorzuheben ist die absolut ideale Verabreichungsform durch Einreibungen weniger Tropfen in die Ellenbeuge und die Wirksamkeit der Präparate. Es ist eine Therapieform, die sich für Kinder ebenso eignet wie für Erwachsene jeden Alters. Sie wirkt umstimmend und kräftigend auf die geschwächte Gesamtkonstitution. Spenglersan-Kolloide sind lediglich apothekenpflichtig.

Anis

Lateinischer Name: Pimpinella anisum
Volkskundliche Namen: Brotsamen, römischer Fenchel, mundartliche Klangfärbungen des Wortes Anis (Enis etc.)
Anbaugebiete/Vorkommen: Östliche Mittelmeerländer
Verwechslungsgefahr: Mit Schierling *(giftig!)*
Verwendete Pflanzenteile: Anisfrüchte (Fructus Anisi) = Anissamen (Semen Anisi)
Sammelgut/Sammelzeit: Samen: August, September, jedoch überwiegend aus Anbau und nicht aus Wildsammlung
Inhaltsstoffe: Ätherisches Öl (vor allem Anethol), fettes Öl, Schleimstoffe, Cholin, Zucker und andere
Fertigarzneimittel: Anis Pyrit D3 (Tabletten, bei Halsbeschwerden und Heiserkeit), Fa. Weleda

> *Pflanzenmythologie*
>
> Über die Pflanzenmythologie ist wenig bekannt; allerdings gehört Anis zu den ältesten Heilpflanzen und wird bereits von Pythagoras und Hippokrates erwähnt.
> Gegen Alpträume füllte man früher die Kopfkissen mit Anis oder hängte ihn über das Bett.

Innere Anwendungen

Indikationen/ Wirkungen: *Krampflösend, sekretverflüssigend, säftebildend;* Verdauungssäftemangel; Appetitlosigkeit, Blähungen; Magen-Darm-Koliken; Bronchitis, Reizhusten; Husten mit starker Verschleimung; krampflösend bei Asthma; milchbildend; wurmtreibend

Teezubereitung: Aufguß (Herstellung: siehe Kapitel 10, »Zubereitungsarten«); wegen des hohen Anteils an ätherischen Ölen 10 Minuten ziehen lassen

Vorsicht!

Ätherisches Anisöl nicht innerlich einnehmen! In der Schwangerschaft und in der Stillzeit in jeglicher Zubereitungsform verboten!

Anislikör und -schnaps:	Eigene Herstellung oder aus dem Handel (bekannte Form: Ouzo, Pernod)
Tinktur:	Dosierung: 8 bis 10 Tropfen auf einen viertel Liter Wasser

Äußere Anwendungen

Indikationen/ Wirkungen:	Ätherisches Öl in der Duftlampe: Bringt ruhige, entspannte Träume; fördert das Selbstbewußtsein; beruhigt und entspannt die Atemwege; lindert Kopfschmerz; schafft die Verbindung zwischen dem irdischen, das heißt guten Realitätssinn und geistigen Bereichen

Rezept: *Blähungswidrige Teemischung*

50 g Anissamen	20 g Kümmelsamen
30 g Fenchelsamen	10 g Salbeiblätter

Aufguß 10 Minuten ziehen lassen. Der Tee wirkt auch verdauungsfördernd und säftebildend.

Rezept: *Krampflösende Teemischung*

60 g Anissamen	30 g Fenchelsamen
40 g Thymian	20 g Salbeiblätter

Aufguß 10 Minuten ziehen lassen. Erkältungswidriger Tee für die kalte Jahreszeit bei Husten, Bronchitis und Asthma.

Rezept: *Wurmmittel*

Einen halben Teelöffel pulverisierten Anissamen mit geriebener Karotte vermischen und essen.

Rezept: *Parasitenbefall von Mensch und Tier (Milben, Läuse, Flöhe)*

Auf 10 ml Shampoo 15 Tropfen ätherisches Anisöl und 5 Tropfen Teebaumöl geben. Verschütteln, behaarte Körperstellen gut einshampoonieren und 5 Minuten wirken lassen. *Vorsicht bei Augen und Schleimhäuten!*

Körperöl: (Herstellung: siehe Kapitel 3; *allerdings nicht zum Dauergebrauch geeignet,* daher nur bei Bedarf kleine Mengen herstellen, zum Beispiel 10 ml Öl mit 10 Tropfen ätherischem Anisöl anreichern): Insektenstiche; Atemwegsbeschwerden; Husten; Blähungen

Verwendung in der Küche

Brot und Kuchen: Ganze Anisfrüchte oder Anispulver geben Ihrem selbstgebackenen Brot und Kuchen eine interessante Geschmacksvariante

Heilplätzchen: Variieren Sie ein Keksrezept Ihrer Wahl, indem Sie Dinkelvollkornmehl und Anisfrüchte, ganz oder pulverisiert, verwenden

Sternanis: Hat die gleichen Eigenschaften, ist jedoch wesentlich reicher an ätherischen Ölen; eignet sich wegen seiner Formschönheit und des guten Duftes auch hervorragend für Duftpotpourris und die Weihnachtsbastelei

Angelikawurzel

Lateinischer Name: Angelica archangelica
Volkskundliche Namen: Erzengelwurz, Schutzwurz, Brustwurz
Anbaugebiete/Vorkommen: Bevorzugt feuchte Standorte; auf Wiesen, an Ufern
Besonderheit: Bis zu 1 m hohe, imposante Pflanze mit mächtiger Kugeldolde

> *Pflanzenmythologie*
>
> Die Erzengelwurz galt, wie im Namen bereits anklingt, als eine der mächtigsten Schutzpflanzen. Bei großen Epidemien wie der Pest wurde sie mit anderen aromatischen Kräutern zu einer schützenden Essenz angesetzt. Damit rieb man den Körper ein und besprengte Vieh und Ställe zum Schutz gegen Ansteckung. Sie wurde auch als Schutzamulett um den Hals getragen. Nicht zuletzt sollte sie vor dem »bösen Blick« schützen.

Verwechslungsgefahr: Mit anderen giftigen Doldenblütlern wie Schierling etc.
Verwendete Pflanzenteile: Wurzel (Radix angelicae)
Sammelgut/Sammelzeit: Wurzel: zeitiges Frühjahr oder Spätherbst
Inhaltsstoffe: Ätherisches Öl, Bitterstoffe, Gerbstoffe, Harz, Stärke und Zucker
Fertigarzneimittel: Angelikawurzel-Urtinktur (alle folgend genannten Beschwerden), Fa. ISO Arzneimittel; Gastritol Tropfen (Magen-Darm-Mittel), Fa. Klein; Echtronerval-N Mixtur (Rekonvaleszenz, Nervenstärkung), Fa. Weber & Weber

Innere Anwendungen

Indikationen/ Wirkungen: Appetitmangel und Magersucht; Blähungen/Völlegefühl; Magen- und Zwölffingerdarm-Geschwüre; Entzündungen von Dünn- und Dickdarm; Leberschwäche und gestauter Gallefluß; bei Krämpfen von Magen/Darm und während der Menstruation; Gefäßschwäche; wirkt blutdrucksteigernd; regt die Nierentätigkeit an (diuretische Wirkung); stärkt die Atmungsorgane; lindert asthmatische Beschwerden; löst Verschleimungen und energetische Blockaden; verflüssigt Sekret; zur allgemeinen Kräftigung während der Rekonvaleszenz; steigert die Abwehrkräfte

Teezubereitung: Aufguß (Herstellung: siehe Kapitel 10, »Zubereitungsarten«); 10 Minuten ziehen lassen. Die Angelikawurzel enthält viele heilwirksame ätherische

Vorsicht!

Während der Behandlung intensive Sonnenbäder und UV-Bestrahlungen meiden. Die Haut wird lichtempfindlicher (erhöhte Photosensibilität).

Öle, daher – trotz Wurzel – der Aufguß anstelle der Abkochung. Wegen dieses Reichtums an ätherischen Ölen sollte die Tagestrinkmenge 2 Tassen nicht überschreiten, um Unverträglichkeiten wie Sodbrennen, Aufstoßen etc. auszuschließen.

Pulverisierte Wurzel: Kurmäßig 3- bis 4mal täglich eine gute Messerspitze voll auf Brot, Joghurt, Quark etc. oder auch pur einnehmen

Selbsthergestellte Blütenessenz: Indikationen (Herstellung: siehe Kapitel 2): Störungen der drei unteren Chakren; Depressionen; Lebensangst; Mangel an Selbstbewußtsein; Verlust der Lebensenergie durch nicht zielgerichtete Aktivitäten

Rezept: *Rezeptur für aromatische Tinktur oder Wein*

20 g Angelikawurzel	5 g Tausendgüldenkraut
20 g Anissamen	1 Zimtstange
10 g Kalmuswurzel	0,7 l Doppelkorn oder Rotwein

Mischung nur 7 Tage ziehen lassen, sonst wird der Ansatz zu stark und zu bitter! 1 Teelöffel auf einen achtel Liter Wasser geben; 3mal täglich trinken (Indikationen wie oben beschrieben).

Äußere Anwendungen

Indikationen/ Wirkungen: Kräuterbäder ((Herstellung: siehe Kapitel 10, »Zubereitungsarten«):
Rheuma- und Gichtbeschwerden; Hämorrhoiden (Sitzbad); Nervöse Schwäche und in der Rekonvaleszenz; Abwehrkräfteschwäche; ätherisches Angelikawurzelöl (Anwendung in der Duftlampe und als Hautöl; siehe Kapitel 3):

Erkältung; Nasennebenhöhlen-Katarrh; Reiseübelkeit; Magen-Darm-Beschwerden; Durchblutungsstörungen; Verspannungen (Nacken-, Schulter-, Rückenmuskulatur); während/nach erschwerten Lebensumständen stärkt das Öl die Psyche, gibt Kraft und Zuversicht; reinigt und schützt die Aura, besonders für Menschen im Heilberuf angezeigt

Rezept: *Haut- und Körperöl für neuen Schwung*

100 ml Johanniskrautöl
10 Tropfen ätherisches Angelikawurzelöl
5 Tropfen ätherisches Zirbelkiefernöl

Zutaten mischen und einen kleinen Granat (Trommelstein) dazugeben. Dieses Öl gibt nicht nur neuen Schwung, sondern hilft auch bei den obigen Beschwerden.

Arnika

Lateinischer Name: Arnica montana
Volkskundliche Namen: Bergwohlverleih, Johannisblume, Wolfsblume, Kraftwurz
Anbaugebiete/Vorkommen: Gebirgspflanze; europäische und außereuropäische Hoch- und Mittelgebirge
Besonderheit: Steht unter Naturschutz, keine Wurzeln ausgraben!
Verwendete Pflanzenteile: Wurzeln (Radix Arnicae); Blüten (Flores Arnicae)
Sammelgut/Sammelzeit: Naturschutz – nicht selbst sammeln!
Inhaltsstoffe: Ätherisches Öl, Bitterstoffe, Inulin, Cholin, Gerbstoffe, Flavone und andere
Fertigarzneimittel: Haarwasser, Fa. Nestmann; Echtrosept (Gurgellösung), Fa. Weber & Weber; Arnikatinktur Hetterich, Fa. Dr. Hetterich; Arnica Kneipp Salbe, Fa. Kneipp; arnica-loges-Gel (nicht fettend), Fa. Dr. Loges

Pflanzenmythologie

Zu Johanni – also am 24. Juni – ist ihre Heilkraft am stärksten. Die Arnika soll die Kraft gehabt haben, vor Wölfen zu schützen – daher auch die Bezeichnung »Wolfsblume«. Wie alle aromatischen Pflanzen gehörte auch die Arnika zu den Stärkungs- und Schutzkräutern. Oft gab man sie zusammen mit anderen Pflanzen in die Matratzenfüllung. Dadurch erhoffte man sich Kräftigung und Belebung schwacher, kranker oder rekonvaleszierender Menschen. Arnikaräucherungen halfen in der dunklen Jahreszeit – besonders in den Rauhnächten – gegen die Macht unheilvoller Kräfte. Arnika symbolisiert reinste Sonnenkraft und ist dem Jupiter zugeordnet, da sie uns Schutz, Macht und Fülle schenkt.
Die Arnika war Goethes bewährtes Mittel gegen seine verengten Herzkranzgefäße.

Innere Anwendungen

Indikationen/ Wirkungen:	Anregung und Stärkung des Nervensystems; kreislaufstärkend; bei Erschöpfungssymptomatik; Angina pectoris; Herzschwäche infolge Durchblutungsstörungen in den Herzkranzgefäßen; erhöht die Widerstandskraft der Kapillaren
Selbsthergestellte Blütenessenz:	Indikationen (Herstellung aus getrockneten Arnikablüten, (Herstellung: siehe Kapitel 2): Reinigt das Nabel-Chakra von gestauten Emotionen und fördert die Verarbeitung (»Verdauung auf seelischer Ebene«); stärkt die seelische Ausdruckskraft; fördert das Durchsetzungsvermögen; stärkt die Nerven

Vorsicht!

Die innere Einnahme darf nur unter therapeutischer Kontrolle erfolgen; zu hohe Dosierungen wirken sich schädlich auf den Organismus aus. Deswegen: Keine inneren Anwendungen der Pflanze ohne Therapeuten! Ausnahme: die selbsthergestellte Blütenessenz und die homöopathische Zubereitung gemäß den von mir aufgeführten Indikationen.

Homöopathie: Arnica D6; 3 bis 6 Tabletten, über den Tag verteilt; die Tabletten etwa eine halbe Stunde vor den Mahlzeiten einnehmen und im Mund zergehen lassen
Die homöopathische »Idee« der Arnika ist der Stau, die Stase, daher ihre Anwendung bei Erkrankungen, die durch Blutstau gekennzeichnet sind und Bezug zum Herzen und den Kranzgefäßen haben; hier rate ich jedoch vor Eigenmedikation ab!
Hervorragende Dienste leistet die homöopathische Zubereitung der Arnika bei folgenden Beschwerden: Quetschungen; Verstauchungen; Prellungen; Blutergüsse; Zahnextraktionen

Äußere Anwendungen

> *Vorsicht!*
>
> Empfindliche Personen können bei äußerer Anwendung mit Hautreizungen (Bläschen, Entzündungen, Juckreiz etc.) reagieren. Diese Reaktion ist auch bei anderen Korbblütlern bekannt (Kamille, Ringelblume etc.). – *Nicht auf offene Wunden auftragen!*

Indikationen/ Wirkungen: Tinktur und Salbe für Verletzungen aller Art wie: Quetschungen; Prellungen; Verstauchungen; Blutergüsse; Zerrungen; Venenentzündungen (Thrombophlebitis); Lymphgefäßentzündung; Nervenschmerzen, rheumatische Muskel- und Gelenkschmerzen; Insektenstiche; Furunkel; Abszeß
Tinktur zum Gurgeln (Verdünnung 1:10): Halsentzündung; Heiserkeit; strapazierte Stimmbänder nach vielem Reden; Zahnfleischentzündung
Fettes Arnikaöl: Durchblutungsfördernd; nervenstärkend; gegen kalte Hände und Füße; bindegewebe- und muskelkräftigend

Rezept: *Arnika-Mundwasser*

5 ml Arnikatinktur	1 EL Apfelobstessig
5 ml Salbeitinktur	

Zutaten miteinander verschütteln. 10 Tropfen auf einen viertel Liter Wasser geben.

Tinktur: Die Tinktur verdünnen; geben Sie 1 Teil Arnikatinktur auf 5 Teile abgekochtes Wasser (1:5). Anwendung (Herstellung: siehe Kapitel 10, »Zubereitungsarten«): Einreibungen; Umschläge; Kompressen

Rezept: *Kopf- und Haarwasser*

10 ml Arnikatinktur	5 Tropfen ätherisches Salbeiöl
20 ml Brennesselwurzeltinktur	100 ml destilliertes Wasser

Zutaten verschütteln, wenige Tropfen auf die Kopfhaut geben und einmassieren. Regt die Durchblutung der Kopfhaut an und wirkt gegen Schuppenbildung.

Artischocke

Lateinischer Name: Cynara scolymus
Anbaugebiete/Vorkommen: Anbau im Mittelmeerraum, vor allem Spanien und Griechenland, auch Frankreich
Verwendete Pflanzenteile: Blätter (Foliae cynarae); diätetisch: Artischockenherzen und -böden
Inhaltsstoffe: Blütenköpfe: Inulin, Zucker, Gerbstoffe, Fermente wie Inulase, Invertase und Labenzym, Vitamine A, B_1, B_2 und C; hoher Anteil an Magnesium, Kalium und Kalzium und Mangan; sehr wichtig für viele enzymatische Abläufe; der hohe Mangangehalt von 20 mg auf 100 g Frischsubstanz stellt eine Besonderheit unter den Gemüsen dar
Fertigarzneimittel: Hepar-SL forte (Kapseln), Fa. Sertürner; Artischocken-Frischpflanzensaft, Fa. Schoenenberger, Bilicura forte,

Fa. Müller Göppingen; Cinara-Beauty-Cocktail mit Aprikosensaft (sehr schmackhaft und angenehm zu trinken), Fa. Apiserum-Revita-Dr. Nobis

Pflanzenmythologie

Die Artischocke verkörpert das Marsprinzip, also konzentrierte Kraft, Energie und Dynamik. Das Marsprinzip der Distelpflanze sehen wir in vielem: den spitzen Ausläufern ihrer Blütenblätter, ihrem starken Bezug zum Gallefluß (Mars), der zündenden Wirkung der enzymatischen Vorgänge, die sie fördert und anregt. Sie gehört zum Feuerelement und trägt das Wesen der Wandlung, Transformation und Reinigung in sich.

Innere Anwendungen

Indikationen/ Wirkungen: Galleanregend; fördert den Gallefluß; unterstützt die Entgiftungsfunktion der Leber; regeneriert das Leberzellgewebe; bei Fettleber; Verdauungsbeschwerden und Völlegefühl; fördert die Fettverdauung; senkt Cholesterinspiegel im Blut; vorbeugend bei Arteriosklerose; regt die Nierenfunktion zur Ausscheidung der harnpflichtigen Substanzen, insbesondere des Harnstoffs, an; fördert die Bauchspeicheldrüsentätigkeit; blähungswidrig

Teezubereitung: Aufguß; halben Teelöffel auf einen viertel Liter kochendes Wasser geben, nur 5 Minuten ziehen lassen; kurmäßig 1 bis 2 Tassen nach dem Essen trinken (die kurze Zeit reicht aus, da der Bitterstoffgehalt sehr hoch ist)

Artischockenpreßsaft: Verdünnte Dosierung nach Angaben des Herstellers; Indikationen wie zuvor beschrieben

Vorsicht!

Nicht anwenden bei Gallensteinen und Verschluß der Gallengänge.

Äußere Anwendungen

Indikationen/ Wirkungen:	Gesichtsdampfbad mit Artischockenblättern bei fetter Gesichtshaut und Akneneigung (Herstellung: siehe Kapitel 10, »Zubereitungsarten«)

Verwendung in der Küche

Artischocken sind auch als Gemüse heilkräftig. Es gelten die obigen Indikationen. Artischockenböden und -herzen schmecken sehr gut.

Baldrian

Lateinischer Name: Valeriana officinalis
Volkskundliche Namen: Katzenkraut, Waldspeik, Baldurwurz
Anbaugebiete/Vorkommen: Europa, Asien. Wir finden ihn sowohl an trockenen, sonnigen Plätzen, Bach- und Flußläufen, im Wald, aber auch in Berggebieten. Selbst in Mexiko und im Himalaja wachsen sehr stattliche, imposante Baldrianarten, die wesentlich größer sind als unsere heimischen Vertreter; der einheimische Bergbaldrian trägt auch die Bezeichnung »Speik«.

Pflanzenmythologie

Wie alle aromatischen Pflanzen hat auch der Baldrian im Rahmen der Schutzkräuter eine wichtige Rolle gespielt. Wieland der Schmied, zauberkräftig, heilkundig und Symbolgestalt für Umwandlung und Alchemie, hat Baldrian zum Schutz und zur Heilung eingesetzt. Die Germanen sahen im Baldrian die Verkörperung von Baldur, der die Prinzipien von Güte, Reinheit, Liebe, Mitgefühl und Licht repräsentierte. Im Mecklenburgischen sollen die Bäuerinnen die frischgemolkene Milch durch einen geflochtenen Kranz aus Baldrianblüten gegossen haben, um sie besonders bei Gewitter vor dem Sauerwerden zu schützen. In alten Zeiten sah man im Gewitter überwiegend das Spiel böser Hexenmächte; daher kam dem schützenden Baldrian besondere Bedeutung zu.

Verwendete Pflanzenteile: Baldrianblüten (Flores Valerianae); Wurzeln (Radix Valerianae)
Sammelgut/Sammelzeit: Blüten: Juni und Juli; Wurzeln: Herbst (Oktober); sie entwickelt ihren charakteristischen Duft erst beim Trocknen
Inhaltsstoffe: Unter anderem ätherisches Öl, Methylpyrylketon (sedativ), Valerin und Chatinin (sedativ), Gerbstoffe, Schleim, Zucker, Harz und Gummi
Fertigarzneimittel: Sedatruw S (Dragees oder Tropfen; mit Baldrian, Melisse und Hopfenzapfen), Fa. Truw; Schwöronerval Tropfen, Fa. Schwörer; Baldrian-Frischpflanzensaft, Fa. Schoenenberger; Baldrianwurzelextrakt (Badezusatz); Fa. Dr. Schupp

Innere Anwendungen

Indikationen/ Wirkungen: *Hauptwirkung auf zentrales, peripheres und vegetatives Nervensystem*; Schlafstörungen; Nervosität und Unruhe; Angst- und Erregungszustände; vegetative Störungen; nervöse Herzbeschwerden; Beklemmungsgefühl in der Brust *(abklären lassen!)*; Überreiztheit; nervöse Kopfschmerzen; nervliche Anspannung und emotionale Überreaktionen während des Klimakteriums; Konzentrationsschwäche; Antriebslosigkeit; nervöse Magen-Darm-Beschwerden, Durchfall, Koliken *(abklären lassen!)*; Menstruationskrämpfe bei Schwächezu-

> *Vorsicht!*
>
> Baldrian in seinen verschiedenen Zubereitungsformen sollte nicht länger als 3 Wochen kurmäßig eingenommen werden, da es sonst zu Unverträglichkeiten wie Kopfschmerz, Schwindel, nervösen Herzbeschwerden kommen kann. Deshalb rate ich vor unkritischer Einnahme von Baldrianpräparaten über lange Zeiträume ab. Empfehlenswert und besser verträglich ist der Wechsel mit anderen, beruhigenden Pflanzen (z. B. grüner Hafer, Johanniskraut, Passionsblume, Melisse, Lavendel etc.). Nach 4 Wochen Pause kann erneut eine Baldriankur eingeleitet werden.

Rezept: *Baldrian-Weißdorn-Wein*

20 g Baldrianwurzel	1 Zimtstange
10 g Weißdornblätter und -blüten	0,7 l Weißwein
10 g Passionsblumenkraut	

Mischung 14 Tage an einem warmen Ort ziehen lassen, dann abfiltern. Schmeckt sehr »gesund« – ist es aber auch! 1 bis 2 Schnapsgläschen vor dem Schlafengehen nehmen.

ständen; Blähungen; Magenschwäche; gegen Verspannungen von Rücken- und Nackenmuskulatur; Amenorrhoe (Ausbleiben bzw. Fehlen der Menstruation) bei nervlicher Schwäche.

Teezubereitung: Kaltansatz der Wurzel (Herstellung: siehe Kapitel 10, »Zubereitungsarten«); 8 bis 12 Stunden stehenlassen; vor der Einnahme leicht erwärmen, keinesfalls erhitzen

Pulverisierte Wurzel: 3- bis 4mal täglich 1 Messerspitze einnehmen und mit etwas Wasser nachspülen

Tinktur: 3mal täglich 20 Tropfen mit etwas Honig oder Wasser einnehmen

Pflanzenpreßsaft: Einnahme nach Herstellerangaben

Selbsthergestellte Blütenessenz: Verwenden Sie dazu die frischen Blüten, und verfahren Sie wie in Kapitel 2 beschrieben
Indikationen: Alle nervöse Erschöpfungszustände; Mangel an innerer Ruhe und Ausgeglichenheit; Mutlosigkeit, Gefühl des Verlassenseins; Selbstmitleid; Überforderung; Gefühl, seinen Aufgaben nicht gewachsen zu sein

Tip

Da Baldrian in erster Linie entspannend und beruhigend, jedoch nicht ermüdend wirkt, kann er in seinen obengenannten Zubereitungen zur inneren Anwendung auch tagsüber eingenommen werden.

Rezept: *Tiefschlaf- und Nervenkissen*

200 g Baldrianwurzel	50 g Lavendelblüten
200 g Haferstroh, geschnitten, grün	

Herstellung: siehe Kapitel 10, »Zubereitungsarten«.

Homöopathie: Valeriana D2 in Tropfen; bei Bedarf 5 Tropfen mit etwas Wasser einnehmen
Indikationen: Nervenschwäche (Neurasthenie); Hysterie; Schlaflosigkeit; Stirnkopfschmerz mit Schwindel; sexuelle Übererregbarkeit; nervöse Herzbeschwerden; nervöse Magenbeschwerden mit Sodbrennen und Blähungen; klimakterische Störungen; Nervenschmerzen; Hexenschuß; Schmerzen im Lendenbereich (Lumbalgien)

Äußere Anwendungen

Indikationen/ Wirkungen: Ätherisches Öl: Speiköl (Herstellung: siehe Kapitel 3); Anwendung nur in der Duftlampe oder als selbsthergestelltes Bade- oder Massageöl; Indikationen wie zuvor beschrieben
Kräuterbäder: Baldrianwurzel als Abkochung (Herstellung: siehe Kapitel 10, »Zubereitungsarten«) oder als fertiger Badezusatz

Baldriankissen: Schlaf- oder Gute-Nacht-Kissen sollten Sie sich nur herstellen, wenn Sie keine Katzen im Hause haben, sonst zerfetzt Ihre Katze eventuell das Kissen!

Anwendung im Garten

Baldrian zieht Regenwürmer an, die den Boden auflockern. Aus dem biologisch-dynamischen Anbau stammt die Erfahrung, daß mit Baldrianpräparaten besprühte Pflanzen wesentlich froststabiler, widerstands- und keimfähiger sind als andere, nicht behandelte.

Wichtig!

Nehmen Sie 3mal täglich 1 Messerspitze Natron (Natriumhydrogenkarbonat) oder Bullrichsalz ein; die Wirkung der Bärentraubenblätter entfaltet sich nämlich nur im alkalischen Milieu. Zwar ist bei einem bakteriellen Infekt ohnehin der Urin alkalisch, doch fördert die Gabe eines basischen Mittels wie Natron etc. vor allem gegen Ende der Kur die sichere Ausheilung.

Bärentraubenblätter

Lateinischer Name: Arctostaphylos uva-ursi
Volkskundliche Namen: Harnkraut, Sandbeere
Anbaugebiete/Vorkommen: In den Nadelwäldern und Heidegebieten Nordeuropas; in Süd- und Mitteldeutschland nur im Gebirge
Verwendete Pflanzenteile: Blätter (Foliae Uvae-ursi)
Sammelgut/Sammelzeit: Blätter und die sehr jungen Triebe: April bis August; je später die Blätter gesammelt werden, desto konzentrierter ist ihr Wirkstoffgehalt
Besonderheit: Die Bärentraube wird nicht angebaut, sondern kommt ausschließlich aus Wildsammlungen in den Handel; beachten Sie bitte beim Kauf und bei der Lagerung, daß sich der keimtötende Wirkstoff Arbutin nach 9 Monaten umwandelt und die Droge in der Wirkung schwächer wird
Inhaltsstoffe: Die Glykoside Arbutin und Methylarbutin wandeln sich im Harn zu zwei sehr wirkungsvollen, keimtötenden Substanzen um, solange der Harn im alkalischen Bereich liegt (pH = größer 7)

Vorsicht!

Magenempfindliche und Kinder können wegen des hohen Gerbstoffanteils eventuell mit leichter Übelkeit reagieren. Mir selbst sind solche Reaktionen in der Praxis zwar nie begegnet, in der Literatur finden sich jedoch immer wieder Hinweise darauf.
Der Urin kann sich während der Kur leicht grünlich bis braun verfärben, was jedoch unbedenklich ist. Mit zunehmender Besserung normalisiert sich die Urinfarbe wieder.

Fertigarzneimittel: Cytinol mono Dragees, Fa. Schaper & Brümmer; Nestmann Nierentonikum, Fa. Nestmann; Salus Nieren-Blasen-Tee; Uvalysat Tropfen, Fa. Bürger Ysatfabrik

Innere Anwendungen

Indikationen/ Wirkungen:	*Entzündungen der ableitenden Harnwege;* Blasenentzündung; Blasenschwäche; Blasengrieß und -steine; Nierenbeckenentzündung und Begleitsymptome; Nierensteine; Harnleiterinfekte; kräftigt die Blasenmuskulatur und die Verdauungsorgane wegen des hohen Gerbstoffgehalts
Teezubereitung:	Abkochung (Herstellung: siehe Kapitel 10, »Zubereitungsarten«); so warm wie möglich trinken, höchstens 2 Tassen am Tag, nicht länger als 6 Wochen

Wichtig!

Die Bärentraubenblätter wirken in erster Linie stark keimtötend (desinfizierend), aber nur schwach harntreibend. Bei allen Infekten der ableitenden Harnwege ist größtes Augenmerk auf ausreichende Durchspülung zu legen; deshalb reichlich trinken und mit harntreibenden Kräutern wie Birke, Brennessel, Zinnkraut, Goldrute, Orthosiphonblättern (indischer Nierentee) etc. unterstützen.

Vorsicht!

Entzündungen der ableitenden Harnwege bedürfen der therapeutischen Behandlung. Gefährlich sind verschleppte Infekte. Bärentraubenblättertee oder Fertigpräparate lassen sich gut begleitend mit anderen Therapien kombinieren.

Lateinischer Name: Artemisia vulgaris
Volkskundliche Namen: Jungfernkraut, wilder Wermut, Kraut der Venus, Mutter aller Kräuter, Schoßwurz, Geburtskraut, Machtwurz
Anbaugebiete/Vorkommen: Wächst häufig und üppig an Wegrändern, auf Brachflächen, Sand-, Kies- und Lehmböden; aus einer Beifußmutterpflanze entspringen sehr viele, üppig wachsende, manchmal frauenhohe Triebe, die in Büschen zusammenstehen
Verwendete Pflanzenteile: Das ganze Kraut (Herba Artemisiae)
Sammelgut/Sammelzeit: Kraut: Es ist um Johanni (24. Juni) am kräftigsten, sonst können Sie von Juni bis August sammeln
Besonderheiten: Eines der wichtigsten Frauen-Macht-Kraftkräuter. Beifuß ist mit dem Wermut verwandt, riecht jedoch nicht so intensiv und ist nicht so bitter.
In der chinesischen Medizin hat getrockneter Beifuß eine zentrale Bedeutung bei den erwärmenden Therapien (Moxa). Loses oder in

Pflanzenmythologie

Artemisia galt als Heilkraut der Amazonen. Das Kraut, das seinen Namen der griechischen Göttin Artemis (Göttin der Jagd) verdankt, verlieh den wehrhaften Frauen der Antike Macht und Kraft zur Unabhängigkeit. In früheren Zeiten, als sich die Frauen ihrer weiblichen Urkraft noch bewußter waren, trugen sie zur Sonnwendfeier einen Kraftgürtel um ihre Lenden, der ihre Weiblichkeit im sexuellen Sinne stärken sollte. Sonnwendfeiern waren in alter Zeit Fruchtbarkeits-, Zeugungs- und Reinigungsritualfeste.
Aus dem 17. Jahrhundert stammt ein von Mönchen verfaßtes Zitat, das da lautet: »... Artemisia ist ein Kraut, das ist uns allen ungeheuer...«
Beifuß ist ebenfalls ein mächtiges Schutzkraut, das ungebetene Besucher von Haus und Hof fernhalten soll. Bei einem Ausflug zu den Rundlingsdörfern des Wendlandes stellten mein Mann und ich mit Überraschung fest, daß an vereinzelten Gehöftzufahrten viele dicke Beifußbüschel an den Absperrketten hingen.
Die Venuspflanze bringt uns in Kontakt mit unseren weiblichen Prinzipien – sie ist aber auch für Männer geeignet! Sie hilft, die innere seelische Wärme, die Herzenswärme, zu entfalten.

Rollen gepreßtes Beifußkraut wird über bestimmten Akupunkturpunkten abgebrannt. Dabei dringt die Wärme sehr tief ins Gewebe ein.
Inhaltsstoffe: Unter anderem Bitterstoffe, ätherische Öle, Inulin sowie die Vitamine A, B und C

Innere Anwendungen

Indikationen/ Wirkungen:	*Erwärmend und krampflösend;* verdauungsfördernd durch die galleflußanregende Wirkung und somit Verbesserung der Fettverdauung; blähungswidrig; gegen Völlegefühl; regt Magensaftbildung und Appetit an; krampflösend bei allen Formen von Krämpfen; regt den Fluß der Monatsblutung an; gegen Ausfluß; bei Frigidität; fördert die Wehentätigkeit und den Abgang der Nachgeburt; schlaffördernd und nervenstärkend; gegen Spannungskopfschmerz; führt aktive Energie zu, belebt und aktiviert

Vorsicht!

Schwangere sollten auf Beifuß in seinen verschiedenen Zubereitungsformen verzichten.

Teezubereitung:	Aufguß (Herstellung: siehe Kapitel 10, »Zubereitungsarten«); das Kraut 10 Minuten ziehen lassen
Tinktur:	3mal täglich 5 bis 10 Tropfen mit etwas Wasser einnehmen
Selbsthergestellte Blütenessenz:	Verwenden Sie die oberen Triebe; Herstellung: siehe Kapitel 2

Vorsicht!

Nicht bei Entzündungen, Hitzewallungen, fiebrigen Erkrankungen, also inneren und äußeren Hitzeprozessen einsetzen.

Äußere Anwendungen

Indikationen/ Wirkungen:	Kräuterbad (Herstellung: siehe Kapitel 10, »Zubereitungsarten«): rheumatische Beschwerden, schlechter durch Kälte; starke, wetterbedingte Auskühlung; beginnende Erkältungen; Nervenschwäche; Muskel- und Gliederschmerzen nach körperlicher Anstrengung Sitzbäder: stockende Monatsblutung; Menstruationskrämpfe, bei denen Wärme bessert; Ausfluß (Fluor albus) Fußbäder: Schwächekopfschmerz zur Ableitung; kalte Füße
Ätherisches Öl:	Wird zwar im Handel angeboten; ich rate jedoch von seiner Anwendung ab, da die richtige Dosierung viel Fachkenntnis erfordert

Rezept: *»Heizöl« gegen kalte Hände und Füße*

30 bis 50 g Beifußblätter und -blüten
0,7 l kaltgepreßtes Sonnenblumenöl
1 kleiner Bernstein oder 1 Schneeflockenobsidian

Zutaten 4 Wochen ziehen lassen. Nach dem Abfüllen 20 Tropfen Vitamin E zur Konservierung dazugeben. Hände und Füße morgens und abends damit einreiben. – Regt die Energiezentren in den Handinnenflächen an. Wichtig für alle, die viel geben müssen (soziale Berufe etc.).

Das *fette Beifußöl* wirkt des weiteren als Massageöl und ist hervorragend bei folgenden Indikationen: Muskelverspannungen; zum Einreiben des Solarplexus; bei kleinen Kindern, die schlecht essen und gedeihen; Menstruationsbeschwerden (zum Einreiben); Blähungen

Rezept: *Ohrenkissen*

Füllen Sie 2 kleine rote Stoffsäckchen je zur Hälfte mit Beifuß und Kamillenblüten. Nicht zu prall füllen, zunähen. Auf die Ohren legen und Wollmütze darüberziehen.

Kalte Füße

Permanent kalte Füße bringen langsam, aber sicher alles zum Erkalten: Magen, Unterleib, Lust, Liebe und Lebensfreude.

Tinktur: 1:5 verdünnen; Einreibung bei folgenden Indikationen (der Alkohol in der Tinktur verstärkt und unterstützt die wärmende Wirkung dieser Anwendung): Müde, schwere Beine nach langem Stehen etc.; Muskelverspannungen; Gelenkschmerzen

Beifußkissen: Indikationen: Zur Schlafförderung und Nervenstärkung; gegen Ohrenschmerzen nach kaltem Wind

Verwendung in der Küche

Das ganze Kraut kann dem Gänse- oder Entenbraten mit beigegeben werden – eine Anwendung, die vielerorts noch bekannt und geläufig ist. Aber auch alle anderen kräftigen Speisen und Gerichte mit Hülsenfrüchten profitieren sehr, wenn über das fertige Gericht etwas Beifuß zerrieben wird.

Birke

Lateinischer Name: Betula pendula (Hängebirke; Hauptlieferantin für die handelsüblichen Birkenblätter); Betula alba (Weißbirke); Betula pubescens (Moorbirke)
Volkskundliche Namen: Maibaum, Frühlingsbote, Besenbaum, Reisigbaum
Anbaugebiete/Vorkommen: Überall in Europa; sehr genügsam, verträgt Höhenlagen bis zu 1000 m, sehr anpassungsfähig, jedoch stark lichtbedürftig, kühle Standorte, trockene Böden
Verwendete Pflanzenteile: Fast alles, was die Birke uns anbietet, ist nutzbar: Blattknospen (Gemmae Betulae); Birkenblätter (Foliae Betulae); Birkensaft (Liquor Betulae); Birkenrinde (Cortex Betulae); Birkenkohle (Carbo Betulae); Birkenrindenteer (Pix Betulae)
Sammelgut/Sammelzeit: Knospen: März/April; Blätter: Mai/Juni; je später die Blätter geerntet werden, desto mehr Bitterstoffe enthalten sie; Birkensaft: zeitiges Frühjahr

Pflanzenmythologie

Die Birke untersteht dem Venusprinzip, hat also eine sehr harmonisierende, beruhigende und ausgleichende Wirkung. In der Vorweihnachtszeit bestrich man besonders Kinder, die für störende Energien ohnehin empfänglicher sind, mit den schützenden Birkenzweigen, um damit ihr Aura zu reinigen. Die eigentliche Bedeutung dieses vorsichtigen Bestreichens von Kopf bis Fuß ging später verloren und wurde zunehmend verfremdet; übrig blieb davon die strafende Rute des Knecht Ruprecht!

Die harmonisierende Kraft der Birke wurde im Osten auch zur Osterzeit genutzt, indem man am Kopfende der Betten geflochtene Bögen aus Birkenzweigen befestigte. Aber auch die dunkle Seite bediente sich gerne der Birke: Die »Flugzeuge« der Hexen in der Walpurgisnacht waren nichts anderes als Birkenreisigbesen!

Dir Birke ist Sinnbild für den Neubeginn in allen Lebensbereichen; wenn ihre Blätter sprießten, war es an der Zeit, die Felder zu bestellen und das Saatgut auszusäen.

Inhaltsstoffe: Unter anderem vor allem Saponinglycoside, ätherisches Öl und Xylit (Zucker)

Fertigarzneimittel: Birkenelixier, Fa. Weleda; Frischpflanzensaft, Fa. Kneipp, Fa. Schoenenberger; Birkenkohletabletten, Fa. Weleda; Echtronephrin Tropfen, Fa. Weber & Weber; Blasen- und Nierentee,

Geschichtliches

Birkenrinde ist ein nahezu universeller Werkstoff, die Völker Nordskandinaviens, Sibiriens und Nordamerikas fertigten daraus Boote, Bekleidung, Schuhe, Taschen und Haushaltsgefäße, aber auch Bedachungen für Hütten, Nomadenzelte und Papier. Die weiche Schicht zwischen Stamm und Rinde junger Birken kennen heute noch die alten Menschen aus Ostpreußen, Oberschlesien und Pommern – gekocht schmeckt sie wie Kartoffeln und diente vielen als Nahrung in den Hungerzeiten.

Birkenrinde und Eicheln, fein gemahlen und mit Mehl vermischt, ergaben schmackhafte Brote in der schlechten Zeit. Birkenblätter färben Wolle und Stoff in sehr schönem Gelbton. Frisches Birkenholz ist das einzige grüne Holz, das sich zum Feuermachen eignet.

Tip

Sammeln Sie im zeitigen Frühjahr frische Birkenblätter; geben Sie eine Handvoll auf einen Liter kochendes Wasser; 30 Minuten ziehen lassen, dazu den Saft einer halben Zitrone. Schmeckt sehr lecker, angenehm frisch und versorgt den Körper mit basischen Stoffen zur Entsäuerung.

Fa. Stada; Discmigonsalbe (enthält unter anderem Birkenteer und Birkenblätter, hat jedoch keine hautreizende Wirkung), Fa. Zilly
Indikationen: Bandscheibenfolgeschäden; Beschwerden in der Halswirbelsäule und Wirbelarthrosen; akute und chronische Gelenkentzündungen; Ischias und rheumatische Erkrankungen aller Art; zur Narbennachbehandlung

Innere Anwendungen

Indikationen/ Wirkungen: Harntreibend, versechsfacht die Harnmenge; Nierenentzündung; Entzündungen der ableitenden Harnwege; vorbeugend gegen Harnsteine; ausschwemmend bei Nierengrieß; fördert die Ausscheidung von Harnsäure, daher sehr gut bei Gicht und Rheuma; allgemein stoffwechselanregend; die Bitterstoffe kräftigen Magen und Darm; bei Hauterkrankungen (Stoffwechselanregung)

Teezubereitung: Aufguß (Herstellung: siehe Kapitel 10, »Zubereitungsarten«); pro viertel Liter 1 Messerspitze Natron beigeben, verstärkt Diurese und Entsäuerung

Frischpflanzensaft: Heilanwendungen wie zuvor beschrieben; Einnahme in verdünnter Form mit etwas Wasser

Rezept: *Frühjahrstee zum »inneren Frühjahrsputz«*

40 g Birkenblätter	20 g Brombeerblätter
20 g Brennesselblätter	30 g Hibiskusblüten
10 g Löwenzahnkraut	

Aufguß herstellen, 10 Minuten ziehen lassen, für die Dauer von 4 Wochen 3 Tassen täglich nehmen.

Selbsthergestellte Blütenessenz: Indikationen (Herstellung: siehe Kapitel 2): Phlegmatische Menschen, die von einer gewissen inneren Schwerfälligkeit sind, erfahren durch die Birkenessenz Leichtigkeit, mehr Antrieb und Aktivität; die Essenz fördert die künstlerischen, kreativen und harmonisierenden Kräfte

Birkenkohle: Bindet Toxine bei Durchfall (Fertigarzneimittel)

Rezept: *Spülung nach der Haarwäsche*

2 Eßlöffel getrocknete Birkenblätter oder 4 Eßlöffel frische Birkenblätter für 14 Tage bis 4 Wochen in 0,7 Liter Obstessig ansetzen. Abfiltern (siehe Kapitel 10, »Zubereitungsarten; Kräuteressig«).

Rezept: *Haarwasser*

30 ml Birkenblättertinktur	3 Tropfen ätherisches Eukalyptusöl
20 ml Brennesselwurzeltinktur	100 ml destilliertes Wasser
3 Tropfen ätherisches Rosmarinöl	

Zutaten verschütteln und morgens wie abends einige Tropfen in die Kopfhaut einmassieren.

Äußere Anwendungen

Indikationen/ Wirkungen: Kräuterbäder (Herstellung: siehe Kapitel 10, »Zubereitungsarten«): Schweißtreibend bei beginnender Erkältung; Gelenkschmerzen; hautstraffend

Birkensaft (in Kopfhaut einmassieren; sinnvoll ist auch hier die kurmäßige Anwendung): schuppige, fettige Kopfhaut; Kopfjucken; leichter Haarausfall; zur Pflege und Kräftigung der Haare

Birkenteer: *Nur unter therapeutischer Anleitung;* zur Behandlung von Ekzemen und Hauterkrankungen; Birkenteer reizt die Haut sehr stark und provoziert eine Entzündung, dadurch wird ein tiefgehender Heilreiz gesetzt

Fettes Birkenöl: Zur Einreibung bei Gelenkschmerzen und beginnender Zellulitis (Zubereitung: siehe Kapitel 10, »Zubereitungsarten«)

Sauna: Wie uns aus Skandinavien bekannt ist, wird der Körper zwischen den Saunagängen leicht mit frischen Birkenzweigen »gepeitscht«. Dieser milde Reiz regt sehr stark den Hautstoffwechsel und die Durchblutung an. Ferner kommt die bereits eingangs erwähnte harmonisierende Kraft der Birke hier wieder zur Anwendung.

Bockshornklee

Lateinischer Name: Trigonella foenum-graecum
Volkskundlicher Name: Griechisches Heu
Anbaugebiete/Vorkommen: Stammt ursprünglich aus dem Orient, wächst wild in den Mittelmeerländern, wird in Deutschland und in warmen Ländern angebaut; seit über 2000 Jahren findet die Pflanze Erwähnung. In China ist sie seit jeher eine geschätzte Pflanze zur Stärkung der aktiven Kräfte, des Nieren-Yang.
Verwendete Pflanzenteile: Samen (Semen Foenugraeci)
Sammelgut/Sammelzeit: Samen: Man mäht den Bockshornklee, wenn die Hülsen (besonders die unteren) reif sind
Inhaltsstoffe: Etwa 30 % Schleimstoffe, bis zu 8 % fette Öle, ätherisches Öl, Alkaloide, bis zu 27 % Eiweiß, Lecithin, Vitamine A, B, C, Kalium, Kalzium, Eisen, Phosphor, Sterin-Saponine (verwandt mit unseren Sexualhormonen) und andere

Vorsicht!
Stimuliert die Uteruskontraktion – daher in der Schwangerschaft nicht anwenden!

Innere Anwendungen

Indikationen/ Wirkungen: Blutbildend; appetitanregend; kräftigend und aufbauend; stoffwechselanregend; leberkräftigend; milchbildend; senkt leicht den Blutzuckerspiegel

	(bei Diabetes); auswurffördernd bei Husten und Bronchitis; Impotenz; als Kalziumspender; früher bei allen Formen der Tbc; unterstützend bei Knochenbrüchen; Durchfälle und Darmentzündungen
Teezubereitung:	Kaltansatz (Herstellung: siehe Kapitel 10, »Zubereitungsarten«); vor dem Trinken kurz erwärmen, 2 bis 3 Tassen pro Tag, eventuell mit Honig gesüßt
Pulverisierter Samen:	4mal täglich einen halben Teelöffel in Quark, Joghurt, auf Brot etc.

Rezept: *Nerventonikum »Fettfutter«*

1 EL pulverisierter Bockshornklee
1/4 l Milch
1 Msp. Zimt

Zutaten kurz erhitzen, bei Trinktemperatur mit Honig süßen. Vor dem Schlafengehen trinken. Kurdauer: 2 bis 4 Wochen.
Dieses Tonikum wirkt nicht nur bei nervlicher, sondern auch bei körperlicher Schwäche.

Äußere Anwendungen

Indikationen/ Wirkungen:	Furunkel; Karbunkel; offenes Bein (Ulcus cruris); schlecht heilende Wunden; Lymphdrüsenschwellung; Nagelbettentzündung; Gelenkentzündungen; Rippenfellentzündungen; Ischialgien; Hämorrhoiden; zur Kräftigung der Haarstruktur; zur Verbesserung der Kopfhautdurchblutung
Breiumschläge:	Je nach Größe der zu behandelnden Bereiche 50 bis 100 g pulverisierten Bockshornklee mit heißem Wasser zu einem dicken Brei anrühren. Abdecken und den Brei 5 Minuten ziehen lassen. Dann mit kochendem Wasser bis zur Streichfähigkeit verdünnen. Auf einen Stoffstreifen oder direkt (zum Beispiel bei Nagelbettentzündungen und Hämorrhoiden) auftragen. *Vorher Temperatur auf Hautverträglichkeit prüfen!* Auflegen und mit einer

Rezept: *Kräftigeres Haar*

Stellen Sie aus 50 g Bockshornklee wie oben beschrieben einen Brei her. Fügen Sie 1 Teelöffel Klettenwurzel-, Oliven- oder Rizinusöl hinzu. Brei auf die Kopfhaut auftragen, leicht einmassieren, altes Handtuch um den Kopf wickeln und eine halbe bis 1 Stunde einwirken lassen. Haare ausspülen und wie gewohnt waschen. 1mal monatlich zur Kräftigung der Haarstruktur und zur Verbesserung der Kopfhautdurchblutung anwenden.

Mullbinde fixieren. Mittels Wollschal warm halten. Wenn der Schal noch rot ist, dann ist's perfekt! Je nach Empfinden 1 bis 3 Stunden oder über Nacht wirken lassen.

Gurgellösung: Indikationen (Herstellung: siehe Teezubereitung): Halsschmerzen; Mandelentzündungen; Entzündungen der Mundschleimhaut und des Zahnfleisches

Verwendung in der Küche

Bockshornkleesamen ist Bestandteil vieler Currymischungen. In Indien wird der geröstete Samen als Kaffee-Ersatz verwendet. Falls Sie selbst Chutneys herstellen, können Sie *etwas* pulverisierten Bockshornkleesamen dazugeben. Probieren Sie ihn als kleine Gewürzzugabe in Obstsalat, Reisgerichten, Aufläufen etc. Schon bekommt Ihre Küche einen leicht orientalischen Touch!

Zum Keimen: Für die Keimschale eignet sich der Bockshornklee besonders gut, allein oder zusammen mit Alfalfa, Rettich, Kresse, Getreide, Sonnenblumenkernen, Senf etc.; nehmen Sie öfters Kostproben vom Keimgut, damit die ganze Angelegenheit nicht zu bitter wird.

Lateinischer Name: Urtica dioica (große Brennessel); Urtica urens (kleine Brennessel)
Volkskundliche Namen: Scharfnessel, Tausendnessel, Heiternessel, Donnerheil

> *Pflanzenmythologie*
>
> Die Bezeichnung »Donnerheil« verweist bereits auf ihre schützende Wirkung bei Gewitter und Blitzschlag. Das Brennen der Nessel brachte man in Verbindung mit Schutz vor Feuer und Bränden. Sie sollte auch vor übler Nachrede, »spitzen, verletzenden Zungen« schützen.

Anbaugebiete/Vorkommen: Sie wächst als sogenanntes »Unkraut« auf Brachland, Schutthalden, an Wegrändern. Sie ist *nahezu weltweit verbreitet* und bildet zuweilen bei stickstoffreichen Böden regelrechte Kolonien. Sie wächst sehr gerne in der Nähe von Menschen – nicht immer zu deren Freude.
Verwendete Pflanzenteile: Die ersten Blattspitzen im Jahr; Brennesselblätter (Foliae Urticae); Brennesselkraut (Herba Urticae); Brennesselsamen (Semen Urticae); Brennesselwurzel (Radix Urticae)
Sammelgut/Sammelzeit: Blattspitzen: zeitiges Frühjahr (je nach Witterung); Blätter: April bis August; Samen: September bis Oktober; Wurzeln: Oktober
Inhaltsstoffe: Unter anderem reich an Chlorophyll (der grüne Pflanzenfarbstoff steht in Analogie zu unserem Blut), pflanzlichen Hormonen (mit Wirkung auf das menschliche Hormonsystem, besonders auf Bauchspeicheldrüsenfunktion und Menstruationsverlauf), Histamin, Ameisensäure, Gerbsäure, Elektrolyten wie Kalium, Kalzium und Eisen, ferner Schwefel, Natrium und Kieselsäure; sehr hoher Vitamin- (Vitamin C, Provitamin A) und Lecithingehalt
Hinweis: Die Brennessel ist eine wichtige Wirtspflanze für viele Schmetterlingsarten wie Kleiner Fuchs, Tagpfauenauge und Admiral
Fertigarzneimittel: Prostaherb N Dragees (Extrakt aus Brennesselwurzeln, zur Anwendung bei erschwertem Harnabgang infolge von gutartigen Prostatavergrößerungen), Fa. Redel; Brennessel-Frischpflanzenpreßsaft, Fa. Schoenenberger; Kneipp Pflanzendragees

Geschichtliches

Das Wort »Nessel« entstammt vermutlich dem Begriff »Netz«, denn die Brennessel ist eine Gespinstpflanze, deren Stengel kräftiges, faseriges Material zur Herstellung von Schnüren, Seilen, aber auch Textilien liefert. Ältere Menschen und ökologisch sehr aufgeschlossene junge Leute kennen noch, bzw. bereits wieder, das Nesseltuch, ein von Natur aus beiger Stoff, der sich gut zur Herstellung von Tischtüchern, Getreidesäckchen oder Kräuterkissen, Vorhängen, Bettlaken etc. eignet. Gemäß seiner Ursprungspflanze ist der Nesselstoff nicht fein und weich, sondern eher etwas rauh.
Die Brennessel zählt auch zu den Färbekräutern; das Färbegut wird je nach Beize hellgelb bis olivgrün.
Der bekannte Nürnberger Maler Albrecht Dürer (1471 bis 1528) schätzte die Brennessel so sehr, daß er ihr Platz in einem Gemälde widmete, in dem sie auf Engelshänden dem Allmächtigen dargeboten wurde.

Brennessel, Fa. Kneipp; Urticaria Pentarkan (bei Nesselsucht), Fa. DHU; Rheumavowen Tropfen (Anwendung bei Rheumatismus, chronischen Gelenkentzündungen, Hexenschuß und Gicht), Fa. Weber & Weber; Salus Rheuma- und Stoffwechselfunktionstee

Innere Anwendungen

Indikationen/ Wirkungen: Blätter und Kraut: sehr starke Regelblutung; zögernder Monatsfluß; Ausfluß; entwässernd; harnsäuresenkend; stoffwechselanregend; blutbildend, liefert Eisen zur Hämoglobinbildung; Eisenmangelzustände wie Müdigkeit, Abgeschlagenheit; allgemeine Schwäche und Antriebsarmut; leicht blutzuckersenkend bei Diabetes durch das Bauchspeicheldrüsenenzym Sekretin, das die Brennessel enthält; milchbildend; abwehrkräftestärkend; unterstützend als Durchspülungstherapie bei Entzündungen der ableitenden Harnwege; Gicht und rheumatische Beschwerden; bei Steinleiden ausschwemmend; regt die Säftebildung in Magen,

	Bauchspeicheldrüse und Galle an, fördert daher die Verdauung; schlechte Wundheilung; Akne und juckende Hautekzeme; Nesselsucht (Urticaria); zur Umstimmungstherapie bei Heuschnupfen; blutstillend Samen: Erschöpfungszustände; Rekonvaleszenz Wurzeln: bei Prostatavergrößerung; fördert Blasenentleerung, vermindert Restharnmenge, kräftigt den Harnstrahl (miktionsfördernd)
Teezubereitung:	Aufguß (Herstellung: siehe Kapitel 10, »Zubereitungsarten«) von Blättern und Abkochungen von Wurzeln
Frischpflanzensaft:	Indikationen: wie vorher beschrieben; 2- bis 3mal täglich 1 Eßlöffel Brennesselsaft mit einem viertel Liter Buttermilch verdünnen. Die Inhaltsstoffe der Brennessel werden dadurch besonders gut aufgeschlossen und verwertbar gemacht. Wer keine Buttermilch mag, kann statt dessen einen viertel Liter Wasser verwenden.
Selbsthergestellte Blütenessenz:	Indikationen (Herstellung: siehe Kapitel 2): fördert unsere Sensibilität und Wahrnehmung

Rezept: *Heilwein von Brennesselsamen*

Geben Sie anderthalb Handvoll Brennesselsamen auf 0,7 Liter Weißwein, für 10 Minuten auf kleiner Hitze leicht köcheln, abfiltern. In die Aufbewahrungsflasche einen kleinen Hämatit legen. Er unterstützt Blutbildung und Kräftigung. Nach den Mahlzeiten 2mal täglich ein Schnapsglas voll nehmen.

Homöopathie:	Urtica D4 Indikationen: Nesselsucht (roter, brennend-juckender Hautausschlag mit kleinen Bläschen); diuretische Wirkung; Gicht; Muskelrheuma; zur Milchbildung Urtinktur: bei Verbrennungen und Insektenstichen im Verhältnis 1:5 verdünnen

Rezept: *Brennesselhaarwasser*

50 ml Brennesselwurzeltinktur 150 ml destilliertes Wasser
10 Tropfen ätherisches Rosmarinöl

Zutaten miteinander verschütteln, morgens und abends die Kopfhaut damit einmassieren.

Äußere Anwendungen

Indikationen/ Wirkungen: Nährt die Haarwurzeln; Schuppen; verbessert die Kopfhautdurchblutung

Haarspülung: Mit Brennesselwurzeln in Obstessig; Herstellung: siehe Kapitel 10, »Zubereitungsarten«

Verwendung in der Küche

Die jungen Blätter ergeben ein sehr schmackhaftes Gemüse. Zubereitungen wie Spinat, Zugaben zur Suppe oder junger Brennesselsalat sind sehr wohlschmeckend. Vorher kurz blanchieren.

Pulverisierte Blätter: Einen halben Teelöffel als Zugabe zu Quark, in Salatdressings, auf die fertige Suppe streuen oder unters Meersalz mischen

Tierheilkunde: 1mal monatlich 1 bis 2 Eßlöffel pulverisierte Blätter unter das Futter von Hunden und Katzen mischen (macht das Fell schön glänzend, beugt rheumatischen Beschwerden vor)

Anwendung im Garten und für Zimmerpflanzen

Garten: Aufguß als Spritzmittel gegen Blattläuse und Spinnmilben, zur Kräftigung der Pflanze, vorbeugend gegen Krankheits- und Schädlingsbefall

Brennessel-jauche: 10 kg frisches Brennesselkraut mit 100 Liter Regenwasser ansetzen, kräftig verrühren, 3 Tage stehenlassen. Täglich umrühren. Die Jauche geht in-

	nerhalb dieser Zeit in Gärung über. Zum Gießen im Verhältnis 1:20 mischen. Anwendungsgebiete wie oben, zur Düngung, gegen Schädlinge, zur Bodenkräftigung.
Brennessel-zubereitung für Zimmer-pflanzen:	10-Liter-Eimer zu einem Drittel mit Brennesselkraut füllen, mit kochendem Wasser überbrühen und über Nacht stehenlassen. Abgießen und im Verhältnis 1:5 verdünnen, dann die Pflanzen damit besprühen. Der Sud kann auch gerne auf den Boden gesprüht werden, weil er ihn verbessert. Dieser Brennesselansatz ist nicht geruchsintensiv im Gegensatz zu dem für die Gartenpflanzen.

Brombeerblätter

Lateinischer Name: Foliae Rubi fructicosi
Anbaugebiete/Vorkommen: Weit verbreitet, in Wäldern, an Wegesrändern, als wilde Hecken, auf Lichtungen und im Garten
Verwendete Pflanzenteile: Blätter
Sammelgut/Sammelzeit: Junge Brombeerblätter: April bis Mai (Handschuhe mitnehmen, Blätter pieksen)
Inhaltsstoffe: Unter anderem Gerbstoff, organische Säuren, Milch-, Oxal-, Bernstein-, Apfel- und Salicylsäure, Pektin, ätherisches Öl und Vitamin C
Besonderes: Die fermentierten Brombeerblätter ergeben einen schwarzteeähnlichen, wohlschmeckenden Aufguß, der frei von Tein ist

Innere Anwendungen

Indikationen/ Wirkungen:	Magen-Darm-Katarrh; Durchfall; Dickdarmentzündung; Ausfluß (Fluor albus); allgemein stoffwechselanregend und bei Hauterkrankungen; Eisenmangelanämie, schleimlösend bei Husten
Teezubereitung:	Aufguß (Herstellung: siehe Kapitel 10, »Zubereitungsarten«); bitte beachten: 2 gehäufte Teelöffel auf einen viertel Liter Wasser, 10 Minuten ziehen lassen

Rezept: *Wohlschmeckender Haustee*

50 g Brombeerblätter	10 g Sonnenblumenblüten
20 g Erdbeerblätter	40 g Hibiskusblüten
10 g Himbeerblätter	20 g Lemongras

Aufguß; 1 Teelöffel auf einen viertel Liter, 10 Minuten ziehen lassen. Angenehmer, gesunder Durstlöscher, auch für heiße Tage, kalt oder warm getrunken.

Fermentierter Genußtee

Zur Herstellung eines fermentierten Genußtees eignen sich Brombeer-, Himbeer- und Erdbeerblätter. Das Fermentationsverfahren ist sehr einfach. Sammeln Sie die frischen Blätter, die gerne noch taufeucht sein können, breiten Sie sie auf einem Tuch aus, und lassen Sie die Blätter für einen halben bis dreiviertel Tag liegen, bis sie leicht schlaff geworden sind. Dann mit dem Nudelholz oder einer Flasche zerdrücken. Nun mit etwas lauwarmem Wasser besprühen, das Tuch einschlagen und zum Säckchen falten. Danach für 3 bis 4 Tage an einem *warmen Ort aufbewahren*, damit die Blätter nicht schimmeln. Das Säckchen zwischendurch leicht schütteln. Das Verfahren färbt die Blätter schwarz, zu Anfang liegt auch ein eigenartiger Geruch über dem Fermentationsgut, der sich jedoch schnell verflüchtigt. Legen Sie jetzt die auseinandergezupften Blätter auf ein Backblech. Bei 50 Grad trocknen. Trockenzeit: etwa 10 bis 15 Minuten. Zwischendurch prüfen, ob die Blätter bereits trokken sind. Abschließend in dunkle Teegläser füllen. Nach weiteren 3 Tagen ist der Tee gebrauchsfertig und duftet jetzt sehr angenehm. Zubereitung: übliche Dosierung, den Aufguß 5 bis 10 Minuten ziehen lassen.

Fertigteemischungen: Viele der handelsüblichen Teemischungen enthalten Brombeerblätter; wer sich nicht die Mühe des Fermentierens (siehe unten) machen will, kann fermentierten Brombeerblättertee auch fertig kaufen.

Äußere Anwendungen

Indikationen/ Wirkungen:	Sitzbad (Eichenrinde und Brombeerblätter zu gleichen Teilen mischen; Herstellung: siehe Kapitel 10, »Zubereitungsarten«): Hämorrhoiden und Analfissuren (Risse); Ausfluß Mund- und Halsspülung (Brombeerblätter als Abkochung): Zahnfleischbluten; zur Zahnfleischpflege; Heiserkeit infolge von überanstrengten Stimmbändern

Eibisch

Lateinischer Name: Althaea officinalis
Volkskundliche Namen: Hustenwurz, Elfenkraut, Heilmalve, Heilwurz, Hilfswurz, mundartliche Abwandlung von Eibisch und Althaea
Anbaugebiete/Vorkommen: Süd- und Mitteleuropa, West- und Nordasien, Nordamerika und Australien; bevorzugt feuchte und salzhaltige Standorte, wächst aber auch an sonnigen Waldrändern; wird unter anderem in Unterfranken angebaut
Verwendete Pflanzenteile: Blätter (Foliae Althaeae); Blüten (Flores Althaeae); Wurzel (Radix Althaeae)
Sammelgut/Sammelzeit: Blätter: Mai bis Juni; Blüten: Juni/Juli; Wurzeln: Oktober bis November; je später die Wurzel gesammelt wird, desto reicher ist ihr Gehalt an Schleim
Inhaltsstoffe: Eibisch gehört zu den schleimbildenden Drogen; am heilkräftigsten sind die Wurzeln; ihr Anteil an pflanzlichem Schleim beträgt 36 % gegenüber 10 % in den Blättern. Weitere Inhaltsstoffe sind Pektin (11 %), Stärke (38 %), Zucker (10 %), Asparagin, ein entwässernder Stoff (2 %), Fett und 4 bis 5 % Mineralien

Geschichtliches

Bereits die Amazonen sollen die wundheilende Kraft des Eibisch sehr geschätzt haben. In vielen alten Aufzeichnungen, nicht zuletzt bei Hufeland, findet die Heilwirkung des Eibisch vielfach wiederholte Erwähnung, vor allem bei Lungenleiden.

Fertigarzneimittel: Hustenelixier, Fa. Weleda; Tannenbalsam A, Fa. Hübner; Biotuss N (Hustensaft für Kinder); Fa. Spitzner; zahlreiche Hustentees enthalten Eibischwurzel, wegen des erforderlichen Kaltansatzes empfehle ich, die Eibischwurzel als Einzelkraut einzunehmen und, wenn nötig, andere Hustentees begleitend dazu zu trinken

Innere Anwendungen

Indikationen/ Wirkungen: Bronchitis; Lungenerkrankungen; Keuchhusten; alle Arten von Husten, die mit starker und/oder zäher Verschleimung einhergehen; Reizhusten; Asthma; Schluckbeschwerden und Angina; Magenschleimhautentzündung (Gastritis); Magen-Darm-Katarrh; Magengeschwüre; Darmentzündung (Colitis); Durchfall, auch/besonders von Kleinkindern; Reizblase; Ausfluß (Fluor albus); zur allgemeinen Kräftigung und Stärkung und in der Rekonvaleszenz

Teezubereitung: Kaltansatz aus Wurzeln (Herstellung: siehe Kapitel 10, »Zubereitungsarten«); Tagesmenge: 2 gehäufte Teelöffel in einen halben Liter kaltes Wasser geben und 2 bis 3 Stunden bedeckt ziehen lassen. Danach ganz leicht erwärmen, *keinesfalls kochen!* In der Thermoskanne bevorraten und, über den Tag verteilt, trinken. Der Tee ist sehr schmackhaft und aufgrund seiner Zuckergehaltes von natürlicher Süße.

Eibischwurzel-sirup: Handelsüblich als Fertigprodukt aus der Apotheke; er schmeckt sehr angenehm und wird von Kindern gern eingenommen

Einlauf/Klistier: Mit einem viertel bis halben Liter Eibischwurzeltee (Zubereitung siehe oben) einen Einlauf machen
Indikationen: Darmträgheit; Entzündungen des Enddarmes

Bleibeklistier: Eine sehr kleine Menge, etwa 30 ml, wird als Einlauf vorsichtig dem Darm zugeführt und soll zur Kräftigung und Stärkung absorbiert werden.

Äußere Anwendungen

Indikationen/ Wirkungen:	Eibischwurzeltee (Zubereitung siehe oben) als Umschlag oder Einreibung bei folgenden Indikationen: entzündungshemmend; gewebeerweichend (Abszesse, Furunkel etc.); wundheilend; gewebekräftigend, zellerneuernd
Kosmetik	Eibischwurzeltee (Zubereitung siehe oben) in die feuchte Haut einmassieren; wirkt entzündungshemmend, wundheilend, kräftigt und strafft müde Haut und spendet ihr Feuchtigkeit

Erdrauch

Lateinischer Name: Fumaria officinalis
Volkskundliche Namen: Grindkraut, Erdraute, Erdgallenkraut
Anbaugebiete/Vorkommen: In fast allen gemäßigten Zonen Europas, auf Schutthalden, Äckern (Lehmböden), an steinigen Hängen, am Wegrand; wächst verstreut. Interessanterweise liebt Erdrauch abgebrannte Flächen. Vermutlich stammt daher seine Namensgebung.
Verwendete Pflanzenteile: Das blühende Kraut (Herba Fumariae)
Sammelgut/Sammelzeit: Blühendes Kraut: Mai bis Juni
Inhaltsstoffe: Bitterstoffe, Protopin, Fumarin, Harz etc.
Fertigarzneimittel: Oddibil Dragees, Fa. Nattermann

Pflanzenmythologie

Auch in der Pflanzenmythologie finden wir immer wieder Hinweise auf die elementare Beziehung zu Feuer und Rauch. Kranke und geschwächte Menschen sollten im reinigenden Rauch des schwelenden Krautes von negativen Energien befreit werden; man verwendete es auch bei Opferfeuern, um den Erd- und Feuerelementen zu danken.

Geschichtliches

Die Ärzte der Antike verordneten Erdrauch bei Pest, Wurmerkrankungen und der »Franzosenkrankheit«, die sich allerdings keineswegs an nationale Grenzen gebunden fühlte: der Syphilis.

> *Bitte beachten*
>
> Wegen des Alkaloides Fumarin sollte das Einzelkraut nicht länger als 14 Tage eingenommen werden; Tagesdosis: 2 Tassen; in der Mischung mit anderen Kräutern hingegen ist die kurmäßige Anwendung über 4 bis 6 Wochen, 3 Tassen pro Tag, unbedenklich.

Innere Anwendungen

Indikationen/ Wirkungen: Regt schwachen Gallenfluß an und hemmt zu starke Gallebildung; entkrampfend bei Gallenwegsbeschwerden und Koliken; Verstopfung (durch unzureichenden Gallefluß); fördert die Fettverdauung; regt den Appetit an; Krämpfe des Magen-Darm-Traktes; Hämorrhoiden als Folge eines Pfortaderstaus; Milzschwellung aus gleichem Grund; als Blutreinigungsmittel bei Akne, Furunkulose und Hauterkrankungen; rheumatischer Formenkreis

> Rezept: *Leber-Galle-Tee*
>
> 50 g Erdrauchkraut — 30 g Löwenzahnkraut und -wurzeln
> 20 g Schafgarbenkraut — 10 g Boldoblätter
>
> Aufguß, 5 bis 10 Minuten ziehen lassen. 2 Tassen nach den Hauptmahlzeiten kurmäßig für 4 Wochen trinken. Der Tee ist galleflußanregend, leberkräftigend und verdauungsfördernd.
>
> Rezept: *Kräftigender Wein zur Reinigung und Stärkung des gesamten Organismus*
>
> 40 g frisches Erdrauchkraut — 0,7 l Weißwein
>
> Das Kraut 7 Tage im Wein ziehen lassen, abfiltern – fertig. 1 Schnapsglas pro Tag nach dem Essen trinken.

Teezubereitung: Aufguß (Herstellung: siehe Kapitel 10, »Zubereitungsarten«); 5 bis 10 Minuten ziehen lassen

Selbsthergestellte Blütenessenz: Indikationen (Herstellung: siehe Kapitel 2): beruhigend; hilft zu unterscheiden, ob es nötig ist, zu reagieren oder ruhig und gelassen zu bleiben

Äußere Anwendungen

Indikationen/ Wirkungen:	Gesichtswaschungen mit Erdrauchtee: stärken die Augen; bei Hautausschlägen (Akne, Unreinheiten)

Fenchel

Lateinischer Name: Foeniculum vulgare
Volkskundliche Namen: Brotsamen, Kindertee, Frauenfenchel
Anbaugebiete/Vorkommen: Südeuropa, läßt sich aber auch mit gutem Erfolg bei uns im Garten anbauen
Verwendete Pflanzenteile: Fenchelfrüchte (Fructus Foeniculi)
Sammelgut/Sammelzeit: Früchte: September/Oktober
Inhaltsstoffe: Unter anderem ätherisches Öl, Zucker, fettes Öl
Fertigarzneimittel: Salus Magen-Darm-Tee; Salus Asthmatee; Salus Abführtee; Atmulen K (für Kinder, Saft bei Husten und entzündlichen Erkrankungen der oberen Atemwege), Fa. Fides; Fenchelsirup mit Bienenhonig, Fa. Ankerpharm; Fenchelhonig, Fa. Abtei

Pflanzenmythologie

In China und Indien fand der Fenchel Verwendung gegen Skorpion- und Schlangenbisse. Fenchel schenkt Kraft, Mut, Ausdauer und ein langes, zufriedenes Leben.

Innere Anwendungen

Indikationen/ Wirkungen:	Stärkt Magen und Darm; beruhigend bei Magen-Darm-Koliken; Übelkeit und Erbrechen nach Genuß von Kaltem; blähungstreibend; Bronchialasthma; hustenstillend und auswurffördernd; Keuchhusten; fördert die Monatsblutung; Fettleibigkeit; begleitender Tee gegen Wechseljahrbeschwerden; mild beruhigend; sehr gesunder, wohlschmeckender Säuglings- und Kindertee
Teezubereitung:	Aufguß; 2 Teelöffel auf einen viertel Liter, 10 Minuten ziehen lassen

Rezept: *Wohlschmeckender Heil-Likör für Magen und Atemwege*	
50 g Fenchelfrüchte	1 Zimtstange
20 g Anisfrüchte	150 g brauner Kandiszucker
10 g Süßholzwurzel	0,7 l Korn (32 %)

Vier Wochen an warmem Ort ziehen lassen, öfters schütteln. Danach abfiltern, die Fenchelsamen ausdrücken und den Likör in eine hübsche Karaffe füllen.
Der Trinkspruch »Auf die Gesundheit!« ist bei diesem wohlschmeckenden Tropfen durchaus passend!

Fenchelhonig/ -sirup: Wird allgemein im Handel angeboten; sehr lecker in Spitzwegerich- oder Thymiantee bei Husten, Erkältungen und zur Atemwegskräftigung

Tinktur: 20 Tropfen auf einen achtel Liter
Indikationen:
Magen-Darm-Verstimmung
Blähungen

Fenchelsamen, getrocknet: kauen; in kleinen Mengen gekaut, fördern sie die Verdauung, geben frischen Atem, stärken Magen und Abwehrkräfte

Frischpflanzenpreßsaft: Indikationen: beruhigend auf die Verdauungsorgane; auswurffördernd; schleimlösend; blähungswidrig

Äußere Anwendungen

Indikationen/ Wirkungen: Dampfbad (Herstellung: siehe Kapitel 10, »Zubereitungsarten«): Infektionen der oberen Atemwege; beruhigt irritierte Gesichtshaut
Augenspülung (Augenwanne mit lauwarmem Fencheltee und 2 bis 3 Körnchen Salz füllen): zur Stärkung der Sehkraft; bei überanstrengten Augen zur Beruhigung; Bindehautreizung
Duftlampe: Atemwegsinfekte; nervenstärkend; allgemein beruhigend, »einhüllend« durch den süßen Duft
Fenchel-Körperöl (Einreibungen oder Massage,

> *Vorsicht!*
>
> Ätherisches Fenchelöl nicht in der Schwangerschaft anwenden! Nicht für Kinder unter sechs Jahren!

Herstellung siehe Kapitel 3): Koliken; Blähungen; zur Anregung der Milchbildung (nach der Entbindung); prämenstruelles Syndrom (PMS): Spannungsgefühl in den Brüsten, Reizbarkeit etc.; zur Hautpflege; beruhigt irritierte, alternde Haut; verleiht ihr frisches Aussehen; stärkt den Hauttonus

Kosmetik: Gesichtswaschungen mit Fencheltee wirken ebenfalls reinigend, kräftigend und verjüngend auf die Haut

Verwendung in der Küche

Fenchel kann als Backgewürz, für Süßspeisen, Obstsalat und Brot verwendet werden – pulverisiert oder im ganzen.

Fenchel-Anis-Milch: Verwendung bei Atemwegsbeschwerden, Husten, Heiserkeit, Schluckbeschwerden, innerer Kälte

> Rezept: *Brotgewürzmischung »für obendrauf und innendrin«*
>
> 100 g Fenchelsamen
> 30 g Anissamen
> 40 g Dillsamen
> 40 g Kümmel
> 25 g Koriandersamen
>
> Samen, ganz oder gemahlen, gut vermischen.
> Dosierung: 2 Eßlöffel pro kg Rohteig.
>
> Rezept: *Süße Fenchel-Hustenmilch*
>
> 1 TL Fenchel
> 1 TL Anis
> 1 TL Eukalyptushonig
> 1/4 l Milch
>
> Anis und Fenchel in Milch 5 Minuten leicht köcheln. Abkühlen lassen. Bei Trinktemperatur Eukalyptushonig hinzugeben.

Küchentip:	Probieren Sie zur Abwechslung in Ihrem Speiseplan rohe Fenchelknollen als Salat, Rohkostbeilage oder gedünstet als Gemüse; probieren Sie einmal Fenchelknollensalat mit getrockneten Datteln und Zitronensaft-Öl-Dressing; auf gedünstetem Fenchel, aber auch zu anderen Gemüsesorten schmeckt Gomasio (zerstoßener Sesam mit Meersalz) hervorragend.

Frauenmantel

Lateinischer Name: Alchemilla vulgaris
Volkskundliche Namen: Alchemistenkraut, Frauenheil, Marienkraut, Mutter-Gottes-Mantel

Pflanzenmythologie

Der Bezug des Frauenmantels zur Alchemie klang bereits wiederholt an; alchemistisches Ziel war nicht, wie vielfach mißverstanden, materielles Blei in Gold zu verwandeln, sondern, den Gesetzen der Evolution folgend, Niederes in Höheres zu transformieren.

Da der Frauenmantel aus sich heraus etwas Eigenes gebiert – nämlich diese Tropfen –, sahen die Alten gemäß der Signaturenlehre in dieser Pflanze eine tiefe Symbolik und klare Analogie zu den eigenen alchemistischen Bemühungen. Das Gold in der Alchemie darf nicht materiell interpretiert werden, sondern bedeutet die höchste Entfaltung des menschlichen Individuums, die Entfachung des göttlichen Funkens.

Er ist eines der wichtigsten klassischen Frauenkräuter. Bereits im Namen kommt der schützende, umhüllende Aspekt zum Ausdruck; mit einem weiteren Blick auf die Fähigkeit der Pflanze, diese kleinen Tropfen aktiv zu »gebären«, ist der Bezug zu dem lebenspendenden weiblichen Prinzip nochmals betont.

Ein Bad in starker Frauenmantelabkochung sollte die Jungfräulichkeit zurückgeben – eine zweifellos hohe Erwartung an die kleine Pflanze; allerdings hat sie durch ihren hohen Gehalt an Gerbstoffen einen durchaus willkommenen, adstringierenden, das heißt zusammenziehenden Effekt!

Anbaugebiete/Vorkommen: Feuchte Wiesen, Gebüsche, Wegränder, an Bachufern, in schattigen, trockenen Laubwäldern, an Böschungen, in nördlich gemäßigten Zonen bis ins alpine Gebiet. Dort finden wir den Alpenfrauenmantel (Alchemilla alpina, Heilanwendungen wie der »gemeine« Frauenmantel). Wächst auf kalkarmen und kalkreichen Böden. Gut im Garten anbaubar, auf Zierarten beim Einkauf achten und gezielt die heilkräftige *Alchemilla vulgaris* verlangen!
Verwendete Pflanzenteile: Das blühende Kraut (Herba Alchemillae); Blätter (Foliae Alchemillae)
Sammelgut/Sammelzeit: Blühendes Kraut: Hochsommer; Blätter: Mai bis August
Inhaltsstoffe: Gerb-, Bitterstoffe, organische Säuren, ätherisches Öl, Lecithin und andere Substanzen
Besonderheiten: Sie gehört zur Familie der Rosengewächse wie auch die Erdbeere, Eberesche, das Gänsefingerkraut, der Odermennig, die Heckenrose, der Weißdorn, Schlehdorn, die Himbeere, Brombeere und viele andere. Ein besonderes Phänomen der Pflanze ist die sogenannte Guttation, das heißt Tropfenbildung. Aus den Wasserspalten der Blattkanten scheidet sie aktiv Feuchtigkeit aus, die sich

Rezept: *Entbindungstee für die letzten 4 Wochen vor dem Termin*

80 g Frauenmantelblätter	30 g Brennesselblätter
40 g Himbeerblätter	

1 gehäuften Teelöffel der Blätter auf einen viertel Liter Wasser geben. Aufguß 10 Minuten ziehen lassen, 2 Tassen pro Tag trinken. Entwässert, versorgt den Körper mit wichtigen Mineralien, fördert die Milchbildung und erleichtert die Geburt.

Rezept: *Frauen-Krafttee*

60 g Frauenmantel	20 g Schafgarbenkraut
10 g Beifußkraut	30 g Brennesselblätter
10 g Storchenschnabelkraut	50 g Hibiskusblüten

1 gehäuften Teelöffel auf einen viertel Liter Wasser geben. 10 Minuten ziehen lassen, 2 bis 3 Tassen pro Tag kurmäßig trinken. Fördert unsere weibliche Ausstrahlung, kräftigt und stärkt den Genitalbereich, reguliert den Monatsfluß. Zeitweise als Haus- und Genußtee geeignet.

sammelt und im Blattzentrum einen großen Tropfen bildet, der fälschlicherweise mit Tau verwechselt wird. Diesen »Zaubertropfen« bezeichneten die Alten als den »Alchemistentropfen«. (Mich erinnert dieser klare Tropfen immer an einen kleinen Bergkristall.)
Fertigarzneimittel: Gerner Tonikum F (Phytotherapeutikum bei Frauenbeschwerden), Fa. Gernerpharma; Salviathymol Mundspülung (bei Hals- und Zahnfleischbeschwerden), Fa. Galenika Hetterich; Salus Liebfrauentee

Innere Anwendungen

Indikationen/ Wirkungen:	Ausfluß (Fluor albus); reguliert und harmonisiert die Monatsblutung; kräftigt die Gebärmutter; Senkungsbeschwerden; Störungen und Erkrankungen der weiblichen Genitalien; fördert die Milchbildung; erleichtert die Geburt (4 Wochen vor der Entbindung täglich 2 Tassen trinken); fördert die Rückbildung der Gebärmutter; Fettleibigkeit; Diabetes (begleitend); Magen-Darm-Katarrh; zur allgemeinen Kräftigung und Vitalisierung, gibt Struktur
Teezubereitung:	Aufguß (Herstellung: siehe Kapitel 10, »Zubereitungsarten«), 10 Minuten ziehen lassen, 2 Tassen pro Tag trinken
Tinktur:	Indikationen wie oben; 10 Tropfen auf einen achtel Liter Wasser, 3mal täglich einnehmen
Selbsthergestellte Blütenessenz:	Indikationen: weckt und fördert das mütterlich-nährende Prinzip; zur besseren Entfaltung und Entwicklung der veranlagten Fähigkeiten; unterstützend bei der Umwandlung negativen Potentials in höheres, positives
Homöopathie:	Alchemilla D2; Tropfen, obige Indikationen, 3mal täglich 10 Tropfen

Tip

Geben Sie in ihr Blütenfläschchen einen kleinen Bergkristall oder Amethyst.

Äußere Anwendungen

Indikationen/ Wirkungen:	Fördert die Wundheilung; nach Zahnextraktion; Zahnfleischblutungen; Zahnfleischentzündungen; blutungsstillend; kräftigt und stärkt die Muskulatur; Senkungsbeschwerden; zu starker Monatsfluß; Ausfluß (Fluor albus); bei Blasenschwäche; gegen Hämorrhoiden; kräftigt die Schleimhaut des weiblichen Genitals
Anwendung:	Je nach Beschwerden als (Herstellung: siehe Kapitel 10, »Zubereitungsarten«): Ganzkörperbad; Sitzbad; Vaginalspülung; Mundspülung; Kompresse
Kräuterkissen mit Edelsteinen:	Stoffarbe Rot oder Orange: nur mit Frauenmantel gefüllt; empfohlene Steine: Achat, Karneol, Granat; erhöht die Empfängnisbereitschaft, fördert die weibliche Kraft; Stoffarbe Lila: wenn es um die Entwicklung des veranlagten, noch schlummernden Potentials geht; legen Sie einen Bergkristall und einen Amethyst dazu; verwenden Sie zweckmäßigerweise runde Trommelsteine

Gänseblümchen

Lateinischer Name: Bellis perennis
Volkskundliche Namen: Tausendschönchen, Maßlieben, Marienblume
Anbaugebiete/Vorkommen: auf Wiesen, Weiden, Parkflächen, sehr weit verbreitet, bevorzugt lehmigen Boden

Pflanzenmythologie

In der nordischen Mythologie war die Pflanze der Frühlingsgöttin Ostara geweiht. Die christlichen Legenden berichten, sie sei den Tränen Marias entsprungen. Früher flocht man daraus Kränze und legte sie nachts Kindern mit Neigung zu Krampfanfällen um den Hals. Wer die drei ersten Gänseblümchen im Frühjahr ißt, bleibt das übrige Jahr »verschont« von Augenbeschwerden, Zahnschmerzen und Fieber.

Verwendete Pflanzenteile: Blätter; Blüten
Sammelgut/Sammelzeit: Blätter und Blüten: März bis September
Inhaltsstoffe: Unter anderem Bitterstoffe, Inulin, Saponin und ätherisches Öl

Innere Anwendungen

Indikationen/ Wirkungen: Bei Husten in Hustenteemischungen; stark blutreinigend; entgiftend; fördert mild die Verdauung; gleicht zu starke, schmerzhafte Regelblutung aus (in Mischungen mit anderen Kräutern)

Teezubereitung: Aufguß (Herstellung: siehe Kapitel 10, »Zubereitungsarten«), 10 Minuten ziehen lassen

Homöopathie: Bellis perennis D2 bis D6
Indikationen: Zustände nach Verletzungen wie: Quetschungen, Blutergüsse, Prellungen, Zerschlagenheitsgefühl; Muskelschmerzen bei Rheuma und bei Überanstrengung; Bronchitis; Magen-Darm-Katarrh mit wäßrigen Durchfällen; Ekzeme; Kreuzschmerzen und Senkungsbeschwerden bei Frauen
Wichtig: Alle Symptome bessern sich durch Wärme, Massage und Bewegung

Äußere Anwendungen

Indikationen/ Wirkungen: Fördert die Wundheilung; blutstillend; schmerzlindernd; nach Verletzungen, Prellungen; Wundheits- und Zerschlagenheitsschmerz; Blutergüsse; Ekzeme und Furunkel; Muskelkater; Gliederschmerzen; rheumatische Muskelschmerzen

Tinktur: Für Umschläge, als Einreibung (ohne Indikationen); Herstellung: siehe Kapitel 10, »Zubereitungsarten«

> *Tip*
>
> Kann alternativ zu Arnika eingesetzt werden, falls diese nicht vertragen wird.

Rezept: *Heil- und Schmerzsalbe*

1 Handvoll Gänseblümchen, gehackt

1 EL Ringelblumenblüten, getrocknet oder frisch

150 g Butaris

Die Kräuter in dem zerlassenen Fett 5 Minuten leicht köcheln lassen, durch ein Tuch pressen, abfüllen und kühl lagern.

Rezept: *Kapernersatz*

1 Handvoll Gänseblümchenknospen

1/4 l Obstessig

1 Prise Meersalz

1/4 l Estragonblätter

1 Lorbeerblatt

Zutaten kurz aufkochen und heiß in ein gut verschließbares Glas füllen und 7 Tage ziehen lassen.

Verwendung in der Küche

Gänseblümchenblüten und -knospen schmecken als Brotbelag, im Salat oder eignen sich als leckere Dekoration; auch die Blütenblätter können gegessen werden.

Gänsefingerkraut

Lateinischer Name: Potentilla anserina
Volkskundliche Namen: Gänsekraut, Krampfkraut, Silberblatt
Anbaugebiete/Vorkommen: Ganz Europa außer Mittelmeerraum; sehr verbreitet, an Fluß- und Seeufern, auf Wiesen, am Wegrand, in Gräbern und auf Schutthalden
Verwendete Pflanzenteile: Das gesamte Kraut mit Blüten (Herba Anserinae); Blätter (Foliae Anserinae); Wurzeln (Radix Anserinae)
Sammelgut/Sammelzeit: Blühendes Kraut: Mai bis August; Blätter: Mai bis Juli; Wurzeln: entweder im zeitigen Frühjahr (März) oder im Spätherbst
Inhaltsstoffe: Unter anderem Gerb-, Bitterstoffe, Harz, Wachs, Schleim und Flavonfarbstoffe

Fertigarzneimittel: Natudolor Dragees (bei schmerzhaften Regelbeschwerden), Fa. Duopharm; Gastritol Tropfen (bei Gastritis, Magen- und Zwölffingerdarmgeschwür), Fa. Dr. Klein; Salus Kinder-Tee (zur Beruhigung bei Blähungen)

Innere Anwendungen

Indikationen/ Wirkungen: Magen-Darm-Krämpfe; schmerzhafte menstruelle Krämpfe; Muskel- und Wadenkrämpfe; Entzündungen von Magen, Dünn- und Dickdarm; zu starke Monatsblutung; Ausfluß (Fluor albus); wirkt kräftigend und zusammenziehend auf die Gebärmutter; Durchfall; mild stoffwechselanregend

Teezubereitung: Aufguß (Herstellung: siehe Kapitel 10, »Zubereitungsarten«), Kraut/Blätter 10 Minuten ziehen lassen; Abkochung, Wurzeln, 10 Minuten köcheln

Frischpflanzensaft: Indikationen: leichte Regelbeschwerden; akuter Durchfall

Rezept: *Gänsefingerkrautmilch*

1 TL Gänsefingerkraut	1/2 Zimtstange
1/2 TL Fenchel	1/4 l Milch
1/2 TL Anis	

Zutaten in der Milch für 5 Minuten köcheln lassen. Dies ist ein wirksames Rezept gegen Menstruations- und Magenkrämpfe.

Homöopathie: Potentilla anserina, Urtinktur bis D6
Indikationen: unregelmäßige Monatsblutungen; unterstützend bei Magenübersäuerung und daraus resultierendem Magen- und Zwölffingerdarmgeschwür; Magen-Darm-Krämpfe; allgemeine Muskelkrämpfe

Vorsicht!

Der Frischpflanzensaft kann Beschwerden bei Reizmagen verstärken.

Äußere Anwendungen

Indikationen/ Wirkungen:	Sitzbad/Vaginalspülungen (Herstellung: siehe Kapitel 10, »Zubereitungsarten«): Zur Gebärmutterkräftigung; Ausfluß (Fluor albus); schmerzhafte Regel; zur Harmonisierung der Regelblutung; Hämorrhoiden Mundspülungen (1 Eßlöffel des Krauts in einem viertel Liter kochendem Wasser für 20 Minuten bedeckt ziehen lassen): Parodontose; Zahnfleischbluten; Zahnfleischentzündung Wer unter diesen Beschwerden leidet, sollte während eines Spazierganges ruhig die frischen Blätter sammeln und kauen
Frische Blätter:	Etwas andrücken und auf Insektenstiche legen
Tinktur:	Ebenfalls als Mundspülung, 20 Tropfen in einem viertel Liter Wasser bei obigen Beschwerden

Verwendung in der Küche

Die ganz zarten Blätter in Salat, auf Brot, in Quark oder in die Suppe geben. Je älter die Blätter sind, desto herber und intensiver ist der Geschmack.

Goldrute

Lateinischer Name: Solidago virgaurea
Volkskundlicher Name: Goldraute
Anbaugebiete/Vorkommen: Sehr weit verbreitet, vorwiegend Mittel- und Nordeuropa, aber auch Mittelmeerraum bis Nordafrika. Sie wächst auf trockenen Waldwiesen, Lichtungen, aber auch an Seen und Flußläufen. Da die Goldrute mit dem Wasserelement in Verbindung steht, sollte die in Wassernähe wachsende Pflanze bevorzugt gesammelt werden, weil ihre Wirkung stärker ist. Sie kann auch im Garten angebaut werden – achten Sie beim Einkauf auf die nicht heilkräftigen Zierarten, die jedoch sehr dekorativ sind.
Verwendete Pflanzenteile: Das blühende Kraut (Herba Solidaginis virgaureae)

Sammelgut/Sammelzeit: Blühendes Kraut: Hochsommer
Inhaltsstoffe: Unter anderem Saponine, Gerb-, Bitterstoffe, ätherisches Öl (in Spuren) und ein Flavonfarbstoff
Fertigarzneimittel: Blasen- und Nierentee Nr. VI, Fa. Nestmann; Solidagoren N (Tropfen; sämtliche Nierenbeschwerden), Fa. Klein; Nierentonikum forte (entzündliche Erkrankungen und Spasmen der ableitenden Harnwege), Fa. Schwörer; Kalkurenal (bei Harnsteinen und Nierengrieß), Fa. Müller, Göppingen

Innere Anwendungen

Indikationen/ Wirkungen: Akute und chronische Nierenentzündungen; entwässernd; zur Kräftigung des funktionellen Nierengewebes; zur verbesserten Ausscheidung der harnpflichtigen Substanzen (Harnstoff, Harnsäure und Kreatinin); nierenbedingte Kopfschmerzen; Depressionen; bei allgemeiner Gedunsenheit, Gesichtsschwellung und Lidödemen infolge von Nierenschwäche; Harnsteine und Nierengrieß (Kalziumsteine); erschwerter Harnabgang infolge von Prostatavergrößerung; Sommerdurchfälle

Teezubereitung: Aufguß (Herstellung: siehe Kapitel 10, »Zubereitungsarten«), 10 Minuten ziehen lassen

Tinktur: 12 Tropfen auf einen achtel Liter Wasser 3mal täglich, Indikationen wie zuvor beschrieben

Selbsthergestellte Blütenessenz: Indikationen (Herstellung: siehe Kapitel 2): löst innere Verhärtungen; bringt gestaute Energien wieder in Fluß

Homöopathie: Solidago virgaurea D6

Rezept: *Nierentee*

80 g Goldrutenkraut
20 g Brennesselblätter
20 g Birkenblätter
20 g Honigklee
30 g Liebstöckel

Aufguß (Herstellung: siehe Kapitel 10, »Zubereitungsarten«), 10 Minuten ziehen lassen, kurmäßig 3 Tassen pro Tag für die Dauer von 4 Wochen trinken. Dieser Tee wird getrunken zur Nierenkräftigung und Ausscheidung harnpflichtiger Substanzen.

Homöopathie: Solidago virgaurea D6
Indikationen: Chronische Nierenentzündung und Folgeschäden; Prostatavergrößerung mit Blasenentzündung; ausleitendes und regulierendes Nierenmittel; rheumatisch-gichtische Gelenkleiden

Gundelrebe

Lateinischer Name: Glechoma hederacea
Volkskundliche Namen: Erdkränzl, Grund- und Grindheil, Gundermann
Anbaugebiete/Vorkommen: Sehr weit verbreitet, bevorzugt feuchte Böden, wächst auf feuchten Wiesen, an Mauern, Hecken, Bachläufen, in Laub-, Misch- und Auwäldern
Verwendete Pflanzenteile: Das blühende Kraut (Herba Glechomae, Herba Hederae terrestris)
Sammelgut/Sammelzeit: Blühendes Kraut: März bis Juli
Inhaltsstoffe: Gerbstoffe, Glechomin (Bitterstoff), ätherisches Öl, Harz, Wachs, Gummi, Cholin und andere
Besonderheiten: Die Gundelrebe ist für viele Tiere giftig und wird daher von ihnen gemieden, für uns Menschen jedoch ist sie eine sehr wirksame, gesundheitsbringende Heilpflanze

Pflanzenmythologie

Die Gundelrebe symbolisiert Gesundheit und das immer wiederkehrende neue Leben. Geflochtene Gundelrebenkränze duften wunderbar und wirken, in Haus, Küche und Ställen aufgehängt, allgemein kräftigend, gesundheitsfördernd und stärkend.
All denen, die sich Zugang zum geheimen Reich der Pflanzen ersehnen, empfehle ich die Beschäftigung mit der Gundelrebe, denn diese Pflanze weiß viel über das Pflanzenreich mitzuteilen. In diesem Zusammenhang erinnere ich auch noch mal an den Moosachat, der gleichermaßen beim Zugang helfen kann.

Innere Anwendungen

Indikationen/ Wirkungen:	Infektionen der oberen und unteren Atemwege; starke Verschleimung; erleichtert das Abhusten; Bronchitis und Bronchialasthma; reinigt die Atemwege (Raucher); stoffwechselanregend; unterstützend als Tee bei Blasenkatarrh; Magenschleimhautentzündung bei Magensäuremangel; Magen-Darm-Katarrh; stärkt das Nervensystem
Teezubereitung:	Aufguß (Herstellung: siehe Kapitel 10, »Zubereitungsarten«), 2 Teelöffel auf einen viertel Liter, 10 Minuten ziehen lassen

Rezept: *Warmer Gundelrebenwein für akute Fälle*

2 EL Gundelrebenkraut 1/4 l Weißwein
1/4 TL Ingwerwurzel, geschnitten

Zutaten 10 Minuten im Wein ziehen lassen und kurz erhitzen. Heiß trinken – und ab ins Bett!
Der Wein wirkt schleimlösend, schweißtreibend, blutreinigend und immunkraftstärkend.

Tinktur:	3mal täglich 10 Tropfen in einem achtel Liter Wasser einnehmen Indikationen: Magen-Darm-Katarrh; zur Leberkräftigung und Regeneration des Lungengewebes
Selbsthergestellte Blütenessenz:	Indikationen (Zubereitung: siehe Kapitel 2): fördert die Verbindung zum Pflanzenreich; weckt in uns Liebe und Achtung für die Wunder der Natur.

Äußere Anwendungen

Indikationen/ Wirkungen:	Hautwaschungen mit Gundelrebentee (Herstellung: siehe Kapitel 10, »Zubereitungsarten«): Akne; entzündete Hautstellen; Tinktur: Schlecht heilende Hautareale mit verdünnter Tinktur betupfen

Verwendung in der Küche

Wie Sie es bereits von anderen Pflanzen her kennen, eignen sich kleingehackte Gundelrebenblätter hervorragend als Beigabe auf Brot, in Salat, in Quark oder Suppe.

Gründonnerstagssuppe: Früher wurde anläßlich dieses Tages eine Suppe aus 9 Kräutern gekocht. Neben Gundelrebe verwendete man jeweils die Wildkräuter der Saison. Allesamt regen den Stoffwechsel an, befreien also von Belastendem. Die Zahl Neun ist dabei nicht zufällig – wer sich mit Zahlenmythologie beschäftigt, weiß, daß die Neun als Lebenszahl gilt. Das Grün der frischen Kräuter symbolisiert dabei Hoffnung und das immer wiederkehrende neue Leben.

Rezept: *Gründonnerstagssuppe*

1 kleingeschnittene Zwiebel
1 EL Butter
1 TL Weißenmehl
1/2 l pflanzliche Brühe
1 TL gehackte Gundelrebenblätter
1 TL Wegerichblätter
1 TL gehackte Brennesselblätter
1 TL gehackte Knoblauchsrauke
1 TL gehackte Bärlauchblätter
1 TL gehackte Löwenzahnblätter
1 TL Gänseblümchen
1 TL gehackte Wiesensauerampfer
1 TL gehackte Schafgarbenblätter
Salz
Muskatnuß
Etwas Sahne
Pfeffer

Zwiebel in Butter glasig dünsten, mit Mehl bestäuben und dann mit der Brühe auffüllen. Kräuter dazugeben, kurz aufkochen lassen und abschmecken. 5 Minuten köcheln lassen und mit Sahne verfeinern. Wer will, kann zum Abbinden noch etwas Grieß mit einkochen. – Guten Appetit!

Hagebutte

Lateinischer Name: Rosa canina
Volkskundliche Namen: Hagrose, Hundsrose, Apothekenrose
Anbaugebiete/Vorkommen: Fast in ganz Europa verbreitet, in lichten Laubwäldern, an Wald- und Wegrändern
Verwendete Pflanzenteile: Knospen; Blüten; Früchte
Sammelgut/Sammelzeit: Knospen: April bis Juni; Volle Blüten: Juni/Juli; Früchte: September bis Oktober

> [illegible]
>
> Ka[illegible]gebuttenschalen mit Kernen und nicht die Schalen [illegible]lleine ([illegible]s Cynosbati cum seminibus).

Inhaltsstoffe: Die Hagebutte ist eine hervorragende Vitamin- und Mineralstoffspenderin. Sie enthält unter anderem Pektin; Zitronen-, Apfel-, Gerb-, Gallensäuren; Vitamine B_1 und B_2 (B_2 = Niacin); Provitamin A (= Karotin)
Die weiteren Angaben beziehen sich auf 100 g frische Früchte. In 100 g sind enthalten: Vitamin C: etwa 500 mg; Besonderheit: Das Vitamin C ist durch seine Bindung an andere Inhaltsstoffe besonders gut im Körper verwertbar; obwohl sonst leicht flüchtig, geht selbst beim Kochen nur ein geringer Teil verloren; Eisen: 10 mg; Phosphor: 54 mg; Kalium: 512 mg; Magnesium: 122 mg; Natrium: 47 mg; Fruchtzucker: 30 %; Eiweiß: 2,7 %; Fett: 0,9 %; Calcium: 50 mg; Kerne: Ätherische Öle: 0,2 bis 0,3 %; Vitamin E (Tocopherol); Vanillin

> *Pflanzenmythologie*
>
> Die Hagebutte ist der Göttin Freyja geweiht und wurde nur am Freitag, dem Tag der Venus, geerntet. Die zarten, feinen Blütenblätter mit dem lieblichen Duft stehen sinnbildlich für die zarte, reine Liebe. Durch ihre Zuordnung zu Venus und Freyja, also den weiblichen Urprinzipien, galt die Pflanze als Schutz für die Gebärenden. Drei Hagebutten, am Heiligen Abend oder in der Neujahrsnacht verzehrt, stärken die Kräfte von Liebe und Harmonie und bieten zusätzlichen Schutz gegen Krankheiten und Unbill im neuen Jahr.

Die Hagebutte ist besonders für uns Frauen hervorragend geeignet, da wir aufgrund unserer Anatomie (kürzere Harnröhre) für Harnwegsinfekte anfälliger sind und diese nicht selten durch die Allianz kalter Füße, modisch-krankmachender Kleidung und zu geringer Flüssigkeitsaufnahme begünstigen!

Fertigarzneimittel: Salus wassertreibender Tee; Salus Nieren-Blasen-Tee; Hagebuttensaft im Bioladen oder Reformhaus; Hagebutten-Sanddorn-Elixier, Fa. Weleda

Innere Anwendungen

Indikationen/ Wirkungen: Knospen: als Haustee für Kinder; Blütenblätter (die Indikationen gelten auch für andere Rosenblüten, die nicht überzüchtet oder gespritzt sind): Husten; Heiserkeit; Lungenschwäche; Fieber; nervöse Herzbeschwerden; Nervenschwäche; allgemeine Schwäche; Appetitlosigkeit; in der Rekonvaleszenz; Menstruationsstörungen
Schalen mit Kernen: Abwehrschwäche; in der Rekonvaleszenz; Vitaminspender für die kalte Jahreszeit; als Haus- und Genußtee; wohlschmeckender Kindertee, eventuell mit etwas Honig süßen; Begleitgetränk zur Durchspülung bei Blasen- und Nierensteinen; zur Nieren- und Blasenpflege bei und nach Infekten; harntreibend, ohne die Nieren zu reizen; fiebersenkend; bei Rheuma und Gicht wegen seiner ausleitenden Wirkung

Teezubereitung: Aufguß aus Blüten (Herstellung: siehe Kapitel 10, »Zubereitungsarten«), 10 Minuten ziehen lassen

Bachblütenessenz: Wild Rose; für Menschen, die aufgegeben haben und ihr Leben ohne Zukunftsinteresse in Resignation und Eintönigkeit führen; sie fühlen sich müde, sind antriebsarm und haben sich in ihr Schicksal ergeben; auch für Menschen mit chronischen Krankheiten

Hagebutten-marmelade: Selbstherstellen ist recht aufwendig; Sie erhalten gute Qualitäten im Bioladen oder im Reformhaus; *bereits 2 bis 3 Teelöffel pro Tag decken den täglichen Vitaminbedarf!*

Rezept: *Hagebutten-Heilwein*

2 Handvoll frische Hagebuttenfrüchte
1 Zimtstange
1 Vanillestange
0,7 l Rotwein

Früchte leicht andrücken, die Vanillestange aufschlitzen und mit den übrigen Zutaten in den Wein geben. 14 Tage an einem warmen Ort ziehen lassen. Abfiltern, durch ein Tuch pressen und in eine hübsche Karaffe abfüllen.
Der Wein ist herz- und nervenstärkend, vitamin- und mineralstoffreich.

Rezept: *Sehr fruchtig schmeckender Hagebuttenlikör*

4 Handvoll frische Hagebuttenfrüchte
1 Vanillestange
1 Zimtstange
3 Anissterne
300 g weißer Kandis
0,7 l Korn (32 %)

Früchte anquetschen, Vanillestange aufschlitzen, mit den übrigen Zutaten in dunkle Flasche mit weitem Hals füllen. Öfters schütteln, nach 4 Wochen durch ein Tuch pressen. – Prost!

Äußere Anwendungen

Indikationen/ Wirkungen: Blütenblätter als Sitzbad/Vaginalspülung (Herstellung: siehe Kapitel 10, »Zubereitungsarten«): Ausfluß (Fluor albus); Menstruationsstörungen
Ganzkörperbad: Nervenschwäche; Erschöpfungszustände; zur Kräftigung schwer gedeihender, zarter, schwacher Kinder
Mundspülungen/Gurgeln: Halsschmerzen; Zahnfleischentzündungen; zur Zahnfleischkräftigung; bei Mundschleimhautverletzungen
Augenspülungen/Kompresse (bei empfindlichen Augen und Allergieneigung den Kamillenblüten

vorzuziehen!): Bindehautreizung; übermüdete Augen; zur Stärkung der Sehkraft
Gesichtsdampfbad: Bei trockener, empfindlicher und alternder Haut

Kleine Kostbarkeit: Aus den Kernen gepreßtes, wertvolles Hagebuttenöl; einige Tropfen, in die feuchte Hand eingerieben, haben sich sehr gut bei leichtentzündlicher Haut, Akne und daraus entstandenen Narben bewährt

Rezept: *Duftige Schönheit für Ihre Haut*

2 gehäufte TL Hagebuttenblütenblätter
1/4 l Wasser
1 Msp. Honig

Blätter mit Wasser überbrühen und 30 Minuten ziehen lassen. Honig darin auflösen.
Beruhigt, belebt und stärkt empfindliche, gereizte Haut. Auf der Haut trocknen lassen!

Rezept: *Hagebutten-Rosenblüten-Öl*

1 Handvoll Hagebuttenblütenblätter
50 ml süßes Mandelöl
1 kleiner Rosenquarz

Zutaten in eine dekorative Flasche mit weitem Hals geben. 7 Tage stehenlassen, danach ist das Öl gebrauchsfertig. Die Blätter können in der Flasche verbleiben.
Dieses Öl ist sehr mild und wird besonders von empfindlicher, zu Allergien neigender Haut vertragen. Auch für zarte Kinder- und Babyhaut geeignet. Das »Blütenöl« vermittelt uns Wärme, Liebe, Geborgenheit und erhöht unsere harmonische Eigenschwingung.
Energetische Wirkung des Hagebutten-Rosenblüten-Öls: Bei Herzensleid, Liebeskummer und allen seelischen Verwundungen, die uns im Zwischenmenschlichen zu Herzen gehen, massieren Sie das Öl im Brustbereich ein.

Freunden Sie sich mit der Hagfrau an, denn sie ist eine gute Beschützerin und Begleiterin für das ganze Jahr!

Herzgespann

Lateinischer Name: Leonurus cardiaca
Volkskundliche Namen: Herzheil, Herzgold, Löwenschwanz
Anbaugebiete/Vorkommen: Auf Öd- und Brachland, an Zäunen, Hekken in Europa, Asien, Nordamerika, Anbau in Südosteuropa
Verwendete Pflanzenteile: Das blühende Kraut (Herba Leonuri)
Sammelgut/Sammelzeit: Blühendes Kraut: Juni bis September
Inhaltsstoffe: Gerbstoffe, Leonurin (Bitterstoff), Stachydrin (Alkaloid), organische Säuren, ätherisches Öl und andere

Innere Anwendungen

> *Vorsicht!*
>
> Nicht in der Schwangerschaft einnehmen! Das Alkaloid Stachydrin wirkt wehenfördernd und kann die Geburt frühzeitig auslösen!

Indikationen/ Wirkungen: Nervöse Herzbeschwerden, auch während der Wechseljahre und bei Schilddrüsenüberfunktion; Angst, Unruhe und Atemnot; Hitzewallungen im Klimakterium; ausgleichend bei Schilddrüsenüberfunktion; nervöse Herzangst; Roemheld-Syndrom (blähungsbedingte Herzschmerzen); blähungslösend, herzentspannend; leichte nervöse Unruhe; entwässernd; Wochenbettdepressionen; ausbleibende und schmerzhafte Regel; harmonisiert den weiblichen Zyklus; funktionelle Unfruchtbarkeit der Frau

> Rezept: *Herzkräftigender Tee*
>
> 80 g Herzgespannkraut
> 40 g Lemongras
> 50 g Weißdornblätter und -blüten
> 20 g Rosenblütenblätter
> 30 g Melissenblätter
>
> Aufguß 10 Minuten ziehen lassen. Kurmäßige Anwendung (bei nervösen Herzbeschwerden) für 6 Wochen. Bei Bedarf mit Kastanienhonig süßen.

Rezept: *Tee bei Wechseljahrbeschwerden*

60 g Herzgespannkraut	20 g Hirtentäschelkraut
40 g Frauenmantelkraut	10 g Salbeiblätter
30 g Schafgarbenkraut	20 g Passionsblumenkraut

Zubereitung und Einnahme wie oben. Anwendung bei nervöser Unruhe, Hitzewallungen und Angstzuständen.

Teezubereitung: Aufguß (Herstellung: siehe Kapitel 10, »Zubereitungsarten«), 10 Minuten ziehen lassen, 2 Tassen pro Tag

Himbeerblätter

Lateinischer Name: Rubus idaeus
Anbaugebiete/Vorkommen: Sonnige Waldränder und Hänge, bevorzugt sehr nährstoffreiche Böden, in Nordeuropa allgemein weit verbreitet
Verwendete Pflanzenteile: Himbeerblätter (Foliae Rubi)
Sammelgut/Sammelzeit: Himbeerblätter: April bis Juni
Inhaltsstoffe: Gerbstoffe, organische Säuren, Glykoside und andere
Unterscheidung: Himbeer- und Brombeerblätter sind sich bereits im frühen Wachstum auf den ersten Blick sehr ähnlich; Sie erkennen die Himbeerblätter an der silbrig glänzenden Blattunterseite

Innere Anwendungen

Indikationen/ Wirkungen: Adstringierend bei Durchfall und Magen-Darm-Katarrh; 4 Wochen vor der Entbindung getrunken: erleichtert die Geburt; fördert die Milchbildung; Wehenkrämpfe; Magenschleimhautentzündung; Ausfluß (Fluor albus); Hämorrhoiden; Gebärmuttervorfall; gewebeentsäuernd; leicht stoffwechselanregend; allgemein tonisierend (stärkend)

Teezubereitung: Aufguß (Herstellung: siehe Kapitel 10, »Zubereitungsarten«), 10 Minuten ziehen lassen; hervorragend als Haustee, allein oder in Mischungen, und als Genußtee (Fermentation: siehe Brombeerblätter)

Himbeerfrüchte: Der Himbeersirup sei allen empfohlen, die sich das Rauchen abgewöhnen wollen. Er bewirkt eine Abneigung gegen Tabak und Nikotin! Himbeersirup ist fiebersenkend, sehr mineralreich und für kranke Kinder bestens geeignet.

Äußere Anwendungen

Indikationen/ Wirkungen: Mit kaltem Himbeerblättertee durchgeführte Mundspülungen und Gurgeln kräftigen das Zahnfleisch.

Hirtentäschel

Lateinischer Name: Capsella bursa pastoris
Volkskundliche Namen: Bauernsenf, Bettseicherl, Täscherlkraut, Blutungsheil
Anbaugebiete/Vorkommen: Hirtentäschel ist ein typischer Kulturbegleiter; es folgt dem Menschen quasi auf Schritt und Tritt; wächst an Wegen, Schuttplätzen, Äckern, Mauern etc.
Verwendete Pflanzenteile: Das blühende Kraut (Herba Bursae pastoris)
Sammelgut/Sammelzeit: Blühendes Kraut: Juni bis August (man muß schon sehr aufmerksam durch die Natur gehen, um diese gleichermaßen zarte wie heilkräftige Pflanze nicht zu übersehen!)
Inhaltsstoffe: Unter anderem Cholin, Tyramin, Acetylcholin, Flavonglykoside, Gerbstoffe, Harz und Öl (in Samen)
Fertigarzneimittel: Hirtentäschel Frischpflanzensaft, Fa. Schoenenberger; Tinctura bursae pastoris »Rademacher«; Hamamelis-Echtro-

> *Geschichtliches*
>
> Hirtentäschel gab man jungen Mädchen vor der Ehe, um die sexuelle Leidenschaft noch im Zaum zu halten, damit sie den Stand der Ehe jungfräulich betreten konnten.

plex N, Tropfen (blutungsstillendes Mittel bei funktionellen Gebärmutter- und Hämorrhoidalblutungen), Fa. Weber & Weber; Cutiherb (Hirtentäschel-Creme, bei Couperose und erweiterten Gesichtsäderchen), Fa. Anton Hübner

Innere Anwendungen

> *Vorsicht!*
>
> Alle wiederholt auftretenden Blutungen, gleich, in welchem Organbereich, bedürfen der therapeutischen Abklärung.

Indikationen/ Wirkungen:	Blutstillend bei Blutungen aller Art; Nasenbluten; zu starke Monatsblutungen; Hämorrhoidalblutungen; Zwischenblutungen; Gebärmutterblutungen nach der Entbindung; Magen- und Darmblutungen; Wundblutungen; kreislaufregulierend; wehenfördernd; erhöht den Tonus von Darm, Magen und Gebärmutter, Senkungsbeschwerden
Teezubereitung:	Aufguß (Herstellung: siehe Kapitel 10, »Zubereitungsarten«), 10 Minuten ziehen lassen
Tinktur:	Indikationen wie oben; 3mal täglich 10 bis 15 Tropfen in einem achtel Liter Wasser einnehmen
Frischpflanzensaft:	Indikationen: zur lokalen Anwendung bei Nasenbluten; blutstillend bei Gefäßleiden; Störungen der Regelblutung (zu starker Blutfluß)
Pulverisiertes Kraut:	Kleine Mengen sind ein gutes Erstmittel bei blutenden Verletzungen, Nasenbluten (kleine Prise hochschnupfen) und zur inneren Einnahme

> Rezept: *Wein mit Hirtentäschelkraut*
>
> Übergießen Sie anderthalb gehäufte Teelöffel Hirtentäschelkraut mit heißem Weißwein. 10 Minuten ziehen lassen. Abfiltern und schluckweise warm trinken.
> Hirtentäschel hat in Verbindung mit Wein eine starke, harntreibende Wirkung.

Äußere Anwendungen

Indikationen/ Wirkungen:	Tinktur, verdünnt und als Kompresse aufgelegt, zur Blutungsstillung; Herstellung: siehe Kapitel 10, »Zubereitungsarten«; Gesichtswaschungen mit kaltem Hirtentäscheltee bei Couperose und erweiterten Äderchen

Holunder, schwarzer

Lateinischer Name: Sambucus niger
Volkskundliche Namen: Holler, Frau Holle, Elderbaum, Fliederbeerbaum
Anbaugebiete/Vorkommen: Regelmäßig in Bauerngärten, in Auwäldern, an Wegrändern, an Hecken, auf Schlägen, liebt Nähe von Kompost und menschlicher Behausung; kann gleichermaßen saure wie unfruchtbare Erde verwerten
Verwechslungsgefahr: Mit rotem Holunder und Traubenholunder
Verwendete Pflanzenteile: Blätter (Foliae Sambuci); Blüten (Flores Sambuci); Beeren (Fructus Sambuci)
Sammelgut/Sammelzeit: Junge Blätter: März bis Mai; Blüten: zur Vollblütezeit, je nach Frühjahrsverlauf; Beeren: zur Vollreifezeit, sie müssen schwarz glänzend sein
Inhaltsstoffe: Sambunigrin und Rutin (Glykoside), ätherisches Öl, Schleim, Harz, Zucker, Cholin, Pektin und andere; in den Früchten außerdem Farbstoff, organische Säuren und andere
Fertigarzneimittel: Sambucus nigra (Tropfen), Fa. Weleda; Echtronephrin N (Tropfen bei Nierenschwäche mit ungenügender Harnausscheidung), Fa. Weber & Weber

Vorsicht!

Die reifen Beeren niemals roh essen; sie können Brechreiz und Verdauungsstörungen hervorrufen.

Pflanzenmythologie

Der Elderbaum war der Baum der Ahnen und der Percht, der Hüterin von Leben und Tod und Spinnerin des Schicksals, Beschützerin der Natur und der Hilflosen. Sie ist identisch mit unserer Frau Holle aus dem Märchen. Wer den Holunder verletzte, zog unweigerlich Zorn und Strafe der Percht auf sich – daher wissen noch viele Alte, daß es frevelhaft ist, den Holler zu verletzen oder gar zu fällen.

Geschichtliches

Prähistorische Funde zeigen, daß der Holunder den Menschen der Frühzeit schon vertraut war, denn man fand in den Ausgrabungen vereinzelt Holundersamen. Sehr lange war der Holler als Schutzbaum bekannt und fehlte in keinem Bauerngarten, was man auch heute noch in ländlichen Gebieten oft bestätigt sieht. In Tirol gibt es den Brauch, vor dem Holunder den Hut zu ziehen oder sich grüßend zu verneigen, um ihm damit die gebührende Achtung zu erweisen.

Der Holunder galt als heilig; seine Verletzung verhieß Unglück, das Fällen Krankheit und Schlimmeres. Hat jemand aus Unkenntnis den Holunderbaum gefällt, so sollte er schnellstens einen Trieb davon in die Erde stecken oder einen neuen, kräftigen Busch pflanzen.

Innere Anwendungen

Indikationen/ Wirkungen: Holunderblätter: sehr stark stoffwechselanregend; harntreibend; unterstützend bei Diabetes; Rheuma und Gicht; Übergewicht; mild abführend; Wasseransammlungen im Körpergewebe

Holunderblüten: stark schweißtreibend (zusammen mit Lindenblüten zu gleichen Teilen); alle Erkältungssymptome; Gliederschmerzen; allgemeine Abgeschlagenheit; Schnupfen; Bronchitis; Heuschnupfen; Asthma; Lungenentzündung (unterstützend); Keuchhusten; starke Verschleimung; Heiserkeit; Halsschmerzen und Schluckbeschwerden; rheumatische Beschwerden

	Holunderbeeren: stärken die Abwehrkräfte; zur allgemeinen Kräftigung und Tonisierung; kreislaufanregend; Rheuma- und Gichtbeschwerden; magenstärkend
Teezubereitung:	Aufguß von Blättern oder Blüten (Herstellung: siehe Kapitel 10, »Zubereitungsarten«), 10 Minuten ziehen lassen; Abkochung aus getrockneten Holunderbeeren, 10 Minuten köcheln lassen (2 Teelöffel auf einen viertel Liter)
Selbsthergestellte Blütenessenz:	Indikationen (Herstellung: siehe Kapitel 2): depressive, durch Freudlosigkeit gekennzeichnete Zustände; macht wieder froh, leicht, lebenslustig und nimmt die innere Schwere; für Menschen, die ihrem inneren Kind wieder nahekommen wollen
Homöopathie:	Sambucus nigra D6 (hergestellt aus frischen Blättern und Blüten zu gleichen Teilen) Indikationen: Katarrhe der oberen Luftwege; fieberhafte Erkältungen; Asthma bronchiale; akute Rhinitis (Fließschnupfen); Muskel- und Gelenkrheumatismus

Äußere Anwendungen

Indikationen/ Wirkungen:	Gesichtsdampfbad von Blüten zur Pflege gereizter, unreiner Haut; Herstellung: siehe Kapitel 10, »Zubereitungsarten« Gesichtswaschung mit Holunderblütentee bei empfindlicher, allergischer Haut (gibt der Haut ein frisches, klares Aussehen; auf der Haut trocknen lassen!) Kräuterkissen, zu gleichen Teilen mit Kamillenblüten gefüllt, zum Auflegen bei: Zahnschmerzen; Kopfweh, Ohrenschmerzen (durch Wind/Kälte)

Verwendung in der Küche

In Pfannkuchenteig ausgebackene Blüten schmecken als Zwischenmahlzeit, aber auch als Nachtisch oder als Hauptspeise.

Getrocknete Beeren: Können Sie gut zwischendurch kauen, morgens ins Müsli oder in den Obstsalat mischen

Rezept: *Holunderblütensekt*

2 unbehandelte Zitronen	7 l abgekochtes Wasser
1 kg Rohrzucker (roh)	7 Holunderblütendolden, groß, frisch
30 g Zitronensäure	

Die Zitrone in Scheiben schneiden, Zucker und Zitronensäure im warmen Wasser auflösen, Holunder zugeben und 24 Stunden stehenlassen. Kräftig durchrühren. Dann durch ein Sieb in Sektflaschen füllen und verkorken. 6 Wochen im Keller *aufrecht stehend (!)* gären lassen.

Rezept: *Superleckere Holunderlimonade*

2 unbehandelte Zitronen	500 g Rohrzucker (roh)
8 frische Holunderblütendolden	4 l abgekochtes Wasser

Zitronen in Scheiben schneiden, Zutaten miteinander im Wasser vermischen, Gefäß mit einem Tuch abdecken und für 5 Tage warmstellen. Durch ein Tuch filtern, in Flaschen abfüllen. 7 Tage im Keller *ruhig und aufrecht stehend (!)* lagern.

Rezept: *Holunderblütenmilch*

2 Holunderblütendolden, frisch oder getrocknet	1/4 TL Zimt
1/2 l Milch	1 Prise Vanille

Alles 5 Minuten leicht köcheln lassen, abfiltern und bei Bedarf mit Honig süßen. Sehr lecker – nicht nur für Hustenkinder!

Holunderbeersaft und -marmelade: Indikationen: *das Mittel der Wahl bei sämtlichen Erkältungssymptomen*; Nervenschmerzen (Neuralgien); reguliert sanft den Stuhlgang; appetitanregend; Tonikum; der Saft, am Abend getrunken, gibt ruhigen Schlaf; auch bei innerer Kälte sehr gut durchwärmend; mit etwas Ingwer oder Zimt würzen – verstärkt die wärmende Wirkung!

Rezept: *Glühwein mit Holunderbeersaft*

1/2 l Rotwein	4 EL Rohrzucker (roh)
4 Nelken	1/4 TL pulverisierter oder
4 Kardamomkapseln	1 Scheibe frischer Ingwer
1 Zimtstange	1/2 l Holunderbeersaft aus dem Handel

Alle Zutaten bis auf den Holunderbeersaft erhitzen, für 5 Minuten leicht köcheln. Dann den Holunderbeersaft dazugeben, alles noch einmal kurz erhitzen und warm trinken. Stärkt die Abwehrkräfte, reinigt das Blut und heizt ordentlich ein!

Hopfen

Lateinischer Name: Humulus lupulus
Volkskundliche Namen: Bittertrank, Frauenfreund
Anbaugebiete/Vorkommen: Auwälder, Erlenbrüche, feuchte Gebüsche und Wälder. Das rechtswindende Schlinggewächs (fast alle anderen Schlinggewächse drehen links) geht oft eine »Liebesbeziehung« mit dem Weißdorn ein, eine Allianz, die auch in den Teemischungen sehr wohltuend und äußerst verträglich ist. Traditionelle Hopfenanbaugebiete für Brauzwecke sind der fränkische Raum um Spalt, Hersbruck etc.
Besonderheit: Der Hopfen zählt zu den Bitterdrogen; die Bitterstoffe, vor allem das Lupulin, ist jedoch bei der Lagerung flüchtig – nach einem halben Jahr gehen 50 bis 70 % verloren!
Verwendete Pflanzenteile: Hopfenblüten (Strobuli Lupuli)
Sammelgut/Sammelzeit: Hopfenblüten: September. Beachten Sie beim Sammeln, daß die Pflanze eine klebrige, schwarze Flüssigkeit absondert, die Sie nicht mehr auswaschen können. Daher altes Zeug anziehen!
Inhaltsstoffe: Unter anderem Harz mit Humulon und Lupulon (Bitterstoffe), ätherisches Öl und Gerbstoffe

Fertigarzneimittel: Kytta Sedativum (Dragees, obige Indikation und für übernervöse Kinder); Salus Gutnacht-Kräuter-Dragees; Valerina mild (Dragees) Fa. Hevert; Seda-Kneipp (Dragees); Salus Nerven-Schlaftee

> *Geschichtliches*
>
> Der Hopfen ist untrennbar mit der Braukunst verbunden, die in den Klöstern entwickelt und verfeinert wurde. Grund dafür war der Bedarf nach »flüssigem Brot« während der Fastenzeit; in dieser Zeit wurden die Starkbiere angesetzt, die heute noch in Bayern ein unverrückbarer Teil des Freistaates sind. Neben der sättigenden Wirkung des Malzes im Starkbier tat der Hopfen den Mönchen beim Durchhalten in Sachen Keuschheit wohl: Er dämpfte die »Glut des sündigen Fleisches« – daher die volkstümliche Bezeichnung »Frauenfreund«!

Innere Anwendungen

> *Vorsicht!*
>
> Genaue Dosierung beachten und Hopfen als Einzelkraut nicht länger als 4 Wochen trinken, da es sonst zu Unverträglichkeiten wie Benommenheit, Magenstörungen etc. kommen kann.
> Für Depressive ist die Pflanze nicht geeignet, da sie eine stark beruhigende Wirkung hat.

Indikationen/ Wirkungen: Aufguß (Herstellung: siehe Kapitel 10, »Zubereitungsarten«): Nervöse Unruhe; nervöse Herzbeschwerden; nervöse Kopfschmerzen
Kaltansatz: appetitanregend; nervöse Magen- und Darmbeschwerden; Magen-Darm-Krämpfe; antibakteriell und entzündungshemmend; leicht entwässernd
Abkochung: Schlafstörungen; Alpträume; zur allgemeinen Kräftigung

Homöopathie: Lupulus Urtinktur; 15 Tropfen in Wasser bei

Schlaflosigkeit; Lupulus D2; 3 bis 10 Tropfen in etwas Wasser
Indikationen: nervöse Erschöpfung und Tagesschläfrigkeit; Reizblase

Äußere Anwendungen

Indikationen/ Wirkungen: Kräuterbad (als Ganzkörper- oder Fußbad; Herstellung: siehe Kapitel 10, »Zubereitungsarten«): nervenstärkend; Übererregbarkeit; Schlaflosigkeit; gut als Abendbad für »aufgedrehte« Kinder; Kräuterkissen für angenehme Träume, zur Nervenstärkung und zum guten Ein- und Durchschlafen

Johanniskraut

Lateinischer Name: Hypericum perforatum
Volkskundliche Namen: Manneskraft, Elfenblut, Hexenkraut, Teufelsflucht, Christi Kreuzblut, Unser Frauen Bettstroh
Anbaugebiete/Vorkommen: Mit Ausnahme des hohen Nordens in ganz Europa verbreitet; liebt trockene Böden, lichte Wälder, Gebüsche, Wiesen und Wegränder
Verwendete Pflanzenteile: Das blühende Kraut (Herba Hyperici)
Sammelgut/Sammelzeit: Gesamtes Kraut, kurz über dem Boden abgeschnitten, oder nur die Blüten: Juni/Juli bis September
Inhaltsstoffe: Glykoside, unter anderen das Hypericin, ein roter Farbstoff, Flavonide, Tannin, Harz; ätherisches Öl, welches eine fluoreszierende Substanz enthält, die Lichtenergie aufnimmt
Besonderheit: Die Blätter sind wie perforiert; zerreibt man die Blüten, so tritt roter Saft aus
Fertigarzneimittel: Johanniskrautöl, Fa. ISO-Arzneimittel
Hyperforat (Tropfen und Dragees; bei Nervenschwäche, Schlafstörungen etc.), Fa. Klein; Hypericum Tropfen (Kombination von Urtinktur und homöopathischen Zubereitungen in D2 und D3), Fa. Syxyl; Gastritol Tropfen (bei nervösen Magenbeschwerden), Fa. Dr. Klein; Vollmers präparierter grüner Hafertee (harnsäureausscheidend und allgemein kräftigend), Salus-Haus

Pflanzenmythologie

Johanniskraut, der Lichtbringer, soll aus dem Blut von Johannes dem Täufer entstanden sein.
Astrologisch ist die Pflanze der Sonne, dem obersten Lebensprinzip, zugeordnet. Sie gilt als Symbol für Vitalität, Lebensfreude und Fruchtbarkeit. Ihre Heilkraft ist am 21. und 24. Juni am stärksten, also zur Zeit der Sommersonnenwende und zu Johanni. Die Sommersonnenwende war zu alten Zeiten ein machtvolles Fruchtbarkeits- und Gesundheitsritual. In den Flammen des reinigenden Feuers wurden Belastendes und Krankes rituell und symbolhaft verbrannt. Der Sprung übers Feuer und der Tanz darum erlöste die Menschen von Last und Pein, so daß man sich befreit, gereinigt und lustvoll der Liebe hingeben durfte, um neues Leben zu zeugen. Frauen trugen gerne Kränze aus Johanniskraut um die Hüften, weil sie seine kräftigende Wirkung auf den Unterleib kannten.
Johanniskraut spielte stets eine wichtige Rolle im Abwehrzauber, wie man aus den alten Volksbezeichnungen noch deutlich erkennen kann. Wer es bei sich trug, durfte sich der Sympathie und des Wohlwollens seiner Mitmenschen sicher sein, denn es reinigt und klärt die Aura, hebt somit die positive Ausstrahlung der Persönlichkeit.
Das Kränzchen aus dieser *wunder*lichen Pflanze an der Haustür ist auch eine Empfehlung für die heutige Zeit. Es schützt Haus und Hof und bringt Licht.
Die fünf Blütenblätter bilden das berühmte Pentagramm, den Fünfstern, der selbst Dr. Faust in einer recht unangenehmen Nacht den Mephisto wirkungsvoll vom Hals gehalten hatte.

Innere Anwendungen

Indikationen/ Wirkungen: Angstzustände; Depressionen; Nervenschwäche; Nervenschmerzen; Erschöpfungssyndrom; Prüfungs- und Streßsituationen; nervöse Herzbeschwerden; Schlaflosigkeit; Wechseljahrbeschwerden; Blutarmut; Menstruationsbeschwerden (Stau); Förderung des geistig-seelischen Entwicklungsprozesses; Bauchschmerzen; Colon irritabile

	(Reizdarm); Gallestau; Gastritis; Anregung der Bauchspeicheldrüse; Krämpfe; Bettnässen (Enuresis); Entwicklungsstörungen bei Kindern
Teezubereitung:	Aufguß (Herstellung: siehe Kapitel 10, »Zubereitungsarten«); 10 Minuten ziehen lassen, kurmäßig für 6 Wochen trinken

Anwendung in den energetischen Therapien

Johanniskraut im spirituellen Sinne reinigt das Solarplexus-Chakra. Störungen dieses Energiezentrums finden ihre körperliche Manifestation in den Bauchorganen Magen, Leber, Gallenblase, Milz, Bauchspeicheldrüse. Es steht in Verbindung zur Hormonproduktion von Schilddrüse und Nebennieren und zum vegetativen Nervensystem sowie zum unteren Rücken (Kreuz- und Steißbein). Siehe auch Kapitel 5 und 6.

Zur Nutzanwendung nähen Sie sich ein gelbes Säckchen aus Seide, füllen es mit dem getrockneten Kraut und einem seiner zugehörigen Edelsteine, dem Citrin und Bernstein, und befestigen es so an einem roten Band, daß es vor dem Solarplexus-Chakra auf der nackten Haut hängt. Leeren Sie zur Reinigung *(wichtig!)* das Säckchen einen Tag nach Vollmond, legen den Stein in Salzwasser und geben das Kraut in Dankbarkeit an die Erde zurück. Bei Bedarf, frühestens aber erst nach drei Tagen, können Sie es wieder umhängen.

Das Säckchen ist auch solchen Personen zu empfehlen, die beruflich sehr den Emotionen anderer ausgesetzt sind. Es verhindert die Überlastung des Solarplexus mit diesen Fremdenergien.

Tinktur:	3mal täglich 15 Tropfen in etwas Wasser einnehmen, Indikationen wie oben
Frischpflanzen-saft:	Indikationen: Zum Nervenaufbau; nervöse Erschöpfungszustände; nicht organisch bedingte Nervenschmerzen

Tip

Vor Prüfungen bitte beachten, daß die Wirkung erst eine Woche nach Kurbeginn einsetzt. Bei Prüfungsangst also rechtzeitig mit der Teekur beginnen!

Vorsicht!

Während der Einnahme von Johanniskraut erhöht sich die Lichtempfindlichkeit der Haut durch das Hypericin beträchtlich; die Haut neigt dann schneller zum Sonnenbrand. Während der stofflichen Einnahme von Johanniskraut (Tee, Saft etc.) ist starke Sonneneinwirkung zu vermeiden.

Selbsthergestellte Blütenessenz: Indikationen (Herstellung: siehe Kapitel 2): Zur Reinigung des Solarplexus von gestauten Emotionen; Angst und Unruhe; damit das innere Licht mehr nach außen strahlt

Homöopathie: Hypericum D4
Indikationen: Nervenschmerzen; Nervenverletzungen nach Operationen, Unfällen, Quetschungen; Zahnschmerzen; lichtempfindliche Hautkrankheiten; funktionelle Depressionen; Stimmungsschwankungen infolge von Minderdurchblutung (Sklerosen)

Äußere Anwendungen

Indikationen/ Wirkungen: Verdünnte Tinktur (Herstellung: siehe Kapitel 10, »Zubereitungsarten«): rheumatische und gichtische Beschwerden; Blutergüsse; Quetschungen; Nervenschmerzen und -verletzungen; zum Betupfen unreiner Hautstellen
Gesichtsdampfbad: unreine Haut; fette Haut; gerötete Gesichtshaut; Juckreiz
Kompressen: bei entzündeten Hautstellen und erweiterten Äderchen; Johanniskraut stabilisiert den Gefäßtonus und wirkt beruhigend und entspannend; Johanniskrautöl (Rotöl; Anwärmen auf Körpertemperatur erhöht seine therapeutische Wirkung; zweckmäßigerweise erwärmt man das Öl in einem Eßlöffel über der Kerzenflamme; im Winter ölgefülltes Fläschchen auf den Heizkörper legen): Rückenschmerzen durch Muskelverspannungen;

> *Schlaf- und »Gute-Träume«-Kissen*
>
> Stellen Sie ein Kräuterkissen her (siehe Kapitel 10, »Zubereitungsarten«). Als Kissenbezug eignet sich sehr gut dunkelblaue Wildseide, denn das Blau schafft mit seiner beruhigenden Wirkung den nötigen Abstand zum Tagesgeschehen.
> Wenn Sie den Duft von Lavendelfeldern lieben, können Sie Johanniskraut mit Lavendelblüten mischen. Falls Sie noch auf der Suche nach einem schönen Traumstein sind, empfehle ich Ihnen einen kleinen Bergkristall, Amethyst oder Lapislazuli. Wählen Sie aus dem Angebot glatter Trommelsteine denjenigen aus, der Sie am meisten anspricht – und das ist nahezu wörtlich gemein! Der Stein wird ins Kissen mit eingenäht.

Hexenschuß; Rheuma und Gicht; Verstauchungen; Sehnenscheidenentzündungen; Trigeminusneuralgien; allgemeine Nervenschmerzen; Brustwarzenentzündung; Magenschmerzen; energetische Stärkung des Solarplexus; Hauttrockenheit und Juckreiz; Erschöpfungssymptome; leichte Verbrennungen; Förderung der Wundheilung; gegen Schwangerschaftsstreifen vorbeugend; kalte Hände und Füße; Bettnässen (in Verbindung mit Johanniskrauttee)

Tips: Zur Kräftigung der Wirbelsäule das Öl vom Steißbein in Richtung Kopf mit leichten, kreisenden Bewegungen einmassieren; bei Bettnässen abends, vor dem Schlafengehen, größere Flüssigkeitszufuhr vermeiden, die Oberschenkelinnenseiten und den Steißbereich mit dem Rotöl einreiben; gegen Menstruationskrämpfe und mangelnden Blutfluß Steißbein, Kreuzbein und Unterbauch einreiben.

Lateinischer Name: Acorus calamus
Volkskundliche Namen: Magenwurzel, deutscher Ingwer, deutscher Zitwer, Schwertwurz
Anbaugebiete/Vorkommen: Stammt aus Südchina, ist jedoch seit dem 16. Jahrhundert in Europa an sumpfigen Ufern von Teichen, Gräben und Bächen zu finden, auch an Sumpfstellen im Gebirge bis zu 1100 m Höhe
Verwendete Pflanzenteile: Kalmuswurzel (Radix Calami)
Sammelgut/Sammelzeit: Herbst bis Spätherbst

> *Vorsicht!*
>
> Kalmus eignet sich nicht für Dauergebrauch – es sollten nicht mehr als 2 Tassen pro Tag getrunken werden, da es sonst zu Übelkeit und Erbrechen kommen kann. – *Nicht bei Durchfall einnehmen!*

Inhaltsstoffe: Unter anderem ätherisches Öl mit Asaron, Eugenol, auch Acorin, Cholin und Gerbstoffe
Fertigarzneimittel: Papayasanit Mixtur (bei Verdauungsstörungen, Magenkrämpfen und Magensäuremangel), Fa. Weber & Weber; Sedovent Tropfen (Verdauungsstörungen, Säuremangel und Appetitlosigkeit), Fa. Schwörer; ventri-loges Tropfen (Magen-Darm-Störungen, Fermentschwäche), Fa. Dr. Loges; Echtroferment-Tee, Fa. Weber & Weber; Weleda Kinderbad (harmonisiert die kindliche Entwicklung, bei nervöser Unruhe und Hautentzündungen)

> *Pflanzenmythologie*
>
> Kalmus galt in allen Hochkulturen der Antike als Aphrodisiakum; wer sich den voll ausgewachsenen Blütenstand näher betrachtet, erkennt auch ohne tieferes Eindringen in die Signaturenlehre den Grund dafür!

Geschichtliches

Die Pflanze wird in vielen alten medizinischen Aufzeichnungen erwähnt, so auch im Ayurveda (indische Heilkunde) und in der chinesischen Medizin, sie hat dort ihren festen Platz unter den magenstärkenden, aufbauenden und vitalisierenden Pflanzen.

Innere Anwendungen

Indikationen/ Wirkungen: Magen- und Darmkrämpfe; Appetitlosigkeit; reguliert und harmonisiert die Salzsäureabgabe; Magen- und Zwölffingerdarm-Geschwüre; Roemheld-Syndrom (Herzschmerzen durch Blähbauch); blähungswidrig; galleflußanregend; verdauungsfördernd; kräftigt das Nervensystem; blutbildend; stärkt Konzentrationsfähigkeit und Geisteskraft; Kopfschmerzen; Husten; Asthma; Erkältungen und damit einhergehende Beschwerden; wirkt stark reinigend auf das Gewebe

Teezubereitung: Kaltansatz (Herstellung: siehe Kapitel 10, »Zubereitungsarten«), 2 TL über Nacht in einen halben Liter Wasser geben und ziehen lassen; morgens leicht erwärmen, in der Thermosflasche bevorraten und, über den Tag verteilt, schluckweise trinken; besonderer Schwerpunkt: einige Schlucke vor den Mahlzeiten

Tinktur: 3mal täglich 15 Tropfen mit etwas Wasser einnehmen

Rezept: *Kalmus-Ingwer-Wein*

30 g Kalmuswurzel, geschnitten	5 g Angelikawurzel
15 g Ingwerwurzel, geschnitten	0,7 l Weißwein

Zutaten im Wein 7 Tage ziehen lassen. Abfiltern und vor sowie nach den Hauptmahlzeiten 1 EL voll einnehmen.
Der Kalmus-Ingwer-Wein wirkt nervenstärkend und als Magentonikum.

> Rezept: *Gedächtnispulver*
>
> 1 kräftige Messerspitze pulverisierte Kalmuswurzel, mit etwas Honig vermischt, morgens eingenommen, kräftigt Gedächtnis und Konzentrationsvermögen.

Pulverisierte Kalmuswurzel: 2 Fingerprisen in die Nase hochschnupfen (der entstehende Niesreiz reinigt kräftig die oberen Atemwege)
Indikationen: Schnupfen; Erkältung; Beschwerden der Nasennebenhöhlen; Kopfschmerzen; für klare Gedanken

Geschnittene Kalmuswurzel: Etwa einen viertel Teelöffel gut auskauen, dann ausspucken
Indikationen: unterstützend zur Raucherentwöhnung; desinfiziert Mund- und Rachenraum; kräftigt das Zahnfleisch; regt die Speichelbildung an

Äußere Anwendungen

Indikationen/ Wirkungen: Ganzkörper- oder Fußbad (Herstellung: siehe Kapitel 10, »Zubereitungsarten«): nervenstärkend; in der Rekonvaleszenz sehr stark kräftigend; schlaffördernd; unterstützt Knochenaufbau im Wachstum; durchblutungsfördernd; bei kalten Füßen und Frostbeulen
ätherisches Kalmuswurzelöl (10 Tropfen mit 10 ml Olivenöl oder Senföl mischen; einreiben): kalte Hände und Füße; Frostbeulen; Magenkrämpfe und Blähungen

Lateinischer Name: Matricaria chamomilla
Volkskundliche Namen: Goldblume, Mutterkraut, Kindbettblume, Mägdeblume
Anbaugebiete/Vorkommen: In ganz Europa verbreitet, auf Äckern, Ödland, an Wegrainen und auf Wiesen
Verwechslungsgefahr: Strahlenlose Kamille (es fehlen die Blütenblätter, sehr geringe Heilwirkung) und geruchlose Kamille (keine Heilkraft); Erkennungsmerkmal: Wenn Sie die Blütenköpfchen vorsichtig drücken, riechen Ihre Finger bei der heilkräftigen Pflanze sehr klar nach dem typischen Kamillenduft; außerdem sind die Blütenköpfe hohl.
Verwendete Pflanzenteile: Kamillenblüten (Flores Chamomillae)
Sammelgut/Sammelzeit: Blüten: Hochsommer; entwickeln zu Johanni, wenn die Sonne am höchsten steht, ihre stärkste Heilkraft.
Inhaltsstoffe: Unter anderem ätherisches Öl (antibakteriell wirkend), Bisabolol (krampflösend), Glykoside (schweißtreibend), Bitter-, Gerbstoffe, Cumarin und Cholin

Vorsicht!

In Deutschland und anderen benachbarten Ländern wird die Kamille – in der Regel als Tee – oft lange Zeit unkritisch eingenommen; dabei wird übersehen, daß es sich um eine sehr kräftige Heilpflanze handelt und Dauergenuß zu Nebenwirkungen wie Unruhe, Gereiztheit, Schweißausbrüchen und Magenreizungen führen kann. Andererseits gibt es ausgesprochene »Kamilletypen«, also Menschen, denen diese Pflanze quasi auf den Leib geschneidert ist, die mit ihrer Hilfe eine Vielzahl von Beschwerden in kürzester Zeit positiv beeinflussen können.
Bei homöopathischer Behandlung darf kein Kamillentee getrunken werden, da die ätherischen Öle die Wirkung des Mittels aufheben (antidotieren).
Der zubereitete Tee sollte nicht lange stehen und auch nicht in der Thermoskanne bevorratet werden, weil sich die Inhaltsstoffe rasch verändern. Deshalb die Trinkmenge immer frisch aufbrühen!

Fertigarzneimittel: Kamillanlösung (wäßriger Auszug aus Kamillenblüten und Schafgarbenkraut, zur Anwendung bei entzündlichen

Prozessen der Haut und Schleimhaut und bei Magen- und Darmkrämpfen), Fa. Pharma Wernigerode; Kamillenextrakt, Fa. Steierl; Cesrasanol Tropfen (bei Entzündungen für innere und äußere Anwendungen), Fa. Redel; Kamillenbad Robugen Lösung (als Portionspäckchen oder flüssiger Badezusatz), Fa. Robugen; Dr. Hotz Kinderbad (enthält unter anderem Kamille und eignet sich gut zur Behandlung von Milchschorf, Ekzemen, Schuppenbildung, Hautallergien etc.), Fa. Dr. Hotz; Kamillosansalbe, Fa. Asta Medica; Kamistad-Gel (bei Entzündungen und Druckstellen im Mund- und Zahnbereich), Fa. Stada; Gastriol Tropfen (bei Magenbeschwerden), Fa. Klein; Magentee, Fa. Stada

Pflanzenmythologie

Die Kamille als Sonnenpflanze war dem Lichtgott Baldur geweiht; astrologisch untersteht sie dem Sonnenprinzip; ihr Edelstein ist der Citrin.

Besonderheit: Die entzündungswidrige Kraft der Kamille ist so stark, daß sie dem Cortison in der Heilwirkung sehr nahekommt. Die Anwendung muß bei Bedarf 4 bis 6 Wochen erfolgen und hat keine kortisontypischen Nebenwirkungen.

Geschichtliches

Frauen kurz nach der Entbindung bekamen Kamillenblüten unters Bettstroh gemischt – daher auch der Name »Mutterkraut«. Kamillesäckchen gab's aber auch für unruhige, zornige Kinder während der Zahnung oder bei Krampfanfällen. Auch heute noch zählt die Kamille in ihrer homöopathischen Zubereitung als führendes Mittel bei nervensägenden, gereizten, unruhigen und zornigen Kindern, die ihrer Umwelt viel abverlangen. Früher nutzte man die starke keimtötende Wirkung bei leicht verderblichen, nicht mehr ganz frischen Lebensmitteln wie Fleisch, Fisch etc., die, in Kamillensud eingelegt, genießbar bleiben.

Indikationen/ Wirkungen: *sehr stark entzündungswidrig; stark keimtötend (gegen Pilze, breite antibakterielle Wirkung); sehr ausgeprägte schmerzlindernde Wirkung; sehr stark reinigende, stoffwechselanregende Wirkung; wundheilend, umstimmend bei Hautbeschwerden aller Art;* Magen- und Darmschleimhaut-Entzündungen; Magen- und Zwölffingerdarm-Geschwüre; Entzündungen von Dünn- und Dickdarm; Magen-Darm-Katarrh; Durchfälle; Magenkrämpfe; blähungswidrig; Sodbrennen; zuviel Magensäure

Frauenbeschwerden wie: prämenstruelles Syndrom; Reizbarkeit; unregelmäßiger Monatsfluß; schmerzhafte Monatsblutung; Entzündungen und Juckreiz der Genitalien (eventuell Pilzbefall!); Ausfluß (Fluor albus); Scheidenkrämpfe; Migräne und Spannungskopfschmerzen; Unruhe und nervöse Erschöpfung; Schlafstörungen; Konzentrationsschwäche; leichte Ermüdbarkeit

Für zahnende Kinder; bei akuten Zahnschmerzen (warmen Tee im Mund behalten); unterstützend bei Blasen- und Nierenentzündung; begleitend bei Koliken; Erkältungssymptome; in Teemischungen bei Rheuma und Gicht

Teezubereitung: Aufguß (Herstellung: siehe Kapitel 10, »Zubereitungsarten«), 10 Minuten ziehen lassen; immer frisch zubereiten!

Tinktur: Für die innere und äußere Anwendung; als Fertigextrakt verwende ich sehr gerne die Tinktur von Fa. Steierl wegen der sehr guten Qualität

Frischpflanzensaft: Verdünnt nach Angaben des Herstellers einnehmen

Indikationen: Magenbeschwerden nervöser Art; Entzündungen von Magen- und Darmschleimhaut; Krämpfe im Verdauungstrakt

Selbsthergestellte Blütenessenz: Indikationen (Herstellung: siehe Kapitel 2): innere Verspannungen; Überempfindlichkeit; zu starker Selbstbezug; wenn Kleinigkeiten (Lärm, Äußerungen, »die Fliege an der Wand«) stören und zu innerer Verspannung führen

Homöopathie:	Chamomilla D6 Indikationen: Kinder (häufig: eine Wange rot, die andere blaß): eines der führenden Mittel bei reizbaren Kindern; Schmerzüberempfindlichkeit und Mißlaunigkeit; reizbare Schwäche, durch *nichts* zufriedenzustellen; nervöse Schlaflosigkeit; nächtliche keuchhustenähnliche Anfälle Erwachsene: Regelstörungen mit kolikartigen Schmerzen und dunklem Blut; Muskelrheumatismus mit reißenden Schmerzen, Taubheit, besser durch Bewegung; Auftreibung des Magens mit bitterem Mundgeschmack, saurem Erbrechen und heftigen Blähungskoliken, Besserung durch Wärme Für alle Chamomillasymptome gilt: *Verschlimmerung* durch Ärger, abends, nachts und durch Wärme (Ausnahme: Blähungskoliken)

Äußere Anwendungen

Indikationen/ Wirkungen:	Kräuterbäder (Herstellung: siehe Kapitel 10, »Zubereitungsarten«; je nach Art und Lage der Beschwerden kommen Teil-, Ganz- oder Sitzbäder zur Anwendung; entsprechend muß die Kamillenextraktdosierung angepaßt werden): Hauterkrankungen, vor allem bei nässenden, entzündlichen Prozessen; wundheilungsfördernd; Hämorrhoiden mit Juckreiz; Ausfluß; nervenstärkend und schlaffördernd; Menstruationsbeschwerden; Unterkühlung der Blase

Tip

Kamillenblüten sind teuer; günstiger ist für Kräuterbäder die Badekamille. Zweckmäßig und praktisch ist die Verwendung von fertig portionierten Kamillenextrakten für die Bäderanwendung. Falls Sie lieber auf die getrockneten oder frischen Blüten zurückgreifen möchten – hier gibt es eine Ausnahme: die Blüten werden aufgebrüht und nicht gekocht. 30 Minuten ziehen lassen.

Rezept: *Kampf dem Fußpilz*

10 ml Kamillentinktur
10 ml Zinnkrauttinktur
10 ml Salbeitinktur
5 Tropfen ätherisches Eukalyptusöl
20 Tropfen ätherisches Melaleuka-alternifolia-Öl
5 Tropfen ätherisches Zitronenöl

Zutaten verschütteln und *unverdünnt* damit befallene wie benachbarte Stellen betupfen.

Rezept: *Tinktur zur Kräftigung des Zahnfleischs und Verbesserung der Mundhygiene*

20 g Kamillenblüten
10 g Salbeiblätter
5 Tropfen ätherisches Pfefferminz- oder Orangenöl
10 g Vogelknöterich
300 ml Korn (32 %)
5 g Gänsefingerkraut

Die Kräuter im Korn 14 Tage ziehen lassen, abfiltern, gut auspressen und in die fertige Tinktur 5 Tropfen ätherisches Pfefferminz- oder Orangenöl geben. 10 Tropfen der fertigen Tinktur ins Zahnputzglas geben, mit Wasser verdünnen und abends damit spülen und gurgeln.
Gut geeignet bei beginnenden Herpesbläschen – mit der unverdünnten Tinktur betupfen!

Kompresse/verdünnte Tinktur: Ekzeme, Flechten, Furunkel, Abszesse; Nagelbettentzündungen; kleine Hautverletzungen; Kinder mit grindiger Kopfhaut (betupfen); Fußpilz

Mundspülungen und Gurgeln mit Kamillentee oder verdünnter Tinktur: Zahnfleischentzündung; Druckstellen bei Zahnprothesen; Entzündungen des Hals- und Rachenraumes; Pilzbefall des Mundes (Soor) und schmerzhafte Mundschleimhautveränderungen (Aphten); Zahnschmerzen

Augenspülungen: Werden häufig mit Kamillenblüten empfohlen; meiner Erfahrung nach reagieren jedoch empfindliche Menschen sehr stark auf die Kamille, so daß ich von Augenspülungen mit Kamille abrate und als

	Alternative Augentrost, Fenchel und/oder Rosenblüten empfehle
Inhalationen:	Indikationen (Herstellung: siehe Kapitel 10, »Zubereitungsarten«): Nasennebenhöhlen-Beschwerden, akut oder chronisch; Schnupfen (nicht bei allergischem Schnupfen!); Nasen- und Rachenkatarrh sowie alle Beschwerden der oberen Atemwege; trockene Schleimhäute

> *Vorsicht!*
>
> Bei Beschwerden der Atemwege und gleichzeitiger Augenreizung oder Bindehautentzündung darf nicht mit Kamillenblüten inhaliert werden, weil sich die Augenbeschwerden verschlimmern könnten.

Ätherisches Kamillenöl:	Indikationen (Anwendung in der Duftlampe; siehe Kapitel 3): nervenkräftigend; harmonisierend; gegen Mißlaunigkeit, Gereiztheit, reizbare Schwäche; fördert die Verarbeitung von Erfahrungen und ihre Assimilation; schlaffördernd; abwehrkräftestärkend; fördert das Gefühl von Geborgenheit und Mütterlichkeit. Es gibt uns selbst diesen Eindruck von Wärme und mütterlichem Schutz, fördert und stärkt aber auch in uns diese Veranlagungen, um sie nach außen zu tragen. Schwangeren, die sich noch in ihre neue Lebenssituation einfinden müssen oder unruhige Phasen durchleben, empfehle ich das ätherische Kamillenöl sehr.
Körperöl:	Zur Selbstherstellung des fetten Kamillenöls, das Sie durch Einlegen von Kamillenblüten in Pflanzenöl (Sonnenblumenöl eignet sich hervorragend dazu) gewinnen, verweise ich auf Kapitel 10, »Zubereitungsarten«; steigern Sie die Wirkung mit 10 Tropfen ätherischem Kamillenöl auf 100 ml fertigen fetten Öls Indikationen: Rücken- und Gelenkschmerzen; Muskelkater; rheumatische Beschwerden; Nervenschmerzen, Trigeminusneuralgien; Bauch- und Nierenschmerzen im Sinne von Koliken; entzünde-

	te Wunden; Wundsein der Kinder, Windeldermatitis; allergische Hautausschläge (vorher kleine Hautstelle zum Test vorsichtig betupfen!); Akne, Dermatitis; trockene, empfindliche Gesichtshaut; Verbrühungen; Ohrenschmerzen durch Kälte, unterstützend bei Entzündungen
Kosmetik:	Als Gesichtsdampfbad, Waschung mit Tee oder zum Betupfen einzelner Hautstellen (alle entzündlichen Hautreaktionen und Unreinheiten)
Haarspülung:	Hellt blondes Haar schön auf und unterstreicht seinen natürlichen Glanz; bei gereizter, borkiger, juckender Kopfhaut
Kamillenblütenkissen:	Trocken, feuchtwarm oder warm auflegen Indikationen (Herstellung: siehe Kapitel 10, »Zubereitungsarten«): Zahn-, Ohren- oder Kopfschmerzen; Blähungen; Nierenkoliken; Menstruationsbeschwerden; Schlafstörungen, Nervosität, Unruhe

Rezept: *Beruhigendes Kräuterkissen*

60 g Kamillenbüten	50 g Orangenblüten
40 g Lavendelblüten	100 g Heublumenblüten
30 g Basilikum	

Kräuter mischen und in einen hübschen Bezug füllen. – Allergiker ersetzen die Heublumenblüten durch Dinkelspelzen.

Verwendung im Garten und für Zimmerpflanzen

Leicht schimmelig gewordene Blumentopferde sowie Pflanzen mit Schädlingsbefall gießen Sie mit einem konzentrierten Kamillenblütenaufguß. Er kräftigt das pflanzliche Immunsystem, wirkt der Schimmel- und Fäulnisbildung entgegen und ist gleichermaßen ein wirkungsvoller Dünger.

Wenn Sie sich einen Kräutergarten anlegen wollen, pflanzen Sie etwas Kamille zwischen die einzelnen Gattungen. Sie stärkt und kräftigt die übrigen Pflanzen *entsprechend ihrer mütterlichen Natur,* stellt ihnen Kalk zur Verfügung, steigert den Anteil an ätherischen Ölen, verbessert ihre Nährstoffaufnahme und macht sie widerstandsfähiger gegen Schädlingsbefall.

Lateinischer Name: Tropaeolum majus
Anbaugebiete/Vorkommen: Die aus Südamerika und Peru stammende Pflanze kam im 16. Jahrhundert nach Europa; wir kennen sie als Garten- und Balkonpflanze, die bei guter Durchlüftung auch auf der Fensterbank gedeiht
Verwendete Pflanzenteile: Blütenknospen (in Essig eingelegt – als Kapernersatz!); Blätter und Blüten (gesunde Dekoration zum Mitessen auf Speisen)
Sammelgut/Sammelzeit: Gesamte Pflanze: Sommer
Inhaltsstoffe: Ätherisches Öl, Senfölglykosid, Glykotropaeolin und andere Inhaltsstoffe
Fertigarzneimittel: Angocin Anti-Infekt (Filmtabletten; nicht anwenden bei akuten Magen- und Darmgeschwüren!), Fa. Repha

Innere Anwendungen

Indikationen/Wirkungen: (Die Kapuzinerkresse ist erwiesenermaßen ein *hochwirksames natürliches Antibiotikum*, das weder die Darmflora schädigt noch die Nerven reizt); *Steigerung der körpereigenen Abwehrkräfte; bei starker Neigung zu entzündlichen Reaktionen in unterschiedlichen Körperbereichen;* Infektionen der ableitenden Harnwege; Magen-Darm-Infekte; Erkrankungen der oberen und unteren Atemwege; blutreinigend

Hinweis zur Anwendung: Die vorgenannten Heilwirkungen gehen fast ausschließlich von den Blättern aus, die man möglichst – auf Brot, Quark, in Salat etc. oder pur gekaut – täglich einnehmen sollte. Sie sind sehr angenehm im Geschmack.
Die Blätter eignen sich nicht zum Trocknen! Sehr empfehlenswert ist daher der Ansatz einer Tinktur; Herstellung: siehe Kapitel 10, »Zubereitungsarten«.

Tinktur: Kurmäßige Anwendung bei den vorgenannten Indikationen; 3mal täglich 20 Tropfen in etwas Wasser für die Dauer von 4 bis 6 Wochen nehmen

Kastanie (Roßkastanie)

Lateinischer Name: Aesculus hippocastanum
Volkskundliche Namen: Gicht- und Gelenkbaum, Pferdekastanie. Die Bezeichnung »Pferdekastanie« weist auf ihre Verwendung als Pferdefutter und als Heilmittel für hustende Pferde. »Roßkastanie« bedeutet »falsche Kastanie« als Abgrenzung zur eßbaren Marone.
Anbaugebiete/Vorkommen: In Europa sehr häufig als schnellwachsender, genügsamer Park- und Alleebaum mit rosafarbenen oder weißen Blütenkerzen
Verwendete Pflanzenteile: Weiße Blüten (Flores Hippocastani); die reifen Früchte (Fructus Hippocastani); Rinde (Cortex Hippocastani)
Sammelgut/Sammelzeit: Blüten: Mai/Juni; reife Früchte: September/Oktober; Rinde: ganzjährig

> *Tip*
>
> Im malerischen Elbstädtchen Hitzacker – auf der Strecke zwischen Lüneburg und Lüchow-Dannenberg – steht eine Natursehenswürdigkeit: eine Riesenkastanie, deren Alter mit 300 Jahren beziffert wird. Einem kurzen, dicken Stamm entspringen gut einen Meter über dem Boden mehrere senkrechte, baumdicke Triebe, deren Verbindungen zum Hauptstamm eine Plattform bilden. Diese Fläche wurde früher mit Bohlen ausgelegt und als Tanzboden genutzt. Daher hat der Baum auch die Bezeichnung »Tanzkastanie«. Er ist doppelt so alt wie seine übrigen Gattungsgenossen, vielfach abgestützt und steht unter besonderem Schutz. Die Besucher mögen sich vergegenwärtigen, was dieser Baum an Epochen und Wandlungen gesehen hat!

Inhaltsstoffe: Unter anderem Saponinglykosid, Aescin, Aesculin, Fraxin, Catechingerbstoffe, Isoquercitrin, Flavon-Quercitrin, Pektin, in den Blüten außerdem Rutin, in den Samen Saponine, Bitterstoffe, Fett, Stärke und weitere Substanzen
Fertigarzneimittel: Aescusan liquidum (innere Einnahme), Fa. Pharma Wernigerode; Venacton Tropfen, Fa. Klein; Hapeka Venentee, Fa. Presselin; Salus-Venen-Kräuter-Dragees N (mit Steinklee-Extrakt)

Energetika

Daß alle Pflanzen energetische Wesenheiten sind, habe ich schon öfters erwähnt; besondere Bedeutung kommt dabei den Bäumen zu, deren Energiefeld stark ausgeprägt und mächtig ist. Der sensibel gewordene Mensch kann im Körperkontakt mit dem Baum – durch Umfassen des Stammes – mit ihm in energetischen Austausch treten; er nimmt damit etwas von seiner Kraft auf. Konkret vermittelt die Kastanie Kraft, Stärke und Ausdauer. Als genügsamer Baum kann sie auch in uns die hohe Tugend der Zufriedenheit und Genügsamkeit fördern. Die Kastanienfrucht zeigt uns in ihrem weichen Bett unter stacheliger Haut, wie wir unser Inneres gut schützen können.

Wer die drei ersten Kastanien in der Hosentasche bei sich trägt, bekommt das ganze Jahr über kein Rheuma – so der Volksmund, aber mir wurde auch durch Rückmeldungen von Patienten mit Hüftgelenkarthrosen bestätigt, daß die Schmerzen deutliche Besserung erfuhren. Erstaunlich?!

Innere Anwendungen

Indikationen/ Wirkungen: Kastanienfrüchte: venöse Durchblutungsstörungen; Hämorrhoiden; Krampfadern; Venenentzündungen; »Offenes Bein«, Unterschenkelgeschwür, Ulcus cruris (die Kastanie legt die Grundlage zur Wundheilung durch verbesserte Durchblutung; Stoffwechselprodukte, aber auch Toxine werden besser entsorgt); Beschwerden nach Thrombosen; Gefühl von Schwere und Schmerzen in den Beinen; Juckreiz der Beine; schnelles Ermüden der Beine (stehende Berufe); Weichteilschwellungen durch Operationen oder Verletzungen; Wasseransammlung in den Beinen durch langes Stehen (nicht zu verwechseln mit herz- oder nierenbedingten Beinödemen)

Bachblütenessenz: Bitte lesen Sie im Kapitel 2 die Abschnitte: White Chestnut (Weiße Kastanie); Red Chestnut (Rote Kastanie); Chestnut Bud (Kastanienknospen); Sweet Chestnut (Eßkastanie oder Marone)

> *Vorsicht!*
>
> Bei der Einnahme von Roßkastanienpräparaten kann es in sehr seltenen Fällen zu leichten Reizungen der Magen- und Darmschleimhaut kommen. Sollte das bei Ihnen der Fall sein, empfehle ich die Einnahme während der Mahlzeiten.

Homöopathie: Aesculus D6 (3mal täglich eine Tablette, im Mund zergehen lassen)
Indikationen: venöse Stauungen (kleines Becken, Pfortader, periphere Venen); Krampfadern mit Thromboseneigung; Hämorrhoiden, blutend und gestaut; chronische Verstopfung; Wasseransammlung in den Beinen (durch verbesserten Flüssigkeitsabtransport über die Gefäßwände); trockene Schleimhäute

Äußere Anwendungen

> *Vorsicht!*
>
> Stauungszeichen wie Hämorrhoiden, Krampfadern, Pfortaderbeschwerden etc. können ihre Ursache in einer verminderten Leistungsfähigkeit der rechten Herzkammer haben. Deshalb sollten solche Stauungszeichen nie symptomatisch isoliert betrachtet werden, sondern bedürfen der therapeutischen Abklärung.

Indikationen/ Wirkungen: Kastanienblüten: Gicht; Rheuma; Gelenk- und Rückenschmerzen; müde Füße und Beine; Juckreiz; schmerzlindernd

Kalte Sitzbäder: Nehmen Sie von dem Kastanienblütenauszug 2 Eßlöffel, mischen ihn mit kaltem Wasser und nehmen darin ein Sitzbad. Das kalte Wasser wirkt gefäßverengend, entstauend auf die prall gefüllten Venen, somit erleichternd, schmerz- und juckreizlindernd und durchblutungsfördernd. Abschließend den Analbereich mit einer Salbe aus Kastanienextrakt oder Hamamelisrinde eincremen.

Rezept: *Intensiv wirkender Kastanienblütenauszug*

2 Handvoll frische Kastanienblüten 0,7 l Korn (32 %)

Die Blüten für 4 Wochen im Alkohol ziehen lassen, sonnig-warm stellen, abfiltern. Dann unverdünnt auf die Schmerzbereiche einreiben.

Da der Alkohol die Haut austrocknet, danach die Haut mit Ringelblumensalbe einreiben. Täglich morgens und abends sowie bei Bedarf anwenden.

Bäder: Aus getrockneten, zerkleinerten reifen Kastanienfrüchten können Sie eine Abkochung herstellen (Herstellung: siehe Kapitel 10, »Zubereitungsarten«). Sie benötigen 1 kg für ein Vollbad. Praktischer ist sicherlich ein fertiges, handelsübliches Kastanienbad.

Kastanienkissen: Die gesammelten Kastanienfrüchte legen Sie breitflächig zum Trocknen aus, gelegentlich wenden. Sehr gut eignet sich ein großes Tuch, das Sie zwischen den vier Tischbeinen einknoten. Kastanien reinschütten, gelegentlich mit der Hand »durchrühren«. Dann – nach etwa 6 bis 8 Wochen – nochmals auf Trockenheit prüfen und in Säckchen füllen. Je nach Anwendung bestimmen Sie die Form und Größe der Säckchen.

Folgende Anwendungen haben sich sehr gut bewährt: Massage der Fußreflexzonen (ein Säckchen aus grobem Stoff mit Kastanien füllen und die nackten Fußsohlen darauf spielerisch massieren)

Indikationen: Reflektorischer Reiz auf alle Organbereiche; Durchblutungsförderung

Rückenmassage (nähen Sie aus mittelgrobem Stoff einen schlauchartigen Sack, der so lang sein muß, daß Sie ihn bequem um die Schultern legen können; er ist ideal bei Schulter- und Nackenverspannungen und soll dann einige Zeit – 30 Minuten – auf die schmerzhaft verspannten Bereiche gelegt werden)

Indikationen: entspannend; durchblutungsfördernd; schmerzlindernd; allgemein kräftigend; Säckchen »für alles mögliche«
Indikationen: Ohrenschmerzen; Bauchweh, Blähungsschmerz; Menstruationskrämpfe; Müdigkeit und energetische Leere; Kopfschmerzen und ähnliche Beschwerden

Das Kastanienkissen – bewährte Hilfe bei vielen Unpäßlichkeiten des Alltags

Vielleicht sind Sie erstaunt über die Wirkungsvielfalt der Kastanie, die allein aus ihren pharmakologisch betrachteten Inhaltsstoffen nicht erklärbar ist. Schon die Vielseitigkeit innerhalb der Bachblüten zeigt die immense Heilkraft des energetisch sehr mächtigen und kraftvollen Baumes.

Sammeln Sie selbst Ihre eigenen Erfahrungen – die Wirkungen sind so unglaublich, daß nur die eigene Erfahrung überzeugen kann; Worte, geschrieben oder gesprochen, erweisen sich in aller Regel als zu schwach!
Dennoch ist die Kastanie kein Allheilmittel!

Kastanienrinde: Aus der Rinde wird der Lichtschutzfaktor (Aesculin) gewonnen, der in einigen Sonnenschutzsalben verwendet wird, zum Beispiel in der Sonnencreme von Weleda

Kosmetik: Mit abgekochten, geschälten Kastanien können Sie sehr gut Ihre Haare waschen, denn sie enthalten fettlösliche Substanzen; gleichermaßen kräftigen Sie Ihre Haarwurzeln mit dieser Wäsche

Lateinischer Name: Arctium lappa
Volkskundliche Namen: Haarwuchswürzel, Kleberwurz, Klattendistelwurzel, Bardane, Haarballe
Vorkommen: In ganz Europa meist gruppenweise auf Schuttplätzen, an Wegrändern, an Zäunen und Mauern
Verwendete Pflanzenteile: Wurzel (Radix Bardanae); die Wurzel dreier verschiedener Klettenarten kann gesammelt werden, dies sind: Große Klette oder auch Gemeine Klette (Arctium lappa); hat den höchsten Inulingehalt und ist insgesamt reicher an Inhaltsstoffen als ihre beiden Schwestern; Kleine Klette (Arctium minus); Filzklette (Arctium tomentosum); Blätter (Foliae Bardanae); selbst sammeln – nicht im Handel erhältlich
Sammelgut/Sammelzeit: Blätter: Mai/Juni; Wurzeln: Spätherbst
Besonderes: Die frisch ausgegrabene Klettenwurzel hat einen merkwürdig strengen Geruch, der sich jedoch während des Trocknens verliert. Also nicht entmutigen lassen!
Inhaltsstoffe: Schleim, Inulin, Gerb-, Bitterstoffe, in der Wurzel ätherisches Öl, in den Früchten auch fettes Öl
Fertigarzneimittel: Crustalasyn N (Tropfen; mit Brennessel, Stiefmütterchenkraut, Löwenzahn und Klettenwurzel, alles in Urtinktur, bei Hautstoffwechselstörungen, Milchschorf, juckenden, chronischen Hauterkrankungen etc.), Fa. Synthera

Pflanzenmythologie

In der Zeit der magischen Rituale verwendete man die Klette gern als Liebeszauber; man stellte sich vor, daß die ersehnte Person durch die Kraft der Klette festgehalten würde. In sehr abgewandelter Form kennen wir heute noch den Ausspruch »Jemand hängt an einem wie eine Klette«.

Geschichtliches

In alter Zeit nutzte man die Klettkraft auch für das Zusammenhalten von Kleidungsstücken – die Vorläufer des heutigen Klettverschlusses.

Indikationen/ Wirkungen:	Klettenwurzel: *hervorragendes Umstimmungsmittel bei Hauterkrankungen;* sehr intensive, stoffwechselanregende Wirkung; »reinigt« Blut, Gewebe und Lymphe; Akne, Ekzeme, Furunkel; *nässende Hauterkrankungen;* Milchschorf; unterstützend bei Schuppenflechte; Leber- und galleflußanregende Wirkung; aufbauend auf das Lebergewebe; somit leicht verdauungsfördernd; Rheuma und Gicht; fördert die Harnsäureausscheidung; schweißtreibend, bei beginnenden fiebrigen Erkältungen; nach durchgemachten Infekten, um den Körper von Toxinen zu reinigen; leicht blutzuckerspiegelsenkend bei Diabetes Klettenblätter: leicht stoffwechselanregende Wirkung; intensive galle- und leberanregende Wirkung
Teezubereitung:	Abkochung der Wurzel (Herstellung: siehe Kapitel 10, »Zubereitungsarten«); 10 Minuten leicht köcheln lassen; 2 Tassen pro Tag kurmäßig für 4 Wochen (trotz seines intensiven Geschmackes bitte nicht süßen!) Aufguß der Blätter; frische Blätter 30 Minuten ziehen lassen, getrocknete Blätter 10 Minuten ziehen lassen
Tinktur:	3mal täglich 20 Tropfen in etwas Wasser einnehmen; Indikationen wie oben beschrieben
Pulverisierte Wurzel:	Wem der Geschmack des Tees nicht zusagt, kann statt dessen kurmäßig 4mal täglich 1 Messerspitze der pulverisierten Wurzel für die Dauer von 4 Wochen einnehmen
Selbsthergestellte Blütenessenz:	Verwenden Sie die Klettenblütenköpfe im Juli; bei zu starker Fixierung auf ein bestimmtes Thema, auch auf Materielles, Menschen etc.; Herstellung: siehe Kapitel 2

Tip

Bei allen Hauterkrankungen ist die Kombination von innerer und äußerer Anwendung sinnvoll.

Äußere Anwendungen

Indikationen/ Wirkungen:	Kräuterbad (Herstellung: siehe Kapitel 10, »Zubereitungsarten«): bei großflächigen Hauterscheinungen aller Art; bei Gicht und Rheuma; zur Anregung des Hautstoffwechsels Waschungen mit Klettenwurzeltee: Hautprobleme aller Art; zum Betupfen von Kopfgrind, Milchschorf etc. Klettenwurzelöl (Oleum bardanae): Zur Pflege trockener Kopfhaut; bei Kopfgrind; gegen Schuppenbildung mit Juckreiz; zur Kräftigung der Haarwurzeln; sanfte Massage mit dem Öl regt die Kopfhautdurchblutung an und fördert sanft (wo noch möglich) den Haarwuchs; zum Betupfen kleiner, entzündeter Hautstellen
Klettenwurzelöl:	Gewinnen Sie wieder durch Einlegen der geschnittenen Wurzel in Pflanzenöl (vorzugsweise Olivenöl). Die Herstellung ist äußerst einfach und in Kapitel 10, »Zubereitungsarten«, beschrieben. Sie können es unter der obigen Bezeichnung auch im Handel beziehen – wobei Sie dann erfragen sollten, welche Ölqualität zugrunde liegt.

Verwendung in der Küche

Geschälte Klettenwurzeln eignen sich sehr gut in gedünsteter Form für Diabetiker. Junge, zarte Klettenblätter können, kleingeschnitten, als Salatbeigabe gegessen werden. Die jungen Triebe schmecken gedünstet wie Spargel.

Anwendung im Garten

Holen Sie sich doch die schöne, stolze Klette in Ihren Garten als Schmuck und Heilpflanze!

Lateinischer Name: Alliaria officinalis
Volkskundliche Namen: Knoblauchhederich, Lauchkraut, Lauchhederich
Anbaugebiete/Vorkommen: Bevorzugt feuchte Böden und liebt den Schatten; wir finden sie in Laubwäldern, auf Schuttplätzen, an Hecken und Zäunen; sie ist weit verbreitet
Verwendete Pflanzenteile: Die zarten Blätter und Triebe; Samen
Sammelgut/Sammelzeit: Blätter und Triebe: April/Mai; Samenkörner: Juli
Besonderheit: Sobald die zerkleinerten Blätter etwas angetrocknet sind, duften sie nach Knoblauch
Inhaltsstoffe: Senfölglykoside, Knoblauchöl (ätherisches Öl) und andere Inhaltsstoffe

Innere Anwendungen

Indikationen/ Wirkungen:	Stoffwechselanregend; harntreibend; stärkt die Abwehrkräfte und die Atemwege; fördert mild die Assimilation (Auswertung der Nahrung im Darm); regt die Bildung der Verdauungssäfte an
Teezubereitung:	Aufguß aus den frischen Blättern (Herstellung: siehe Kapitel 10, »Zubereitungsarten«); 30 Minuten bedeckt ziehen lassen

Wichtig!

Die Knoblauchsrauke eignet sich nicht zum Trocknen, da ihre Wirkstoffe sehr schnell flüchtig sind. Verwenden Sie daher die frische Pflanze sooft wie möglich, und konservieren Sie ihre Heilkraft in Form eines alkoholischen Auszugs (Tinktur).

Geschichtliches

Die Bezeichnung »officinalis« weist die Pflanze als heilkräftig anerkannt aus, denn sie wurde früher in den Apotheken, in der *Offizin*, verkauft. Schon länger ist die Pflanze in Vergessenheit geraten – was ihrer Heilkraft jedoch keinen Abbruch tut!

Tinktur: 3mal täglich 20 Tropfen in etwas Wasser einnehmen; Indikationen wie zuvor beschrieben

Äußere Anwendungen

Indikationen/ Wirkungen: Einreibungen oder Umschläge mit der verdünnten Tinktur (Herstellung: siehe Kapitel 10, »Zubereitungsarten«): besonders bewährt bei der Wundheilungsförderung von Hauterkrankungen oder Verletzungen; auch Kopfhautmassage bei Schuppenbildung lohnt sich!

Verwendung in der Küche

Essen Sie so oft wie möglich frische Knoblauchsraukenblätter – Sie können sie als Gewürz, Gemüse, auf Brot, in Salat oder in Suppen wunderbar verwenden.
Die Samenkörner sind ein interessanter Ersatz für schwarzen Senf; backen Sie sie ins Brot mit ein, oder nehmen Sie sie zum Würzen von pikanten Speisen.

Anwendung im Garten

Auf dem Balkon oder der Fensterbank können Sie Ihren Bedarf an frischen Pflanzen decken.

Königskerze

Lateinischer Name: Verbascum thapsiforme (Kleinblütige Königskerze); Verbascum densiflorum (Großblütige Königskerze); Verbascum phlomoides (Filzige Königskerze)
Volkskundliche Namen: Wetterkerze, Wollblume, Himmelsbrand, Fackelkraut, Lampenkraut, Weihbüschel, Weihwedel
Anbaugebiete/Vorkommen: Auf Trockenwiesen, Brachland, steinigen Böden, Bahndämmen; die Königskerze liebt nur sonnige Standorte!

Wichtig!

Die Königskerzenblüten sind sehr anfällig gegen Schimmelbefall; daher weicht der Sammel- und Trocknungsvorgang deutlich von den bisher besprochenen Verfahren ab:
Die Blüten werden morgens direkt vom Pflanzenstengel gepflückt und sofort zu Hause breitflächig 4 bis 5 Stunden auf dünnem Seidenpapier ausgelegt. Danach müssen sie zur Vermeidung von Schimmelbildung im Backofen bei niedriger Temperatur (etwa 50 Grad) weitergetrocknet werden. Anschließend füllen Sie die abgekühlten Blüten in dunkle Gläser.

Geschichtliches

Die Königskerze bildete stets den Mittelpunkt des Kräuterweihstrauches, eines großen Schutzstraußes mit verschiedenen, bewußt ausgewählten Pflanzen.
Ihr Name »Fackelkraut« kommt von dem früheren Brauch, ihren bis zu 2 m langen Stiel mit den verdickten Blütenständen in Pech zu tauchen und sie in der Tat als Fackel zu benutzen – eine Vorstellung, die mir recht unangenehm ist!
Die Namen »Weihbüschel« und »Weihwedel« erinnern an ihre energetisch reinigende Wirkung; kranke, unter Depressionen leidende Menschen wurden im Sinne der Aurareinigung rituell damit bestrichen; die Sonnenpflanze sollte damit Dunkles von der Seele nehmen und sie wieder mit Licht durchfluten.

Verwendete Pflanzenteile: Vorwiegend werden die Blüten, aber auch die Blätter aller drei Gattungen gesammelt
Sammelgut/Sammelzeit: Blüten (Flores Verbasci): Juli/August; Blätter (Foliae Verbasci): Juli/August
Inhaltsstoffe: Saponine (saure und neutrale), Sapogenin, Zucker, Schleim, ätherisches Öl (in Spuren), Phytosterol, Gummi, Flavonoide und andere
Fertigarzneimittel: ERES N Königskerzenextrakt (für die Atemwege), Fa. Müller, Göppingen; Equisil Saft (Atemwegstonikum aus verschiedenen Pflanzenextrakten, unter anderem der Königskerze), Fa. Klein; Salus Asthmatee; Hapeka 209 (Bronchialtee), Fa. Presselin

Indikationen/ Wirkungen: *Atemwegserkrankungen:* ständig wiederkehrende Infekte; Bronchialkatarrh mit Fieber; akute und chronische Bronchitis; leicht fiebersenkend; Asthma; starke Schleimbelastung der Atemwege; Keuchhusten; Raucherhusten; Reiz- und Kitzelhusten; Erkältung und Grippesymptome; Halsschmerzen und Heiserkeit bei Stimmbandüberanstrengung; mild schweißtreibend; Magen-Darm-Katarrh mit Durchfall; Blasenreizung mit häufigem Harndrang

Teezubereitung: Aufguß (Herstellung: siehe Kapitel 10, »Zubereitungsarten«); 10 Minuten Ziehzeit; gilt für Blüten oder Blätter; die Blüten schmecken sehr fein und angenehm durch ihre milde, leicht an Honig erinnernde Süße. Sie sind daher ideal für Hausteemischungen

Vorsicht!

Asthmatiker und Personen mit sehr empfindlichem Rachenbereich sollten den Tee zur Vorsicht durch ein Tuch filtern, um Reizungen durch die eventuell noch enthaltenen feinen Blütenpartikel auszuschließen.

Tinktur: Verwenden Sie dazu zwei Drittel Königskerzenblüten und ein Drittel Blätter.
3mal täglich 20 Tropfen mit etwas Wasser zur allgemeinen Stärkung und Kräftigung der Atemwege; beim akuten Infekt dosieren Sie 25 Tropfen 4- bis 5mal täglich mit etwas Wasser

Selbsthergestellte Blütenessenz: Indikationen (Herstellung: siehe Kapitel 2): Bei dem Gefühl des Ausgebranntseins; innere Kälte und Leere; macht fröhlich, zuversichtlich und heiter

Homöopathie: Verbascum D6; 3mal täglich 1 Tablette im Mund zergehen lassen
Indikationen: Heiserkeit nach vielem lauten Reden; Katarrh der oberen Luftwege; Trigeminusneuralgie mit Verschlimmerung bei kalter Luft; heftige Ner-

venschmerzen in Schläfen- und Stirnregion; neuralgische und rheumatische Schmerzen in Armen und Beinen mit Lähmungsgefühl; Schmerzen im Hüftgelenkbereich

Äußere Anwendungen

Indikationen/ Wirkungen: Kompressen (Herstellung: siehe Kapitel 10, »Zubereitungsarten«): schmerzlindernd; fördert die Wundheilung
Tinktur (verdünnt zum Einreiben): Rheuma; Gicht
Dampfbad/Inhalation: sämtliche Infektionen der Atemwege; auch bei Bindehautentzündungen gut verträglich; unreine Gesichtshaut (Akne, Pickel etc.)
Sitzbad: Beschwerden durch Hämorrhoiden
Königskerzen-Heilöl (Rezept: siehe unten): Mittelohrentzündungen; Ohrenschmerzen; Rheuma; Gicht; wundheilend; Hämorrhoiden

Kräuterkissen: Füllen Sie einen grünen Kissenbezug, etwa 30 mal 30 cm Größe, mit getrockneten Königskerzenblüten zum Auflegen auf die Brust. Die Blütenwirkung entfaltet sich über die Körper- und Bettwärme und kräftigt die Atemwege.

Rezept: *Königskerzen-Heilöl*

Füllen Sie ein Honigglas mit Schraubverschluß zu ca. Dreiviertel mit frischen Königskerzenblüten. Stellen Sie das verschlossene Glas einen Tag in die Sonne. Es bildet sich dann eine feine, ölige Substanz als Niederschlag. Die Blüten auspressen, Öl in dunkles Fläschchen mit Tropfpipette abfüllen und kühl lagern. Wenige Tropfen auf die schmerzenden Stellen geben.

Lateinischer Name: Lavendula officinalis
Volkskundliche Namen: Nervenkraut, Balsamblümle, Lavander, Schwindelkraut
Anbaugebiete/Vorkommen: Mittelmeerraum, bevorzugt sonnige Hänge. Bekannt sind die französischen Lavendelfelder in der Provence, aber auch in England wird er angebaut. Dort gab es bereits im 16. Jahrhundert große Lavendelkulturen.
Verwendete Pflanzenteile: Lavendelblüten (Flores Lavendulae)
Sammelgut/Sammelzeit: Blüten: Hochsommer
Inhaltsstoffe: Ätherisches Öl (Hauptbestandteil Terpenester), Gerb-, Bitterstoffe, Harz, Cumarin und andere
Fertigarzneimittel: Carmol (Tropfen), Fa. Omegin; Sedatruw (Dragees), Fa. Truw; Salus Nerven-Schlaftee; Salus Herz-Beruhigungstee; Hormonapin (Nervenbad), Fa. Bienenzell; Lavendel-Badezusatz, Fa. Kneipp; Weleda-Lavendel-Bademilch; Hautöl Lavendel, Fa. Florin; Lavendel Hydrolat (der Lavendel ist aus kontrolliert-biologischem Anbau), Fa. Regenbogen

Geschichtliches

Im Wort »Lavendel« steckt das lateinische lavare = »waschen«. Damit erhalten wir einen ersten Hinweis auf den Bezug zu Sauberkeit, Reinlichkeit und Gepflegtheit. Lavendelseifen sind heute ebenso bekannt wie früher unter den Teppich gestreute Lavendelblüten, deren feines Aroma sich beim Darüberschreiten entfaltete. Lavendelsäckchen gab's – und gibt's wieder – zur Duftanreicherung in Kleiderschränken und gegen Insekten, vor allem Motten. Als Räucherung in Krankenzimmern verbrannte man Lavendel, es ging dabei nicht nur um die Verbesserung der Raumluft, sondern, wie man heute weiß, auch um seine reinigende und keimtötende Wirkung.

Innere Anwendungen

Indikationen/ Wirkungen: *Entspannung*
Nervensystem: Nervenschwäche (Neurasthenie); nervöse Erschöpfung; Furcht, Ängste und Span-

nungen; Depressionen; Schlaflosigkeit/Schlafstörungen; Kopfschmerzen und Migräne

Herz/Kreislauf: nervöses Herzklopfen; Schwindel; leicht blutdrucksenkende Wirkung bei erhöhtem Blutdruck; Ohnmacht

Magen/Darm: Durchfall; Reiseübelkeit; Appetitlosigkeit; Magenbeschwerden, einhergehend mit Übelkeit; Magen- und Darmkrämpfe; festgesetzte Blähungen

Leber/Galle: galleflußanregend; leberstärkend

Frauenbeschwerden; Menstruationskrämpfe; menstruationsfördernd; Ausfluß (Fluor albus); Unruhe/Reizbarkeit; prämenstruelles Syndrom

Atemwege: Asthma und Bronchitis; Keuchhusten/Krampfhusten; Grippe mit Kopfschmerzen

Bewegungsapparat: rheumatische Beschwerden; Gelenkschmerzen

Haut: Hauterkrankungen wie Abszesse/Akne/unreine Haut; Hautstoffwechselstörungen

Teezubereitung: Aufguß (Herstellung: siehe Kapitel 10, »Zubereitungsarten«); 5 bis 10 Minuten Ziehzeit

Tinktur: 3mal täglich 15 Tropfen in Wasser einnehmen; Indikationen wie zuvor beschrieben

Selbsthergestellte Blütenessenz: Indikationen (Herstellung: siehe Kapitel 2): Fördert das Traumleben und die Verarbeitung der Traumerlebnisse; vermittelt Ruhe und Gelassenheit durch vermehrtes Erkennen sinnhafter Zusammenhänge in schicksalsschweren Situationen

Ätherisches Öl: 1 bis 2 Tropfen auf Honig oder ein Stückchen Brot, kann bei Bedarf nach 1 bis 2 Stunden wiederholt werden; Indikationen wie oben beschrieben

Energetik

Die violette Farbe weist auf die stark spirituellen Kräfte der Pflanze. Ruhe und Gelassenheit entspringen einem tiefen Gefühl von Geborgenheit im Sinne des Urvertrauens, daß alles, was geschieht, seinen Sinn hat und wir selbst wichtiger Teil eines größeren Ganzen sind.

Indikationen/ Wirkungen: Kräuterbad: nervöse Unruhe; Nervenschwäche; hyperaktive Kinder; Schlafstörungen; krampflösend und entspannend; zur Anregung des Hautstoffwechsels und der Wundheilung

Ätherisches Lavendelöl (darf pur aufgetragen werden!): Verbrennungen; dünn auftragen; *stark schmerzlindernd;* Insektenstiche; entzündete Hautstellen; wirkt zellerneuernd; Nackenverspannung und Kopfschmerzen

Zusätzliche Wirkungen des ätherischen Öls in der Duftlampe: läßt eine Atmosphäre von Frische, Reinheit und Ordnung entstehen; stärkt die Konzentration; bringt Licht in verworrene Gedankengänge; gleicht Stimmungsschwankungen aus; ideale Duftlampe für ängstliche Kinder (nachts) und bei Kranken

Rezept: *Körperpflege- und Massageöl*

100 ml süßes Mandel- oder Johanniskrautöl
40 Tropfen ätherisches Lavendelöl
1 kleiner Granat

Zutaten miteinander verschütteln und etwas davon in die Haut einmassieren. Wirkt entspannend, schlaffördernd, schmerzstillend und krampflösend.

Kosmetik: Als Gesichts-, Haar- oder Rasierwasser eignet sich das Destillationswasser, das bei der Wasserdampfdestillation von Lavendel entsteht; es wirkt zellerneuernd, entzündungshemmend und kräftigend

Badezusätze: Verwenden Sie abgekochte Lavendelblüten, oder bereiten Sie sich ein Badeöl (siehe Kapitel 3) mit fettem und ätherischem Öl (fertige Badezusätze: siehe oben, »Fertigarzneimittel«).

Haarpflege: Wer unter fettiger Kopfhaut und häufigen Kopfschmerzen leidet, kann die Haare nach der Haarwäsche mit Lavendeltee spülen; *nicht mehr auswaschen!*

Verwendung im Haushalt

Lavendel in kleinen Säckchen zwischen der Kleidung hält Motten fern. Gleiches gilt für unter den Wollteppich gestreute Blüten. Einige Tropfen Lavendelöl im Wischwasser halten Insekten, Silberfische und Ameisen fern, darüber hinaus wirkt Lavendel desinfizierend, gibt einen frischen, sauberen Geruch und bindet unangenehme Düfte. Bei Infektionen in der Familie kann man – neben den üblichen Desinfektionsmittel – gut Türklinken, Toilettenbrillen und -schüsseln mit einigen Tropfen ätherischem Lavendelöl desinfizieren.

Kräuterkissen: Wenn Sie den Duft von Lavendel gerne mögen oder für unruhige Kinder ein »pflanzliches« Beruhigungsmittel suchen, nähen Sie ein Kissen aus blauer oder lila Seide. Auch nostalgische Stoffmuster eignen sich sehr gut dazu. Kinder freuen sich besonders über Kissen, die in Tier- oder Blumenform zugeschneidert sind. Füllen Sie das Kissen mit Lavendelblüten, das dann, aufs Kopfkissen gelegt, Beruhigung und Entspannung bringt.

Linde

Lateinischer Name: Tilia grandifolia (Sommerlinde); Tilia parvifolia (Winterlinde)
Anbaugebiete/Vorkommen: In Mitteleuropa als Alleebaum, häufig als Dorflinde angepflanzt; die Sommerlinde bevorzugt Auwälder, die Winterlinde dagegen Hänge
Verwendete Pflanzenteile: Lindenblüten (Flores Tiliae) der Sommer- und Winterlinde
Sammelgut/Sammelzeit: Sommerlinde: zweite Junihälfte; Winterlinde: Anfang Juli
Bitte beachten: Ernten Sie die Blüten 2 bis 3 Tage nach dem Aufblühen
Inhaltsstoffe: Unter anderem das ätherische Öl Farnesol, Hesperidin und Saponin
Fertigarzneimittel: Hapeka 269 (Grippe-Schwitz-Tee), Fa. Presselin; Linden-Aloe-Gesichtswasser, Fa. Logona; Lindenblütencreme, Fa. Logona

Geschichtliches

Die Linde hat die Menschen immer begleitet – in fröhlichen wie in ernsten Tagen. Noch heute findet man häufig vielhundertjährige Linden im Ortszentrum, oft umrahmt von Bänken.
Die tausendjährige Kunigundenlinde auf der Nürnberger Burg war so dick, daß acht Männer nötig waren, ihren Umfang zu umspannen. Eine steinerne Einfassung zeigt heute noch das Ausmaß des mächtigen Baumes, der im Zweiten Weltkrieg den Bomben zum Opfer fiel.
Bei den Germanen waren die Thingplätze, Orte, an denen wichtige Entscheidungen getroffen und Gericht gehalten wurde, von Linden gekrönt.
Der Baum untersteht dem Venusprinzip, das bekanntlich für Harmonie, Ausgleich und Versöhnung steht. Es spiegelt sich auch in der Herzform der Blätter wider. Wer unter einer Lindenallee spazierengeht, merkt die wohltuende, harmonisierende und entspannende Wirkung unmittelbar. Das weiche, kurzfaserige Lindenholz ist das klassische Schnitzholz. Die großen Altäre Riemenschneiders in Creglingen, Rothenburg und Dettwang sind daraus geschaffen.

Innere Anwendungen

Indikationen/ Wirkungen: Schweiß- und harntreibend; fiebrige Erkältungskrankheiten; hartnäckiger Husten; Bronchialkatarrh; Kopfschmerzen bei Erkältungen; starke Schleimbelastung der Atemwege; verbessert die Fließfähigkeit des Blutes

Teezubereitung: Aufguß (Herstellung: siehe Kapitel 10, »Zubereitungsarten«); 5 Minuten Ziehzeit; nicht mehr als 3 Tassen pro Tag trinken

Wichtig!

Die schweißtreibende Wirkung der Lindenblüten kommt durch die Anregung des vegetativen Nervensystems (Parasympathikus) zustande; daher sollte Lindenblütentee nicht als Dauergetränk oder zur Stärkung der Körperabwehr genossen werden, sondern nur im konkreten Fall einer (fiebrigen) Erkältung.

> *Tip*
>
> Linden- und Holunderblüten, zu gleichen Teilen gemischt, ergänzen sich hervorragend in ihrer schweißtreibenden Wirkung.

Selbsthergestellte Blütenessenz:	Indikationen (Herstellung: siehe Kapitel 2): Vereinigt die Gegensätze und Widersprüchlichkeiten in uns

Äußere Anwendungen

Indikationen/ Wirkungen:	Abkochung (Herstellung: siehe Kapitel 10, »Zubereitungsarten«); als Kräuterbad: zur Anregung des Hautstoffwechsels; nervenstärkend; niedriger Blutdruck Gesichtsdampfbad: beruhigt und kräftigt die Haut; leicht entzündungshemmende Wirkung bei Akne

Verwendung in der Küche

Holen Sie sich mit Lindenblütenhonig im Winter den Duft des Sommers und das Summen der Bienen ins Haus! Er kräftigt das Herz, stärkt die Abwehrkräfte und macht ein fröhliches Gemüt!

> Rezept: *Lindenblütenwein bei Blutarmut*
>
> 2 EL Lindenblüten
> 0,7 l Rotwein
> 1 Zimtstange
> 1 Prise Tausendgüldenkraut
> 6 EL Lindenblütenhonig
>
> Blüten, Zimt und Tausendgüldenkraut im Wein leicht erwärmen und 5 Minuten köcheln lassen. Ist der Wein lauwarm, 6 Teelöffel Lindenblütenhonig hineinrühren. Die Zahl Sechs ist der Venus zugeordnet. Geben Sie einen kleinen Blutjaspis oder Hämatit dazu. 2mal täglich 1 Eßlöffel nach den Hauptmahlzeiten einnehmen.

Lateinischer Name: Taraxacum officinale
Volkskundliche Namen: Pusteblume, Butterblume, Bettsaicher, Pfaffenblatt, Pfaffenröhrle, Augenmilchkraut, Kuhlattich
Anbaugebiete/Vorkommen: Auf Fettwiesen, Weiden, Äckern, an Wegrändern, weltweit verbreitet; wächst auf trockenen wie auf feuchten Wiesen
Verwendete Pflanzenteile: Löwenzahnblätter (Foliae taraxaci); Blüten (Fores taraxaci); Wurzeln (Radix taraxaci)
Sammelgut/Sammelzeit: Blätter: Küchennutzung: die zarten, kleinen Blätter im zeitigen Frühjahr; Teetrocknung: die reifen, ausgewachsenen Blätter von Mai bis Juli; Wurzeln: Ende September/Anfang Oktober (verlangen Sie beim Kauf Löwenzahnkraut mit Wurzeln)
Inhaltsstoffe: Taraxacin, Phytosterole, Schleim, Inulin (vor allem in der Wurzel), Inosit, Gerbstoffe, Harz, Kautschuk, ätherisches Öl, Vitamin B und C und andere. Untersuchungen an Wirkstoffen in der Löwenzahnwurzel zeigen deutlich, wie wichtig die richtige Sammelzeit ist. Das Inulin (es wirkt anregend auf den Gallefluß und die Bauchspeicheldrüse) liegt im Frühjahr bei 1,5 % und erreicht im Herbst mehr als das Dreißigfache, nämlich ca. 50 %!
Fertigarzneimittel: ventri-Loges Tropfen, Fa. Loges; Taraleon Tropfen (Tinktur aus Löwenzahnwurzel mit Kraut), Fa. Zilly; Crustalasyn N (Tropfen), Fa. Synthera; Brasochol (Tropfen), Fa. Sobripharm; Frischpflanzensäfte, Fa. Kneipp, Schoenenberger; Salus Leber-Galle Tee

Vorsicht!

Der gelbe Milchsaft ist zwar nicht giftig im toxischen Sinne, kann aber bei Kindern durchaus zu Magenreizungen führen – daher sollten sie Halme und Saft nicht in den Mund nehmen. In der therapeutischen Teezubereitung des getrockneten oder frischen Krautes treten diese Nebenwirkungen jedoch nicht mehr auf.
Weiterhin ist Vorsicht geboten beim Kontakt mit Textilien; der frische Löwenzahnsaft sowie der Blütenstaub hinterlassen dunkle Flecken auf der Kleidung, die sich äußerst schwer entfernen lassen.
Wußten Sie, daß die Damen früherer Zeiten den tönenden Blütenstaub als Lidschatten verwendeten?

Geschichtliches

Löwenzahn war und ist als Färbemittel für Wolle und Stoffe sehr beliebt; der Farbton hängt von der Beize ab und ergibt schöne Grüntöne von Oliv- über Dunkel- bis Hellgrün.
Honig war in den früheren Zeiten eine sehr begehrte Leckerei, die sich aber nur die wohlhabende Schicht leisten konnte. Die Ärmeren und Armen bereiteten sich zum Trost und als Ersatz ihren Löwenzahnhonig, so, wie Sie es im Rezept auf Seite 223 lesen und nachvollziehen können. Auf Honigdiebstahl stand übrigens die Todesstrafe – die Lust nach Süßem war offenbar schon immer ein Thema!

Innere Anwendungen

Indikationen/ Wirkungen: *Fördert die entgiftende Wirkung der Leber;* regt den Gallefluß an und fördert die Fettverdauung; *umstimmend bei Neigung zu Gallensteinbildung* (Risikogruppe: vor allem blonde, füllige, fruchtbare Frauen um das vierzigste Lebensjahr); bei Hepatitis unterstützend (gehört in die *ärztliche* Behandlung); bei Dickleibigkeit begleitend bei Ernährungsumstellung; Verbesserung der Entgiftung und des Stoffwechsels
Hautleiden wie: Akne, Ekzeme mit Juckreiz; regt die Verdauungssäfte (Magensäfte) an; unterstützend bei Diabetes (stärkt die Bauchspeicheldrüse); mild abführend; leichtes Bittermittel und somit appetitanregend; *reinigt das weiche Bindegewebe (mesenchymale Entgiftung);* bei Rheuma und Gicht umstimmend; Hämorrhoiden infolge von Pfortaderstau; *Harnverhaltung und Wasseransammlung durch mangelnde Nierentätigkeit*; entwässernd; ausschwemmend bei Nierengrieß, unterstützend bei Nierensteinen; ergänzt Kalium; nierenbedingter Bluthochdruck; *Entzündungen und Schwellungen der Augen*; Schwellungen der Augenlider und morgendliche Tränensäcke

Ein kurzer, rasanter Ausflug nach Fernost

Gemäß der chinesischen Medizin sind die Augen als Sinnesorgan der Wandlungsphase Holz mit ihren energetischen Funktionskreisen Leber/Galle zugeordnet. Augenstörungen sind somit Störungen des erweiterten Organbereiches Leber; dies zeigt der Löwenzahn auch durch seine Wirkungen auf Leber und Augen, was wir an der Indikation »Entzündungen und Schwellungen der Augen« sehen. Er hat übrigens in der chinesischen Pharmakologie als kühlende, reinigende und harntreibende Arznei seinen festen Platz und hört dort auf den Namen »P'u-kung-ying«.

Teezubereitung: Aufguß von Kraut und Wurzel (Herstellung: siehe Kapitel 10, »Zubereitungsarten«); 10 Minuten ziehen lassen, 3 Tassen pro Tag kurmäßig für 4 Wochen trinken; Abkochung der Wurzel; 10 Minuten köcheln lassen

Löwenzahntinktur: Verwendung von Wurzeln und Kraut; Indikationen wie zuvor; 3mal täglich 20 Tropfen nehmen

Frischpflanzenpreßsaft: Indikationen wie zuvor beschrieben; *nicht anwenden bei:* Verschluß der Gallenwege; Darmverschluß; eitriger Gallenblase; Magensäureüberschuß

Homöopathie: Taraxacum D6; 3mal täglich 1 Tablette im Mund zergehen lassen
Indikationen: depressive, reizbare Stimmung; geistige und muskuläre Schwäche; Appetitlosigkeit; Blähungen; Widerwille gegen Fett mit Übelkeit; hartnäckige Stuhlverstopfung, später auch Durchfälle; diffuse rheumatische Gliederschmerzen; Pfortaderstau

Rezept: *Löwenzahnwein*

1 Handvoll frische Löwenzahnblüten
10 g Anissamen
10 g Mariendistelkraut
0,7 l Weißwein

Zutaten in den Wein geben und 14 Tage ziehen lassen. Dann abfiltern. 1 bis 2 Eßlöffel vor den Mahlzeiten wirken leber- und gallekräftigend, magenstärkend und säftebildend.

Rezept: *Kaffee-Ersatz aus Löwenzahnwurzeln*

Frische Löwenzahnwurzeln in dünne Scheiben schneiden, dünn auf Backpapier (Backofen) auslegen und bei 200 Grad für die Dauer von 1 Stunde leicht rösten. 1- bis 2mal wenden. In der Kaffeemaschine pulverisieren und in dunklem Glas gut verschlossen aufbewahren. 1 Teelöffel des Pulvers in einem viertel Liter Wasser oder Milch 3 bis 5 Minuten kochen; abfiltern – fertig!
Der Löwenzahnkaffee ist leberkräftigend, appetitanregend – er entfaltet eine völlig neue Kaffeewirkung!

Rezept: *Löwenzahnsirup als Honigersatz*

4 Handvoll frische Löwenzahnblüten	1 kg Rohrzucker (roh)
2 l Wasser	Saft von 2 Zitronen

Blüten bei geschlossenem Deckel 30 Minuten im Wasser köcheln; abfiltern und Blüten gut auspressen. Dann Zucker und Zitronensaft dazugeben und zum Sirup einkochen. *Wichtig: Häufig umrühren, damit es nicht anbrennt!* Den Stoffwechsel anregenden und tonisierenden Honigersatz in Gläser füllen und kühl lagern.

Äußere Anwendungen

Indikationen/ Wirkungen: Augenspülungen (Herstellung: siehe Kapitel 10, »Zubereitungsarten«) bei geschwollenen, roten Augen; Warzen mit dem frischen weißen Milchsaft des Blütenstengels beim Spaziergang bestreichen. *Wichtig: bei abnehmendem Mond* (Mondsichel nach rechts offen) anwenden. Alles, was wachsen soll, in der zunehmenden, alles, was schwinden soll, in der abnehmenden Mondphase einleiten. Zweifel? Probieren Sie's!

Verwendung in der Küche

Junge Löwenzahnblätter schmecken gut als Salat bzw. Zugabe zu anderen Salaten. Gedünstet kann man sie als Spinatersatz verwenden, eventuell mit Brennesselblättern.

Lateinischer Name: Carduus marianus; Silybum marianum
Volkskundliche Namen: Venusdistel, Weißdistel, Fieberdistel, Magendistel
Anbaugebiete/Vorkommen: Mittelmeerraum, wird in Deutschland angebaut, wir finden sie auch vereinzelt verwildert; liebt warme, trockene und steinige Plätze, häufig an Bahndämmen; Ursprungsheimat: Nordafrika
Verwendete Pflanzenteile: Das blühende Kraut (Herba Cardui mariani); Früchte = Samen (Fructus Cardui mariani)
Sammelgut/Sammelzeit: Blühendes Kraut: Juli/August; Früchte = Samen: August/September
Bitte beachten: Die Inhaltsstoffe der Samen sind schwer wasserlöslich, womit die Teezubereitung ausscheidet. Es ist daher sinnvoll, sie in pulverisierter Form einzunehmen.
Inhaltsstoffe: Flavone Slymarin (= Silybin), Silydianin, Tyramin, Histamin, fettes Öl und andere
Fertigarzneimittel: hepa-loges N Dragees, Fa. Loges; Carduus monoplant Dragees, Fa. Weber & Weber; Marianon N Tropfen, Fa. Klein; Cheiranthol Tropfen, Fa. Klein

Innere Anwendungen

Indikationen/ Wirkungen:	*Leberzellschützend und -erneuernd*; bei chronischer und akuter Leberentzündung unterstützend (ärztliche Behandlung erforderlich!); Nachbehandlung von Hepatitis; unterstützend bei Leberzirrhose; Fettleber aufgrund von Alkohol, Diabetes, Ernährungsfehlern; gestörte Fettverdauung (Fettstühle, Blähungen, Völlegefühl); Anregung der Entgiftungsleistung der Leber; leberbedingte Migräne und Kopfschmerzen (wenn Kopfschmerzen bei bekannter Lebererkrankung oder -schwäche vorliegen); fördert Gallefluß und Entleerungsfähigkeit der Gallenblase; Gallensteinkoliken; Stauungssymptome wie Schmerzen und Druckgefühl unter dem rechten Rippenbogen, Druckgefühl im linken Unterbauch; Hämorrhoiden (Pfortaderstau, Milz-

schwellung); leicht fiebersenkend; Magenbeschwerden wie Völlegefühl; dämpft die Sympathikuswirkung, die sich unter anderem in zu starker Säurebildung äußert

Teezubereitung: Aufguß aus dem Mariendistelkraut (Herstellung: siehe Kapitel 10, »Zubereitungsarten«); Ziehzeit: 10 Minuten. Wirksamer als der Tee aus dem Kraut sind die pulverisierten Samen: 4mal täglich 1 Teelöffel einspeicheln und etwas Wasser oder Tee nachtrinken – nicht ohne Einspeicheln runterspülen!

Tinktur: Indikationen (3mal täglich 20 Tropfen in Wasser): Reiseübelkeit; Magen-Darm-Beschwerden (Krämpfe, Übelkeit, Übersäuerung); zur Anregung des Galleflusses

> *Vorsicht!*
> Wegen der leberbelastenden Alkoholwirkung nicht zum Leberzellaufbau und nicht bei Lebererkrankungen wie Fettleber, Hepatitis und Zirrhose verwenden. Besser geeignet sind Fertigpräparate, das Homöopathikum oder die pulverisierten Samen.

Homöopathie: Carduus marianus D6; 3mal täglich 1 Tablette im Mund zergehen lassen
Indikationen: Leberleiden mit Verstopfung; Hepatitis; Gelbsucht (Ikterus); Pfortaderstau; Stau in den Venen des kleinen Beckens mit Hämorrhoiden und Krampfaderbildung

Melisse

Lateinischer Name: Melissa officinalis
Volkskundliche Namen: Bienenkraut, Bienensaug, Nervenkräutel, Duftnessel, Zitronenkraut, Herztrost
Anbaugebiete/Vorkommen: Im Mittelmeerraum und in Südeuropa wildwachsend; in Deutschland nur im Anbau, braucht viel Wärme, um die ätherischen Öle auszubilden.

Geschichtliches

Nach der Signaturenlehre, die aufgrund äußerer Erscheinungsformen und Kennzeichnungen Analogien zum menschlichen Organismus herstellt, galt die Melisse als Herzheilkraut. Die Überlieferungen betonten stets ihre beruhigende Wirkung; sie gehörte auch zu den traditionellen Pflanzen der Klostergärten, an die uns der Melissengeist einer Klosterfrau noch heute stark erinnert.

Verwendete Pflanzenteile: Das ganze Kraut (Herba Melissae); Blätter (Foliae Melissae)
Sammelgut/Sammelzeit: Blätter und Kraut: vor der Blüte Anfang Juni, je nach Jahreszeitenverlauf
Inhaltsstoffe: Ätherisches Öl mit Citral und Citronellal, Gerb-, Bitterstoffe, Harz und andere
Fertigarzneimittel: Melissen-Frischpflanzensaft, Fa. Schoenenberger; Carminativum Hetterich, Fa. Hetterich; Kneipp Kräuter Taschenkur Nerven und Schlaf N Dragees; Kneipp Sedativ-Bad Baldrian-Melisse; Nerven-Tee Stada N, Fa. Stada; Salus Nerven-Schlaftee; Lomaherpan Creme; (bei Herpesbläschen sehr gute Wirkung), Fa. Lomapharm

Innere Anwendungen

Indikationen/ Wirkungen:	*nervenberuhigend; geistige und körperliche Erschöpfung;* nervöse Reizbarkeit; Schlafstörungen infolge von Übererregbarkeit; Depressionen aufgrund von Erschöpfung; aufheiternd (erhellt das Gemüt); Kopfschmerzen und Migräne durch Streß; nervöse Herzbeschwerden; herzkräftigend; Roemheld-Syndrom (blähungsbedingte Herzschmerzen); blähungswidrig; appetitanregend für schlechte kleine Esser; nervöse Magen-Darm-Beschwerden; Luftaufstoßen; Reiseübelkeiten aller Art; Schwangerschaftserbrechen; für schwache, junge Mädchen mit schwacher Regel; für Frauen im Klimakterium (in dazu abgestimmten Teemischungen); unterstützend bei Asthma

> *Vorsicht!*
>
> Melissengeist ist kein Genußmittel und muß wegen seines hohen Alkoholgehaltes zurückhaltend eingenommen werden; er ist nicht für Kinder, Schwangere, Anfallsleidende und Alkoholrisikogruppen geeignet.

Teezubereitung:	Aufguß (Herstellung: siehe Kapitel 10, »Zubereitungsarten«); 10 Minuten Ziehzeit; 1 TL Honig bei Bedarf; ich empfehle, die etwas teureren Melissenblätter wegen ihrer intensiveren Wirkung dem ganzen Kraut vorzuziehen
Melissengeist:	Verdünnte Einnahme, obige Indikationen
Tinktur:	3mal täglich 20 Tropfen in Wasser einnehmen, Indikationen wie zuvor beschrieben
Frischpflanzenpreßsaft:	Indikationen wie oben beschrieben

> Rezept: *Frohgemut-Melissenwein*
>
> 10 g Melissenblätter
> 10 g Lemongras
> 10 g Johanniskraut
> 10 g Weißdornblätter und -blüten
> 0,7 l Weißwein
>
> Die Kräuter 14 Tage im Wein ziehen lassen, dann abfiltern und in eine hübsche Karaffe füllen.
> Der Wein wirkt beruhigend, aufhellend, herzstärkend und -kräftigend. Nehmen Sie ein kleines Gläschen vor dem Schlafen bei Bedarf, sonst 2 bis 3 Eßlöffel nach den Mahlzeiten pro Tag.

Äußere Anwendungen

Indikationen/ Wirkungen:	Abkochung (Herstellung: siehe Kapitel 10, »Zubereitungsarten«) als Kräuterbad oder mit Fertigbadezusatz: nervenkräftigend; überaktive, übernervöse Kinder; Einschlafstörungen; Nervenentzündungen; alle Beschwerden, die aus Verspannungen und Überanstrengung entstehen (Kopf-, Rücken-, Schulterschmerzen, Tennisarm etc.)

Tinktur: Herpesbläschen (bei Beginn die Stellen unverdünnt betupfen)
verdünnte Tinktur: Rheuma; Bluterguß; Nervenentzündungen; Kopfschmerzen/Migräne; Verspannungen
Melissengeist als Einreibung, Indikationen wie bei der verdünnten Tinktur; zusätzliche Indikationen: Zahnschmerzen; Ohrenschmerzen; nervöse Herzbeschwerden (die Herzgegend damit einreiben); Magenschmerzen (Magenzone einreiben); schmerzhafte Menstruation (Unterleib einreiben)

Ätherisches Melissenöl: Das Öl ist sehr teuer! (1 ml des 100prozentigen Öls kostet etwa 30 DM, 5 ml des 30prozentigen hingegen um 40 DM.) 7000 kg Pflanzenmaterial benötigt man für 1 Liter ätherischen Öls. Achten Sie beim Einkauf auf den angegebenen Prozentsatz der Konzentration. Im Handel finden Sie viele Mischungen oder mit Zitronellgras gewonnenes Öl, die alle aber die Wirkung des reinen Öls nicht erreichen. Eine sehr preisgünstige Alternative ist die Indische Melisse. Sie ist in ihrer Heilwirkung schwächer als das Öl aus der offizinalen Melisse. Die Einreibung mit verdünntem ätherischem Melissenöl erfolgt bei denselben Indikationen wie bei der verdünnten Tinktur und äußerlich angewandtem Melissengeist.

In der Duftlampe: Indikationen: *Sehr stark nervenstärkend und antidepressiv*; fördert Verarbeitung von Verdrängtem; vegetativ ausgleichend; ermunternd und aufhellend, umstimmend bei Kopfschmerzen/Migräne

> *Vorsicht!*
>
> Nicht in der Schwangerschaft verwenden. Hautreizungen bei empfindlichen Personen sind möglich.

Verwendung in der Küche

Mit frischer Melisse aus Ihrem Garten oder vom Kräutertöpfchen Ihrer Fensterbank lassen sich Ihre Quarkspeisen, Salate, Eis, Obstsalate und sonstige Leckereien hübsch garnieren und geschmacklich verfeinern. Sehr lecker ist warmer oder an heißen Tagen kühler Tee aus frischen Melissenblättern.

Mistel

Lateinischer Name: Viscum album
Volkskundliche Namen: Hexennest, Wintergrün, Drudenfuß, Heil aller Schäden, Heiligkreuzholz
Anbaugebiete/Vorkommen: Sie ist in ganz Europa zahlreich verbreitet. Die Mistel wächst in mehr symbiotischer als parasitärer Lebens-

Geben und Nehmen

Der Streit in der Botanik, ob die Mistel ein Voll- oder Halbschmarotzer ist oder eine für beide Seiten wichtige Lebensgemeinschaft mit dem Baum eingeht, ist noch nicht entschieden. Man weiß, daß sie wohl der Wirtspflanze durch ihre Ausläufer Stickstoff und Nährsalze entzieht, aber auch umgekehrt dem Baum Schutz vor krebsigen Entartungen bietet, die sich als große, unförmige Auswüchse am Stamm – sehr oft bei Linden – zeigen. Ist die Nährstoffzufuhr zum Wirtsbaum ausreichend, so leben beide Pflanzen über Jahrzehnte hinweg in fruchtbarer Gemeinschaft. Läßt das Nahrungsangebot für den Baum jedoch nach und die Misteln nehmen überhand, so stirbt der Wirt und mit ihr auch der Gast.
Die Mistel braucht zu ihrer Verbreitung Unterstützung aus dem Tierreich. Hier sind es die Misteldrossel und der Seidenschwanz, die die Beeren fressen und die Samen auf dem Baum ausscheiden. Die Mönchsgrasmücke frißt die klebrigen Beeren nur zum Teil und hinterläßt die Mistelsamen beim Reinigen des Schnabels am Baum.
Richtig sichtbar wird die Mistel zum Winter, wenn das schützende Laub gefallen ist. Dann zeigt sich der immergrüne Busch mit seinen weißen, *für den Menschen ungenießbaren Beeren* zur Adventszeit in voller Pracht.

gemeinschaft bei uns hauptsächlich auf Pappelarten, Apfelbäumen, Linden und auf Weißtannen. Ferner auf Fichten, Ebereschen, Kiefern, Ulmen, verschiedenen Weidenarten, Eschen, Walnußbaum, Birne, Pflaume, Weißdorn und Haselnuß. Seltener auf Birke, Buche, Platane und Eiche, bei letzterer ist der Standort jedoch von erheblicher Bedeutung für das Mistelwachstum. In Frankreich gibt es zahlreiche Mistelarten.

> *Vorsicht!*
>
> Falls Sie sich zur Weihnachtszeit einen hübschen Mistelstrauch in die Wohnung hängen wollen, denken Sie daran, ihn wegen der nichtverträglichen weißen Beeren kindersicher hoch aufzuhängen!

Verwendete Pflanzenteile: Die kleineren Zweige mit den Blättern (Herba Visci, Stibites Visci cum foliis)
Sammelgut/Sammelzeit: Entweder von März bis April oder Oktober bis Mitte Dezember
Die anthroposophische Medizin hat sich sehr umfassend mit der Mistelanwendung in der Krebstherapie befaßt. Die Pflanze wird nicht nur aus Wildsammlungen gewonnen, sondern gezielt auf Apfelbäumen und Eichen angebaut, wobei von unterschiedlichen Wirkungen je nach Wirtspflanze ausgegangen wird. Zur Herstellung von Krebstherapeutika wird zweimal im Jahr geerntet – einmal im Sommer, zu Johanni (24. Juni), und im Winter, wenn die Mistelbeeren reif sind.
Inhaltsstoffe: Cholinderivate, Viscotoxin und andere, auch eine Eiweißsubstanz, die hemmende Wirkung auf bösartige Tumoren hat
Fertigarzneimittel: Salus-Misteltropfen; Kneipp 3 Pflanzendragees (Mistel, Weißdorn, Knoblauch), Fa. Kneipp; Kneipp Pflanzendragees Mistel, Fa. Kneipp; Viscratyl Dragees, Fa. DHU; 120 Viscum Dragees S., Fa. Nestmann; Mistel Pflanzensaft, Fa. Kneipp
Die vorgenannten Fertigarzneimittel werden hauptsächlich vorbeugend und zur Behandlung arteriosklerotischer Beschwerden eingesetzt. Dazu zählen altersbedingte Durchblutungsstörungen der Extremitäten, vor allem aber des Gehirns mit Konzentrations-Gedächtnisstörungen und Verwirrtheitszuständen. Auch Altersdiabetiker neigen verstärkt zu sklerotischen Beschwerden und sollten daher auf die Mistel zurückgreifen. Hervorragend geeignet sind zusätzlich Mistelteekuren.
Mistelpräparate werden unter anderem auch von folgendem Firmen

angeboten (sie stellen umfassendes Informationsmaterial zur Verfügung): Fa. Helixor, Postfach 8, 72344 Rosenfeld; Fa. Novipharm, Haidachstr. 29/7/43, 75181 Pforzheim; Fa. Wala, Bosler Weg 17, 73087 Eckwälden-Bad Boll; Fa. Weleda, Möhler Str. 3–5, 73525 Schwäbisch Gmünd

Pflanzenmythologie

Mythologie und Geschichtliches fließen ineinander über. Bereits in der nordischen Edda spielt die Mistel eine sehr schicksalshafte Rolle. Die Göttin Frigga hatte ihren Sohn Baldur dadurch beschützen wollen, daß ihm nichts, was auf der Erde wächst, etwas anhaben konnte. Die Mistel hatte sie allerdings übersehen, denn sie wächst ohne eigene Erdwurzeln zwischen Himmel und Erde. So war es denn auch ein Pfeil aus Mistelholz, der Baldur schließlich die tödliche Verletzung beibrachte.

Im Mittelalter genoß die Pflanze große Hochachtung, was sicherlich auf ihren Ruf als Machtkraut der Druiden ebenso zurückgeht wie auf ihre Anwendung bei der Fallsucht, wie man die Epilepsie damals nannte.

Zur Zeit der Kelten waren Ernte und Zubereitung der Mistel allein dem heilkundigen Druiden vorbehalten. Großen Wert legte man damals darauf, ihr neutrales Prinzip auch rituell bei der Ernte am sechsten Tag nach dem Winterneumond zu würdigen. Eine Goldsichel bei der Ernte in Halbmondform vereinigte beide Prinzipien, Sonne und Mond; die geschnittenen Büsche durften nicht die Erde berühren, sondern wurden in weißen Tüchern aufgefangen.

Die hohe Kraft der Mistel und ihr Prinzip, die Polarität zu überwinden, spiegelt sich in dem Brauch des weihnachtlichen Mistelzweiges wider, denn dort geht es um die Vereinigung der lichten und dunklen Pole. Das küssende Paar unter dem Mistelzweig sollte auch wissen, daß symbolisch Überwindung und Vereinigung von männlichem wie weiblichem Prinzip mit diesem Brauch ebenso gemeint sind wie die Symbiose zwischen Geben und Nehmen.

Astrologisch untersteht die karge, harte, im Winter fruchttragende Pflanze dem Saturn, dessen Grundprinzipien Struktur, Reife, Krankheit und Übergang, nicht zuletzt aber und gerade Lernprozesse sind.

Symptome/ Wirkungen:	*Blutdruckausgleichend, überwiegend bei Bluthochdruck;* blutdruckbedingter Schwindel, Kopfschmerzen; Blutfülle im Kopf; Ohrensausen mit Bluthochdruck; Alterskrankheiten wie Arteriosklerose; Altersherz; herzmuskelkräftigend; Altersdiabetes; stoffwechselanregend; anregend auf Säftebildung; Bauchspeicheldrüse, Magensäfte; senkt den Cholesterinspiegel; wechseljahrbedingte Blutdruckschwankungen; vitalisierend und allgemein kräftigend; schmerz- und blutungsstillend
Teezubereitung:	Kaltansatz (Herstellung: siehe Kapitel 10, »Zubereitungsarten«); 3 Tassen über den Tag verteilt, 4 bis 6 Wochen kurmäßig trinken
Tinktur:	3mal täglich 20 Tropfen in etwas Wasser, Indikationen wie oben
Frischpflanzensaft:	Indikationen wie zuvor beschrieben
Selbsthergestellte Blütenessenz:	Verwendet werden die getrockneten Misteln (Herstellung: siehe Kapitel 2). Geeignete Tage zum Ansetzen der Blütenessenz: 24. Dezember, Ostersonntag, Johanni (24. Juni). Bei diesen Tagen geht es nicht, wie sonst bei den Blütenessenzen, um Sonnenkraft, sondern um Tage mit besonders hoher Spiritualität. Indikationen: unterstützt die eigene spirituelle Entwicklung; vereinigt die Polaritäten in uns; hilft bei der Anbindung zum Göttlichen und der Verwurzelung im Irdischen; reinigt Körper, Seele und Geist; weckt das Urvertrauen in uns
Homöopathie:	Viscum album D6; 3mal täglich 1 Tablette im Mund zergehen lassen Indikationen: Bluthochdruck, essentiell und durch arteriosklerotische Veränderungen; Arteriosklerose; Asthma bronchiale; Müdigkeit und rheumatische Schmerzen in Beinen und großen Gelenken mit Steifigkeit; Periode zu früh und zu stark mit herabdrängendem Gefühl

Krebstherapie mit Misteln

Zu der Zeit, als man in der moderneren Medizin den Kräutern noch größere Beachtung und Würdigung entgegenbrachte, findet man bereits viele Hinweise auf die antikarzinogene Wirkung der Mistel. Wer sich etwas mehr mit Analogien beschäftigt und das reine Wirkstoffdenken als recht begrenzte Betrachtungsweise sieht, versteht allein aus der analogen Schau Zusammenhänge zwischen Krebs und Mistel. Beide sind »Schmarotzer«, leben vom Saft des Wirtes, sind auch nicht in der Lage, eigene Ausdehnung zu kontrollieren und zu begrenzen, selbst wenn dies überlebensnotwendig ist. Das Ende solchen Verhaltens ist der Tod des Wirts und damit auch das Ende des »Schmarotzers«.

Im menschlichen Organismus wirkt die Mistel auf das Immunsystem; sie stärkt zelluläre wie humorale (die Körperflüssigkeiten betreffende) Abwehr und wirkt dem kranken Zellwachstum entgegen (zytostatische Wirkung). Krebserkrankungen und Immunschwächen treten fast immer gemeinsam auf. Injizierte Mistelpräparate erzeugen erhöhte Temperaturen und Fieber, deutliche Antworten des Organismus auf den immunstimulierenden Reiz. Mit der verbesserten Immunreaktion werden Krebszellen in ihrer Entartung rechtzeitig erkannt und eliminiert. Allein daraus kommt der Mistel eine überragende Bedeutung in der Prophylaxe zu. Dabei dürfen jedoch keineswegs andere krankmachende Faktoren wie Umwelteinflüsse, Lebensweise und – sehr wichtig – die seelische Grundstimmung übersehen werden.

Um Mißverständnisse zu vermeiden: Mit der Immunstimulation anhand eines Mistelpräparates allein ist es jedoch nicht getan, sonst wäre Krebstherapie fast als simpel zu bezeichnen. Mit der verbesserten Immunlage und dem Bemühen der Körperabwehr, Krebszellen anzugreifen, wird der geschwächte Organismus einer großen Kraftanstrengung unterworfen. Große Mengen von Toxinen aus den zugrunde gehenden Krebs- und Immunzellen überschwemmen den Körper, so daß auf die regelrechte Funktion der Ausscheidungsorgane größter Wert gelegt werden muß. Die Naturheilkunde kennt viele wirksame Methoden dazu.

Im zentralen Blickpunkt der therapeutischen Bemühungen muß jedoch der Mensch mit seinem geschwächten Organismus und seine Reaktion auf Überwärmungstherapien, Immunstimulanz und

Toxinüberflutung bleiben; regelmäßige klinische Kontrollen sind daher unerläßlich und zwingend erforderlich – etwas, was die ambulante Naturheilpraxis im Regelfall nicht zu leisten vermag.
Die anthroposophische Medizin wendet die Mistel führend in der Krebstherapie an; es gibt entsprechende Kliniken, die dem Patienten die nötige Sorgfalt und Umsicht bieten.
Auch Prof. Dr. Julius Hackethal wendet in seiner Klinik Gut Spreng bei Riedering/Chiemsee im Rahmen seiner Therapien, die stets den Menschen und nicht den Krebs in den Mittelpunkt stellen, viele Methoden aus dem Schatz der Naturheilkunde an und bemüht sich – soweit einem Menschen das überhaupt gelingen mag – sehr glaubwürdig um ganzheitliche Behandlung, auch und gerade bei Krebs, den er während seiner Laufbahn als Chirurg unmittelbar erlebt hat.

Odermennig

Lateinischer Name: Agrimonia eupatoria
Volkskundliche Namen: Ottermännchen, Lebenskraut, Magen- und Leberkraut, Schlangenkraut, Fünfblatt, Königskraut, gelbe Wedel
Anbaugebiete/Vorkommen: In ganz Europa verbreitet, in lichten, trockenen Wäldern, an Wegrändern, lehnt sich gerne an Hecken und Zäune an, auf Magerwiesen und Weiden, Böschungen, Brachflächen und an Gebüschrändern
Verwendete Pflanzenteile: Das ganze Kraut (Planta tota, Herba Agrimoniae); beide Arten, kleiner wie großer Odermennig, sind gleich in ihrer Heilwirkung

Geschichtliches

Im antiken Griechenland war die Pflanze der Göttin Pallas Athene geweiht und galt als hervorragendes Wundheilmittel und Heilkraut bei Vergiftungen. Strabo, der Abt des Klosters Reichenau im 9. Jahrhundert, würdigte den heilkräftigen Odermennig in einem Gedicht. Im Altertum genoß die Pflanze hohe Wertschätzung als Leberkraut von hoher Wirkung; es ist möglich, daß der Name *Eupatoria* dem lateinischen *Hepar – Leber* – entlehnt ist.

Sammelgut/Sammelzeit: Kraut: Juni/Juli während der Blüte
Inhaltsstoffe: Gerbstoffe, ätherisches Öl, Bitter-, Flavonfarbstoffe, Kieselsäure, Cholin und andere

Innere Anwendungen

Indikationen/ Wirkungen:	*Regt Leber- und Gallenfunktion an (Bitterstoffwirkung);* Blähungen und Völlegefühl; verdauungsfördernd; Geschwüre von Magen und Zwölffingerdarm; Magen-Darm-Katarrh mit Durchfällen; Dickdarmentzündungen (unterstützend); Fettleber, zirrhotische Leber; chronische Gallenblasenleiden; Milzschwellung (unterstützend); Neigung zu Nierensteinen und -grieß; regt die Nierentätigkeit an; senkt den Harnsäurespiegel, somit lindernd bei Gicht und Rheuma; zu starke Regelblutung; Blutgerinnungsstörungen (erhöht die Blutgerinnungsfähigkeit um 50 %); stärkt die Schleimhäute aufgrund der Tannine, verbessert die Sekretion und Absorptionsfähigkeit; nervöse Reizbarkeit (wenn uns »etwas über die Leber läuft«)
Teezubereitung:	Aufguß (Herstellung: siehe Kapitel 10, »Zubereitungsarten«); Ziehzeit: 10 Minuten, 3 Tassen täglich kurmäßig trinken
Tinktur:	3mal täglich 20 Tropfen in Wasser nehmen
Pulverisiertes Kraut:	3- bis 4mal täglich einen halben Teelöffel einspeicheln und mit etwas Wasser nachspülen
Heilwein:	Indikationen wie oben; (Herstellung: siehe Kapitel 10, »Zubereitungsarten«)
Bachblütenessenz:	Agrimony (Herstellung: siehe Kapitel 2), für diejenigen, die quälende, innere Gedanken hinter einer Fassade von Fröhlichkeit zu verbergen suchen

Äußere Anwendungen

Indikationen/ Wirkungen:	Kräuterbäder: Scheidenspülung (Sitzbad) bei Ausfluß (Fluor albus); Teilbad zur Wundheilung (Teil-

bad); zur Stärkung des Immunsystems und Anregung des Lymphflusses (Ganzkörperbad)
Kompressen: wundheilend bei Schnittverletzungen; Verstauchungen und Prellungen
Mundspülungen: Entzündungen der Mundschleimhaut; Zahnfleischbluten; Mandelentzündungen
Augenspülungen: Bindehautentzündungen

Rezept: *Odermennig-Wundheilsalbe*

1 Handvoll frische Odermennigblätter
100 g Butaris
5 Tropfen ätherisches Lavendelöl

Blätter in Fett 10 Minuten leicht auf kleiner Stufe dünsten. Abkühlen, in noch flüssigem Zustand Butter ausdrücken und Lavendel unterrühren. In Salbentöpfchen füllen und kühl lagern.

Passionsblume

Lateinischer Name: Passiflora incarnata
Volkskundlicher Name: Fleischfarbene Passionsblume
Anbaugebiete/Vorkommen: Die heilkräftige Spezies wächst in Nordamerika; verbreitet sind noch viele andere Untergattungen, auch für den Garten gibt es sehr schöne, eindrucksvolle Kletterarten
Verwendete Pflanzenteile: Das ganze Kraut (Blüten, Blätter und Stengel = Herba Passiflorae)
Sammelgut/Sammelzeit: Ganzes Kraut: Juli/August
Inhaltsstoffe: Harman, Indolbasen, Flavone wie zum Beispiel Vitexin und Saponarin, Gerbstoffe und andere

Pflanzenmythologie

Im Zentrum der Blütenblätter steht ein Kreuz von Blütenfäden, das der Dornenkrone ähnelt. Die fünf Staubblätter symbolisieren die Wundmale und die Narben die Kreuznägel. Aufgrund dieser Signaturen (Zeichnungen) erhielt die Pflanze ihren an die Passionszeit und Wiederauferstehung erinnernden Namen.

Fertigarzneimittel: Nervostabil, Fa. Schuck; Biral forte (Dragees), Fa. Madaus; Passiorin N (Dragees oder Saft), Fa. Simons; dysto loges (Tabletten und Tropfen), Fa. Loges; Passiflora Curarina (Tropfen), Fa. Harras-Curarina

Innere Anwendungen

Indikationen/ Wirkungen:	*Schlaffördernd, gut für Kinder geeignet;* nervöse Unruhe und Reizbarkeit in den Wechseljahren; klimakterische Stimmungsschwankungen/Depressionen; Ohrgeräusche; durchblutungsfördernd; reizbare Schwäche; Kopfschmerzen
Teezubereitung:	Aufguß (Herstellung: siehe Kapitel 10, »Zubereitungsarten«); Ziehzeit: 10 Minuten, 3 Tassen pro Tag trinken
Homöopathie:	Passiflora incarnata Urtinktur, abends 5 bis 20 Tropfen in Wasser (nicht überdosieren!) Indikationen: stark beruhigend; schlaffördernd Passiflora incarnata D3, 3mal täglich 1 Tablette im Mund zergehen lassen Indikationen: Neurasthenie; leichte Schlafstörungen (im Bedarfsfall bei Kindern)

Rezept: *Gute-Nacht-Tee*

50 g Passionsblumenkraut	20 g Johanniskraut
30 g Melissenblätter	10 g Hopfenzapfenblüten

2 Teelöffel der Mischung in einem halben Liter Wasser 10 Minuten ziehen lassen, über den Abend verteilt trinken.
Der Tee wirkt nervenkräftigend und schlaffördernd.

Rezept: *Wechseljahr-Frauentee*

60 g Passionsblumenkraut	20 g Schafgarbenkraut
30 g Frauenmantelkraut	20 g Herzgespann
30 g Johanniskraut	

Wie üblich (siehe oben) ziehen lassen und dosieren. 3 bis 4 Tassen täglich kurmäßig trinken.

Lateinischer Name: Mentha piperita
Volkskundliche Namen: Minze, duftender Balsam, Duftkraut
Anbaugebiete/Vorkommen: Sie ist keine eigenständige, in der Natur wild vorkommende Spezies, sondern eine Kreuzung aus mehreren Minzarten und wird angebaut. Weltweit gibt es sehr viele Minzsorten mit unterschiedlichem Gehalt an ätherischen Ölen. Bekannt sind vor allem Wasser-, Polei-, Krause-, Spear-, Grüne, Japanische, Acker-, Nana-, Chinesische sowie die Roßminze, die wir häufig wildwachsend auf Wiesen und in unseren Gärten finden. Die hier beschriebene Pfefferminze können Sie gut im Garten anbauen; sie liebt leicht

> *Tip*
>
> Im Kräutergeschäft beim Einkauf verlangen Sie ganze Pfefferminzblätter; eine 50-g-Tüte reicht eine ganze Weile. Geruch und Geschmack sind unverwechselbar.

feuchte, halbschattige Standorte. Sie hat ein großes Ausbreitungsbedürfnis und überaus emsige Wurzelausläufer – Sie werden erstaunt sein, wo Sie sie nach einem Jahr überall finden! Katzenminze wird von Katzen heiß geliebt! Wenn Sie Ihrer Katze etwas Gutes tun wollen, pflanzen Sie etwas davon an; die Tiere mögen den Duft sehr gerne und wälzen sich mit Wonne darin. Die Katzenminze hat einen hohen Gehalt an ätherischen Ölen, für Menschen jedoch keine große Heilkraft. Für Gartenlose und solche, die die Ausläufer fürchten, empfehle ich das Pfefferminztöpfchen auf der Fensterbank für den frischen Pfefferminztee und zum Würzen.
Verwendete Pflanzenteile: Blätter (Foliae Menthae)
Sammelgut/Sammelzeit: Die Blätter können den ganzen Sommer von

> *Wichtig!*
>
> Bei der homöopathischen Behandlung ist Pfefferminze in jeglicher Form und Anwendung verboten, weil sie das Homöopathikum unwirksam macht (antidotiert). Weichen Sie bitte auf Zahnpasten ohne Pfefferminzbestandteile aus. In der Regel ist das mühsam, aber unerläßlich!

Pflanzenmythologie

Die Minzen stehen mit dem Feenreich in Verbindung. Der klare, intensive Geruch soll die Feen besonders in die Nähe von Minzstauden locken. In vielen Büchern wird der Pfefferminze zwar eine liebesluststeigernde Wirkung nachgesagt, was sie jedoch aufgrund ihrer kühlenden Wirkung nicht in die Tat umsetzen kann – im Gegenteil, sie ist die Pflanze für den kühlen, klaren Kopf, damit nichts sein kann, was vor der Hochzeitsnacht nicht sein darf!
Sie hat eine leicht halluzinogene Wirkung; gekaute Minzblätter sollten den klaren Blick fördern und das Bewußtsein erweitern.

der lebenden Pflanze gepflückt werden. Zweimal im Jahr können Sie für Ihren Vorrat sammeln, und zwar im Juli, kurz vor der Blüte, und an einem schönen, sonnigen Tag im September. Dabei sammeln Sie das ganze Kraut, trocknen es und streifen die Blätter zur Aufbewahrung ab. Haben Sie viel Platz für Ihre Trockenkräuter, so können Sie auch das ganze Pfefferminzkraut aufbewahren. Sie können dann sowohl die Blätter allein oder aber die ganze getrocknete Pflanze für Ihren Tee verwenden.
Inhaltsstoffe: Menthol, ätherisches Öl, Gerb-, Bitterstoffe und andere
Fertigarzneimittel: Echtromintol (Hautöl; bei Schuppenflechte, Fußpilz, Hautrissen, Schrunden, Schürf- und Schnittwunden, zur Lösung von Borken und Krusten bei Ekzemen), Fa. Weber & Weber; Nasulind (Nasensalbe bei allen Erkrankungen der oberen Atemwege, Katarrhen, Nasennebenhöhlen-Beschwerden etc.), Fa. Steierl Pharma; Iberogast (Tropfen bei Magen- und Verdauungsbeschwerden sowie Reiseübelkeit), Fa. Steigerwald; Stomachysat (Tropfen; bei Magen- und Verdauungsbeschwerden), Fa. Ysat Bürger; Brasochol (Tropfen; bei Funktionsstörungen im Bereich von Leber, Galle und Bauchspeicheldrüse), Fa. Sobripharm; Wildkräuteröl (Kombination verschiedener ätherischer Öle, Hauptindikationen wie bei den ätherischen Ölen in diesem Abschnitt beschrieben), Fa. Johanser; Salus Leber-Galle-Tee; Salus Magen-Darm-Tee

Geschichtliches

Der Wohlgeruch wurde schon seit jeher vielfältig genutzt, in Blumengebinden, aber auch auf Gräbern. Früher nutzte man bei heißem Wetter den Duft von Minzkränzen gegen unangenehmen Körpergeruch. Ihrer reinigenden Kraft bediente man sich gerne in Krankenzimmern und in Räumen, in denen ein Mensch verstorben war. Dabei spielten nicht nur die oberflächlich wahrnehmbaren ätherischen Öle eine Rolle, sondern vor allem die energetisch reinigende Kraft der Pflanze.
Viele arabische Völker schätzen den stark konzentrierten und gesüßten Minztee zur Erfrischung, Kühlung und Stärkung.

Innere Anwendungen

Indikationen/ Wirkungen: *Schmerzstillend und krampflösend auf die glatte Muskulatur;* Magen-Darm-, Menstruationskrämpfe; Koliken der Gallenwege; beginnende Magengeschwüre, Magen-Darm-Katarrh; Magenverstimmungen; reduziert die Salzsäurebildung bei Magenübersäuerung; beschleunigt den Transport des Speisebreis vom Magen zum Darm; Reiseübelkeit; entzündliche Leber- und Gallenblasenerkrankungen; verbessert die Kontraktionsfähigkeit der Gallenblase und die Fettverdauung; blähungswidrig; nervöse Spannungszustände; spannungsbedingte Kopfschmerzen; nervöse Herzschwäche (durch ihre anregende Wirkung); fördert Konzentration und Ausdauer; entzündungswidrig und keimtötend; gegen Hefe- und Schimmelpilze (Antimykotikum)

Vorsicht!

Mit Nachdruck weise ich darauf hin, daß Pfefferminze eine stark wirksame Heilpflanze und die Unsitte, sie unkritisch als Dauergetränk zu verabreichen, unsinnig ist. Die Pfefferminze ist wie jede andere Heilpflanze nach Indikation kurmäßig anzuwenden und kein Genußtee!

Teezubereitung: Aufguß (Herstellung: siehe Kapitel 10, »Zubereitungsarten«); 10 Minuten ziehen lassen; 2 Tassen vor den Hauptmahlzeiten ungesüßt trinken; nicht zum Abend oder vor dem Schlafengehen, sonst sind Sie hellwach und klar im Denken!

Tinktur: 3mal täglich 10 Tropfen bei obigen Indikationen mit etwas Wasser einnehmen

Selbsthergestellte Blütenessenz: Verwenden Sie die frischen Blätter; Herstellung siehe Kapitel 2
Indikation: viele Gedanken kreisen im Kopf; Gedanken auf einen Punkt bringen; reinigt von negativen Gedanken; öffnet für neue Eindrücke; fördert die Verarbeitung neuer Eindrücke.

Ätherisches Öl: ätherisches Pfefferminzöl für den Hausgebrauch nur bei Bedarf und nach therapeutischer Beratung sparsam verwenden: 1 bis 2 Tropfen auf etwas Brot

> *Vorsicht!*
> Ätherisches Pfefferminzöl darf nie hoch dosiert werden, da es sonst sehr stark kühlend wirkt und zu Haut- und Schleimhautreizungen führen kann.
> Keine Anwendung bei Säuglingen und Kleinkindern!

Äußere Anwendungen

Indikationen/ Wirkungen: Einreibungen mit unverdünntem ätherischem Öl: bei Kopfschmerzen wenige Tropfen an Schläfen, über der Ohrspitze und in den Einbuchtungen am Hinterkopf etwa 2 bis 3 Querfinger vom Ohransatz einreiben; bei Erschöpfung und Müdigkeit an heißen Tagen 2 bis 3 Tropfen auf die Pulsstellen in Handgelenknähe reiben; bei Konzentrationsschwächen 1 Tropfen in der Hand verreiben und mit etwas Abstand (Augen!) einatmen
Einreibungen mit verdünntem Öl (50 ml Sojabohnenöl mit 10 Tropfen ätherischem Pfefferminzöl verschütteln): stark kühlend – schmerzlindernd;

krampflösend; gut bei heißen Füßen nach ausgedehnten Wanderungen oder langem Stehen
In der Duftlampe: Atemwegserkrankungen; verbessert und vertieft die Atmung; konzentrationsfördernd und die Gedanken klärend; Spannungskopfschmerz; reinigt und verbessert verbrauchte Raumluft

Rezept: *Erfrischende Duschlotion für den Sommer*

100 ml neutrale Seifengrundlage
10 Tropfen ätherisches Zitronenöl
10 Tropfen ätherisches Pfefferminzöl
5 Tropfen ätherisches Eukalyptusöl

Zutaten miteinander verschütteln und zur Körperreinigung verwenden. Ideal ist aus Sicherheitsgründen eine Plastikflasche mit Spritzeinsatz.

Kosmetik: Als Gesichtswasser bei unreiner und fetter Haut empfehle ich das im Handel erhältliche Pfefferminzwasser (Aqua Menthae).

Rezept: *Schmerzstillendes Shampoo*

Bei häufigen Kopfschmerzen geben Sie 3 Tropfen ätherisches Pfefferminzöl auf 100 ml Ihres Shampoos.

Verwendung in der Küche

Bestimmt kennen Sie Minzsaucen aus englischen Rezepturen; ferner als Beigabe zu allen Speisen, die einen frischen Geschmack haben sollen (Fruchtsalat, Quark, Tomatensalat, Getreidebrätlinge, Tsatsiki, für selbstgemachte Marmeladen und Chutneys etc.).
Getränke für heiße Tage: Buttermilch mit gehackten Pfefferminzblättern; Joghurt (500 ml) mit einem halben Liter kaltem Wasser verquirlen, 20 gehackte frische oder 1 bis 2 Eßlöffel zerriebene, getrocknete Pfefferminzblätter unterrühren.

Lateinischer Name: Triticum repens; Agropyron repens
Volkskundliche Namen: Graswurzel, Hundsgras, Flechtgras, Ruchgras
Anbaugebiete/Vorkommen: Die Quecke ist eine zähe Graspflanze, die bis zu 80 cm hoch wächst. Sie ist als sogenanntes Unkraut verpönt im Garten, steht an Wegrändern, Wiesen, auf Getreideäckern, bevorzugt Weizenfelder.
Verwendete Pflanzenteile: Queckenwurzel (Rhizoma Graminis, Rhizoma Tritici)
Sammelgut/Sammelzeit: Wurzel: zeitiges Frühjahr, bevor sich die Grashalme ausbilden
Inhaltsstoffe: Unter anderem Kieselsäure, ätherische Öle, Mineralsalze, Schleimstoffe und Saponin
Fertigarzneimittel: Hevert Blasen- und Nierentee (auch als Aufgußbeutel), Fa. Hevert; Nephropur S (Flüssigkeit zur unterstützenden Behandlung bei Entzündungen der Nieren und ableitenden Harnwege sowie bei Reizblase), Fa. Repha

Innere Anwendungen

Indikationen/ Wirkungen:	*Die Quecke wirkt sehr stark stoffwechselanregend;* harnsäureausscheidend, somit ein wirkungsvolles Mittel bei Gicht und Rheuma; harntreibend; Wasseransammlungen im Gewebe, daher herzentlastend; ausschwemmend bei Nierengrieß; abwehrkräftestärkend bei blonden, blauäugigen Menschen mit hoher Infektanfälligkeit (umstimmend auf lymphatische Konstitutionstypen); starke Schleimbelastung der Atemwege, ergänzend zu Hustenteemischungen; kräftigt Lungengewebe und Knochen durch den hohen Kieselsäuregehalt; trockene wie nässende Ekzeme; unreines Hautbild infolge schwacher Entgiftungsleistung der Leber; zur Leberkräftigung und besseren Entgiftung nach langzeitiger Medikamenteneinnahme, zum Beispiel Schmerzmittel; leber- und galleflußanregend; blutbildend

> Rezept: *Blutreinigungstee der starken Art*
>
> | | |
> |---|---|
> | 50 g Queckenwurzel | 20 g Wegwartenwurzel |
> | 30 g Klettenwurzel | 50 g Fenchelsamen |
>
> Dreiviertel Liter Wasser mit 3 gehäuften Teelöffeln der Mischung 10 Minuten köcheln lassen und über den Tag verteilt, vom Morgen bis zum frühen Nachmittag, trinken.

Teezubereitung: Abkochung (Herstellung: siehe Kapitel 10, »Zubereitungsarten«); 10 Minuten köcheln lassen; 3 bis 4 Tassen täglich kurmäßig trinken

Tinktur: 3mal täglich 20 Tropfen in etwas Wasser einnehmen

Äußere Anwendungen

Indikationen/Wirkungen: Gesichts- und Körperbäder bei Akne und unreiner Haut (Herstellung: siehe Kapitel 10, »Zubereitungsarten«); Hand- und Fußbäder zur Anregung der Diurese (harntreibend); Haarspülung zur Kräftigung der Haarwurzeln

Ringelblume

Lateinischer Name: Calendula officinalis
Volkskundliche Namen: Goldblume, Ringelrose, Bauernfreude
Anbaugebiete/Vorkommen: Aus Südeuropa stammend, ist die Ringelblume bei uns sehr heimisch geworden und ziert viele Gärten. Sie wächst gelegentlich auch wild, stets aber in der Nähe menschlicher Behausungen. Sie ist sehr anspruchslos.

> *Pflanzenmythologie*
>
> Die Ringelblume untersteht den Prinzipien von Sonne und Venus, daher ihre harmonisierende und kräftigende Wirkung auf den ganzen Menschen.

> *Geschichtliches*
>
> Eine Bauernregel lautet: Sind die Blütenkelche um acht Uhr morgens noch nicht geöffnet, so wird es am gleichen Tag regnen – daher auch die Bezeichnung »Regenblume«.
> Früher färbte man in der dunklen, sonnenarmen Jahreszeit Butter und Käse zwecks besserer Optik verkaufsfördernd mit Ringelblumenblüten, eine Arbeit, die uns heute das Beta-Carotin abnimmt!

Verwendete Pflanzenteile: Ringelblumenblüten (Flores Calendulae)
Sammelgut/Sammelzeit: Blüten: zur Zeit der Hochblüte im Juni/Juli
Inhaltsstoffe: Ätherisches Öl, Schleim, Bitterstoffe, Farbstoff (Carotinoid), Saponine und andere
Fertigarzneimittel: Calendula Salbe, Fa. Helixor; Calendula-Echinacea Salbe (für allgemeine Wundbehandlung, zur Dekubitusprophylaxe (Druckgeschwüre infolge von Durchliegen bei alten Menschen), Fa. Helixor; Weleda-Calendula-Hautöl; Salus Venen-Tee; Calendula Pentarkan (zur Nachbehandlung von Abszessen), Fa. DHU

Innere Anwendungen

Indikationen/ Wirkungen:	*antiseptisch; antibakteriell; blutreinigend; stoffwechselanregend;* Magengeschwüre und -krämpfe; Durchfall; Dickdarmentzündung; harntreibend bei Wasseransammlung im Gewebe (Ödeme); reinigt das Lymphsystem; bei zu starker wie zu schwacher Monatsblutung regulierend; galleflußanregend, damit entgiftend; begleitend bei allen Krebstherapien, nach Strahlen- und Chemotherapie zur Kräftigung, Entgiftung und Umstimmung
Teezubereitung:	Aufguß (Herstellung: siehe Kapitel 10, »Zubereitungsarten«); 10 Minuten Ziehzeit; 3 Tassen täglich kurmäßig für 6 Wochen
Tinktur:	4mal täglich 15 Tropfen in etwas Wasser einnehmen; Indikationen wie oben
Selbsthergestellte Blütenessenz:	Indikationen (siehe Kapitel 2): fördert die harmonische Entwicklung der Persönlichkeit; fördert die soziale Kontaktfähigkeit; hilft, im anderen den We-

	senskern hinter dem äußeren Erscheinungsbild zu erkennen
Homöopathie:	Calendula D3; D6 innerlich; 3mal täglich 1 Tablette im Mund zergehen lassen. Indikationen: rissige, frische und alte Wunden mit Haut- und Gewebeverlust; beginnende Wundeiterungen; Wundschmerzen; oberflächliche Hautgeschwüre mit schlechter Heilungstendenz wie »offenes Bein« (Ulcus cruris); Zahnextraktion

Äußere Anwendungen

Indikationen/ Wirkungen:	Calendula Extern DHU (homöopathische Tinktur): Indikationen wie oben unter Calendula beschrieben; Umschläge und Einreibungen mit der verdünnten Tinktur (1:3), Mundspülung nach Zahnbehandlung und zur Straffung des Zahnfleisches mit der verdünnten Tinktur (1:10) Homöopathische Salbe Calendumed DHU: Entzündung der oberflächlichen Venen; Unterschenkelgeschwüre; Quetschungen; Rißwunden; Geschwüre an Amputationsnarben; Frostbeulen

Rezept: *Ringelblumensalbe*

Als Gegenpol zu den üblichen Empfehlungen, Schweineschmalz als Salbengrundlage zu verwenden, gebe ich für alle Leser, denen dies ebensowenig behagt wie mir, ein alternatives Rezept:

250 g Butaris
1 Handvoll frische Ringelblumenblüten
3 große frische Ringelblumenblätter

Butaris im Wasserbad im Töpfchen zerlassen, Kräuter dazugeben und für 30 Minuten simmern lassen.
Gefäß abdecken und über Nacht ziehen lassen. Am folgenden Morgen noch mal kurz im Wasserbad erwärmen. Salbe mit Pflanzenteilen durch ein Tuch filtern. Abfüllen und kühl lagern.

	Die Tinktur ist leicht herzustellen (siehe Kapitel 10, »Zubereitungsarten«); Indikationen wie oben unter Calendula beschrieben
	Ringelblumensalbe: Indikationen wie vorher beschrieben, außerdem: leichte Verbrennungen; Nagelbettentzündungen; nach Insektenstichen; zur Narbennachbehandlung; gerötete, entzündete Hautstellen; Herpesbläschen; rissige, rauhe Hände; Hühneraugen; Hornhautbildung an den Füßen
Ringelblumenöl:	Indikationen (Herstellung: siehe Kapitel 10, »Zubereitungsarten«): sehr angenehm zur Pflege und Massage von trockener, rissiger Haut; zur Kinderpo- und -hautpflege; weitere Heilanwendungen wie bei der Salbe
Gesichtswaschung:	mit Ringelblumenblütentee: Für trockene, gerötete, empfindliche Haut
Gesichtsdampfbad:	Für Akne, trockene, empfindliche, unreine Haut
Kosmetik:	Reinigungsmilch oder -creme mit Ringelblume (Fa. Logona) für trockene, empfindliche Haut, reinigt mild, ohne dabei die Haut zu reizen
Haarpflege:	Ringelblumen Shampoo (Fa. Logona), besonders bei gereizter, juckender Kopfhaut mit leichten Entzündungen

Rosmarin

Lateinischer Name: Rosmarinus officinalis
Volkskundliche Namen: Brautkraut, Krankenkraut, Weihrauchkraut, Schoßstock, Meertau
Anbaugebiete/Vorkommen: Südeuropa, Mittelmeerländer; je geschützter und sonniger der Standort, desto höher der Gehalt an ätherischen Ölen

> *Vorsicht!*
>
> Wegen des Kampfergehaltes nicht bei homöopathischer Behandlung verwenden! Nicht während der Schwangerschaft einnehmen – kann Wehen fördern! Nicht bei Anfallsleiden (Epilepsie).

Geschichtliches

Der Rosmarin begleitet den Menschen in vielen Kulturen seit langer Zeit; wie die Ringelblume durfte er in keinem Bauerngarten fehlen. Bräute trugen Rosmarinkränze zur Hochzeit, weil die Pflanze wegen ihrer warmen Natur die Empfängnisbereitschaft fördert. Dichter und Philosophen der Antike und des Mittelalters schätzten den Rosmarinkranz auf dem Haupte, weil er die Denkfähigkeit anregt.

Verwendete Pflanzenteile: Blätter (Foliae Rosmarini); das blühende Kraut (Herba Rosmarini)
Sammelgut/Sammelzeit: Blätter: bis zum Herbst; blühendes Kraut: Juni bis August
Inhaltsstoffe: Ätherisches Öl (vor allem Terpene sowie die Terpenester Borneol und Cineol), Bitter-, Gerbstoffe, Saponine und andere
Fertigarzneimittel: Rheuma-Nerven-Salbe, Fa. Pflüger; Cefarheumin N (Salbe), Fa. Cefak; Rosmarinsalbe, Fa. Doerr Pharma; Retterspitz Quick (Salbe), Fa. Retterspitz; Rosmarin Frischplanzenpreßsaft, Fa. Schoenenberger und Fa. Kneipp; Kneipp Kreislauf-Bad Rosmarin-Aquasan; Therapiebadesalz Nr. 1 (kräftigend und regenerierend), Fa. Lichtenberg
Kosmetika: Rosmarin-Salbei-Zahnpasta; Fa. Logovent; Rosmarin-Shampoo und -Haarspülung, Fa. Logona; Rosmarin-Kamillen-Gesichtswasser (zur Regulierung fetter Haut, auch als Creme), Fa. Logona; Beinpflegetonikum, Fa. Florin

Innere Anwendungen

Indikationen/ Wirkungen:	*Kreislaufanregend; gefäßstärkend; herzkräftigend;* Erschöpfungszustände nach körperlich/geistiger Verausgabung; konzentrationssteigernd; nach langer Krankheit; Kreislaufschwäche; niedriger Blutdruck; Ohrgeräusche infolge von Erschöpfung (Hörsturz); fördert das Sehvermögen; Frösteln, kalte Hände und Füße; Wetterfühligkeit; Kopfschmerzen; blähungswidrig; Magen- und Darmkrämpfe; appetitanregend; verdauungsfördernd; regt den Gallefluß an; fördert den Fluß der

> *Vorsicht!*
>
> Für alle Rosmarinanwendungen gilt: Nicht abends einnehmen, da Sie sonst nicht zur Ruhe kommen! Es sei denn, Sie möchten sehr lange nachts munter bleiben!

	Monatsblutung; wärmt den Unterleib, fördert Empfängnisbereitschaft und Freude an der Sexualität; harntreibend; blutbildend
Teezubereitung:	Aufguß (Herstellung: siehe Kapitel 10, »Zubereitungsarten«); Ziehzeit: 10 Minuten, 2 Tassen täglich kurmäßig 14 Tage, dann 14 Tage Pause; danach kann die Kur wieder fortgesetzt werden
Tinktur:	3- bis 4mal täglich 5 bis 10 Tropfen in etwas Wasser einnehmen
Pulverisierte Pflanze:	4mal täglich 1 Messerspitze einspeicheln und mit Wasser nachspülen
Frischpflanzenpreßsaft:	Verdünnte Einnahme nach Angabe der Hersteller Indikationen: natürliches Anregungsmittel für den Kreislauf bei Ermüdbarkeit, Abgespanntheit, Erschöpfung
Selbsthergestellte Blütenessenz:	Indikationen (Herstellung aus frischen Rosmarinblättern und -blüten: siehe Kapitel 2) Indikationen: stärkt das Durchsetzungsvermögen für eigene wie für Fremdinteressen; fördert die Aufrichtekräfte; gibt Mut, Kraft und Stärke bei völliger Erschöpfung; das feurige Wesen der Pflanze hilft, Altes, Unverarbeitetes zu transformieren und zu verarbeiten

> Rezept: *Aufbau- und Kräftigungswein*
>
> 1 Handvoll frische Rosmarinblätter und -blüten
> oder
> 1/2 Handvoll getrocknete Rosmarinblätter
> 0,7 l Rotwein
>
> Rosmarin 7 Tage im Wein ziehen lassen. Abfilftern, vor und nach der Hauptmahlzeit 1 Eßlöffel, mit etwas Wasser verdünnt, einnehmen.

Äußere Anwendungen

Indikationen/ Wirkungen: Kräuterbäder (Herstellung: siehe Kapitel 10, »Zubereitungsarten«): zur Anregung und Stabilisierung des Kreislaufs; allgemein kräftigend, vitalisierend; abwehrkräftesteigernd

Rosmarinspiritus (Herstellung: siehe unten aufgeführtes Rezept; unverdünnt einreiben): Nervenschmerzen; kalte Hände und Füße; Kopfschmerzen; Rheuma und Gliederschmerzen; Schwindel; zur allgemeinen Anregung und Belebung; zur Herzkräftigung (die Herzgegend einreiben)

Rezept: *Rosmarinspiritus*

10 ml ätherisches Rosmarinöl mit 200 ml Weingeist (45 %) verschütteln – fertig!

Rezept: *Belebendes Rheuma-Muskel-Nerven-Öl*

100 ml kaltgepreßtes Olivenöl oder Johanniskrautöl
15 Tropfen ätherisches Rosmarinöl
10 Tropfen ätherisches Thymianöl
5 Tropfen ätherisches Eukalyptusöl
5 Tropfen ätherisches Zitronenöl

Alle Zutaten miteinander verschütteln, und schon ist dieses wirksame Öl fertig! Es ist schmerzlindernd und muskelerwärmend vor dem Sport, es hilft bei kalten Füßen.

Ätherisches Öl: Anwendung in der Duftlampe (Herstellung: siehe Kapitel 3); Indikationen: konzentrationsfördernd und belebend; klärt die Gedanken; abwehrkräftesteigernd; Kopfschmerzen; reinigt und desinfiziert die Raumluft

Vorsicht!

Haut nachfetten, da der Alkohol die Haut austrocknet. Nicht in der Schwangerschaft und bei Bluthochdruck anwenden.

Kosmetik: Gesichtsdampfbad (Herstellung: siehe Kapitel 10, »Zubereitungsarten«) bei fettiger, unreiner Haut; Gesichtswaschungen bei fettiger, unreiner Haut; Rosmarin-Shampoo und -Haarspülung bei fettigem, schuppigem Haar; fördert die Durchblutung der Kopfhaut, regt das gesunde Haarwachstum an

Verwendung in der Küche

Sehr zu empfehlen ist ein schönes, kräftiges Rosmarintöpfchen auf der Fensterbank. Dosieren Sie Rosmarin als Gewürz sehr vorsichtig wegen seines intensiven Geschmacks. Er ist hervorragend geeignet bei allen Gerichten mit südländischem Flair (Tomatensaucen, Pizzen, Gemüsegerichte, Fleisch und Fisch). Falls Sie die an Tannennadeln erinnernden harten Rosmarinblätter in der Sauce nicht so gerne mögen, pulverisieren Sie sich eine kleine Menge davon zum Würzen!

Rezept: *Rosmarin-Oliven-Öl*

Geben Sie auf 30 ml kaltgepreßtes Olivenöl 10 Tropfen ätherisches Rosmarinöl zum Würzen Ihrer Salate und Speisen. Sparsam dosieren nach individuellem Geschmack!

Verwendung im Garten

Rosmarin ist nicht winterhart; pflanzen Sie ihn deshalb mit dem Topf in die Erde, damit Sie ihn im Spätherbst vor Frosteinbruch in den Innenbereich stellen können.

Salbei

Lateinischer Name: Salvia officinalis
Volkskundliche Namen: Königssalbei, Selve, Heil aller Leiden,Hilfe in der Not, Frauenkraft, Geschmacksblattl
Anbaugebiete/Vorkommen: Südeuropa, Mittelmeerraum, liebt trokkene, kalkhaltige Felsen
Verwendete Pflanzenteile: Blätter (Foliae Salviae)

Geschichtliches

Der Reichenauer Abt Strabo nannte den Salbei die Mutter aller Kräuter; die starke Heilkraft kommt bereits im lateinischen Stamm des Wortes »Salbei«, salvare (= »heilen«), zum Ausdruck. Kräuterkundige prägten den Spruch: »Wem Salbei im Garten wächst, droht so leicht kein Gebrechen.« (Man muß ihn aber auch trinken!) Meine Version lautet: »Wächst der Salbei dir im Garten, muß der Doktor lange warten!«

Salbei war wegen seines bitter-würzigen Geruches in Duftsträußen sehr beliebt und fehlte als Gewürzpflanze in keinem Bauerngarten. Er schützt benachbarte Pflanzen durch seine ätherischen Öle vor Schädlingsbefall und kräftigt sie. Salbeiräucherungen verwandte man früher in Krankenzimmern zur Kräftigung des Kranken und Verbesserung der Raumluft. In Pestzeiten hatte Salbei seinen festen Platz unter den Schutzpflanzen.

Sammelgut/Sammelzeit: Blätter: vor der Blütezeit im Juni/Juli
Inhaltsstoffe: Unter anderem ätherisches Öl (vor allem mit Ketonen wie Thujon und Salviol), Harz, Gerb-, Bitterstoffe und organische Säuren
Fertigarzneimittel: Salus Salbeitropfen; Salvysat (Tropfen und Dragees zur Schweißhemmung, Mundspülung und gegen Herpesbläschen), Fa. Ysat Bürger; Saviathymol (Flüssigkeit zum Spülen und Einmassieren ins Zahnfleisch), Fa. Galenika Hetterich; Salbeibonbons mit Vitamin C, Fa. Dallmanns; Salus Magen-Darm-Tee; Salus Bronchialtee

Innere Anwendungen

Indikationen/ Wirkungen: *kräftigt alle Organbereiche;* nervenstärkend und schlaffördernd; *zum Abstillen (verhindert Milchstau und Brustdrüsenentzündungen); schweißhemmend bei hormoneller Umstellung (Wechseljahre, Pubertät);* asthmatische Beschwerden; Husten und Bronchialbeschwerden; verdauungsfördernd, kräftigt Magen und Darm; Magen-Darm-Katarrh; regt den Lymphfluß an und reinigt die Lymphe; Aus-

	bleibende oder schmerzhafte Regelblutung; insgesamt säftebildend und -erhaltend, daher gut bei langer, kräfteraubender Krankheit und in der Rekonvaleszenz
Teezubereitung:	Aufguß (Herstellung: siehe Kapitel 10, »Zubereitungsarten«); Ziehzeit: 10 Minuten; 3 Tassen täglich kurmäßig 14 Tage lang trinken; nach 14 Tagen Pause kann die Kur wieder im gleichen Rhythmus fortgesetzt werden; nicht süßen!

Vorsicht!

Nicht in der Schwangerschaft und bei Anfallsleiden trinken.

Tip

Während getrockneter Salbeitee leicht bitter schmeckt, haben die frischen Blätter dagegen einen sehr milden, fast süßen und sehr aromatischen Geschmack. Probieren Sie den Unterschied aus – Sie werden erstaunt sein! Ziehzeit für die frischen Blätter: 30 Minuten.

Tinktur:	3mal täglich 20 Tropfen bei den obengenannten Indikationen
Frischpflanzenpreßsaft:	Bei übermäßiger Schweißabsonderung und Nachtschweiß, Dosierung nach Herstellerangabe
Selbsthergestellte Blütenessenz:	Indikationen (Herstellung: siehe Kapitel 2): Um schwere Tage durchzustehen; zur Anregung und Belebung der Selbstheilungskräfte; starke innere Müdigkeit

Rezept: *Salbei-Stärkungswein*

5 EL Salbeiblätter	1 Zimtstange
2 EL Gundelrebenkraut	0,7 l Weißwein
2 EL Herzgespannkraut	

Zutaten im Wein für 14 Tage ziehen lassen. 1 Schnapsgläschen nach dem Abendessen und vor dem Schlafengehen trinken.

Indikationen/ Wirkungen:	Kräuterbäder (Herstellung: siehe Kapitel 10, »Zubereitungsarten«): schlaffördernd; abwehrkräftestärkend; regt den Hautstoffwechsel an; rheumatische Beschwerden; schlecht gedeihende Kinder; *sehr zu empfehlen im Klimakterium;* in der Rekonvaleszenz; Hand- und Fußbäder bei Hand- oder Fußschweiß (verwenden Sie für die Bäder entweder eine Salbeiabkochung oder 1 Eßlöffel der Tinktur); Tinktur unverdünnt bei beginnenden Herpesbläschen auftupfen; frische Blätter zerquetscht bei Insektenstichen auflegen Zahn- und Mundpflege: frische Blätter kauen, Zahnfleisch und Zähne damit abreiben Tee: stärker ansetzen, Mundspülungen und Gurgeln Indikationen: kräftigt Zahnfleisch; wirkt stark antibakteriell, somit gegen Zahnstein; Erkrankungen des Rachenraumes (Halsschmerzen, Mandelentzündungen, Heiserkeit, Schluckbeschwerden etc.)
In der Duftlampe:	Ätherisches Öl (siehe Kapitel 3; darf nicht eingenommen werden) Indikationen: nervenkräftigend und beruhigend; abwehrkräftestärkend; schlaffördernd; befreit die Atemwege; verbessert die Raumluft und hält Insekten fern
Kosmetik:	Gesichtswaschungen mit Salbeitee bei fettiger, unreiner Haut

Rezept: *Salbei-Mundwasser*

2 EL Salbeiblätter	200 ml Obstessig
1 EL Frauenmantelkraut	10 Tropfen Propolistinktur
1 EL Kamillenblüten	

Kräuter im Obstessig 14 Tage ziehen lassen. Abfiltern, 10 Tropfen Propolistinktur dazugeben. Vor Gebrauch schütteln. 1 Eßlöffel ins Zahnputzglas.

Das Mundwasser strafft das Zahnfleisch und wirkt antibakteriell.

	Indikationen: strafft die Haut; macht die Haut weich und angenehm
Salbeiwasser:	Fällt an bei der Gewinnung von ätherischem Salbeiöl (im Handel erhältlich) Indikationen: Achselschweiß; bindet strengen Körpergeruch; als Gesichtswasser; zur Kopfhautmassage (durchblutungsfördernd)
Gesichtsdampfbad:	Zur Kräftigung der Haut und besseren Durchblutung

Rezept: *Haarwasser*

10 ml Salbeitinktur auf 100 ml destilliertes Wasser in eine kleine Flasche mit Tropfeinsatz geben, schütteln und mit einigen Tropfen die Kopfhaut massieren.

Verwendung in der Küche

Salbei läßt sich hervorragend auf der Fensterbank Ihrer Küche züchten, verwenden Sie ihn zu Tomaten, Kartoffeln, kräftigen Eintopfgerichten, Quarkspeisen, Kräuterbutter mit Salbeiblättern, im Römertopf zu kräftigen Fleisch-, Fisch- und Gemüsespeisen.
Interessant schmecken auch die Blätter im Pfannkuchenteig ausgebacken. Früher war in Kirchweihgebäck (Küchlein, Apfelschnitten etc.) Salbei mit eingebacken. Vielleicht auch eine Anregung für die heutige Küche!

Anwendung im Garten

Salbei gehört wie der Rosmarin zu den nicht winterharten Pflanzen; ich empfehle, ihn im Topf in die Erde zu pflanzen und vor Frosteinbruch ins Haus zu nehmen.

Lateinischer Name: Achillea millefolium
Volkskundliche Namen: Messerkraut, Frauendank, Augenbraue der Venus, Blutstillkraut, Wundkraut, Jungfrauenpflanze, Teufelsvertreiber, Gotteshand
Anbaugebiete/Vorkommen: In ganz Europa auf halbtrockenen Wiesen, auf Wegen und Rainen, Weiden, Weg- und Ackerrändern; sie bevorzugt stickstoffreichen Boden und meidet feuchte Standorte
Verwendete Pflanzenteile: Die jungen Blätter (Foliae Millefolii); die ganze, blühende Pflanze (Herba Millefolii)
Sammelgut/Sammelzeit: Blätter: im zeitigen Frühjahr; blühendes Kraut: Juni bis September

Vorsicht!

Empfindliche Personen können beim Kontakt mit der Pflanze mit leichten Hautreizungen reagieren (Wiesendermatitis).

Inhaltsstoffe: Unter anderem ätherisches Öl (vor allem mit Cineol, Thujon, Pinen, Borneol sowie anderen Terpenen), Achillein (ein Bitterstoff), Gerbstoffe, Cholin und organische Säuren
Fertigarzneimittel: Salus Schafgarbentropfen, Menodoron (Tropfen bei Menstruationsbeschwerden), Fa. Weleda; Stomachysat (Tropfen bei Magen- und Verdauungsbeschwerden), Fa. Ysat Bürger; Neydhartinger Moortrinkkur (bei Entzündungen des Magen-Darm-Traktes und zur Leberaktivierung), Heilmoorbad Neydharting; Alsasenn (Granulat, pflanzliches Abführregulans), Fa. Schwörer; Salus Herz-Beruhigungstee; Salus Rheuma- und Stoffwechselfunktionstee

Pflanzenmythologie

Im Altertum benutzte man die Schafgarbe im Rahmen magischer Rituale zu Liebes- und Abwehrzauber. Getrocknete Wurzeln, um den Hals getragen, sollten seherische Fähigkeiten verleihen. Schlafen auf blütengefüllten Kissen brachte prophetische Träume. Der Name Achillea verweist auf die griechische Mythologie; Achilles lernte die Heilkraft vom Zentaur Cheiron kennen und heilte damit die eitrige Wunde des Königs Telephos.

Geschichtliches

Den Wöchnerinnen hängte man früher gerne gebündeltes Schafgarbenkraut zur Beruhigung und Kräftigung über das Bett. Man kann dies zu Recht als frühe Form der Aromatherapie betrachten. In Ägypten begegnet uns diese Pflanze wieder – auf Sarkophagen abgebildet, als Symbol des Schlafens.
Die Pflanze stand seit je mit Orakeln in Verbindung; das sehr ernst zu nehmende chinesische I Ging bedient sich getrockneter Schafgarbenstengel zur Bildung seiner Trigramme. Das Holzorakel, in dem siebenmal sieben Stäbe geworfen werden, verwendet gleichfalls die getrockneten Stiele der Pflanze.
In der indianischen Medizin genoß sie große Wertschätzung wegen ihrer blutstillenden Wirkung.
Schafgarbe wurde auch als Farbstoff verwendet; sie färbt – je nach Beize – Wolle und Stoffe gelb bis hellgrün.
Ein Sprichwort lautet: »Schafgarb im Leib tut wohl jedem Weib.«

Innere Anwendungen

Indikationen/ Wirkungen: *Sehr stark blutreinigende Wirkung; krampflösend;* im arteriellen System gefäßerweiternd und damit durchblutungsfördernd; bei Brustschmerzen (Angina pectoris) begleitend; Durchblutungsstörungen der Beine (Raucherbein); strafft die Venen; lindernd bei Hämorrhoidalleiden; *blutungsstillend (bei Blutungen aller Art); Beschwerden durch Blutstasen, klumpiges Regelblut, schmerzhafte Regel mit Krämpfen und Kreuzbeinschmerzen; zu starke Monatsblutung; Wechseljahrbeschwerden (Blutandrang im Kopf; Hitzewallungen);* Magen-Darm-Krämpfe; unterstützend bei der Behandlung von Magengeschwüren; leber- und galleflußanregend; fördert als Bitterkraut den Appetit; leicht fiebersenkend und kühlend; schweißtreibend und somit toxinausscheidend; kräftigt bei nervöser Reizbarkeit; harntreibend und stark entwässernd, ohne dabei die Nieren zu reizen; aufhellend bei depressiven Verstimmungen

> Rezept: *Herz-Nerven-Magen-Stoffwechsel-Wein*
>
> | | |
> |---|---|
> | 4 EL Schafgarbenkraut | 1 EL Kamillenblüten |
> | 2 EL Johanniskraut | 1 EL Weißdornblüten und -blätter |
> | 1 TL Hopfenzapfenblüten | 0,7 l Rotwein |
>
> Kräuter im Wein 14 Tage bis 4 Wochen ziehen lassen. Abfiltern und 2mal täglich ein Schnapsgläschen einnehmen.

Teezubereitung: Aufguß (Herstellung: siehe Kapitel 10, »Zubereitungsarten«); Ziehzeit: 10 Minuten, 3 bis 4 Tassen kurmäßig; nicht süßen; Kamille und Schafgarbe, zu gleichen Teilen gemischt, ergänzen sich ideal!

> *Vorsicht!*
>
> Schafgarbentee nicht länger als 4 Wochen trinken, anderenfalls kann es zu leichten Hautreaktionen (Bläschen) kommen.

Tinktur: 4mal täglich 10 Tropfen mit etwas Wasser trinken; Indikationen wie zuvor beschrieben

Frischpflanzenpreßsaft: Verdünnt einnehmen nach Herstellerangaben; Indikationen wie zuvor beschrieben

Selbsthergestellte Blütenessenz: Indikationen (Herstellung: siehe Kapitel 2): Zur Bewußtwerdung der eigenen Kraft und Stärke; hilft, die Energien auf die wesentlichen Dinge im Leben zu konzentrieren

Homöopathie: Millefolium D2; Tabletten im akuten Fall viertel- bis halbstündlich im Mund zergehen lassen
Indikationen: hellrote Blutungen durch Verletzungen; Stauungen, Nasenbluten

Äußere Anwendungen

Indikationen/Wirkungen: Kräuterbäder (Herstellung: siehe Kapitel 10, »Zubereitungsarten«): Hämorrhoiden; zur Wundheilung, wenn Bäder erlaubt sind; unterstützend bei Blasenentzündung; Ausfluß (Fluor albus); Entzün-

Wichtig!

Ätherisches Schafgarbenöl ist sehr teuer, enthält mehr Azulen als die Kamille. Azulen ist ein blauer Farbstoff mit stark wundheilender, das Kapillarsystem verengender Wirkung.
Stets in verdünnter Form, in Öl oder Badezusatz anwenden.

Vorsicht!

Empfindliche Personen können bei starker Sonneneinstrahlung mit Hautreizungen reagieren.

dung und Reizung der Vaginalschleimhaut; Rheuma; Nervenschmerzen; allgemein kräftigend; Schmerzen und Krämpfe während der Mensis; regt die Durchblutung an
Ätherisches Öl in der Duftlampe: antidepressiv; harmonisierend; fördert die intuitiven Fähigkeiten; vermittelt uns ein Gefühl von Geborgenheit; gut in Umbruchs- und Veränderungsphasen; schafft Verbindung zwischen Altem und Neuem

Tinktur: Als Kompresse auf Stirn und Nacken legen bei Nasenbluten; verdünnte Einreibung zur Wundheilung bei Insektenstichen

Kräuterkissen: Ist auch für uns einen Versuch wert, um zu erfahren, was uns der Traum dann offenbart!

Kosmetik: Gesichtsdampfbäder und -waschungen
Indikationen: erweiterte Gesichtsäderchen; fettige Haut mit erweiterten Poren; Akne; fördert die Heilung von kleinen Narben

Verwendung in der Küche

Die zarten, jungen Blätter (leicht bitterer Geschmack) sind gut geeignet als Zugabe zum Salat, Quark etc., auch zur »Gründonnerstagssuppe«!

Anwendung im Garten

Schafgarbenkaltwasserauszug aus Blüten gegen Pilzbefall an allen Pflanzen: Setzen Sie 20 g getrocknete Blüten auf 1 Liter Wasser. 24 Stunden stehenlassen. Auspressen und abseihen. Davon etwas im Verhältnis 1:10 mit Wasser verdünnen und die Pflanzen damit besprühen.

Spitz- und Breitwegerich

Lateinische Namen: Spitzwegerich: Plantago lanceolata; Breitwegerich: Plantago major
Volkskundliche Namen: Spitzwegerich: Schlangenzunge, Lungenblattl, Spitzheil; Breitwegerich: Fußkraut, Fußstapfen des weißen Mannes, Rippenkraut

> *Wichtig!*
>
> Trocknen Sie die Spitzwegerichblätter sehr rasch bei häufigem Wenden, weil sie sonst viel von ihrer Heilkraft verlieren.

Anbaugebiete/Vorkommen: Beide Arten sind weltweit verbreitet; sie wachsen auf Wiesen, an Wegrändern, in Gräben und feuchtem Ödland.
Verwendete Pflanzenteile: Jeweils die Blätter beider Arten sowie die Samenstände
Sammelgut/Sammelzeit: Blätter: Anfang Mai bis Ende August. Sie können die Blätter so lange sammeln, wie die Pflanze blüht und bis der Samen voll ausgereift ist. Das Sammeln der Samen ist zu mühselig; sie sind auch als Fertigprodukt im Handel erhältlich.
Besonderheiten: Dr. Madaus erkannte, daß Wegerichsaft die Blutgerinnung erheblich verzögert – von üblicherweise 3 bis 5 Minuten auf etwa 24 Stunden!

> *Pflanzenmythologie*
>
> Wegerich war immer ein wichtiges Schutzkraut – vor allem bei der Abwehr von unerwünschtem Liebeszauber!

Geschichtliches

Wegerich zur Wundheilung ist geschichtlich sehr lange überliefert; Pfarrer Kneipp schreibt im Zusammenhang mit der Wundbehandlung folgendes: »... die Wunde wird schnell ausgewaschen, einige Spitzwegerichblätter werden etwas geknetet und der Saft in die Wunde gepreßt. Die Wunde wird dann gut zugepreßt, Spitzwegerichblätter aufgelegt, und so heilt sie rasch zusammen. Mit Goldfäden näht der Spitzwegerichsaft den klaffenden Riß zu, und wie am Gold sich nie Rost ansetzt, so flieht den Wegerich jede Fäulnis und faules Fleisch.«
Man schätzte die Heilkraft des Spitzwegerichs selbst bei Skorpion- und Schlangenbissen.

Inhaltsstoffe: Aucubin (Glykosid), Kieselsäure, Schleim, Gerbstoffe, Vitamin C und andere
Fertigarzneimittel: Bronchosern Hustensaft zuckerfrei, Fa. Sertürner; Equisil Hustensaft; Fa. Klein; Spitzwegerich Frischpflanzensaft, Fa. Schoenenberger, Fa. Kneipp; Bronchitussin N (Tabletten), Fa. Schuck; Presselin Pulmona Tee, Fa. Presselin; Echtrobronchialtee, Fa. Weber & Weber; Kneipp Husten- und Bronchialtee (Aufgußbeutel); Spitzwegerichsamen: Psyllium Kneipp Pulver in Portionsbeutel

Innere Anwendungen

Indikationen/ Wirkungen: *Wirkt auf Atemwege und Bindegewebe;* Verschleimung der Atemwege; *Reinigung und Kräftigung des Atemtraktes*; Husten, Keuchhusten; Bronchitis; Asthma bronchiale; stoffwechselanregend und harntreibend; *kräftigt und entschlackt das Bindegewebe (hoher Kieselsäuregehalt);* Appetitlosigkeit; Magen-Darm-Katarrh; blutbildend

Teezubereitung: Aufguß (Herstellung: siehe Kapitel 10, »Zubereitungsarten«); Ziehzeit: 10 Minuten; 3 bis 4 Tassen täglich kurmäßig, mit Honig gesüßt, trinken

Tinktur: Mehrmals täglich bei Bedarf 5 Tropfen in Wasser einnehmen; besondere Indikation: fördert die Abneigung gegen Nikotin

Rezept: *Hustentee für Kinder*

50 g Spitzwegerichblätter	30 g Holunderblüten
30 g Anissamen	15 g Kamillenblüten
20 g Fenchelsamen	

Für Kleinkinder bis 3 Jahre: halbe Dosierung und 5 Minuten Ziehzeit.

Ansonsten: 1 Teelöffel auf einen viertel Liter, 10 Minuten ziehen lassen. Bei Bedarf mit Fenchelhonig süßen!

Rezept: *Hustentee für Erwachsene und (Nicht-mehr-)Raucher*

50 g Spitzwegerichblätter	30 g Königskerzenblüten
30 g Thymian	30 g Kamillenblüten
10 g Majoran	

Dosierung und Ziehzeit wie üblich:

Bei nächtlichem Hustenreiz Thermoskanne mit Tee ans Bett stellen.

Frischpflanzenpreßsaft: Zur Blutreinigungskur im Frühjahr
Indikationen: regt die Blutbildung an; kräftigt das Bindegewebe; stärkt empfindlichen Magen und Darm; auswurffördernd und beruhigend bei Atemwegserkrankungen

Spitzwegerichsirup: Bei allen Erkältungsbeschwerden mit Husten und Atemwegsbelastung mehrmals täglich 1 Teelöffel unverdünnt einnehmen

Spitzwegerichsamen: Semen Psyllium aus der Apotheke als Fertigarzneimittel; 2mal täglich 1 Teelöffel in etwas kaltes Wasser geben, 5 Minuten quellen lassen, Glas mit Wasser auffüllen, verrühren und trinken
Indikationen: bindet Toxine im Darm; unterstützend bei Fastenkuren zur Darmreinigung; akute wie chronische Darmbeschwerden mit Blähungen, Durchfall, Verstopfung etc.

Selbsthergestellte Blütenessenz: Indikationen (verwenden Sie frische Spitzwegerichblätter und -blütenstände): Konflikte mit der unmittelbaren »Umwelt«; Abgrenzungsprobleme; asthmatische Beschwerden

Homöopathie: Plantage major D3; 3mal täglich 1 Tablette, bei Bedarf alle halbe Stunde, im Mund zergehen lassen
Indikationen: heftige Zahnschmerzen mit Speichelfluß; Gesichtsneuralgien und Kopfschmerzen, Bettnässen

Äußere Anwendungen

Indikationen/ Wirkungen: Frische gereinigte Blätter: zur Wundheilung (so die Aussage von Pfarrer Kneipp); leichte Verbrennungen und Insektenstiche; frische Breitwegerichblätter: Suchen Sie sich bei Wanderungen Ihrer Schuhgröße gemäß zwei schöne Breitwegerichblätter, und legen Sie sie in Ihre Schuhe. Sie helfen gegen wunde Füße und Ermüdung. Achtung: Alte Socken anziehen, weil der Wegerich färbt!
Verdünnte Tinktur (zum Einreiben der Füße oder als Zusatz zum Fußbad): lange, stehende Tätigkeit; für Menschen, die viel auf den Beinen sind; müde, geschwollene Füße; mit Salbeitinktur gemischt, gegen Schweißfüße

Rezept: *Notfallmittel bei Zahnschmerzen auf Reisen oder am Wochenende*

Füllen Sie 10 ml Spitzwegerichtinktur in ein kleines Fläschchen mit Tropfpipette. Geben Sie 2 Tropfen ätherisches Nelkenöl dazu und verschütteln das Ganze. Jetzt haben Sie Ihre Notfallmedizin bei Zahnschmerzen. Ein Q-Tip beträufeln und die schmerzenden Stellen betupfen.

Rezept: *Bei Ohrenschmerzen*

Füllen Sie ein 10-ml-Pipettenfläschchen mit je 5 ml Spitzwegerichtinktur und 5 ml Glyzerin. Vor Gebrauch im Wasserbad leicht erwärmen. 2 bis 3 Tropfen in den Gehörgang träufeln und mit etwas Watte verschließen.
Löst zähes, festes Ohrenschmalz und hilft bei Mittelohrentzündung.

Verwendung in der Küche

Kleine Spitzwegerichblätter können in Suppen, Salaten oder Eiergerichten verarbeitet werden.

Steinklee

Lateinischer Name: Melilotus officinalis
Volkskundliche Namen: Honigklee, Mottenklee, Goldklee
Anbaugebiete/Vorkommen: In ganz Europa, auf trockenen Ackerböden, Schutthalden, ehemaligen Baustellen und Kiesgruben, Wiesen und bei Gebüschen, am Wegesrand; bevorzugt trockene, kalkhaltige Böden. Es gibt gelb- und weißblühende Arten – ich beziehe mich auf den heilkräftigeren gelben Steinklee.
Verwendete Pflanzenteile: Blüten (Flores Meliloti); das ganze Kraut (Herba Meliloti)
Sammelgut/Sammelzeit: ganzes Kraut: zur Blütezeit von Juni bis September
Inhaltsstoffe: Cumarin und Melilotin (werden erst durch das Trocknen frei), Schleim, ätherisches Öl, Cholin, Harz, Gerbstoffe, Flavonfarbstoffe und andere
Fertigarzneimittel: Capillaron Tropfen, Fa. Galmeda; Sobrisan V Tropfen, Fa. Sobripharm; Venentab Melilotus Tabletten (aus Steinklee-Extrakt), Fa. Schuck (die bisher genannten Präparate wirken durchblutungsfördernd, kräftigen das venöse System und regen den Lymphfluß an); Cutiherb Steinklee-Creme (zur kosmetischen Hautbehandlung bei Zellulitis), Fa. A. Hübner

Geschichtliches

Bei den Germanen war der Steinklee der Fruchtbarkeitsgöttin Ostera geweiht. Man schätzte ihn als Trockenstrauß im Raum zur Luftverbesserung ebenso wie als Mottenschutz in Kleiderschränken. Sein lieblich-weicher Duft erinnert an Honig, was zum Namen »Honigklee« führte. Bekannt in früheren Zeiten war seine äußere Anwendung als warme Packung (Kataplasma) bei verhärteten Lymph- und Milchdrüsen.

Innere Anwendungen

Indikationen/ Wirkungen: lymphflußanregend und reinigend; verbessert die gesamte Blutzirkulation, in der Peripherie wie zum Herzen zurück; stärkt die Venenwände; Wasseransammlung durch schwache Gefäßwände (dicke Füße); Krampfadern; zur Vorbeugung von Thrombosen; Hämorrhoiden

Teezubereitung: Aufguß (Herstellung: siehe Kapitel 10, »Zubereitungsarten«); Ziehzeit: 10 Minuten; 2 bis 3 Tassen täglich kurmäßig trinken; *nur einen halben Löffel auf den viertel Liter Wasser geben!*

> *Vorsicht!*
>
> Nur einen halben Teelöffel auf einen viertel Liter Wasser geben, 2 bis 3 Tassen kurmäßig für 4 Wochen. Überdosierungen können zu Kopfschmerzen, eventuell auch Erbrechen führen!

Tinktur: Tinktur aus der Apotheke verwenden, *nicht selbst ansetzen*; 3mal täglich 5 Tropfen mit etwas Wasser einnehmen; Indikationen wie zuvor beschrieben

Äußere Anwendungen

Indikationen/ Wirkungen: Kräuterbäder (Abkochung; Herstellung: siehe Kapitel 10, »Zubereitungsarten«): regt die Durchblutung an; fördert die Wundheilung; allgemein stärkend und belebend

Tinktur, Kataplasma, Kompresse oder warme Kräuterkissenauflage: Gelenkschmerzen und -entzündungen; rheumatische Schmerzen; geschwollene oder verhärtete Lymphknoten *(dringend ärztlich untersuchen lassen!)*; Schwellung, Verhärtung und Entzündung der Milchdrüsen; Ohrenschmerzen und Mittelohrentzündung

Rezept: *Süßes Honigklee-Venen-und-Körper-Öl*

30 g Honigkleekraut, getrocknet	10 Tropfen Propolistinktur
150 ml süßes Mandelöl	1 kleiner Bernstein

Honigkleekraut in Öl 14 Tage ziehen lassen. Auspressen, abfiltern. Fügen Sie die Tinktur hinzu, und legen Sie den Stein mit in die Flasche.
Das Öl wirkt venenkräftigend und lymphflußanregend.

Rezept: *Warme Ohren!*

Füllen Sie zwei kleine Beutelchen oder Kissen mit Steinkleekraut und Kamillenblüten. Über Wasserdampf (feuchte Wärme) oder im Backofen (trockene Wärme) temperieren, auf die Ohren legen und mit Wollmütze fixieren.

Kräuterkissen: Als Mottenschutz oder in schlechtriechende Schuhe, alte Schränke, kurz: überall dorthin legen, wo die Luft verbessert werden soll

Kräuterkissen für Bequeme: Füllen Sie Papierteefilter mit Steinklee, Lavendelblüten und anderen Duftkräutern Ihrer Wahl (wollen Sie ein flaches Kissen, dann mit Heftklammern verschließen, sonst mit einer hübschen Schleife zubinden)

Kosmetik Gesichtswaschungen oder feuchte Kompresse zur Beruhigung gereizter Haut; bei erweiterten Gesichtsäderchen; strafft schlaffe, alternde Haut

Stiefmütterchen

Lateinischer Name: Viola tricolor
Volkskundliche Namen: Ackerstiefmütterchen, Wildes Stiefmütterchen, Feldstiefmütterchen, Dreifaltigkeitsblume, Ackerveilchen, Liebgesichtl
Anbaugebiete/Vorkommen: Auf Wiesen und Äckern, in ganz Europa verbreitet, man unterscheidet Acker- und Wiesenstiefmütterchen, die jedoch gleich in der Heilwirkung sind. Dr. Madaus wies nach, daß auf Roggenfeldern wachsende Stiefmütterchen größere Heilkraft

haben als Artgenossen an anderen Standorten. Der Roggen gibt über seine Wurzeln Wirkstoffe in den Boden ab, die wiederum von den feinen Stiefmütterchenwurzeln aufgenommen werden. Interessanterweise heilen dadurch gerade Hautkrankheiten, die auf Roggenmehlunverträglichkeiten zurückgehen, wie zum Beispiel die Bäckerkrätze. Die Erklärung dafür liegt in dem isopathischen Heilprinzip, Gleiches mit Gleichem zu behandeln.

> *Geschichtliches*
>
> Stiefmütterchen sind die Vorläufer für unsere Gartenstiefmütterchen, die jedoch durch ihre Kreuzungen keinerlei Heilkraft haben. Bereits im Altertum galt die Pflanze als hervorragendes Heilmittel bei juckenden Hauterkrankungen, Milchschorf und Fieberkrämpfen der Kinder beim Zahnen.

Verwendete Pflanzenteile: das ganze Kraut (Herba Violae tricoloris)
Sammelgut/Sammelzeit: Ganzes Kraut: Mai bis Juli
Inhaltsstoffe: Saponine, Salicylsäuremethylester, Gerbstoffe, Violin (in Spuren), Schleim, diverse Mineralien und andere, in den Blüten Rutin und Anthocyane
Fertigarzneimittel: Crustalasyn N Tropfen (Hauterkrankungen aller Art), Fa. Synthera; Ekzevowen-Salbe (bei juckenden Ekzemen und allgemeinem Juckreiz), Fa. Weber & Weber

Innere Anwendungen

Indikationen/ Wirkungen: trockene, juckende Hautekzeme; Schuppenflechte; Neurodermitis, Milchschorf; Akne, Ekzeme, Krätze; Hautjucken; kräftigt die Gefäßwände der Kapillaren aufgrund seines hohen Rutingehaltes; Rheuma und Gicht; stoffwechselanregend; blutdrucksenkend; vorbeugend gegen Arteriosklerose (wenn die übrigen Risikofaktoren ausgeschlossen sind); nervöse Erschöpfung; Bettnässen der Kinder; nierenanregend, fördert die Ausscheidung von Nierengrieß; auswurffördernd bei Husten

Teezubereitung: Aufguß (Herstellung: siehe Kapitel 10, »Zubereitungsarten«); Ziehzeit: 10 Minuten, 3 bis 4 Tassen täglich kurmäßig trinken

Tinktur: 3mal täglich 10 Tropfen mit etwas Wasser einnehmen

Pulverisierte Pflanze: 4mal täglich einen viertel Teelöffel gut einspeicheln und mit etwas Wasser nachspülen; *das Trinken* bleibt Ihnen aber keinesfalls dadurch erspart, sondern *ist* wegen der Stoffwechselanregung und Ausscheidung *von größter Bedeutung!*

Selbsthergestellte Blütenessenz: Indikationen (Herstellung: siehe Kapitel 2): Wenn man sich in der eigenen Haut nicht wohl fühlt; für alle, die ein »dickeres Fell« brauchen

Homöopathie: Viola tricolor D4; 3mal täglich 1 Tablette im Mund zergehen lassen
Indikationen: Traurige, verdrießliche Stimmung; katarrhalische Magen- und Darmbeschwerden; Frieselausschlag über den ganzen Körper; Pusteln mit Krustenbildung; Ekzeme im Gesicht und an den Ohren; Milchschorf

Äußere Anwendungen

Indikationen/ Wirkungen: Kräuterbäder: besonders bei den oben beschriebenen Hautbeschwerden, aber auch bei allen übrigen genannten Indikationen; Herstellung: siehe Kapitel 10, »Zubereitungsarten« (geben Sie wegen der Hauttrockenheit und zur pH-Wert-Regulierung wahlweise noch eine Vierteltasse Olivenöl, Obstessig, Sahne, Buttermilch oder das milchsaure Präparat Molkosan [Fa. Bioforce] ins Badewasser)

Vorsicht!

Juckreiz kann auch ein Hinweis auf ernste Erkrankungen wie Diabetes, Gallenabflußstörungen, Lebererkrankungen und vieles andere mehr sein. Die Ursache muß immer therapeutisch abgeklärt werden

Tinktur: verdünnt als Einreibung oder Umschläge bei oben aufgeführten Indikationen (Haut nachfetten!)

Kosmetik: Gesichtswaschungen oder Haarspülungen mit Stiefmütterchentee; Indikationen wie oben

Taubnessel

Lateinischer Name: Lamium album
Volkskundliche Namen: Taube Nessel (weil sie nicht auf der Haut »brennt«), Weiße Nessel, Saugnessel, Bienensaug, Blumennessel, Frauennessel
Anbaugebiete/Vorkommen: In ganz Europa verbreitet, wächst gerne neben Wegen, an Zäunen und Hecken, Bahndämmen und auf Schuttplätzen
Verwendete Pflanzenteile: Das ganze, blühende Kraut (Herba Lamii)
Sammelgut/Sammelzeit: Blühendes Kraut: Mai bis Juli
Inhaltsstoffe: Schleim, Gerbstoffe, Saponine, ätherisches Öl, Cholin, Histamin, Tyramin, Methylamin, Flavonglykoside und andere
Besonderheiten: Die Taubnessel wird als »kleine Schwester der Brennessel« bezeichnet, sie brennt aber nicht. Vielleicht erinnern Sie sich noch, als Kind die weißen Blüten abgepflückt und ausgesaugt zu haben, bis Sie den süßen Bienennektar schmeckten? Die Blüten kann man auch so essen; außerdem stellen sie eine wertvolle Weide für Bienen und Hummeln dar.
Fertigarzneimittel: HAPEKA 233 (Frauentee), Fa. Presselin; Presselin 305 Roborantiatee (aufbauend und kräftigend für Herz, Nerven und Kreislauf); Nerven-Tonikum B (nervöse Reizbarkeit und Einschlafstörungen), Fa. Nestmann; Calendulaöl (enthält unter anderem Taubnessel; bei trockenen Ekzemen, Verbrennungen, Frostschäden, Dekubitus, Krampfadern etc.), Fa. Nestmann

Tip

Verlangen Sie beim Kauf das Kraut aus der geschnittenen, ganzen Pflanze; die Blüten alleine werden zwar auch angeboten, sind aber um ein Vielfaches teurer. Außerdem geht es ja immer um die Ganzheit ...

Indikationen/ Wirkungen: Ein wichtiges Frauenkraut mit zentraler Wirkung auf den Unterleib; zögernde, schmerzhafte Monatsblutungen; schwacher Blutfluß; kräftigt die Gebärmutter; Ausfluß (Fluor albus); prämenstruelles Syndrom; kräftigt Magen und Darm aufgrund der Gerbstoffe; Magen-Darm-Katarrh; allgemein stoffwechselanregend; zusätzlich in Hustenteemischungen bei Infektionen der oberen Atemwege

Teezubereitung: Aufguß (Herstellung: siehe Kapitel 10, »Zubereitungsarten«); Ziehzeit: 10 Minuten; 3 bis 4 Tassen täglich kurmäßig trinken

Tinktur: 3mal täglich 20 Tropfen mit etwas Wasser einnehmen

Selbsthergestellte Blütenessenz: Indikationen (Herstellung: siehe Kapitel 2): Entwickelt die harmonischen, weiblichen Aspekte; fördert das weiche, mütterliche Prinzip

Rezept: *Frauentee*

60 g Weißes Taubnesselkraut
10 g Hirtentäschel
30 g Frauenmantelkraut
10 g Melissenblätter
20 g Schafgarbenkraut

Aufguß 10 Minuten ziehen lassen, übliche Dosierung, kurmäßige Anwendung. Bei Bedarf mit Honig süßen.
Dieser Tee harmonisiert die Mensis und kräftigt die Gebärmutter.

Rezept: *Heilwein gegen Melancholie und zur Nervenkräftigung*

9 Pflanzen Taubnesselkraut, frisch
0,7 l Weißwein
5 Pflanzen Gundelrebe, frisch
1 Dolde Holunderblüte, frisch
1 Handvoll Weißdornblüten, frisch

Kräuter 14 Tage im Wein ziehen lassen, abfiltern. Dann mit 4 Eßlöffeln Akazienhonig süßen.

Äußere Anwendungen

Indikationen/ Wirkungen:	Sitzbad (Herstellung: siehe Kapitel 10, »Zubereitungsarten«): Weißfluß (Fluor albus): zur Gebärmutterkräftigung

Verwendung in der Küche

Mit den Blüten können Sie originell Ihre Süßspeisen wie Quark etc. garnieren. Die Blätter lassen sich – wie schon bei der Brennessel besprochen – ebenfalls als Spinatersatz dünsten und zubereiten.

Anwendung im Garten

Die schöne, zarte Pflanze können Sie gut im Garten mit ihren Schwestern, der roten und der goldenen Taubnessel, anbauen; Sie haben die Heilkraft der weißen Taubnessel unmittelbar verfügbar und bieten Hummeln wie Bienen eine großartige Labsal!

Tausendgüldenkraut

Lateinischer Name: Centaurium erythrea
Volkskundliche Namen: Allerweltsheil, Fieberkraut, Magenkraut, Himmelblümlein, Apothekerblume, Erdgalle, Unserer Lieben Frauen Bettstroh
Anbaugebiete/Vorkommen: nicht sehr häufig, jedoch in ganz Europa verbreitet; auf kalkreichen, lehmigen und warmen Böden, Waldwiesen, Lichtungen, dürren Grasplätzen, aber auch an Waldwegen und Uferrändern
Verwendete Pflanzenteile: Das ganze blühende Kraut
Sammelgut/Sammelzeit: Ganzes blühendes Kraut: Juli bis August

> *Wichtig!*
> Lassen Sie sich nicht von dem bitteren Geschmack abhalten – die Heilkraft der Pflanze ist wirklich großartig!!! Nicht umsonst haben ihr die Alten den Namen »Allerweltsheil« verliehen!

> *Pflanzenmythologie*
>
> Tausendgüldenkraut sollte die Fähigkeit besitzen, Unverwundbarkeit, Gesundheit und Reichtum zu verleihen (»Tausend-Gulden-Kraut«). Es spricht einiges dafür, daß Unverbesserliche sie im Rahmen der Geldmagie mißbrauchten.
> Der lateinische Namen Centaurium führt zurück in die griechische Sagenwelt der Antike; der heilkundige Zentaur (Pferdmensch) Cheiron soll bereits die Heilkraft der kleinen, mächtigen Pflanze sehr geschätzt haben.

Inhaltsstoffe: Gentiopikrin (Bitterstoff), Erythrocentaurin, Fettsäuren, Erythricin, Centaurin, Harz, ätherisches Öl (in Spuren) und andere
Fertigarzneimittel: Nestmann Magen-Tonikum; Presselin 301 (Entschlackungs-Tee); Gastroplant Tropfen (bei Magenbeschwerden aller Art), Fa. DHU; Hevert Magen-Galle-Leber-Tee; Ventrimarin Tinktur, Fa. Steigerwald; Kneipp Verdauungstee; Salus Magen-Darm-Tee

Innere Anwendungen

Indikationen/ Wirkungen: *Kräftigung der Verdauungsorgane (Magen, Leber, Bauchspeicheldrüse);* regt die Bildung der Verdauungssäfte an; fördert die Magen- und Darmperistaltik; Geschwüre von Magen und Zwölffingerdarm; der dadurch bedingte Völle- bzw. Nüchternschmerz; Magen-Darm-Krämpfe; Völlegefühl; Aufgetriebenheit des Leibes; blähungsbedingte Herzbeschwerden (Roemheld-Syndrom); Sodbrennen; blähungswidrig; gärungsbedingte Verdauungsstörungen (eventuell bei zuviel Rohkost und zuwenig Verdauungssäften, fehlendem »Magenfeuer«; kräftigt das funktionelle Lebergewebe; regt den Gallefluß an; Gallekoliken; unterstützend bei Gelbsucht und Hepatitis *(deren Behandlung ausschließlich dem Arzt vorbehalten ist!)* regulierend bei Verstopfung; Dickleibigkeit; unterstüt-

Tip

Selbst die kleinste Menge Tausendgüldenkraut in anderen Teemischungen macht den Tee bitter. Aber bitte nicht erschrecken – das Bittere ist durchaus genießbar und wird bei Bedarf sogar als angenehm-wohltuend empfunden.

zend bei Diabetes wegen ihrer kräftigenden Wirkung auf die Bauchspeicheldrüse; kräftigt die Milz; Kopfschmerzen infolge von Verstopfung; blutbildend; in der Rekonvaleszenz und bei Erschöpfung; Nervenschwäche; blutdrucksenkend; fiebersenkend; harmonisiert die Menstruation; stärkt die Sehkraft

Teezubereitung: Aufguß (Herstellung: siehe Kapitel 10, »Zubereitungsarten«); einen halben Teelöffel auf einen viertel Liter Wasser geben; Ziehzeit: 5 Minuten; Tagestrinkmenge: ein viertel bis halber Liter; den Tee vor den Mahlzeiten schluckweise 3 bis 4 Wochen lang kurmäßig einnehmen; nicht süßen!

Tinktur: 3mal täglich 5 bis 10 Tropfen in etwas Wasser einnehmen

Pulverisierte Pflanze: Geben Sie 1 Messerspitze des pulverisierten Krautes in ein Glas Rote-Beete- oder Kirschsaft (nur zur Blutbildung)

Bachblütenessenz: Bitte lesen Sie im Teil 2 den Abschnitt »Centaury« (»Man kann nicht nein sagen, Schwäche des eigenen Willens, Überreaktion auf Wünsche.«)

Rezept: *Rundum-Tonikum*

2 EL Tausendgüldenkraut	1 TL Angelikawurzel
1 EL Schafgarbenkraut	1/4 l Korn (32 %) oder Doppelkorn
1 EL Johanniskraut	1 kleiner Granat oder Hämatit
1 EL Kalmuswurzel	

Kräuter im Korn 4 Wochen ziehen lassen, abfiltern. Granat oder Hämatit hineinlegen. Anwendung bei obigen Indikationen. 4mal täglich 5 bis 10 Tropfen einnehmen, je nach Intensität der Beschwerden.

Indikationen/ Wirkungen: Kräuterbäder (Herstellung: siehe Kapitel 10, »Zubereitungsarten«): allgemeine Schwächezustände nach langen Erkrankungen; Nervenschwäche; schlecht gedeihende Kinder; alte Menschen; Patienten nach Chemo- und/oder Strahlentherapie; zur Wundheilung; Hand- und Fußbäder bei Nagelbettentzündungen (mit Kamillenblüten zu gleichen Teilen mischen)

Einlauf/Klistier: Einen viertel Liter Tausendgüldenkrauttee mit einem halben bis dreiviertel Liter lauwarmem Wasser mischen und bei Verstopfung als Einlaufwasser verwenden

Tinktur: Zur Wundbehandlung mit der verdünnten Tinktur die Wunde reinigen und desinfizieren; damit wird gleichzeitig die Wundheilung angeregt (sollte in keiner Reise- oder Wanderapotheke fehlen!)

Thymian

Lateinischer Name: Thymus vulgaris
Volkskundliche Namen: Hühnerbolle, Wurstkraut, römischer Quendel, Ameisenkruttl
Anbaugebiete/Vorkommen: Seine Heimat sind die Mittelmeerländer; er hat es gerne sonnig, steinig und – viele Ameisen in seiner Nähe, was ihm auch den Beinamen »Ameisenkruttl«, also Ameisenkräutlein, eingebracht hat
Verwendete Pflanzenteile: Das blühende Kraut (Herba Thymi)

Wichtig!

Seine Wirkstoffe Thymol und Phenol haben hervorragend desinfizierende Eigenschaften. Der Fachliteratur zufolge setzte man Thymol bei der Leprabehandlung mit großem Erfolg ein. Es ist ein äußerliches Antiseptikum, das bei Läuse-, Wurmbefall und Krätze Verwendung fand.
Die isolierten Wirkstoffe Thymol wie Phenol dürfen nur von sachkundiger Hand verabreicht werden!

Geschichtliches

Im klassischen Ägypten stand Thymian wegen seiner reinigenden, desinfizierenden und konservierenden Eigenschaften hoch im Kurs; man schätzte ihn sehr bei der Vorbehandlung der Verstorbenen und beim Einbalsamieren.
Bauern schützten ihre Hühner mit Thymiansträußchen in den Ställen vor Läusebefall – daher auch der Name »Hühnerbolle«; er wurde vielerorts wegen seiner Desinfektionskraft und des aromatischen Duftes unter die Teppiche gestreut, was wiederum Ungeziefer fernhielt.
In der Mundpflege hat er seit jeher wegen ebendieser desinfizierenden Eigenschaften seinen festen Platz.

Sammelgut/Sammelzeit: In seiner mediterranen Heimat meist Mai/Juni, bei uns im Garten je nach Sommer Juni bis August
Inhaltsstoffe: Thymol, Phenol, Carvacol, Cymol, Gerbstoffe, Flavone und andere
Fertigarzneimittel: Salviagalen Zahncreme und Salviathymol Tropfen (zur Zahnpflege und Mundspülung, auch bei Mundsoor); Fa. Galenika Dr. Hetterich; Thymian-Frischpflanzensaft, Fa. Schoenenberger; Antitussivum Bürger Hustensaft und Tropfen, Fa. Ysat Bürger; Hustensaft Nestmann (enthält unter anderem Thymian); Kneipp Kräuter Hustensaft; Biotuss N (Hustensaft für Kinder), Fa. Spitzner; Thymipin N (Zäpfchen für Kleinkinder und Säuglinge, bei Bronchitis, Keuchhusten, Erkrankungen der oberen Atemwege); Salus Bronchial-Tee; Echtrobronchial-Tee, Fa. Weber & Weber

Innere Anwendungen

Indikationen/ Wirkungen: Bei Infektionen aller Art; hervorragendes Vorbeugemittel gegen Erkältungen; Erkrankungen der Nasennebenhöhlen; Erkältung, Grippe mit Gliederschmerzen; Husten, Keuch-, Krampf-, Raucherhusten; Bronchitis; Asthma; stoffwechselanregend; Ekzeme; rheumatische, gichtische Beschwerden; Magen-Darm-Katarrh; Magenkrämpfe; gärungsbedingte Verdauungsstörungen mit viel Blähun-

> *Vorsicht!*
>
> In der Schwangerschaft ist Thymian in jeder Form wegen seiner blutungsfördernden Eigenschaften verboten.

	gen; Darmparasiten; verdauungsfördernd; unterstützend bei Blasen- und Nierenentzündung; Schwächezustände mit Reizbarkeit; Schlaflosigkeit (müde, kann aber nicht einschlafen); normalisiert den Kreislauf, bei Kreislaufschwäche, Schwindel, Wetterfühligkeit etc.; körperliche, aber auch geistige Erschöpfung; vitalisierend in der Rekonvaleszenz; unterstützt die Blutbildung; Menstruationskrämpfe; zu schwache, zögernde, ausbleibende Monatsblutung
Teezubereitung:	Aufguß (Herstellung: siehe Kapitel 10, »Zubereitungsarten«); Ziehzeit 5 bis 10 Minuten; 3 bis 4 Tassen täglich kurmäßig trinken. Wegen seiner sehr breitgefächerten Wirkung können Sie den Tee sowohl morgens wie auch abends trinken, als Frühstückstee anstelle von Kaffee und abends als Genußtee
Tinktur:	3mal täglich 10 Tropfen; Indikationen wie oben beschrieben
Frischpflanzensaft:	Indikationen: Katarrhalische Erkrankungen der oberen Luftwege; Bronchitis und Keuchhusten

Äußere Anwendungen

Indikationen/ Wirkungen:	Kräuterbäder (Herstellung: siehe Kapitel 10, »Zubereitungsarten«): zur Vitalisierung und Kräftigung; Schwächezustände; vorbeugend oder im akuten Fall von Erkältungen; umstimmend bei Hautbeschwerden; fördern die Wundheilung; Rheuma, Gicht, Arthritis; Inhalationen bei Erkrankungen der oberen und unteren Atemwege
In der Duftlampe:	Ätherisches Öl (siehe Kapitel 3) Indikationen: fördert die Konzentration; stärkt Ner-

ven und Immunsystem; regt die Entscheidungsfähigkeit an; fördert die Handlungsbereitschaft; befreit und vertieft die Atmung; desinfizierend (der Duft ist von einer angenehmen herben Strenge, er eignet sich gut fürs Krankenzimmer; er wird angenehmer und frischer, wenn Sie noch einige Tropfen ätherisches Zitronenöl hinzufügen)

Vorsicht!

Das ätherische Öl darf nicht eingenommen werden. Es ist toxisch! Die äußere Anwendung kann die Haut reizen; Thymian ist verboten bei Bluthochdruck und in der Schwangerschaft.

Tinktur: Verdünnt, zum Einreiben bei rheumatischen Schmerzen, zur Wundheilung und zur Desinfektion

Kräuterkissen: Füllen Sie ein kleines Duftkissen zum Mitnehmen; es fördert die Konzentration und belebt, wenn Sie daran schnuppern

Haarspülungen: Haarspülungen mit starkem Thymianaufguß vertreiben Läuse bei Mensch und Tier. Leider ist das Kopfparasitenproblem in unseren Schulen zur Zeit wieder stark im Wachsen begriffen – es handelt sich bei dieser Anwendung nicht um ein Mittelchen aus grauester Vorzeit, sondern bekommt wieder traurige Aktualität. *Läusebefall ist meldepflichtig* (Gesundheitsamt)!

Kosmetik: Gesichtsdampfbad und Gesichtswaschung
Indikationen:
belebt müde, schlaffe Haut; regt die Durchblutung an; Hautunreinheiten wie Akne, Pickel, Mitesser

Mund- und Zahnpflege: Gurgeln mit Thymiantee bei Infekten des Mund-Rachen-Raumes; kräftigt aufgrund seiner antibakteriellen Wirkung das Zahnfleisch

Verwendung in der Küche

Als Gewürzkraut, frisch oder getrocknet, schmeckt Thymian zu allen orientalischen oder mediterranen Gerichten, in Gewürzbrot- und

-brötchen, auf Salate, zu Kartoffelgerichten, Eieromelett etc. Sie können sich mit Thymian und anderen Gewürzkräutern sehr lecker Gewürzöle oder Essigvarianten herstellen (siehe Kapitel 10, »Zubereitungsarten«).

Anwendung im Garten

Thymian liebt den sonnigen, trockenen Standort, am liebsten hat er's im Steingarten. Für die Küchenanwendung finden Sie viele interessante Kreuzungen, zum Beispiel Zitronen-, Kümmel-, Orangenthymian etc.

Ulmspierkraut

Lateinischer Name: Spiraea ulmaria
Volkskundliche Namen: Wiesengeißbart, Mädesüß, Wiesenkönigin, Bienenkraut, Bockskraut, Krampfkraut
Anbaugebiete/Vorkommen: Liebt feuchte Standorte, an Ufernähe, auf Feuchtwiesen in Sibirien und Europa
Verwendete Pflanzenteile: Blüten (Flores Spiraeae); Blätter (Foliae Spiraeae)
Sammelgut/Sammelzeit: Die vollentwickelten Blüten sowie die Blätter: Juni bis August

Pflanzenmythologie

In der Pflanzenmagie verwandte man das Kraut im Rahmen von schmerzstillenden Ritualen. Umgebundene Wurzeln, bei abnehmendem Mond getragen und dann vergraben, sollten den Schmerz aus den Gliedern auf sich ziehen und in die Erde ableiten.

Geschichtliches

Unter den Kräuterkundigen erfuhr das Ulmspierkraut seit jeher hohe Wertschätzung wegen seiner schmerzstillenden Wirkung bei Gelenkleiden im Sinne von Arthritiden, zur Fiebersenkung und allen weiteren Erkrankungen des rheumatischen Formenkreises.

Inhaltsstoffe: Unter anderem ein hoher Anteil an Salicylsäure, Gaultherin, ätherisches Öl
Fertigarzneimittel: Uriginex N (Tropfen bei Gicht, Rheuma, zur Stoffwechselanregung), Fa. Repha

Innere Anwendungen

Indikationen/ Wirkungen: *Stark schmerzstillende, entzündungshemmende Eigenschaften* (aufgrund des Gehalts an Salicylsäure); *schmerzhafte rheumatische und gichtische Beschwerden;* harnsäureausscheidend; schmerzstillend bei Gelenk-, Glieder- und Muskelschmerzen; entzündungshemmend; stoffwechselanregend; harntreibend und entwässernd; Übergewicht; Zellulitis; Entzündungen der Magenschleimhaut (Gastritis); baut die Magenschleimhaut auf; durchblutungsfördernd; Kopfschmerzen und Erkältungen
Teezubereitung: Aufguß (Herstellung: siehe Kapitel 10, »Zubereitungsarten«); Ziehzeit: 10 Minuten; 3 Tassen täglich kurmäßig trinken
Tinktur: 4mal täglich 10 Tropfen mit etwas Wasser einnehmen; Indikationen wie oben

Rezept: *Schmerzbalsam*

150 ml fettes Johanniskrautöl
10 Tropfen ätherisches Wiesenköniginöl
10 Tropfen ätherisches Zypressenöl
10 Tropfen ätherisches Rosmarinöl
5 Tropfen ätherisches Wacholderholzöl
5 Tropfen ätherisches Lavendelöl
5 Tropfen ätherisches Zitronenöl

Alle Zutaten miteinander verschütteln – fertig! Die schmerzenden Stellen damit einreiben.
Statt des Johanniskrautöls können Sie auch ein anderes Öl Ihrer Wahl verwenden.

Äußere Anwendungen

Indikationen/ Wirkungen:	Kräuterbäder (Herstellung: siehe Kapitel 10, »Zubereitungsarten«) bei den obengenannten Indikationen mit deutlichem Schwerpunkt auf: Schmerzen des Bewegungsapparates; Muskelkater nach anstrengenden Tätigkeiten Ätherisches Öl (siehe Rezept »Schmerzbalsam«) zum Einreiben der schmerzenden Stellen (das ätherische Öl ist teuer und daher meines Erachtens zu schade für die Duftlampe)
Tinktur:	Verdünnt, zum Einreiben schmerzender Areale
Homöopathie:	Spiraea ulmaria D6 (wird aus der frischen Wurzel gewonnen); 3mal täglich 1 Tablette im Mund zergehen lassen oder, im akuten Fall, halbstündlich bis zur Besserung Indikationen: Akute Fälle von wandernden, rheumatischen und gichtischen Muskel- und Gelenkschmerzen mit Neigung zu Ödem und Erguß (als Begleitsymptome gehen mit den vorgenannten Beschwerden häufig starke Schweißausbrüche, Herzklopfen und Atembeklemmung einher; *Bewegung und Nässe verschlimmern);* harntreibend; Akneähnliche Hautausschläge; Spiraea ulmaria gilt als Aspirin der Homöopathie!
Kräuterkissen:	Erwärmt; feuchte oder trockene Wärme, je nach Verträglichkeit, bei rheumatisch-gichtischen Schmerzzuständen; Herstellung: siehe Kapitel 10, »Zubereitungsarten«

Verwendung im Garten

Das Kraut ist sinnvoll im Garten anzubauen, besonders ideal in Nähe einer Feuchtstelle (kleiner Teich etc.). Ulmspierkraut ist eine sehr schöne, hohe, stattliche und dekorative Pflanze, die nicht umsonst den Namen »Wiesenkönigin« trägt.

Weißdorn

Lateinischer Name: Crataegus
Volkskundliche Namen: Mehldorn, Heckendorn, Mehlbeerbaum, Zaundorn
Anbaugebiete/Vorkommen: Braucht trockenen, lockeren Ton- und Lehmboden, in Mitteleuropa weit verbreitet, zwischen Hecken und Zäunen, an Waldrändern, in lichten Laubwäldern, auch als Zierstrauch in Gärten und Parkanlagen

> *Tip*
>
> Der Tee kann im Gegensatz zu der üblichen Kurdauer von 4 bis 6 Wochen mehrere Monate, höchstens jedoch ein halbes Jahr getrunken werden. Lassen Sie sich nicht durch den leicht fischigen Geruch des Tees beim Kauf irritieren; er kann auch beim Trocknen der Blüten auftreten, was jedoch den Teegeschmack keinesfalls beeinträchtigt. Untersuchungen ergaben, daß infektiös oder toxisch bedingte Herzschädigungen wesentlich besser auf Weißdorn reagieren als auf die Glykoside des Fingerhuts (Digitalis).

Verwendete Pflanzenteile: Blüten (Flores Crataegi); Blätter (Foliae Crataegi); Früchte (Fructus Crataegi)
Sammelgut/Sammelzeit: Blüten: Mai bzw. in der Hochblüte (nicht zu lange warten, da sie sehr schnell verblühen); Blätter: Mai bis August; Früchte oder Beeren: September/Oktober (sie müssen beim Zerdrücken mehlig-weich sein – dann sind sie reif)

> *Pflanzenmythologie*
>
> Man hatte die Vorstellung, Weißdorn stünde an der Grenze zwischen diesseitiger und jenseitiger Welt; die Beschäftigung mit ihm in spirituellem Sinne ermöglichte folglich solche Grenzwanderungen. Merlin, der zauberkundige Weise vom Hofe des Königs Artus, soll der Legende zufolge unter einem Weißdornbusch begraben worden sein.

Inhaltsstoffe: Flavonoide (unter anderen Hyperosid, Quercetin, Vitexin), Crataegussäure (ein Säuregemisch), die Purinderivate Adenosin, Adenin und Guanin, Aesculin, Gerbstoffe, Saponine, Acetylcholin, außerdem in der Frucht ätherisches Öl, Pektin, Vitamin B und C, in der Fruchtschale Anthocyan und andere

> *Geschichtliches*
>
> Die Reinheit der Weißdornblüten galt den Alten als Symbol für Gesundheit und Untadeligkeit; daher flocht man früher Weißdornkränze und hängte sie an die Türen. Von den Dornen erhoffte man sich, daß sie die Krankheit festhalten würden. Kranke wurden oft durch Öffnungen in Weißdornhecken zur Reinigung und Stärkung geführt oder getragen. Sie ist die klassische begrenzende Heckenpflanze um das bäuerliche Anwesen, das somit vor Unreinheit, Unbill und Schaden geschützt werden sollte.

Fertigarzneimittel: Protecor Kapseln (Zusammenstellung aus Weißdorn, Magnesium und Vitamin E zum Schutz des streßgeplagten Herzens), Fa. Duopharm; Liquicard Weißdorn Herzwein (aus Beeren, Blüten und Blättern), Fa. Duopharm; Rephacratin Tropfen, Fa. Repha; Crataegus cps. Tropfen (bei vegetativer Dystonie, beginnender Herzmuskelschwäche, unterstützend bei Angina pectoris), Fa. Schwörer; Salus Gutnacht-Kräutertee; Fövysatum Bürger Tropfen (kreislaufanregend, bei Wetterfühligkeit etc.), Fa. Ysat Bürger; Weißdorn-Frischpflanzensaft, Fa. Schoenenberger

Innere Anwendungen

Indikationen/ Wirkungen: Herzstärkend; bessere Durchblutung der Herzkranzgefäße; *erhöht die Herzleistung bei Altersherz*; Herzrhythmusstörungen; *Angina pectoris;* Herzneurosen; *akute oder chronische Herzmuskelschäden;* Kreislaufschwäche mit Schwindel etc.; gleicht zu hohen wie zu niedrigen Blutdruck aus, jedoch mit deutlicherem Bezug zu Bluthochdruck; Kreislaufschwäche, auch bei Kindern, nach längeren Infektionskrankheiten; wechseljahrsbedingte Herzbeschwerden; Herzmuskelschädigungen nach Infektionen; kräftigt das arterielle, venöse wie kapillare Gefäßsystem; bei Nachlassen körperlicher

	wie geistiger Spannkraft; Reizbarkeit und Schlaflosigkeit; beginnende Arteriosklerose; zur Vorbeugung in Streßphasen, um den Herzmuskel zu schützen; *zur Nachbehandlung von Herzinfarkten*
Teezubereitung:	Aufguß (Herstellung: siehe Kapitel 10, »Zubereitungsarten«); Ziehzeit: 10 Minuten; 3 bis 4 Tassen kurmäßig bis zu 6 Monaten

> *Tip*
>
> Sehr angenehm und lecker ist die Teemischung aus Weißdorn und Lemongras zu gleichen Teilen.
> Verlangen Sie beim Einkauf Weißdornblüten und -blätter, da die Blüten allein sehr teuer gehandelt werden. Wenn Sie im Frühjahr Blätter und Blüten sammeln, können Sie idealerweise im Herbst noch die Beeren dazugeben und haben dann die gesamte Pflanze.

Tinktur:	Nur aus der Apotheke wegen des standardisierten Wirkstoffes; 3- bis 4mal täglich 10 Tropfen auf 1 Eßlöffel Wasser nehmen; zur Verbesserung des Schlafes vor dem Schlafen 20 Tropfen trinken
Frischpflanzenpreßsaft:	Verdünnte Anwendung nach Herstellerangabe, nach je 4 Wochen der Einnahme 14 Tage pausieren und danach Neubeginn Indikationen: Zur Erhaltung der Herzleistungsfähigkeit; nervöse Herzstörungen; Altersherz und Herzmuskelkräftigung

> Rezept: *Kräftigender Herzwein*
>
> | | |
> |---|---|
> | 30 g Weißdornblüten und -blätter | 0.7 l Rotwein |
> | 20 g Mistelkraut | 1 kleiner Rosenquarz |
> | 10 g Herzgespann | oder Aventurin |
> | 10 g Johanniskraut | |
>
> Kräuter 14 Tage bis 4 Wochen im Wein mit Rosenquarz ziehen lassen. Abfiltern und nach den Mahlzeiten einen Eßlöffel einnehmen.

Selbsthergestellte Blütenessenz:	Verwenden Sie die Blüten und drei Blätter (Herstellung: siehe Kapitel 2) Indikationen: alle Formen des Herzeleides; zur Ausbildung der eigenen Liebesfähigkeit
Homöopathie:	Crataegus D2, D4, D6 sowie die Urtinktur; Tabletten; 3mal täglich 1 Tablette im Mund zergehen lassen; Indikationen (Weißdorn hat noch mehr Herzindikationen, die jedoch in therapeutische Hand gehören und die ich deshalb hier nicht aufführe): Herzklopfen; Herzunruhe; Altersherz; Kopfschmerzen; Schlaflosigkeit; *nächtliches Wasserlassen*; blutdruckausgleichend (von dem Laien nur bei niedrigem Blutdruck anzuwenden!)
Kräuterkissen:	Als kleiner Sympathiezauber fürs Herz und den oder die Liebste(n): Nähen Sie ein Kissen aus rosa oder rotem Stoff (Seide) in Herzform. Füllen Sie es mit Weißdornblüten und -blättern und einem Rosenquarztrommelstein. Wenn Sie wollen, können Sie noch getrocknete Rosenblüten dazugeben.

Verwendung in der Küche

Die Beeren enthalten sehr viel Pektin; sie gelieren hervorragend. Sie können sie als Kompott oder Gelee mit Holunderbeeren oder anderen, auch eingefrorenen Früchten Ihrer Sommerernte verarbeiten.

Zinnkraut

Lateinischer Name: Equisetum arvense
Volkskundliche Namen: Ackerschachtelhalm, Fegekraut, Schachtelhalm, Scheuerkraut
Anbaugebiete/Vorkommen: In ganz Europa weit verbreitet, an Wegrändern, Dämmen, Feldern, Wiesen und Äckern; seine Wurzeln können bis zu 6 m in die Tiefe gehen
Verwendete Pflanzenteile: Das ganze Kraut (Herba Equiseti)
Sammelgut/Sammelzeit: Ganzes Kraut: Mai bis Juli
Inhaltsstoffe: Kieselsäure, Equisetonin (Saponin), Luteolin und Isoquercitrin (Flavonoide), Harz, organische Säuren und andere

> *Vorsicht!*
>
> Der Pilzbefall ist bei der wildwachsenden Pflanze häufig und für den Menschen hochgradig toxisch, außerdem besteht Verwechslungsgefahr mit dem giftigen Sumpfschachtelhalm. Daher aus Sicherheitsgründen nur im Fachgeschäft kaufen und nicht selbst sammeln!

Fertigarzneimittel: Zinnkraut Pflanzensaft, Fa. Kneipp, Schoenenberger; Cystinol (Extrakt, harntreibend, zur Pflege von Blase und Nieren), Fa. Schaper & Brümmer; Solidago Pentarkan S (Tropfen, Diuretikum), Fa. DHU; Equisil (Hustensaft), Fa. Klein; Agriphyt Nerven-Tee, Fa. Presselin; Presselin Vesica-Tee bei Blasen- und Nierenleiden; HAPEKA 253 Kropf- und Drüsentee (unterstützend bei verschiedenen Drüsenerkrankungen), Fa. Presselin; Hernia-Tee für Blase und Niere, Fa. Steirl

Innere Anwendungen

Indikationen/ Wirkungen: Gewebestärkend (Kieselsäure [Silicea] findet sich vor allem in den Bindegewebszellen, der Haut und Schleimhaut, aber auch in Nägeln, Muskulatur, Knochen, Sehnen und Haaren; sie stabilisiert und festigt die Zellwand; Zinnkraut wirkt daher allen Schwächen in diesen Organbereichen entgegen); für Kinder in der Wachstumsphase; nach Knochenbrüchen; umstimmend bei allgemeiner Bindegewebsschwäche; Hautunreinheiten (klärt die Haut); Milchschorf; adstringierend und blutstillend; zu starke Monatsblutungen; unterstützend bei Magengeschwüren; allgemeine Schwächezustände und Mangelanämie; *harntreibend; kräftigt Blase und Niere;* ausschwemmend bei Gicht, Rheuma; schwemmt Nierengrieß aus; gegen Wasseransammlungen im Körper (Ödembildung); unterstützend bei Prostatavergrößerung; bettnässende Kinder; Reizblase; geschwächtes Lungengewebe (Raucher, Umweltnoxen, Infekte); chronische

	Bronchitis; brüchige, spröde Nägel; stumpfes Haar; nervenstärkend
Teezubereitung:	Abkochung (Herstellung: siehe Kapitel 10, »Zubereitungsarten«); 10 Minuten leicht köcheln; 3 bis 4 Tassen täglich kurmäßig trinken
Tinktur:	3mal täglich 10 Tropfen (wirkt harntreibend, blutungsstillend und stoffwechselanregend)
Pulverisierte Pflanze:	1 Eßlöffel der pulverisierten Pflanze mit gleicher Menge Milchzucker mischen und portionsweise, über den Tag verteilt, einnehmen, Indikationen wie oben
Frischpflanzenpreßsaft:	Verdünnte Einnahme nach Herstellerangabe; Indikationen wie oben
Homöopathie:	Equisetum D6; 3mal täglich 1 Tablette im Mund zergehen lassen

Pflanzenmythologie

Schachtelhalm spielte früher aufgrund seiner Signatur im Sympathiezauber eine gewisse Rolle; die vom Hauptstamm abzweigenden, nach oben gerichteten Äste sollten die Manneskraft beim Liebesakt stärken.

Geschichtliches

Der Ackerschachtelhalm ist eine der ältesten Pflanzen unserer Erde und geht zurück bis in das Zeitalter des Karbon vor 300 Millionen Jahren. Seinen Namen hat er durch die geschachtelte Anordnung seines Hauptstammes. Die Pflanze bildet als weitere Besonderheit Sporen zu ihrer Vermehrung. Den Namen »Zinnkraut« verdankt sie ihrer Beliebtheit in den Küchen früherer Zeiten. Man nutzte ihren hohen Kieselsäuregehalt zum Reinigen und Polieren von Zinngeschirr, das man mit den Wedeln auswischte und blankrieb.
Die Kräuterkundigen nutzten unter anderem die gewebeaufbauende Eigenschaft der Kieselsäure mit gutem Erfolg bei Lungentuberkulose, um die offenen Kavernen zu schließen und das Lungengewebe zu kräftigen.
Ackerschachtelhalm ist neben Queckenwurzel die wichtigste heimische kieselsäurespendende Pflanze.

Indikationen: Blasenreizung mit häufigem Harndrang; unterstützend bei Blasenentzündung zur Ausschwemmung; *kindliches Bettnässen infolge schwacher Blasenmuskulatur*

Äußere Anwendungen

Indikationen/ Wirkungen:	Kräuterbäder (Herstellung: siehe Kapitel 10, »Zubereitungsarten«): nervenstärkend; baut das Bindegewebe auf; Rheuma und Gicht; umstimmend bei Hauterkrankungen und wundheilend verdünnte Tinktur: Hautflechten, offene Wunden, Ekzeme etc.; Frostbeulen; müde, schwere Beine und Füße
Kosmetik:	Gesichtswaschungen bei Hautunreinheiten; Mundspülungen mit Zinnkraut-Teeabkochungen bei Zahnfleischbluten und zur Zahnfleischkräftigung; in die Kopfhaut einmassiert, kräftigt es die Haarwurzeln

Verwendung im Garten und für Zimmerpflanzen

Der hohe Kieselsäuregehalt stärkt das Immunsystem Ihrer Gartenpflanzen und macht sie widerstandsfähiger gegen Pilzbefall.

Zimmerpflanzen:	Zur Kräftigung einmal im Monat mit Zinnkrauttee gießen

Rezept: *Pilzmittel*

Setzen Sie den Extrakt zum Spritzen wie folgt an: 200 g getrocknetes Zinnkraut in 10 Liter Wasser geben und 24 Stunden stehenlassen. Öfters kräftig umrühren, abgießen und mit 5 Teilen Wasser verdünnen.

Teil III

Die häufigsten Krankheiten

Vorbemerkung

Zu allen Beschwerden, Krankheiten und Leiden gibt es aus dem Bereich der Naturheilkunde therapeutische Empfehlungen.

> Grundsätzlich gilt aber immer: erst die Ursachen abklären!

Im Rahmen seiner gesetzlichen Möglichkeiten und Fähigkeiten kann dies der Heilpraktiker. Bei bestimmten Krankheiten, deren Diagnostik und/oder Behandlung nach geltender Gesetzesgrundlage allein dem Arzt vorbehalten sind, ist die ärztliche Abklärung unerläßlich.

Eigenbehandlung ohne therapeutische Abklärung ist in vielen Fällen gefährlich. Sind die Beschwerden aber geklärt, ernste Erkrankungen durch eine ärztliche Ausschlußdiagnose nicht bestätigt worden, so lassen sich mit sehr gutem Erfolg naturheilkundliche Maßnahmen einleiten, auch und gerade im Hausgebrauch. Dafür bietet Ihnen Teil III dieses Buches eine reiche Auswahl unterschiedlicher, miteinander kombinierbarer Verfahren, unter denen Sie wählen können, die jedoch keinesfalls *alle* zur Anwendung kommen sollen oder müssen!

Selbstverständlich erheben meine Behandlungsvorschläge keinen Anspruch auf Vollständigkeit. Wenn Maßnahmen nötig sind, die der therapeutischen Hand bedürfen, habe ich die Rubrik *»Therapeut«* angeführt. Sie haben dann die Möglichkeit, ihre Behandler auf solche Therapien hin anzusprechen, und angehende naturheilkundliche Kolleg(inn)en bekommen möglicherweise zu Beginn ihrer Laufbahn noch zusätzliche Anregungen für die eigene Vorgehensweise.

Die empfohlenen Therapiemaßnahmen sind meist nur genannt bzw.

> *Bitte denken Sie stets daran:* Jede Krankheit ist Ausdruck eines seelischen Ungleichgewichtes. Sie macht uns – meinst schmerzhaft – bewußt, daß Veränderungen notwendig sind, ohne die wir nicht wirklich gesunden können.

kurz beschrieben. Bitte lesen Sie dann jeweils das entsprechende Kapitel dieses Buches, bei der Angabe der Bachblütenessenz beispielsweise Kapitel 2, bei Zubereitungsarten wie »Kräuterbäder« etc. Kapitel 10, »Zubereitungsarten«, und bei den Heilkräutern den entsprechenden Eintrag in Kapitel 12.

Abstillen

Kräutertee: Salbeitee, Abkochung 5 Minuten köcheln lassen, 2 Tassen täglich

Ätherisches Öl: Auf 20 ml Johanniskrautöl geben Sie 8 Tropfen ätherisches Salbeiöl, verschütteln; morgens und abends die Brüste damit einreiben

Farbanwendung: Über Nacht Brustbereich mit blauem Tuch abdecken oder tagsüber blaues Unterhemd tragen

Bachblütenessenz: Walnut (Walnuß); die Blüte ist immer angezeigt beim Beginn neuer Lebenssituationen, wie sie für Mutter und Kind in einer weiteren Loslösungsphase nach der Geburt besteht. Das Kind nimmt die Energie der Blüte über die Muttermilch auf und verarbeitet somit die Trennung ebenfalls besser. 1 Tropfen aus der *stock bottle* auf einen viertel Liter Wasser, über den Tag verteilt, 3 Tage lang trinken

Homöopathie: Phytolacca D4, Drüsenmittel, wirkt gegen Milchstau und Schmerz an den Brustwarzen beim Stillen; 2 bis 3 Tabletten pro Tag im Mund zergehen lassen, Absetzen nach Abklingen der Beschwerden

Abszeß

Kräuteranwendungen, innerlich: Stoffwechselanregende Tees zur Umstimmung und Ausscheidung, siehe »Stoffwechselanregung«

> *Vorsicht!*
>
> Abszesse im Kopf- und Halsbereich bedürfen der ärztlichen Behandlung (ein Abszeß ist eine Eiteransammlung in einer vom Eiter gebildeten Gewebshöhle)!

Rezept: *Tee zur Ausleitung*	
25 g Queckenwurzel	30 g Löwenzahnkraut mit Wurzel
30 g Zinnkraut	50 g Klettenwurzel

Stellen Sie eine Abkochung (10 Minuten kochen) her (1 gehäufter Teelöffel pro viertel Liter Wasser).

Äußerliche Anwendung: Als Kompresse oder Breiumschlag eignen sich einzeln oder in der Mischung folgende Kräuter: Bockshornkleesamen; Erdrauch; Eibischwurzel; Frauenmantel; Gundelrebe; Kamillenblüte; Ringelblumenblüten; Zinnkraut

Des weiteren wahlweise: Kohlumschläge; mit Küchenrolle das Blatt weich rollen, mit Bügeleisen erwärmen, warm auflegen, abdecken und 15 bis 30 Minuten warm halten

Heilerdebrei: 1 Eßlöffel Luvos-Heilerde 2 mit heißem Wasser oder Kräutertee zu einem Brei verrühren, Temperatur prüfen, den warmen Brei auf den Abszeß streichen und mit einem feuchten Tuch abdecken; 1mal täglich etwa 10 Minuten einwirken lassen; Anwendung so warm wie möglich!

Heublumensäckchen: Feuchtwarm auflegen

Leinsaatpackung: Füllen Sie einen Waschlappen mit Leinsamen, und binden Sie ihn zu. Dann die Packung für etwa 5 Minuten in heißes Wasser tauchen. Der Leinsamen quillt darin auf. So warm, wie es vertragen wird, auflegen und die Packung sowie die Leinsaatfüllung öfter wechseln. Tip: Lassen Sie beim Zubin-

Rezept: *Abszeßöl*

10 ml Johanniskrautöl
5 Tropfen ätherisches Melaleuka-alternifolia-Öl
5 Tropfen ätherisches Lavendelöl
5 Tropfen ätherisches Kamilleöl

Zutaten miteinander verschütteln – fertig.
Dünn auftragen.

	den etwas Schnur stehen – Sie können dann sehr einfach den Beutel aus dem heißen Wasser ziehen.
Ätherische Öle:	Melaleuka alternifolia; Lavendel; Kamille
Fette Öle:	Zur Nachbehandlung: Johanniskrautöl; Weizenkeimöl; Ringelblumenöl
Rezept	Gänseblümchen, Rp.: Heil- und Schmerzsalbe; Odermennig, Rp.: Odermennig-Wundheilsalbe; Ringelblume, Rp.: Ringelblumensalbe
Farbanwendung:	Zur Reifung: Rot, 5 bis 10 Minuten mehrmals täglich; nach Entleerung: Türkis = Blau und Grün; Blau zum Zellaufbau, Grün zur Entgiftung, 10 Minuten mehrmals täglich
Homöopathie:	Silicea D12, fördert das Abstoßen von Fremdkörpern aus dem Gewebe, hilft auch, den Abszeß zum Reifen zu bringen; Hepar sulfuris D4 zur Beschleunigung der Eiterung, wenn der Abszeß bereits reif ist; 3mal 1 Tablette täglich; Mittelwahl: je nach Stadium des Abszesses, beginnend mit Silicea, dann mit Hepar sulfuris weiter
Bachblütenessenz:	Crab Apple die Reinigungsblüte, zur körperlichen wie seelischen Reinigung; 4 Tropfen auf einen viertel Liter Wasser geben, 1 bis 3 Tage, als begleitende Maßnahme, über den Tag verteilt trinken
Edelstein:	Kleinen Türkis mit Pflaster auf dem Abszeß fixieren
Fertigarzneimittel:	Ilon-Abszeßsalbe, Fa. Redel; Ichtholan 20 % Salbe, Fa. Ichthyol Gesellschaft Cordes; Retterspitz-Heilsalbe; Retterspitz äußerlich und innerlich; Luvos Heilerde; Echinacea-Salbe, Fa. Harras-Curarina

Abwehrkräfteschwäche

Therapeut:	Untersuchung des Darmmilieus, eventuell mikrobielle Therapie; Abklärung von Pilzbefall und seine Behandlung; Prüfung der Lebensgewohnheiten (Folge von Fehlernährung wie Süßigkeiten, Alkohol, Nikotin etc.), Schlaf, Streß etc.; Störfelder (Zahnherde, Narben, versteckte Entzündungsherde

	etc.); geopathische Störungen (Wasseradern, Verwerfungen, Elektrosmog, Umweltgifte etc.); Medikamente, Antibiotikafolgen; Abklärung weiterer Ursachen über das große Blutbild, Blutsenkung und Zusatzdiagnostik
Therapievorschläge:	Eigenblutbehandlung mit oder ohne homöopathische Zusatzmittel; klassische Homöopathie (Konstitutionsmittel); mikrobielle Therapie
Kräutertees:	Abwehrstärkende Kräuter, einzeln oder als Mischung: Angelikawurzel; Bärlauchblätter; Beifußkraut; Hagebutte; Ingwerwurzel; Kamillenblüten; Kapuzinerkresseblätter (frisch oder als Tinktur); Lapacho-Tee; Salbeiblätter; Schafgarbenkraut; Tausendgüldenkraut; Thymian; Ysopkraut
Rezept:	Hagebutte, Rp.: Hagebutten-Heilwein
Kräuterbäder:	In der Mischung oder einzeln: Kalmuswurzel; Kamille; Quendel; Storchenschnabel; Tausendgüldenkraut; Thymian
Ätherische Öle:	In der Duftlampe, als Massageöle oder als Badezusatz: Eukalyptus; Immortelle; Kamille; Lavendel; Melaleuka alternifolia; Salbei; Thymian; Wacholderbeere; Zitrone
Edelsteine:	Bernstein; Chalzedon; Sugulith
Echinacea purpurea:	Der Sonnenhut gilt als das Mittel der Wahl zur Immunstimulanz; es kann als Einzelmittel oder in Verbindung mit anderen Wirkstoffen verwendet werden.
Fertigarzneimittel:	metanacea (Echinacea-purpurea-Tropfen, Fa. meta Fackler; Tonsilgon (Tropfen und Dragees), Fa. Bionorica; Angocin Tabletten, Fa. Repha; Pollikaps (Kapseln, Blütenpollen), Fa. Woelfer; Echiherb (Tabletten und Tropfen), Fa. Duopharm; toxi-loges Tabletten, Fa. Dr. Loges; Lactisol Tropfen (sehr gut für Kinder), Fa. Galactopharm
Homöopathie:	Eine eindeutige Mittelnennung für die Selbstmedikation ist hier nicht möglich, gute Ergebnisse erreicht jedoch eine gezielte homöopathische Therapie (eventuell eine Konstitutionstherapie)

Allgemeine Empfehlungen:	Ernährungsumstellung; Stoffwechselanregung; Genußgifte meiden (Alkohol); Süßigkeitskonsum einschränken; Therapeut: Darmmilieu untersuchen, eventuell Darmsanierung; Entsäuern; chronisch-entzündliche Akne: an Zinkmangel denken!; Eigenbluttherapie, eventuell Aderlaß (Konstitution beachten!); Lymphdränage und Bindegewebsmassagen; Einzelmittelhomöopathie; an versteckte Allergien und chemische Noxen denken!

Rezept *Stoffwechselanregender Hauttee*

50 g Stiefmütterchenkraut	20 g Löwenzahnkraut
30 g Brennesselblätter	20 g Goldrutenkraut

Einen Aufguß aus den Kräutern herstellen; Ziehzeit: 10 Minuten.

Gesichts-dampfbad und -waschung:	Auswahl folgender Kräuter: Birkenblätter; Kamillenblüten; Ringelblumenblüten; Rosmarinblätter; Schafgarbenkraut; Stiefmütterchen; Thymian; Walnußblätter; Weidenrinde
Hinweis:	Besonders wichtige Kräuter: Kletten- und Quekkenwurzel:
Regulierung der Verdauung:	Mittels Ernährungsumstellung, siehe Verstopfung
Zur Entgiftung des Darmmilieus:	Spitzwegerichsamen; Buttermilch; Leinsaat; Milchzucker; Ballaststoffe aus vollwertiger Ernährung
Leber-aktivierung:	siehe Leberfunktionsschwäche
Dinkel:	Besonders gut bewährt sind kurmäßige Anwendungen von Dinkelgetreide
Ätherische Öle:	Zur Herstellung von Hautölen mit dem Ziel der Hautstoffwechselanregung und Wundheilung

Wichtig!

Industriezucker und Weißmehlprodukte strikt meiden!

Rezept: *Gesichts- und Körperöl*

100 ml Weizenkeimöl
20 Tropfen Propolistinktur
10 Tropfen ätherisches Lavendelöl
10 Tropfen ätherisches Immortelleöl
5 Tropfen ätherisches Melaleuka-alternifolia-Öl
kleiner Hämatit

Zutaten miteinander verschütteln, morgens und abends dünn in die gut gereinigte Haut einreiben.

Heilerde-anwendungen:	Innerlich (zur Anregung des Stoffwechsels und zur Entgiftung): 2mal täglich 1 Teelöffel Luvos-Heilerde 1 einspeicheln oder in Wasser lösen und einnehmen (falls Ihnen der Geschmack partout nicht zusagt, können Sie auch Heilerde-Kapseln wählen); äußerlich: 1 Eßlöffel Luvos-Heilerde 2 mit warmem Wasser oder Stiefmütterchentee zu einem Brei verrühren, lokal auf die betroffenen Hautstellen auftragen; 15 Minuten einwirken lassen, dann abwaschen
Gesichts-waschungen:	Mit Gundelreben- oder Stiefmütterchentee
Homöopathie:	Bei Akne mit folgenden Symptomen: eitrige Küppchen: Silicea D12; dunkle, schwarze Küppchen: Natrium muriaticum D6; stark verhärtete Pusteln: Calcium fluoratum D12; starken Entzündungen: Ferrum phosphoricum D12, 3mal täglich 1 Tablette im Mund zergehen lassen, absetzen bei Besserung
Biochemische Salbe:	Natrium-phosphoricum-Salbe, lokal auf die betroffenen Hautstellen auftragen
Farb-anwendung:	Grün und/oder Türkis, betroffene Hautbereiche 2mal täglich für 10 Minuten bestrahlen
Edelsteine:	Bergkristall und Amethyst; Haut mit den Steinen sanft massieren
Bachblüten-essenz:	Crab Apple zur Ausleitung und Reinigung

Fertigarzneimittel: Crustalasyn Tropfen, Fa. Synthera; Biochemische Mittel, Fa. Galmeda, Pflüger, DHU; Cosmochema Hautfunktionstropfen S, Fa. Cosmochema; Propolissalbe, Fa. Fink, Balneopharm; Violasan (Gesichtspflegemittel aus Stiefmütterchen-Frischpflanzenextrakt, Fa. Bioforce; Echinacea-Hautcreme (als Tages- und Nachtcreme), Fa. Bioforce; Selen Syxy (Tabletten), Fa. Syxyl

> *Wichtig!*
>
> Unter dieser Überschrift ließe sich ein weiteres Buch gleichen Volumens schreiben. Allergien entziehen sich der eigenen, häuslichen Behandlung, sie gehören in die Hand des Therapeuten.

Allergien

Therapeut: Eine Darmuntersuchung auf Mykosen und/oder bakterielle Fehlbesiedelung ist als Eingangsuntersuchung unerläßlich. Dies gilt für alle Allergieformen – von Nahrungsmittelunverträglichkeit, über Neurodermitis, allergischen Fließschnupfen, Nesselsucht bis hin zum Heuschnupfen.

Sind die Laborbefunde positiv, so ist eine antimykotische Therapie mit anschließender mikrobieller Behandlung durchzuführen (alter Begriff: Symbioselenkung). Die üblichen ärztlichen Routinelabors führen solche Untersuchungen meist nicht durch; sehr gute Erfahrungen habe ich mit zwei auf diese Problematik spezialisierten Labors gemacht: Dres. Hauss in Eckernförde und Enterosan in Bad Bocklet.

Ernährung: Ein weiterer großer Einflußfaktor; nahezu jede Allergiebehandlung erfordert konsequente Umstellung der Eßgewohnheiten. Gerade Süßigkeiten mit ihrem Reichtum an isolierten Kohlehydraten begünstigen Pilzwachstum im Darm und bakterielle Fehlbesiedelungen. Die üppig eingesetzten Zusatzstoffe (Farbstoffe, Konservierungsmittel, Geschmacksverstärker etc.) können allergieauslösend wirken. Zu achten wäre auch auf versteckte Milcheiweißunverträglichkeit, was man sehr gut kinesiologisch mit dem Muskeltest (siehe Seite 63 und 90) feststellen kann oder aber im Rahmen einer Ausschluß- bzw. Provokationsdiät erkennt. Hohes Allergiepotential haben unter anderem: Kuhmilcheiweiß (gestillte Kinder sind allergiestabiler und weniger infektanfällig); Hühnereiweiß; Nüsse; Schokolade; Käse; Rotwein; glutenhaltiges Getreide; Schweinefleisch!

Grundsätzlich kann der geschwächte Organismus auf jeden Stoff allergisch reagieren, was stets als Fehlantwort des Immunsystems auf eine im Grunde unschädliche Substanz zu sehen ist.

Weitere schwächende Einflüsse:

Man könnte Allergien als eine Form funktioneller Schwäche bezeichnen, insofern muß allen schwächenden Einflüssen besondere Aufmerksamkeit zukommen; dies können unter anderem sein: chronische Herde wie devitalisierte Zähne, Nasennebenhöhlen-Beschwerden, unbehandelte Narben und andere Störfelder, die man mittels kinesiologischer Testung oder biologischen Funktionstests bestimmen kann; Unverträglichkeit von Zahnfüllmaterial (Amalgam) sowie die Wirkung von galvanischen Strömen im Mund nach Einsatz unterschiedlicher Metalle; geopathische Störungen, dazu zählen vor allem Wasseradern, Verwerfungen und Gitternetzkreuzungen; Elektrosmog, dieser relativ neue Begriff umfaßt die Auswirkung von elektrischen Feldern auf den menschlichen Organismus, die elektronische Weckeruhr zählt ebenso dazu wie Mikrowelle, der Fernseher, der PC und die Hochspannungsleitung über dem Haus; Giftstoffe in Kleidern, Fußböden, Möbeln, Einrichtungsgegenständen, allergieauslösende Substanzen in Körperpflegemitteln und dekorativer Kosmetik (daher stets auf die Inhaltsstoffe achten, neue Bekleidung vor dem ersten Tragen gründlich waschen, bei Möbeln nach Emissionswerten fragen und bestätigen lassen!); Ungleichgewicht zwischen Anspannung/Entspannung; psychische Stressoren wie Streit, Erfolgszwang, Angst, ungeklärte Lebenssituationen, mangelnde Eigenliebe etc.; zwanghafte Ordnungsliebe, Putz- und Waschzwang vor dem Hintergrund einer neurotischen Persönlichkeit (hier können Psychotherapie, Homöopathie und Bachblüten sehr hilfreich sein)

Weitere Therapieansätze: Eigenblutbehandlung, potenziertes Eigenblut, homöopathische Aufbereitung des allergieauslösenden Stoffes, zum Beispiel Hausstaub; klassische Homöopathie als Konstitutionsbehandlung zur Umstimmung und zur Linderung des akuten Schub; Biochemie und Nosoden; traditionelle chinesische Medizin, Kombination von klassischer und Ohrakupunktur; unterstützende Maßnahmen zur Kräftigung der Ausscheidungsorgane, um die Ausleitung und Entgiftung des Organismus zu fördern; therapeutische Anwendung des sehr bewährten Spenglersan-Kolloide, beispielsweise Einreibungen mit Spenglersan K; energetische Therapien wie Farbanwendungen, Bachblüten, Chakrenarbeit, Edelsteine, ätherische Öle, selbsthergestellte Blütenessenzen, Hochpotenzhomöopathie, Körperarbeit und Meditations- sowie Entspannungstechniken (sie dienen zum Ausgleich der im Feinstofflichen [Seelischen] veranlagten Disharmonien)

Begleitmaßnahmen: Vor allem bei Heuschnupfen und Pollenallergien: Kauen von Bienenwaben; 3mal täglich eine Teelöffelgröße davon auskauen, das Wachs anschließend ausspucken (etwa 15 Minuten pro Anwendung); Bienenhonig möglichst aus Ihrer unmittelbaren Gegend – auch die Wabe (mehrmals täglich 1 Teelöffel einnehmen); Blütenpollen, ebenfalls möglichst aus Ihrer Gegend, zum Herbst beginnend (3mal täglich 1 Teelöffel davon einnehmen), gut kauen und einspeicheln!; gut bewährt haben sich Alsitan Ronneburger Kauwachs, Pollen in Imkerhonig, Pollenkörner (Pollcapsan, lose oder in Kapseln),

Pollinose-Kapseln (Dosierung nach Herstellerangabe); Kneippsche Güsse, Wechselduschen, regelmäßige Saunagänge; Trockenbürstungen der Haut, Fußsohlen und Handinnenflächen; morgendliche kurze Dusche zwischen sechs und acht Uhr mit 20 Grad warmem Wasser zur Anregung der körpereigenen Kortisonproduktion; trinken von kalziumhaltigem Mineralwasser (zum Beispiel St. Gero) und Brennesseltee zur Umstimmung

Homöopathische Komplexmittel: Similasan Heuschnupfen Nr. 1, Tabletten und Tropfen, bei akutem und chronischem Heuschnupfen mit den typischen Augen- und Nasensymptomen; Similasan Heuschnupfen Nr. 2, Globuli und Tropfen, wenn die Atembeschwerden im Vordergrund stehen; Similasan Heuschnupfen Nr. 3, Tabletten, bei Gräserpollenallergie während der Gräserblüte April bis Juli; Similasan Augentropfen Nr. 2, bei allergischen Überempfindlichkeitsreaktionen der Augen; luffa loges (Tropfen, Dr. Loges); DHU-Heuschnupfenmittel (Tropfen)

Altersherz

Definition: Altersbedingte Veränderungen am Herzmuskel, vor allem Verdickungen der Herzwand und Ablagerungen an den Herzklappen sowie in den Herzkranzgefäßen infolge von Minderdurchblutung und reduziertem Stoffwechsel. Anzeichen sind unter anderem erhöhter Blutdruck, Kurzatmigkeit, Herz- und Brustschmerzen bei Belastung (Brustenge = Angina pectoris), eventuell auch geschwollene Knöchel zum Abend, wobei die Schwellung zum Morgen hin abklingt, und nächtliches Wasserlassen.

Therapeut: Auf Überdigitalisierung achten – bei Verdacht auf Digitalisintoxikation Blutspiegelkontrolle und gegebenenfalls Rücksprache mit dem behandelnden Arzt!; Ernährungsumstellung im Sinne von Vollwertkost; leichtes, regelmäßiges Bewegungstraining (Wandern, Schwimmen, Radfahren, je nach Belastbarkeit des Herzens).

Therapievorschläge: Austestung von Spenglersan A und gegebenenfalls Behandlung damit (perkutane Applikation); bei Blutfülle und Hochdruck: Aderlaß nach Hildegard; blutiges Schröpfen (Headsche Zonen oder nach den Kriterien der traditionellen chinesischen Medizin); klassische Homöopathie

Kräutertees: Weißdorntee als Aufguß; Blätter, Blüten und idealerweise Beeren, gemischt, gilt als das klassische Mittel für das alternde Herz; Weißdorn läßt sich gut mit folgenden Kräutern kombinieren: Melissenblättertee und Herzgespann: beruhigend, herzkräftigend; Goldrute- und Herzgespann: entwässernd, herzkräftigend; Johanniskraut- und Herzgespann: durchblutungsfördernd, antidepressiv, herzkräftigend

Mistel: Als Einzelkraut Kaltansatz, blutdruckausgleichend, kräftigend

Galgantpulver: Zur Herzkräftigung und bei Angina pectoris 3mal täglich 1 Messerspitze des Pulvers gut einspeicheln und schlucken, kurmäßige Anwendung über 14 Tage, Achtung: sehr scharf!

Rezept: Hagebutte, Rp.: Hagebutten-Rosenblüten-Öl (als energetische Zusatzbehandlung); Melisse, Rp.: Frohgemut-Melissenwein; Weißdorn, Rp.: Herzwein

Fuß- und Armbäder: Herzgespann; Hirtentäschel; Weißdorn; bereiten Sie sich aus den Kräuterabkochungen ein kühles Arm- oder Fußbad (ca. 20 Grad, 3 bis 5 Minuten; nicht abtrocknen, an der Luft trocknen lassen)

Ernährung: Der beim Altersherz häufig auftretende Kaliummangel kann gut mit Vollwertreis, getrockneten Aprikosen, Sojaprodukten, kaliumreichem Mineralwasser, Paprika, Obstessig und vielen anderen Nahrungsmitteln kompensiert werden.

Magnesium ist ein sehr wichtiger Herzschutz; es wirkt durchblutungsfördernd auf den Herzmuskel und verbessert seine Sauerstoffversorgung, beugt Ablagerungen vor und ist krampflösend. Außerdem kräftigt es andere Organfunktionen (Hirnleistung, Immunsystem etc.)

Magnesiumreich sind besonders: Vollkornprodukte, Weizenkeime, Bierhefe, Mandeln, getrocknete Feigen, Rosinen, Datteln und Aprikosen, Hirse, Vollwertreis, Nüsse und Mineralwässer.

Vitamin E wirkt dem Alterungsprozeß dadurch entgegen, daß es – wie Selen, Zink und Vitamin C – zellschädigende, chemisch aktive Stoffe bindet, die infolge von Sauerstoffmangel und Umweltgifteinwirkung im Organismus auftreten (= freie Radikale).

Reich an Vitamin E sind Weizenkeime, Weizenkeimöl (als Salatöl), Leinöl, Vollkornbrot, Hafer, Kürbiskerne, Erdnüsse (naturbelassen, nicht gesalzen und *nicht* mit Geschmacksverstärkern durchsetzt), Erdnuß- und Mandelmus (aus dem Bioladen oder Reformhaus)

Farbanwendung: Brustbereich für 10 bis 15 Minuten mit Grün bestrahlen

Edelsteine: Aventurin; Bergkristall; Malachit; Rosenquarz; Saphir; Smaragd; grün-rosafarbener Turmalin
Als Kettenanhänger oder auf die Brust auflegen.

Chakra: Ausgleich und Harmonisierung des Herz-Chakras

Metall: Das dem Herzen zugeordnete Metall ist das Gold; Sie können einen kleinen Goldanhänger – ideal in Sonnen- oder Herzform – an einer Goldkette in Herzhöhe tragen

Selbsthergestellte Blütenessenzen: Weißdorn; Johanniskraut

Rezept: Hagebutte, Rp.: Hagebutte-Rosenblüten-Öl; Weißdorn, Rp.: Kräftigender Herzwein

Biochemie: Kalium phosphoricum D6; 3mal täglich 1 Tablette im Mund zergehen lassen

Homöopathie: Weißdorn-(Crataegus-)Urtinktur; 3mal täglich 5 Tropfen; Arnica D4 bis D30 und Cactus Tinktur bis C3 bei Angina pectoris mit Fesselungsgefühl in der Brust, Atemnot und Herzklopfen, beide Mittel unter therapeutischer Anleitung

Fertig-arzneimittel: Guttacor-Balsam (zum Einreiben der Herzgegend bei Angina pectoris, Herzleistungsschwäche, Herzklopfen, klimakterischen Herzbeschwerden etc.), Fa. Galenika Dr. Hetterich; Weißdorn-Frischpflanzensaft, Fa. Kneipp, Fa. Schoenenberger; Kneipp Pflanzendragees Weißdorn; Salus Weißdorntropfen; Ardeycordal N Dragees (Weißdornblätter mit Blüten, Kalium und Magnesium); Protecor-Kapseln (Weißdorn, Magnesium Vit. E), Fa. Duopharm; Goldtropfen, Fa. DHU; Kneipp Vitamin-E-Kapseln; anabol loges (Kapseln; Stoffwechselaktivator auf Vitamin-E-Basis), Fa. Dr. Loges; Rephacration Tropfen, Weißdornblätter und -blüten, Fa. Repha

Angstzustände

Geeignete Therapien: Angstzustände scheinen auf den ersten Blick Domäne der Psychotherapie zu sein. Obgleich nach eigener Erfahrung das Gespräch eine nicht unwesentliche Rolle spielt, möchte ich besonderes Augenmerk auf all jene Therapieformen lenken, die sich bei der Behandlung von Angstpatienten gut bewährt haben.

Als erstes wäre die Frage zu stellen: Welche Art von Angst liegt vor? Angst ist nicht gleich Angst. Es ist für die Behandlung sehr wesentlich, ob jemand konkret Furcht hat vor bestimmten Dingen, Menschen, Situationen, Tieren etc., oder ob es sich um Ängste unbestimmter Art handelt. Jemand, der beim Anblick eines Rettungswagens Panikattacken erlebt, weil er selbst oder Angehörige einmal mit Blaulicht ins Krankenhaus eingeliefert wurden, benötigt eine Behandlung des dadurch gesetzten seelischen Traumas. Sein Behandlung unterscheidet sich sehr wesentlich von Personen mit Ängsten vor Mäusen oder spitzen Gegenständen, vor Höhen oder der Nacht, vor Gewitter oder Krebs, vor Geistern oder dem Alleinesein.

Wichtig!

Die Zahl der an Ängsten leidenden Menschen ist sehr groß und im Wachsen begriffen. Problematisch und gewissermaßen symptomatisch für die Betroffenen ist, daß sich viele scheuen, mit anderen Menschen über ihre Seelennot zu sprechen. Der Gang zum Therapeuten erfolgt nicht selten erst nach langer Leidenszeit. In vielen Fällen haben nicht mal die unmittelbaren Familienangehörigen Kenntnis von der inneren Qual ihrer Partner oder Verwandten.

Die Gründe dafür liegen auf der Hand; Angst ist heute nicht »in«, obgleich überall auf der Welt viel Beängstigendes geschieht. Sie gehört nicht zu den »gesellschaftsfähigen« Krankheiten wie Herzinfarkt, Rheuma etc., vor allem aber, so meinen die Betroffenen, kämen sie mit ihrer Offenbarung in die Nähe der psychisch Kranken – einer Gruppe, der man in Deutschland noch mit großer Reserviertheit begegnet, zu der man nicht gezählt werden möchte.

Furcht vor Spötteleien, vor dem Psychiater, vor eventuellen Psychopharmakaverordnungen schließen die letzten Lücken zu dem Teufelskreis, in dem die Bedauernswerten sich befinden. Da viele Angstpatienten dieses Schicksal ähnlich erleben, ist es sehr wichtig, zu wissen: Vielen Menschen geht es ganz ähnlich!

Daher lautet das erste und oberste Gebot: Durchbrechen Sie den Teufelskreis, sprechen Sie mit einem Menschen Ihres Vertrauens über die persönliche Notlage – und leiten Sie dann möglichst rasch Schritte zur Veränderung ein.

Homöopathie: Für die homöopathische Behandlung mit Hochpotenzen steht die Klärung dieser Fragen im Mittelpunkt. Die Homöopathie kennt viele Angstmittel. Der Hypochonder – leider oft belächelt in seiner Sorge um die Gesundheit – bedarf eines anderen Mittels wie jemand, der Angst hat vor Menschen. Für den Patienten ist es wichtig zu wissen, daß gewissenhafte homöopathische Therapeut(inn)en seine Äußerungen im Detail sehr ernst nehmen und diese Differenzierungen zur Wahl des passenden Mittels brauchen. Ist das richtige Mittel gefunden, so vermögen Hochpotenzen beeindruckende Heilerfolge zu leisten. Ich kann nur ermutigen, frei und ohne Scheu zu berichten, wie die Angst sich zeigt. Da jedes homöopathische Mittel bestimmte Gemütssymptome in genau definierter Färbung abdeckt, werden gute Therapeuten keine wertenden Unterschiede machen zwischen jemandem, der unter schrecklicher Höhenangst leidet (beispielsweise Argentum nitricum), und jemandem, der besondere Angst vor Gewitter hat und hypochondrisch veranlagt ist (zum Beispiel Phosphor). Ein kleiner Einblick in das homöopathische Spektrum der Rubrik Angst soll die feine Differenzierungsmöglichkeit dieser Therapie aufzeigen. Es gibt Homöopathika bei Angst beispielsweise vor folgendem: Alleinsein; Gesellschaft, Menschenansammlungen; Dunkelheit; Krankheit; Verrücktwerden; Zukunft; Prüfungen; Erwartungen anderer; Berührung; Herzkrankheiten

Diese kleine Auflistung soll etwas Mut machen, sich nicht als »hoffnungslosen Fall« zu sehen – wie diese Rubrik zeigt, gab und gibt es viele Menschen mit diesen oder anderen Angstformen; manchmal hilft dieses Wissen bei der Relativierung der eigenen Beschwerden und erleichtert den Schritt in die Therapie.

Bachblütenessenzen: Wie Sie sich vielleicht noch erinnern, hatte Bach die ersten fünf seiner 38 Heiler genannten Blütenessenzen den Ängsten gewidmet. Bachblüten können sehr gut mit homöopathischer Behandlung kombiniert werden. Ich darf Sie daher noch mal auf das Kapitel 2 zu Beginn des Buches verweisen.

Akupunktur: Daß man den Ängsten mit Nadeln begegnen kann, mag auf den ersten Blick erstaunen – und dennoch ist es so. Sehr gut bewährt hat sich dabei die Ohrakupunktur, denn im menschlichen Ohr ist nicht nur der gesamte Körper von Kopf bis Fuß mit allen Innenorganen dargestellt, sondern auch die Psyche ist über eine Vielzahl von Punkten erreichbar. Große Rolle spielen dabei die vegetativ ausgleichenden Punkte und jene, welche die Stimmungslage beeinflussen, wie sich in der Namensgebung zeigt

(Angstpunkte, Punkt der Freude, Antidepressionspunkt, Punkt der Entspannung etc.).

Die traditionelle chinesische Medizin denkt, ähnlich wie die Heilkunde der Inder, in energetischen Funktionskreisen. Sie hat jedem davon eine Emotion zugeordnet: Freude, Trauer, Zorn, Kummer und Angst.

Angst gehört zur Wandlungsphase Wasser, dem Funktionskreis Blase/Niere. Eine Reihe von Punkten am Fuß sowie am Rücken haben deutlichen Bezug zu Ängsten, wobei die feine Differenzierung der Homöopathie hier fehlt. Dennoch kann auch die große sowie die Ohrakupunktur ins Behandlungskonzept mit Erfolg einbezogen werden.

Chakren: Im Vordergrund steht die Harmonisierung und Entwicklung des ersten, des Wurzelchakras. Seine Bearbeitung stärkt das möglicherweise fehlende Urvertrauen. Die Behandlungsmöglichkeiten habe ich in der Kleinen Chakralehre (siehe Kapitel 5) aufgezeigt.

Neben den dort genannten Edelsteinen eignen sich zusätzlich: Bergkristall und Fluorit lösen Blockaden, verhelfen zu innerer Erkenntnis; Aventurin, wenn die Ängste in den ersten sieben Jahren des Lebens entstanden sind; Chrysokoll kann Schuldgefühle lindern; Rauchquarz reinigt und belebt das Wurzelchakra; die Energie des Rauchquarzes ist sehr stark, sie vermag Altes, Verborgenes an die Oberfläche zu bringen; daher sollte er nicht ohne therapeutische Unterstützung eingesetzt werden; Amethyst hilft bei der Suche nach der Sinnhaftigkeit von Ereignissen

Ätherische Öle: In der Duftlampe, unterstützen die Behandlung; geeignet sind (folgen Sie bei der Auswahl am besten Ihrer Nase!): Angelikawurzel; Basilikum; Bergamotte; Citronella; Eisenkraut; Lavendel; Neroli (sehr teuer!); Orange süß; Palmarosa; Petitgrain; Pfeffer (schwarz); Rosenholz; Sandelholz; Ylang-Ylang; Zimt; Zirbelkiefer; Zedernholz; Zypressenholz

Autogenes Training: Vermag große Seelenkräfte zu aktivieren (siehe Kapitel 8). Es kann alte Prägungen und Muster in unserem Seelenleben verändern, denn in der Tiefenentspannung können selbstgesetzte, positive Vorgaben, die sogenannten formelhaften Vorsätze, besonders tief in die Schichten der Seele eindringen. Es hilft, eigene Seelenstärke neu oder wieder zu entdecken.

Kräuteranwendungen: Zur Unterstützung aller hier genannten Therapien in Form von Tee oder Bädern (die Tees können mit Honig gesüßt werden): Holunderblüten; Johanniskraut; Kamillenblüten; Lavendelblüten; Lindenblüten; Melissenblätter; Passionsblume; Weißdornblüten und -blätter

Ernährung: Fleischverzicht ist ratsam, denn die Streßhormone des Tieres, die auf dem Weg zum Schlachthof und vor der Tötung vehement ausgeschüttet werden, können eigene Ängste verstärken.

Reinkarnationstherapie: Hat sicherlich eine zentrale Bedeutung, denn nicht alle Ängste, Phobien und Neurosen müssen in dieser Existenz veranlagt worden sein. Häufig geht es dabei um starke Emotionen aus lange zurückliegenden Ereignissen, die sich über mehrere Inkarnationen hinweg halten konnten und sich jetzt – in dieser Existenz – manifestieren. Ziel der Therapie ist es, quasi an der Emotion entlang zum Ereignis zurückzufinden und dieses unter sachkundiger Führung noch mal zu erleben. Die Emotion, die sozusagen in der falschen Zeit gelandet ist, kann somit auf ihr zugehöriges Ereignis zurückgeführt werden, was dem Patienten die langersehnte Befreiung bringt.

Wichtig!

Angst ist ein sehr zentraler, äußerst wirkungsvoller Stachel, Veränderungen durchzuführen. Es wäre somit individuell die Frage zu stellen, welche Form von Veränderungen nötig sind. Meist sind es diejenigen, die man persönlich als schwierig, kaum möglich, schmerzhaft oder verlustreich empfindet. Nicht selten benutzt gerade deshalb das Schicksal seinen gröbsten Keil – die Angst.

Allgemeine Empfehlung: Auch wenn zu Anfang wenig Appetit besteht, sind regelmäßige Mahlzeiten zu genau festgesetzten Zeiten sehr wichtig, damit der Organismus wieder an den Rhythmus von Säftebildung, Verdauung und Ausscheidung gewöhnt wird

Kräutertees: Geeignet sind vor allem Bitterkräuter, da sie die Verdauungssäftebildung gut anregen; dazu zählen vor allem die folgenden: Angelikawurzel; Artischockenblätter; *Benediktenkraut*; *Enzianwurzel*; Kalmuswurzel; Schafgarbe; Tausendgüldenkraut; Nicht bittere Tees (besonders für Kinder): Anis, Beifuß, Fenchel, Lavendel, Melisse, Pfefferminze Die *kursiv* gedruckten Pflanzen gehören zu den klassischen Bitterdrogen, für die ein Aufguß herzustellen ist, sie sind jedoch nicht im Kapitel 12 aufgeführt.

Bitterdrogen: Trinken Sie einen viertel Liter über den Tag verteilt, schwerpunktmäßig jedoch eine halbe Stunde vor den Mahlzeiten (Bittertees sind leichter einzunehmen, wenn Sie sie sehr heiß trinken; zweckmäßigerweise bevorraten Sie Ihre Tagesmenge in einer Thermoskanne)

Rezept *Appetitanregender, kräftigender Bittertee*

40 g Salbeiblätter	30 g Kamillenblüten
10 g Tausendgüldenkraut	30 g Anissamen
40 g Schafgarbenkraut	

Aufguß 10 Minuten ziehen lassen.

Ingwer: Gehört zu den klassischen Kräutern der chinesischen Medizin bei »schwachem Magenfeuer«, wie die Appetitlosigkeit dort bezeichnet wird. Sie können die frische Ingwerwurzel verwenden oder die getrocknete, geschnittene oder pulverisierte. Bereiten Sie einen Teeaufguß aus der Ingwerwurzel, Ziehzeit: 10 Minuten, einen Teelöffel auf den vier-

	tel Liter. Pikante Gerichte wie Süßspeisen und Gebäck können Sie sehr gut mit Ingwer würzen. Ingwer als Naschwerk ist ebenfalls zu empfehlen.
Tinktur:	Als Alternative zum Tee eignen sich Tinkturen aus den genannten Kräutern.

Rezept *Bittertropfenrezeptur*

10 ml Tausendgüldenkrauttinktur	10 ml Schafgarbentinktur
5 Tropfen ätherisches Ingwerwurzelöl	10 ml Kalmuswurzeltinktur

Einen kleinen Citrin in das Fläschchen legen und mit den aufgeführten Zutaten verschütteln. 5 bis 10 Tropfen 3mal täglich vor den Mahlzeiten mit etwas Wasser einnehmen.

Gewürze:	Machen Sie reichen Gebrauch von Gewürzkräutern (= Heilkräutern). Sie geben Ihren Speisen eine interessante Geschmacksnote und regen alle den Appetit an; wenn's gut duftet, läuft uns das Wasser im Mund zusammen! *Geschwächte Menschen sollten den sehr scharfen, heißen Knoblauch meiden*; er reizt den noch schwachen Magen zu stark.
Getreide:	Hier wäre in erster Linie der Dinkel, eine alte Weizenart, die sich zunehmender Beliebtheit erfreut, zu nennen. Die heilige Hildegard beschreibt seine energetische Wirkung als fett und warm. Dinkel ist sehr magenverträglich, wirkt aufbauend, kräftigend und stärkend. Sie können ihn pikant oder süß zubereiten, am besten am Vorabend schroten, einweichen und morgens kurz aufkochen.
Honig:	Regt gleichermaßen den Appetit an; nehmen Sie mehrmals täglich 1 Teelöffel Honig ein
Ätherische Öle:	In der Duftlampe oder als Massageöl für den Bauchbereich, besonders für Kinder geeignet: Fenchel (nicht für Kinder unter sechs Jahren); Ingwer; Kamille; Kümmel; Oregano; Salbei; Schafgarbe; Thymian
Farbanwendung:	Gelb und Orange regen Verdauungskraft und Appetit an; bestrahlen Sie den Bauchbereich täglich

für 5 bis 10 Minuten. Gut eignen sich auch gelbe Kleidungsstücke (Unterhemden) oder Farbtücher zum Auflegen. Nutzen Sie diese Farben ebenso in Ihren Tischdekors (Teller, Sets, Blumen, Säfte, bestrahltes Wasser etc.)

Edelsteine: Bernstein; Citrin; Granat; Hämatit; Jaspis; Tigerauge

Biochemie: Kalium phosphoricum D6; 3mal täglich 1 Tablette im Mund zergehen lassen

Fertigarzneimittel: Digestivum-Hetterich (Tropfen), Fa. Galenika Hetterich; Nestmann Magentonikum; Taraleon (Tropfen aus Löwenzahn), Fa. Zilly; Retterspitz innerlich (Flüssigkeit); Sedovent (Tropfen), Fa. Schwörer; Unex-Amarum-Tropfen (nicht bei Magen- und Zwölffingerdarmgeschwüren!), Fa. Repha; Stomachysat (Tropfen), Fa. Bürger Ysatfabrik; Iberogast (Tropfen), Fa. Steigerwald

Arteriosklerose

Therapeut: Untersuchung auf Mykosen; entsäuern; heilfasten und Ernährungsumstellung; Ausschaltung der Genußgifte (Alkohol, Nikotin); Anregung und Kräftigung des funktionellen Lebergewebes; Sauerstofftherapie; Aderlaß nach Hildegard; Injektionstherapie mit Homöopathika, Einzel-/Komplexmittel; Austestung der Spenglersane

Was können Sie tun? Regelmäßige Bewegung wie Radfahren, Wandern, Schwimmern, Gartenarbeit etc.; Trockenbürstungen; Wechselduschen/Kneippsche Güsse

Alle diese Maßnahmen regen den Kreislauf an, fördern die Durchblutung und wirken positiv auf die Gefäße, erhöhen die Sauerstoffzufuhr und entsäuern das Gewebe durch die verstärkte Atmung

Ernährung: Führen Sie Ihrem Körper ungesättigte Fettsäuren in Form von kaltgepreßtem Olivenöl zu. Der Genuß von rohen Zwiebeln (im Quark, aufs Brot) und 1 bis 2 Knoblauchzehen täglich ist sehr zu empfehlen. Bei empfindlichem Magen können Sie auf Knoblauchkapseln ausweichen oder 2 gepreßte Knoblauchzehen in einem viertel Liter Milch 5 Minuten kochen und die Knoblauchmilch trinken. Paprika und Quittenmus oder -gelee sollten ebenfalls in Ihren Plan mit einbezogen werden.

Reduzieren Sie vor allem Ihren Konsum von Fleisch, Wurst und fetten Käsesorten, und gehen Sie sparsam mit Cremeschnitten um – wenn Sie gern Süßes mögen, tun Sie sich mit Vollwertkuchen einen größeren Gefallen. Erhöhen Sie Ihren Gemüse- und Obstanteil, der im Körper entsäuernd wirkt.

Kräutertees: Birkenblätter; Brennessel; Buchweizentee (Fagorutin); Chinesischer grüner Tee; Grüner präparierter Hafertee; Mistel; Odermennig; Quecke; Schafgarbe; Salbei; Weißdorn; Zinnkraut

Bachblütenessenz: Rock Water wäre im Einzelfall zu prüfen, da es Unbeweglichkeit und Starre zum Leitprinzip hat

Homöopathie: Viscum album D6; 3mal täglich 1 Tablette im Mund zergehen lassen sowie genau repertorisierte Einzelmittel anhand des Gesamtsymptombildes

Biochemie: Natrium phosphoricum D6; wirkt sehr stark entsäuernd (Arteriosklerose geht in der Regel einher mit erhöhten Blutfettwerten und starken Säureeinlagerungen im Gewebe); weitere biochemische Mittel wie Calcium fluoratum (Verhärtungen, Ablagerungen) und Silicea sind therapeutisch im Einzelfall zu prüfen

Edelsteine: Amethyst; Bergkristall; Fluorit; Hämatit; Rhodonit; Türkis

Fertigarzneimittel: anabol-loges, Stoffwechselaktivator auf Vitamin-E-Basis, Fa. Dr. Loges; Zwiebel-Caps, Fa. Sertürner; Fagorutin (Buchweizentabletten/Tee, Fa. Fink; Protecor (mit Magnesium, Weißdorn und Vitamin E), Fa. Duopharm; Salus-Misteltropfen; Rökan Ginkgo biloba (Tropfen oder Tabletten), Fa. Intersan; Ginkgo 405 (Dragees), Fa. Duopharm; Mowivit (Vitamin E), Fa. Dr. Pesel; Syxyl Rutin-Knoblauch-bleib-jung-Dragees; Kneipp-3-Pflanzen-Dragees (mit Mistel, Weißdorn und Knoblauch)

> *Wichtig!*
>
> Während bei der Arthritis der schmerzhaft entzündliche, mit Schwellung einhergehende Prozeß im Vordergrund steht, kennzeichnet sich die Arthrose durch degenerative Veränderungen des Gelenkknorpels und der Gelenkgleitflächen. Die strikte Trennung – hier entzündlich, da degenerativ – läßt sich nicht immer aufrechterhalten, da sehr häufig beides gemeinsam auftritt. Deswegen habe ich diese Erkrankungen in einem Kapitel zusammengefaßt.

Bei Beschwerden, bei denen der entzündliche Prozeß deutlich im Vordergrund steht

Therapeut: Homöopathie (Differenzierung nach Verschlimmerung bei Ruhe oder Bewegung; Wetterumschwung, Temperatureinfluß; klassische Mittel sind unter anderem Apis und Bryonia, wie immer gilt aber die sorgfältige Repertorisation und Mittelwahl anhand der Gesamtsymptome); Spenglersane perkutan; neuraltherapeutische Quaddelungen; Herd- bzw. Störfeldsuche; Hohe Vitamin-E-Gaben

Was können Sie tun? Kühle Kneippsche Güsse; Weißkohlauflagen (siehe Abszeß); Luvos-Heilerdebrei als kalte Auflage (siehe Abszeß); Einreibungen wahlweise mit: Franzbranntwein, Kampferspiritus; Rosmarinspiritus; Umschläge mit Retterspitz äußerlich; Umschläge mit verdünnter Arnikatinktur; Packungen mit kaltem Quark; Heublumenpackungen

Rezept: Rosmarin, Rp.: Rosmarinspiritus

Farbanwendung: Bestrahlung mit Blau für die Dauer von 15 Minuten

Edelsteine: Rutilquarz oder Sarder, evtl. mit einem Pflaster auf dem schmerzenden Gelenk fixieren oder unter den Salbenverband geben

Kräutertees: Folgende Kräuter einzeln oder miteinander gemischt verwenden: Brennesselblätter; Harpagophytum (Teufelskralle, sehr streng, eventuell auf

Kapseln ausweichen – jedoch sehr wirksam); Löwenzahn; Ulmspierkraut; Wacholderbeeren; Weidenrinde; Zinnkraut

Ätherische Öle: Fetten Ölen, zum Beispiel Oliven- oder Johanniskrautöl, können Sie folgende ätherischen Öle beimischen:

> Rezept: *Einreibeöl*
>
> 100 ml Johanniskrautöl
> 5 Tropfen ätherisches Kamillenblütenöl
> 5 Tropfen ätherisches Kampfer
> 5 Tropfen ätherisches Pfefferminzöl
> 10 Tropfen ätherisches Zitronenöl
> 1 kleiner Sarder
>
> Zutaten miteinander verschütteln und betroffene Gelenke mehrmals täglich damit einreiben.

Rezept: Ulmspierkraut, Rp.: Schmerzbalsam

Salben: elharthridyn Salbe, Fa. Hubener; Ichtholan spezial (ebenfalls als Salbenumschlag), Fa. Ichthyolgesellschaft Cordes; Ichtholan 50 % (riecht sehr intensiv; sinnvoll ist ein Salbenverband)

Fertigarzneimittel: Kai Fu Teufelskrallenextrakt (Kapseln), Fa. Sertürner

Bei Beschwerden, bei denen das degenerative Bild deutlich im Vordergrund steht

Therapeut: Homöopathie; auch hier muß sorgfältig repertorisiert werden; oft verschlechtern Kälte und Nässe die Beschwerden, Bewegung bessert nach anfänglichem Startschmerz; klassische Mittel: Rhustoxicodendron, Dulcamara, Ledum palustre, Ruta graveolens; chinesische Medizin: Moxabehandlung; Akupunktur; Segment- und Neuraltherapie; Baunscheidtieren plus Einreibungen mit »Baunscheidtöl«; Injektionstherapie mit Mistelpräparaten

Was können Sie tun?	Infrarotbestrahlungen; leichter Bewegungssport ohne starke Stauchungen; Kastaniensäckchen auflegen (siehe Kastanie); warme Heublumensäckchen auflegen (zum Beispiel als Fertigpackung Kneipp Herbatherm N)
Farbanwendung:	Bestrahlung mit Rot, steigernd bis maximal 30 Minuten
Edelstein:	Granat
Salbenanwendungen:	Siehe oben
Fertigarzneimittel:	Kai Fu Kapseln, Fa. Sertürner; Araniaforce N Tropfen, Fa. Weber & Weber; Rubicolan N Tropfen, Fa. Syxyl; anabol-loges, Fa. Dr. Loges; Steirocall Tropfen, Fa. Steierl

Asthma bronchiale

Therapeut:	Klassische Homöopathie; klassische Akupunktur in Kombination mit Moxabehandlung; Neuraltherapie und Segmenttherapie mit Cupridium; trockenes Schröpfen; Störfeldsuche und gegebenenfalls Herd- bzw. Darmsanierung; Farbpunktur bei Kindern; Atemtherapie; autogenes Training; Nasenreflexzonenmassage; Ohrakupunktur/Ohrmassage und Reflexzonenbehandlung mit Ionensalbe nach Helmbold; Bachblütenessenzen; Psychotherapie, Schwerpunkte: Mittelpunktsbedürfnis, Beziehungsprobleme, Festhalten/Loslassen; Spenglersan-Einreibungen, zum Beispiel mit Kolloid K und G
Was können Sie tun?	Trinkkuren (tägliche Einnahme im Wechsel für die Dauer von 4 bis 6 Wochen): 150 ml Sauerkrautsaft, 150 ml Zwiebelsaft, 150 ml Rettichsaft; Umschläge: Retterspitz äußerlich als Umschläge, Kohlumschläge auf die Brust; frischen Knoblauch essen (siehe Arteriosklerose); Bienenwaben kauen (mit kleinster Dosis, erbsengroß, Verträglichkeit testen und dann langsam steigern); Erlernen von Entspan-

Rezept: *Asthmatee 1*

30 g Spitzwegerich	30 g Thymian
10 g Eukalyptusblätter	30 g Königskerzenblüten

Ziehzeit: 10 Minuten, 3 bis 4 Tassen täglich trinken. Der Tee wirkt schleimlösend und kräftigt die Atmungsorgane.

Rezept: *Asthmatee 2*

50 g Johanniskraut	40 g Gänsefingerkraut
40 g Passionsblume	20 g Lavendelblüten
30 g Orangenblüte	

Ziehzeit: 10 Minuten, 2 Tassen zum Abend trinken. Der Tee ist beruhigend und krampflösend.

nungstechniken wie Yoga, autogenes Training, meditative Entspannung

Kräutertees: Angelikawurzel; Gundelrebe; Lungenkraut

Rezept: Königskerze, Rp.: Kräuterkissen

Ätherische Öle: In der Duftlampe oder als Massageöl auf der Basis von Johanniskrautöl (den Zwerchfellbereich damit einreiben): Benzoe; Cajeput; Eukalyptus; Kiefernnadel; Latschenkiefer; Lavendel; Rosmarin; Salbei; Speik; Zedernholz; Zirbelkiefer

Selbsthergestellte Blütenessenzen: Spitzwegerich

Edelsteine: Aquamarin; Bernstein; Malachit; Rhodochrosit; Rutilquarz; Tigerauge; Türkis

Farbanwendung: Blaugrün und Lemon, im täglichen Wechsel, 10 bis 15 Minuten Brust und Schulterbereich bestrahlen

Fertigarzneimittel: Möchte ich hier nicht nennen, da sie häufig Homöopathika enthalten, die als Heilreaktion eine Erstverschlimmerung und somit einen Asthmaanfall auslösen können; die medikamentöse Behandlung bedarf der therapeutischen Abklärung.

Ausfluß (Fluor albus bzw. vaginalis)

Definition: Viele Frauen haben leichten Ausfluß, der weder von der Farbe noch vom Geruch her auffällig ist und nicht wund macht. Man kann diese Art des Fluor sicherlich als Reinigung der Scheide betrachten. Nimmt er jedoch zu und wird unangenehm, so ist die ärztliche Ausschlußdiagnose ernster Erkrankungen wichtigstes Gebot. Sind solche Krankheiten ausgeschlossen, so kann eine homöopathische Behandlung eingeleitet werden.

Die Frauen sollten stets besonders auf folgende Dinge achten: Farbe des Fluor: weiß / gelblich / dunkel oder mit Blut durchsetzt; Geruch: mild / nach Fleisch / Fisch / übelriechend; Konsistenz: dünn / zäh / dick / fadenziehend / klebrig; Reaktion: wundmachend / juckend / brennend /ätzend.

Besondere Beachtung sollte dem Pilzbefall und Vaginalkeimen gelten; oftmals ist es unvermeidbar, den Partner in die Behandlung mit einzubeziehen und während der Behandlungsdauer auf vaginale Intimkontakte zu verzichten. Nicht unproblematisch ist die Infizierung der Scheide durch oro-genitale und anal-vaginale Kontakte.

Nicht selten zeigt sich Ausfluß auch als Folge von Entkräftung, starker Beanspruchung und Erschöpfung und permanent kalten Füßen!

Intimhygiene: Folgendes kann frau für die Intimhygiene tun: keine Intimsprays benutzen; keine Seife verwenden, damit der pH-Wert des Scheidenmilieus im sauren Bereich bleibt; zur Wiederherstellung des sauren Vaginalmilieus und zur täglichen Reinigung und nach Intimkontakt (Sperma ist basisch!) eignet sich das Produkt Lactisan, eine Lösung auf Milchsäurebasis, Dosierung und Anwendung nach Hersteller-

> *Wichtig!*
>
> Die Behandlung der äußeren und inneren Genitalien ist den Heilpraktikern nicht erlaubt.

angabe (Fa. Galactopharm); Waschungen mit Buttermilch, Joghurt, verdünntem Obstessig oder mit Molkosan (Fa. Bioforce); keine Unterwäsche aus Synthetikmaterial, weil sie das Keimwachstum sehr begünstigen, Hefepilze synthetisieren völlig problemlos ihren Lieblingsstoff Glukose aus dem schicksten Polyester-Body!

Kräuteranwendungen: Sitzbäder und Vaginalspülungen, unterstützend bei Ausfluß; fügen Sie Ihrem Sitzbad oder Ihrer Vaginalspülung einen Schuß Obstessig oder Molkosan zur Ansäuerung des Scheidenmilieus hinzu; folgende Kräuter eignen sich einzeln oder in Mischungen zu Sitzbädern, Spülungen oder zur inneren Einnahme in Form von Tees: Beifuß; Brennesselblätter; Brombeerblätter; Eichenrinde (nur äußerlich); Eibischwurzel; Frauenmantel; Gänsefingerkraut; Kamillenblüten; Schafgarbe; Taubnessel

Rezept: Brombeerblätter und Eichenrinde zu gleichen Mengenanteilen mischen

Bachblütenessenz: Crab Apple – die Reinigungsblüte zur Ausleitung; Olive bei Erschöpfung

Chakren: Behandlung des ersten und zweiten Chakras

Fertigarzneimittel: Fertigarzneimittel werden hier nicht genannt, weil Ausfluß in ärztliche Behandlung gehört

Bindegewebsschwäche

Therapeut: In der chinesischen Medizin gilt schwaches Bindegewebe als energetische Schwäche der Wandlungsphase Erde/Funktionskreis Milz, die Therapie kann mittels chinesischer Arzneimittel und Wärmebehandlung (Moxa) durchgeführt werden; Anregung des Lymphflusses, Kräftigung des Gefäßsystems; Heilfasten und Ernährungsumstellung zur Entschlackung des Bindegewebes

Was können Sie tun? Bindegewebsschwächen zeigen sich vorwiegend am Gesäß, den Oberschenkeln, Knieaußenseiten im unteren Drittel der Beine; sie begünstigen Krampfaderbildung und Zellulitis (Orangenhaut); von zentraler Bedeutung sind: Muskeltraining durch Schwimmen, Radfahren, Laufen; Abtransport der Bindegewebsschlacken durch Sauna, Trockenbürstungen, Wechselduschen; Ernährungsumstellung in Richtung Vollwerternährung und Reduzierung des Fleischanteils; viel trinken, damit die Schlackstoffe auch ausgeschieden werden können; es eignen sich vor allem Mineralwässer und Kräutertees

Kräutertees: Zur Entwässerung und Entschlackung eignen sich folgende Kräuter (als Einzelkräuter getrunken oder in der Mischung): Birkenblätter, Brennesselblätter, Fenchel, Goldrutenkraut, Gundelrebe, Hagebutte, Löwenzahn, Ringelblume, Ulmspierkraut; zur Kräftigung des Gefäßsystems: Kastanie, siehe Kapitel 12 und Venenpflege, Steinklee, Schafgarbe

Kieselsäure Kieselsäure (Silicea) ist besonders im Zinnkraut und Queckenwurzel in hoher Konzentration enthalten. Kieselsäure kommt bei der Bindegewebsfestigkeit eine überragende Rolle zu. Sie fördert auch die Ausleitung von eingelagerten Schadstoffen. Ich will an dieser Stelle noch mal wiederholen, daß der Körper alle Toxine, die er wegen der begrenzten Leistung der Ausscheidungsorgane nicht ausleiten kann, im Rahmen einer Selbsthilfeaktion ins Bindegewebe abschiebt und sie dort quasi zwischenlagert. Je größer der Einstrom von Schadstoffen ins Bindegewebe ist, desto stärker wird seine Struktur und Gesamtqualität beeinträchtigt. Daher sind stark ausleitende Maßnahmen wie Heilfasten und Saunagänge etc. sehr wichtig bei gleichzeitiger Aufnahme von Kieselsäure über ausschwemmende Tees wie Zinnkraut und dergleichen.

Kieselsäure kann auch in Tablettenform oder als Flüssigkeit (Kolloid) eingenommen werden. Ganz wichtig in diesem Zusammenhang ist der Hinweis auf Hirse, die sehr viel Kieselsäure enthält und gleichzeitig harntreibend wirkt.

Ätherische Öle: Als Dusch-, Massageöl oder als Badezusatz: Fenchel, Orange, Pampelmuse, Rosmarin, Schafgarbe,

	Ulmspierkraut, Wacholderbeere Zitrone, Zypressenholz
Rezept:	Beifuß, Rp.: »Heizöl« gegen kalte Hände und Füße
Farbanwendung:	Mit den warmen Farben zur Stoffwechselanregung: Rot, Orange und Gelb
Edelstein:	Schwarzer Onyx; er ist dem Saturn zugeordnet, dem alle festen Strukturen unseres Körpers unterstehen (legen Sie den Stein in Ihr Hautöl)
Biochemie:	Calcium fluoratum D12 zur Kräftigung des Bindegewebes, der Gelenkkapseln und Bänder; Silicea D12 zur Stärkung der Haare und Nägel, 3mal täglich 1 Tablette im Mund zergehen lassen; Calcium fluoratum D12 (biochemische Salbe)
Fertigarzneimittel:	metasilicea N Tropfen (homöopathisches Komplexmittel), Fa. meta Fackler; Crustalasyn (zur Entschlackung und Stoffwechselanregung), Fa. Synthera; Roleca-Wacholder (Wacholderbeeröl in Kapseln zur Entwässerung; *nicht bei Entzündungen der Nieren und Harnwege!*), Fa. Sertürner; Vollmers präparierter grüner Hafertee, Fa. Salus-Haus; Asparagus-P (Tabletten zur Entwässerung), Fa. Plantina

Blähungen

Therapeut:	Homöopathie; Darmuntersuchung; auf Fehlbesiedelung und versteckte Lebensmittelunverträglichkeit achten!; Anregung der Bauchspeicheldrüse und des Galleflusses; Ernährungsumstellung
Was können Sie tun?	Blähende Speisen wie Kohlarten, Milch, Hülsenfrüchte, Zucker meiden. Bei zu großer Aufnahme von Kohlehydraten kommt es im Darm zu Gärungsprozessen mit starkem, mäßig riechendem Flatus (Blähung), bei spätem Verzehr von Eiweiß in Form von Fleisch, Fisch etc. hingegen zu Fäulnisbildung mit stark riechenden Winden. Die Ernährungsgewohnheiten spielen eine sehr wesentliche Rolle bei Blähungen.

> *Vorsicht!*
>
> Ein starker Blähbauch drückt das Zwerchfell nach oben und kann zu unangenehmen Herzschmerzen führen (Roemheld-Syndrom).

Kräutertees::	Zur Teezubereitung und als Gewürz: Anis, Beifuß, Bertramwurzel, Bohnenkraut, Fenchel, Galgant, Ingwer, Kardamom, Kümmel, Majoran, Rosmarin, Pfefferminze, Thymian; und ebenso die klassischen Leber- und Bitterkräuter, die den Gallefluß anregen und die Bauchspeicheldrüse kräftigen; dies sind unter anderen: Artischockenblätter, Angelikawurzel, Erdrauch, Löwenzahn, Mariendistel, Salbei, Schafgarbe, Tausendgüldenkraut
Für Kinder:	Fencheltinktur; 3mal täglich 5 Tropfen in Wasser oder bei Bedarf einnehmen
Rezept:	Anis, Rp.: Blähungswidrige Teemischung
Fürs Magenfeuer:	Zur Anregung des Magenfeuers: Nehmen Sie für die Dauer von 14 Tagen vor den Hauptmahlzeiten jeweils 1 Teelöffel gelbe Senfkörner ein (mit etwas Wasser ungekaut runterspülen); Ingwertee oder Ingwer als Gewürz verwenden
Ätherische Öle:	Ingwer; Kümmel; Schafgarbe
Rezept:	Fenchel, Rp.: Fenchel-Körperöl
Heilerde:	Bei Bedarf 1 bis 2 Teelöffel, in Wasser gelöst oder gut eingespeichelt, einnehmen; bindet Darmgifte

> Rezept: *Mildes Einreibeöl bei festsitzenden Blähungen*
>
> 10 ml Johanniskrautöl
> 2 Tropfen ätherisches Schafgarbenöl
> 2 Tropfen ätherisches Kümmelöl
> 2 Tropfen ätherisches Ingweröl
>
> Zutaten verschütteln – fertig.
> Einreiben in Richtung des Darmverlaufes: beginnend an der rechten Leiste, senkrecht nach oben bis zur Nabelhöhe, dort quer bis zur linken Leistenlinie und dann hinab zur Leiste.
> Dieses Öl ist auch für Kinder geeignet.

Farb-anwendung:	Gelb; für die Dauer von 5 bis 10 Minuten den Bauch bestrahlen
Chakren:	Behandlung und Ausgleich über das Solarplexus-Chakra
Fertig-arzneimittel:	Carminativum Hetterich (Tropfen); Taraleon Tropfen, Fa. Zilly; Artischocken Frischpflanzensaft, Schoenenberger; Amara-Tropfen, Fa. Pascoe; Brasochol Tropfen, Fa. Sobripharm

Blasenentzündung

Therapeut:	Quaddeln (Neuraltherapie); Akupunktur (Körper und Ohr); eventuell Wärmebehandlung mit Moxa; Einzelmittelhomöopathie
Was können Sie tun?	Die besten Maßnahmen sind die der Vorbeugung: Kalte Füße vermeiden, auf jahreszeitlich angemessene Kleidung achten; siehe Füße, kalte; Hygiene: Analkeime (Kolibakterien) sind nicht selten Auslöser von Harnwegsinfekten; abhärtende Maßnahmen: Wechselduschen; Sauna; Wassertreten nach Kneipp; ansteigende Fußbäder (empfehlenswert ist die Schiele-Fußwanne, die auch bei der Firma direkt ausgeliehen werden kann; Bezugsadresse: siehe Anhang); ferner Sport, Bewegung und Training der Beckenbodenmuskulatur
Akute Entzündung:	Bei der akuten Blasenentzündung sind unbedingt Sofortmaßnahmen einzuleiten, damit die Keime nicht die oberen Harnwege und das Nierenbecken infizieren
Sofort-maßnahmen:	Reizarme Kost; keinen Kaffee, keine scharfen Gewürze, weil sie zusätzlich die Harnwege reizen; reichliche Flüssigkeitszufuhr (zirka 2,5 bis 3 Liter warme Getränke, insbesondere Kräutertees)

Wichtig!

Viel trinken (2 bis 3 Liter täglich, wobei Kaffee nicht zählt!), Harndrang nicht unterdrücken, Blase schnell entleeren!

Kräutertees: Zur Desinfektion: Bärentraubenblätter; entzündungshemmend: Kamillenblütentee; entwässernde Tees zum Durchspülen: Brennesselblätter, Birkenblätter, Goldrute, Hagebutte, Liebstöckel, Orthosiphonblätter (indischer Nierentee), Queckenwurzel, Zinnkraut

Immunsystem: Zur Steigerung des Immunsystems siehe Abwehrkräfteschwäche

Sitz- und Fußbäder: Heublumenblüten; Kamillenblüten; Senfmehl nur als Fußbad (20 g/l Wasser); Zinnkraut

Kräuterkissen: Auflage von erwärmten Kamillenblüten- oder Heublumensäckchen auf die Blasengegend

Farbbehandlung: Blasengegend 10 Minuten mit Grün zur Entgiftung und Ausleitung bestrahlen oder 5 Minuten mit Lemon zur Auflösung von Blockaden

Chronische Entzündung: Behandlung des Sakralchakras; Psyche: Bearbeitung von Ängsten; bei chronischen, immer wieder aufflackernden Blasenentzündungen hilft Heidelbeertinktur; 3mal täglich 10 Tropfen in Wasser einnehmen

Biochemie: Ferrum phosphoricum D12; 3 bis 5 Tabletten im akuten Stadium im Mund zergehen lassen

Homöopathie: Berberis vulgaris D6; im akuten Fall 3 bis 6 Tabletten pro Tag; angezeigt bei brennenden Schmerzen beim Wasserlassen, Gefühl, daß etwas Urin zurückbleibt, eventuell rötliches Sediment oder Schleim im Urin; Cantharis D6; im akuten Fall Einnahme wie zuvor beschrieben, angezeigt bei unerträgli-

Rezept: *Einreibeöl bei Blasenentzündungen*

50 ml Johanniskrautöl
- 5 Tropfen ätherisches Eukalyptusöl
- 5 Tropfen ätherisches Melaleuka-alternifolia-Öl
- 5 Tropfen ätherisches Zedernholzöl
- 5 Tropfen ätherisches Orangenöl
- 2 Tropfen ätherisches Lavendelöl

Zutaten miteinander verschütteln – fertig. Unterbauch, Kreuz- und Steißbein damit einreiben.

chem, dauerndem Harndrang, Brennen und tröpfchenweisem Harnabgang; Petroselinum D1; ebenfalls als Akutmittel, Einnahme wie zuvor beschrieben, bei plötzlichem, unwiderstehlichem Harndrang in Verbindung mit Jucken in der Harnröhre

Fertigarzneimittel: Cystinol mono (Bärentraubenblätter-Extrakt-Dragees), Fa. Schaper & Brümmer; Uvalysat Bärentraubenblättertropfen, Fa. Bürger Ysatfabrik; Solidagoren N (Tropfen), Fa. Klein; Nephrobin N (Dragees), Fa. Weber & Weber; Hernia-Tee, Fa. Steierl; Canephron N (Tropfen und Dragees; bei chronischen, akuten Beschwerden sowie zur Nachbehandlung), Fa. Bionorica; Salus-Zinnkrauttropfen

Blutarmut

Therapeut: Obgleich die Abklärung der Grundursachen ohne Ausnahme für jedes hier beschriebene Symptombild zwingend ist, muß diese Notwendigkeit gerade bei den Anämien noch mal hervorgehoben werden, die nach ihrer Art (perniziöse, hämolytische, Eisenmangelanämie) diagnostiziert werden müssen. Liegt eine Eisenmangelanämie vor, so ist die unkritische Zufuhr von Eisen ohne Ursachenabklärung (zum Beispiel als Folge von Eisenverwertungsstörungen, entzündlichen oder neoplastischen Prozessen, Darmmykosen, Sickerblutungen etc.) nicht zu vertreten. Die in diesem Kapitel aufgeführten Maßnahmen zur Anreicherung des Serumeisens setzen ebendiese Abklärungen als erfolgt voraus.

Neben diesen bereits kurz angerissenen Ursachen kann ein verminderter Eisenmangel vorliegen bei: Kindern im Wachstum; Frauen nach der Entbindung und starkem Wochenfluß; Frauen mit lang anhaltender, starker Monatsblutung *(Ursachen dafür abklären!)*; nach langer Krankheit; als Ergebnis einer falschen Ernährung (Fast food)

Ernährung: Vitamin C, in natürlicher Form durch Obst, Sanddornzubereitungen, Salate oder Hagebuttentee aufgenommen, fördert die Eisenverwertung aus der Nahrung. Das setzt jedoch voraus, daß die Nahrung selbst auch genügend Eisen enthält. Beachten Sie, daß schwarzer Tee, im Übermaß genossen, die Eisenaufnahme durch die Gerbstoffe behindert.

Eisenträger: Eisenträger sind unter anderem: Obst: Äpfel (möglichst heimische Sorten), Weintrauben, Kirschen, Erdbeeren, Pflaumen; Gemüse: Rote Bete, Radieschen, Karotten, Spargel, Blattsalate, Kartoffeln, Spinat, Zwiebeln; frische Küchenkräuter: Kresse, Petersilie, Schnittlauch; frische Keime (Keime sind ein reines Reservoir an Vitaminen, Enzymen, Mineralien und Spurenelementen; sie sind jedem wärmstens zu empfehlen, der unter diesen Mangelzuständen leidet); sehr gut eignen sich: Bockshornklee, Alfalfa (= Luzerne), Weizen, Roggen, Sonnenblumenkerne (geschält), Kresse, Rettich- und Radieschensamen, Senfsamen; Samen und Nüsse: Sesamsamen, Sonnenblumenkerne, Nüsse, Mandeln, Mandel- und Nußmuse; Getreide: Hirse, Vollreis, Dinkel, Weizen, Roggen, Gerste, Hafer; Säfte: Brennesselfrischpflanzensaft, Rote-Bete-Saft, eventuell zur Hälfte mit Buttermilch gemischt, Kirschsaft, Johannisbeer-, Brombeer-, Holunder- und Sanddornsaft; Honig: Buchweizen-, Wald- und Heidehonig; ferner Sojaprodukte, Hefe, Haferflocken, Vollkornbrot, milchsauere Produkte, Eigelb, Kartoffeln und Linsen

Eisenspendende Kräuter: *Brennesselblätter*, *Tausendgüldenkraut; Tormentillwurzel; Queckenwurzel;* Brombeerblätter; Hagebutte; Hibiskusblüte; Thymian; Zinnkraut

Die *kursiv* gedruckten Kräuter können auch in Pulverform eingenommen werden; 3- bis 4mal täglich 1 Messerspitze pur oder in Saft, zum Beispiel rote Bete, Kirschsaft etc.

Rezepte: Lindenblüte, Rp.: Lindenblütenwein bei Blutarmut; Tausendgüldenkraut, Rp.: Rundum-Tonikum

Farbtherapie: Bestrahlungen morgens oder vormittags: Kopf mit Orange für 10 Minuten; danach Bauch mit Rot für 10 Minuten

Gedankenanstoß

Astrologisch untersteht das Eisen dem Aktivitätsprinzip Mars; ein Eisenmangel ist somit ein Defizit an aktiven Marsenergien, was sich bei den Betroffenen als Müdigkeit, Adynamie (Kraftlosigkeit, Muskelschwäche), Erschöpfbarkeit und Lustlosigkeit zeigt. Der Gedankenanstoß zielt ab auf die Frage, in welche Richtung Sie Ihre Energien einsetzen, was Sie dabei besonders erschöpft und an welchen Stellen Sie möglicherweise Ihre Kräfte unnötig verausgaben.

Metalltherapie: Dreimetallringe oder Armbänder aus Kupfer, Eisen und Messing tragen

Edelsteine: Hämatit (Blutstein); Granat; Koralle

Chakren: Behandlung des Wurzel-/Basis-Chakras

Selbsthergestellte Blütenessenzen: Schafgarbe

Biochemie: Ferrum phosphoricum D6; 1 bis 2 Tabletten 3mal täglich im Mund zergehen lassen

Fertigarzneimittel: Brennessel-Frischpflanzensaft, Fa. Schoenenberger; Floradix Kräuterblut (Saft und Dragees), Fa. Salus-Haus; PK 7-Eisenhefe und Ferrum Strath Tropfen, Fa. Strath Labor; Eisen Melasse Kapseln, Fa. Alsitan; Schwarze Melasse, Bioladen/Reformhaus

Blutdruck

Niedriger Blutdruck

Therapeut: Ohrakupunktur (zum Beispiel Blutdruckpunkte, hormonelle Punkte etc.); Körperakupunktur, Auswahl anhand klassisch chinesischer Diagnostik (Pulsdiagnose, Gesamtenergiestatus): Spenglersane, trockenes Schröpfen, Wärmebehandlung mit Moxa, Fußreflexzonenbehandlung; Abklären unter anderem Schilddrüsenunterfunktion, rheumatische Diathese, Darmdysbiosen etc.; Ernährungsumstellung; Homöopathie: besonders an die Schwächemittel denken wie: Arsenicum album, Acidum phosphoricum und sulfuricum, Veratrum album, Carbo vegetabilis, Kalium phosphoricum, Kalium carbonicum, Ferrum und Ferrum phosphoricum sowie die Magnesiumsalze als kleine Auswahl

Was können Sie tun? Genußgifte (Alkohol, Nikotin, Kaffee) reduzieren, besser: meiden; Kaffee erhöht zwar kurzzeitig den Blutdruck, ist die Wirkung des Koffeins verflogen, wird das Blutdrucktief aber um so deutlicher spürbar; Ernährungsumstellung in Richtung Vollwertkost mit hohem Vitaminanteil; bei niedrigem Blutdruck ist gedünstete Nahrung oft besser verträglich als reine Rohkost; Speisen gut würzen, Meersalz bevorzugen und täglich 1 Glas Karottensaft trinken; auf ausreichende Trinkmenge achten (2 bis 3 Liter pro Tag ohne Anrechnung des Kaffees!); Bewegungstraining wie Sport, Spaziergänge, Gymnastik in frischer Luft; Entspannungsübungen (siehe Kapitel 8): autogenes Training, Yoga, Atemtherapie; Reiztherapie: Trockenbürstungen, Wechselduschen (der Reiz von warm zu kalt muß nicht zu intensiv, jedoch spürbar sein); nach dem Baden und Duschen nicht abtrocknen, sondern bei leichter Bewegung auf der Haut trocknen lassen; Schiele-Fußbad; Dusch- bzw. Badezusätze wie Rosmarin, Eukalyptus, Heublumen und Fichtennadel; Kneippsche Güsse; Fußbäder; siehe Dusch- bzw. Badezusätze, zusätzlich: Senfmehl, Bockshornklee oder mit Emser Sole, Fa. Siemens; Abreibungen mit verdünntem Obstessig oder selbsthergestelltem Kräuteressig (zum Beispiel mit Rosmarin), Rosmarinspiritus oder mit Franzbranntwein; Reizklima (Meer, Mittelgebirge)

Kräutertees: Beifuß; Herzgespann; Ingwer; Mate grün; Mistel; *Rosmarin*; Weißdorn; Lapocha

Rezept: Besonders möchte ich Ihre Aufmerksamkeit auf das Kapitel 12, »Rosmarin« lenken

> *Gedankenanstoß*
>
> Es wäre die Überlegung anzustellen, ob bei dem Betreffenden eine zu starke Schonhaltung gegenüber Herausforderungen aller Art besteht, weshalb man quasi auf »niedriger Drehzahl« läuft. Man muß sich fragen, ob man Angst vor der eigenen Lebensenergie und Aggressivität hat.

Ätherische Öle:	In der Duftlampe, als Badezusatz oder als Körperöl können Sie die folgenden ätherischen Öle verwenden: Angelikawurzel, Bay, Eukalyptus, Ingwer, Kampfer, Latschenkiefer, Rosmarin
Selbsthergestellte Blütenessenzen:	Bitte prüfen Sie selbst; es könnten in Frage kommen: Angelikawurzel, Arnika, Baldrian, Goldrute, Rosmarin, Salbei
Farbbestrahlung:	Morgens bzw. vormittags den Kopf 10 Minuten mit Rot bestrahlen
Chakren:	Als besonders wirksam erweist sich die Behandlung über das erste und vierte Chakra
Homöopathie:	Sehr bewährt ist Crataegus Urtinktur; 3mal täglich 10 Tropfen
Fertigarzneimittel:	Goldtropfen, Fa. DHU; Korodin-Tropfen, Fa. Robugen; Retterspitz äußerlich, Fa. Retterspitz; Allgäuer Latschenkiefer-Franzbranntwein, Fa. Alga Pharma; Orgaplasma-Ginsengextrakt, Fa. Ardeypharm; Ardey aktiv Pastillen, Fa. Ardeypharm; Presselin Weißdorn-Tropfen N, Fa. Presselin; Schwöron-Tropfen, Fa. Schwörer; Rosmarin-Frischpflanzenpreßsaft, Fa. Schoenenberger

Hoher Blutdruck

Therapeut:	Abklärung der Grundursachen und ihre Behandlung: Hinweis auf die Risikofaktoren: Übergewicht; erhöhte Blutfettwerte; hoher Verzehr an tierischem Eiweiß; Bewegungsmangel; Konsum von Genußgiften (Nikotin, Alkohol); Streß; Störfeldsuche

Wichtig!

Der therapiepflichtige Bluthochdruck muß langsam gesenkt werden! Regelmäßige Blutdruckkontrollen und Belastungs-EKGs sind durchzuführen. Auf Herzinsuffizienzzeichen achten! Der Patient sollte in die regelmäßige, eigenverantwortliche Blutdruckmessung eingeführt werden, damit die Kontrollen auch in Ruhe zu Hause durchgeführt werden können. Dabei sollte aufklärend auf physiologische Schwankungen eingegangen werden, um unnötige Besorgnis zu vermeiden. Gleichermaßen empfiehlt sich ein Blutdrucktagebuch zur Verlaufskontrolle unter eingeleiteter Therapie. Es ermöglicht die leichte Feststellung von erhöhten Faktoren. Ziel der regelmäßigen Blutdruckkontrollen ist dabei die Eigenverantwortlichkeit, ohne in eine überängstliche, hypochondrische Selbstbeobachtung zu verfallen.

Therapievorschläge: Heilfasten mit anschließender Ernährungsumstellung auf Vollwertkost mit hohem Rohkostanteil; Akupunktur der Ohren und des Körpers, Punkte eventuell bluten lassen; blutiges Schröpfen, Aderlaß nach Hildegard

Homöopathie: Rote Mittel, zum Beispiel Aurum, Aconitum, Arnica, Sulfur, Glonoinum, Lachesis etc.; blasse Mittel: Arsenicum album etc.; Eigenblutbehandlung gegebenenfalls mit Homöopathika

Fertigarzneimittel: Führe ich ausschließlich für die therapeutisch kontrollierte Anwendung auf, vor Eigenmedikation rate ich in Ihrem Interesse ab; gut bewährt in der Praxis haben sich: Viscum album H (Tropfen), Fa. Pflüger; Rauwolfia-viscomp-tab, Fa. Schuck; Olivysat mono Dragees und Tropfen, Fa. Bürger Ysatfabrik; Plantacard Lösung (bei leichtem Hypertonus), Fa. Galmeda; Rauwolfia BL (Tropfen), Fa. Sobripharm; Einreibungen mit Spenglersan Kolloid A, Fa. Meckel

Was können Sie tun? Ernährungsumstellung: Vollwertkost, salzarm essen und mild würzen; frischen Knoblauch und frische Zwiebeln essen; Sie können gegebenenfalls auch auf Knoblauch-Zwiebel-Kapseln ausweichen,

> *Gedankenanstoß!*
>
> Fragen Sie sich, weshalb Sie auf Hochtouren laufen (müssen?). Brauchen Sie die Anerkennung? Besteht ein wirkliches Leistungsmuß? Benötigen Sie Statussymbole? Haben Sie Angst, daß Ihnen die Zeit davonläuft?

wenn Sie bzw. Ihre Umwelt mit dem Knoblauchgeruch Probleme haben sollten: 3-Pflanzen-Dragees (Mistel, Weißdorn, Knoblauch), Fa. Kneipp; Zwiebel-Caps, Fa. Sertürner

Weitere Tips: Autogenes Training, Yoga, Fünf »Tibeter«; Antistreßprogramm; leichter Ausgleichssport; Wechselduschen, Kneippsche Güsse, kalte Fußbäder/kalte Armtauchbäder zur Ableitung; Sauna mit vorsichtigem Abkühlen (kein Tauchbad); Vorsicht vor zu starker Sonneneinwirkung, Kopfbedeckung tragen

Kräutertees: Klassisch ist die Misteltekur bzw. Misteltinktur oder Anwendung von Misteltropfen; es eignen sich aber auch Teezubereitungen aus Olivenblättern (Lindenblüte und Weidenrinde verbessern ebenfalls die Fließfähigkeit des Blutes, letztere wegen des Gehaltes an Salicylsäure); zur Herzkräftigung und Nervenstärkung: Baldrian, Herzgespann, Hopfen, Johanniskraut, Lavendel, Lindenblüte, Melisse, Passionsblume, Weißdorn, Weidenrinde; zur Entwässerung: Birkenblätter, Brennesselblätter, Goldrute, Hagebutte, Steinklee, Vollmers präparierter grüner Hafertee, Fa. Salus-Haus, Zinnkraut

> *Wichtig!*
>
> Beachten Sie bitte, daß gerade beim Bluthochdruck großer Wert auf die Entwässerung gelegt werden muß. Begehen Sie nicht den Fehler, weniger zu trinken, sondern wählen Sie die richtigen Getränke. Dies sind vor allem die eben beschriebenen entwässernden Tees, aber auch alkalische Mineralwässer, da sehr häufig beim Bluthochdruck eine saure Stoffwechsellage vorliegt.

Chakren:	Behandlung des ersten und vierten Chakras; siehe auch die in Kapitel 5 aufgeführten Edelsteine, ätherischen Öle etc.
Farbtherapie:	Sie sollten etwa 2- bis 3mal täglich den Kopfbereich mit blauem Licht für die Dauer von 20 Minuten bestrahlen
Selbsthergestellte Blütenessenzen:	Angelikawurzel; Pfefferminze; Schafgarbe
Ätherische Öle:	Zur Anwendung in der Duftlampe eignen sich alle nervenberuhigenden und ausgleichenden Öle (siehe auch Nervenschwäche) wie zum Beispiel: Honig, Lavendel, Orange, Palmarosa, Speik
Frischpflanzensäfte:	Säfte von der Fa. Schoenenberger (Dosierung nach Angaben des Herstellers): Melisse, Mistel, Weißdorn, Zwiebel

Bluterguß

Therapeut:	Nach chinesischer Diagnostik liegt bei erhöhter Neigung zu »blauen Flecken« (Hämatomen) eine Schwäche der Wandlungsphase Erde, Funktionskreis Milz vor; nach westlichen Kriterien wäre zunächst der Vitamin K-Haushalt zu prüfen
Sofortmaßnahmen:	Kalte Umschläge oder Einreibungen mit verdünnter Arnika-, Melissen-, Ringelblumentinktur oder mit Notfalltropfen (Rescue Remedy); kalte Umschläge mit Retterspitz äußerlich
Homöopathie:	Arnica D4; am Tage der Verletzung 3- bis 4mal 1 Tablette im Mund zergehen lassen; Bellis perennis D6; Tabletten, Dosierung wie oben
Biochemie:	Ferrum phosphoricum D6 nach Dr. Schüßler; 4- bis 6mal täglich 1 Tablette
Fertigarzneimittel:	Sehr zu empfehlen ist Infitraumex Wundemulsion, Fa. Infirmarius-Rovit
Einreibungen:	Arnikasalbe; Johanniskrautöl; Rescue-Remedy-Salbe
Rezept:	Gänseblümchen, Rp.: Heil- und Schmerzsalbe; Ringelblume, Rp.: Ringelblumensalbe

Bachblüten-essenz:	Am Tag der Verletzung 2 bis 4 Notfalltropfen auf 1 Glas Wasser geben und schluckweise trinken; vor allem zu empfehlen bei Kindern, wenn der Schreck sehr im Vordergrund steht
Farb-anwendung:	Violett für 10 Minuten oder mit violettem Tuch abdecken, wirkt schmerzlindernd

Bronchitis

Therapeut: Vorrangig bei akuter wie chronischer Bronchitis sind die hustenstillenden, schleimlösenden Kräuter, aber auch Homöopathika als Einzel- oder Komplexmittel. Gerade die Homöopathie verfügt über ein reiches Repertoire an Mitteln für chronisch gewordene Bronchitiden, wie sie bei alten Menschen, meist Männern, auftreten. Eventuell kann auch Akupunktur angezeigt sein, gegebenenfalls mit blutigem Schröpfen.
Die indizierten Kräuter werden unten beschrieben. Für die akute wie chronische Bronchitis ein kleiner Hinweis auf mögliche Mittel, deren Verwendung stets lege artis durch die Gesamtsymptomatik bestimmt wird: akute Bronchitis: Aconitum, Belladonna, Bryonia, Drosera, Ipecacuanha-Phosphor sowie die Kalisalze mit ihrem sehr starken Schleimhautbezug; chronische Bronchitis: Antimonum arsenicosum (Emphysembronchitis mit starker Dyspnoe); Antimonum sulfuratum auratum (chronische Bronchitis mit starker Schleimbildung in Bronchien und Kehlkopf bei hartem, trockenem Husten, besonders im Winter); Antimonium tartaricum (viel Schleimrasseln mit wenig Auswurf, die Kraft fehlt, sich des Sputums zu entledigen; Schwäche, Schweiß, Benommenheit); Stannum (Schwäche, grünlich-süßer Auswurf, Schmerzen in Brust und Kehle, Sprechen fällt sehr schwer); Kalium bichromatum (zäher, leimartiger, gelber fadenziehender Auswurf, reißende Schmerzen, Schwäche) und viele andere mehr; bei ausreichender Reak-

> *Wichtig!*
> Bei Bronchitissymptomen und hartnäckigem Husten ist die ärztliche Ausschlußdiagnose ernsthafter Erkrankungen erforderlich!

tionslage eventuell Eigenbluttherapie; Stuhluntersuchung auf Darmdysbiosen, Pilzbefall, pathogene Keime; Spenglersan-Kolloide K und G

Akute Bronchitis

Was können Sie tun? Zur Entlastung des Organismus 1 bis 2 Tage keine feste Nahrung zu sich nehmen, dafür reichlich trinken, empfehlenswert sind mit Wasser verdünnte Obstsäfte und Kräutertees *(keine Milch trinken, da sie die Schleimbildung fördert!)*; Darmentgiftung und Kreislaufentlastung durch Einläufe; Brustwickel, heiße Brustumschläge mit Abkochungen aus: Gänsefingerkraut, Kamillenblüten, Thymian, Spitzwegerich; ableitende Maßnahmen (nicht bei Kindern und älteren, geschwächten Menschen, da diese Maßnahme den Kreislauf beansprucht, aber sehr gute Wirkungen zeigt)

Umschläge: Mit geriebenem Meerrettich, Bockshornklee oder Senfmehl, letztere mit warmem Wasser zum Brei angerührt auf die Haut auftragen (Brust oder Rükken); mit Tuch abdecken, 15 Minuten einwirken lassen (die Haut wird dabei sehr rot); bei Fieber über 39 Grad: Wadenwickel mit nicht zu kaltem Wasser; nicht mehr als 2 Wickel pro Stunde, Beine müssen vor Wiederholung des Wickels wieder warm sein; siehe Fieber

Kräutertees: Im Vordergrund stehen die schleimlösenden, auswurffördernden Kräuter wie: Anis, Eibischwurzel, Fenchel, Gundelrebe, Holunderblüten, Holunderbeersaft, Königskerze, Lindenblüten, Lungenkraut, Salbeiblätter, Spitzwegerich, Thymian

Mit Ausnahme der Eibischwurzel, die Sie als Kaltansatz zubereiten, sollten Sie die Tees möglichst warm trinken; bei den Einzelkräuterbeschreibungen (Kapitel 12) finden Sie viele Rezeptvorschläge Weitere Tees zur Unterstützung: Gänsefingerkraut zur Entkrampfung, Hagebutte (fiebersenkend und mineralstoffreich), Lavendelblüten und Melisse zur Beruhigung und Entspannung

Zur Nachbehandlung: Kapuzinerkresse zur Stärkung des Immunsystems; Angocin (siehe Fertigarzneimittel)

Farbbehandlung: Brust mehrmals täglich 5 bis 10 Minuten mit Lemon bestrahlen und/oder blaues Tuch oder Oberteil auflegen bzw. tragen

Ätherische Öle: In der Duftlampe: Anis, Cajeput, Eukalyptus, Fenchel, Immortelle, Kamille, Latschenkiefer, Sandelholz, Thymian, Zedernholz, Zirbelkiefer

Rezept: *Einreibeöl für Brust und Rücken*

50 ml süßes Mandelöl
3 Tropfen ätherisches Kamillenöl
3 Tropfen ätherisches Zedernholzöl
2 Tropfen ätherisches Lavendelöl
2 Tropfen Honig
1 kleiner Malachit

Alle Zutaten miteinander verschütteln – fertig. Das Öl ist besonders für Kleinkinder geeignet.

Chakren: Behandlung des ersten und fünften Chakras

Edelsteine: *Malachit*; Rhodochrosit; Rutilquarz; Tigerauge

Rezept: Anis, Rp.: Krampflösende Teemischung; Gundelrebe, Rp.: Warmer Gundelrebenwein für akute Fälle; Königskerze, Rp.: Kräuterkissen und Königskerzen-Heilöl

Fertigarzneimittel: Bronchi-select Tropfen, Fa. Dreluso; Habstal Pulm M Tropfen, Fa. Steierl Pharma; Bronchicum Tropfen N, Fa. Nattermann; Hedelix (Hustensaft/Lösung), Fa. Meuselbach; Eres N (Königskerzenextrakt), Fa. Müller Göppingen; Angocin (Tabletten; eine sehr wirksame Kombination aus Meerrettich, Echinacea und Kapuzinerkresse zur Stärkung des

Immunsystems und zur Nachbehandlung; sie hat als natürliches Antibiotikum eine stark entzündungshemmende Wirkung), Fa. Repha

Alkoholfreie Mittel: Für Kinder und Erwachsene, die keinen Alkohol zu sich nehmen dürfen, eignen sich folgende Mittel: Prospan Kindersaft (Efeublätterextrakt), Fa. Engelhard; Prospan Kinder-Zäpfchen (Efeublätterextrakt) Fa. Engelhard; Isla-Moos Pastillen, Isländisch Moosextrakt, Fa. Engelhard; Isla-Mint Pastillen, Isländisch Moosextrakt mit ätherischem Pfefferminzöl, Fa. Engelhard; Biotuss N Hustensaft, Fa. Spitzner; Fenchelsirup mit Bienenhonig, Fa. ankerpharm; Eibischwurzelsirup; Gerner Antibronchiticum N, Tee, Fa. Gerner Pharma

Chronische Bronchitis

Begleitende Maßnahmen: Grundsätzlich können Sie im Falle einer chronischen Bronchitis alle hier genannten Anwendungen mit Ausnahme der fiebersenkenden Maßnahmen übernehmen. Sehr gut zur Umstimmung wäre bei gutem Gesamtkräftezustand auch eine Heilfastenkur unter therapeutischer Anleitung. Erste Grundregel ist selbstverständlich das konsequente Einstellen des Nikotinkonsums, da das Rauchen ohne Frage ein Hauptfaktor für chronische Bronchitiden ist. Auf das hohe Bronchial- und Kehlkopfkrebsrisiko bei Rauchern sei noch mal besonders hingewiesen.

Diese Maßnahmen können sehr gut mit anderen Therapien kombiniert werden; besonders die Ausleitungsverfahren und die Homöopathie stehen deutlich im Vordergrund. Auch blutiges oder trockenes Schröpfen und Aderlässe können sehr erleichtern. Sicherlich bedarf die Behandlung der chronischen Bronchitis therapeutischer Hilfe.

Therapeut: Im Rahmen der Serologie sollte nicht nur der Gesamtcholesterinwert erhoben werden, sondern die Anteile von gefäßschützendem HDL *(high density lipoprotein)* und dem gefäßschädigenden LDL *(low density lipoprotein)*. Leider hat in den letzten Jahren die Cholesterinfrage zu einer Art von Hysterie geführt. Man sollte dabei nicht vergessen, daß vor einigen Jahren der obere Normgrenzwert noch bei 250 mg/100 ml lag und dann – quasi von heute auf morgen – auf 200 mg/100 ml gesenkt wurde. So geht es vor allem darum, die Laborwerte im richtigen Licht und nicht isoliert von übrigen Risikofaktoren zu betrachten.

Manchmal entsteht der Eindruck, daß ausschließlich zu üppiges, zu fettes Essen der Grund für erhöhte Blutfettwerte sei. Wer aber kennt nicht den Patienten ohne ein Gramm Übergewicht, peinlichst bedacht, jedes Quentchen Fett im Speiseplan zu umgehen oder durch Diätmargarinen zu ersetzen – und dennoch: Der Cholesterinspiegel bleibt konstant hoch … Gerade bei solchen Patienten, denen das Leben oft zur Qual wird, könnte die Erkenntnis einer Freiburger Forschungsgruppe von Ärzten und Wissenschaftlern weiterhelfen: Es gibt die Hypothese, daß dabei eine Organmykose, also ein sehr in die Tiefe des Organismus vorgedrungener Pilzbefall, die Ursache sein könnte. Vereinfacht ausgedrückt, bildet der Körper als Abwehr- und Ausscheidungsmaßnahme in erhöhtem Maße Cholesterin, das sich an die Pilze anlagert. Somit wäre gerade bei solchen Patienten die Untersuchung auf Mykosen als besonders vordringlich zu nennen. Ich kann aus eigener Praxis solche Fälle auch bestätigen.

Es wurde darüber berichtet, daß erhöhte Cholesterinwerte, gemeinsam mit Bluthochdruck, durch eine konsequente antimykotische Therapie gesenkt werden konnten.

Neben der antimykotischen Behandlung, sofern sie angezeigt ist, kommen als klassische Therapieformen zur Blutfettsenkung in Frage: Heilfasten unter therapeutischer Führung. Ich empfehle, vor, während und etwa 3 bis 4 Wochen nach Beendigung der Fastenkur eine kleine serologische Untersuchung vorzunehmen. Dabei wird während der Fastenkur selbst der Cholesterinwert noch geringfügig ansteigen, um danach jedoch deutlich abzufallen. Solche Verlaufskontrollen sind für Behandler wie Patient äußerst aufschlußreich. *Streng kontraindiziert sind Fastenkuren bei Darmmykosen, weil die Pilze aufgrund ihres fehlenden Nahrungsangebotes tiefer in den Organismus dringen. Somit muß vor jeder Fastenkur eine Ausschlußdiagnose auf Mykosen erfolgen*; Aderlaß nach Hildegard; Konstitutionsbehandlung mit homöopathischen Einzelmitteln; Ernährungsumstellung; Injektionstherapie oder orale Medikation mit Mitteln, deren Hauptziel die Anregung des Leberstoffwechsels ist; siehe dazu auch Leberfunktionsschwäche

Was können Sie tun?

Ernährungsumstellung; richtungweisend sind die Werke von Dr. M. O. Bruker (siehe Literaturverzeichnis): Fleischanteil reduzieren, Schweinefleisch und Wurstwaren daraus ganz meiden, da sie sehr viel Cholesterin enthalten; in Ergänzung zu den übrigen Ernährungsempfehlungen wirken sich folgende Nahrungsmittel besonders positiv auf den Cholesterinspiegel aus: Haferkleie mit Keimen, Sojaprodukte, Walnüsse, Dinkel, reichlich frische Zwiebeln und Knoblauch, Artischocken und Champignons, Diätkurmolke; sinnvoll ist eine Molketrinkkur, die gleichzeitig den Stoffwechsel anregt und durch die rechtsdrehende Milchsäure den Herzmuskel kräftigt (Fa. Heirler); unterstützend dazu empfehle ich folgende Frischpflanzenpreßsäfte: Artischocken, Brennessel, Löwenzahn, Mistel, Weißdorn, Zinnkraut. Frischpflanzensäfte gibt es auch ohne Alkohol und Konservierungsstoffe (Fa. Schoenenberger); Alkoholkonsum einschränken; Kaffeegenuß reduzieren; völliger Kaffeeverzicht kann innerhalb von 12 Wochen den Cholesterinspiegel um 50 mg/100 ml senken; ausreichendes Trinken: Mineralwässer, ungesüßte Obstsäfte, Molke, Frischpflanzensäfte, Kräutertees aller Art

Kräutertees: Besonders wirksam auf Leber, Gallefluß und Bauchspeicheldrüse sind folgende Kräuter: *Artischockenblätter*, Beifuß, *Boldoblätter*, Brennessel, Erdrauch, Frauenmantel, Klette, Löwenzahn, Mariendistel, Mistel, Quecke, Salbei, *Tausendgüldenkraut*

Die *kursiv* gedruckten Kräuter sind bitter; bedenken Sie jedoch, daß unser Geschmacksempfinden sehr erziehbar ist. Interessant ist dabei die Beobachtung, daß die Menschen, die therapeutisch Bitterdrogen benötigen, diese nicht als so unangenehm empfinden. Unbestritten bleibt dabei die Tatsache ihrer hohen Wirksamkeit.

Fertigarzneimittel: Adiclair (Nystatin, als therapeutische Verordnung bei Mykosen); WHP Omega 3-Lachsölkapsel, Fa. Syxyl; Hepar SL forte Artischockenextrakt in Kapseln, Fa. Sertürner

Darmkrämpfe

Therapeut: Bei Darmkrämpfen müssen als erstes die Ursachen abgeklärt werden; liegt kein organischer Befund vor, prüfen, ob Wärme bessert; Pulsdiagnose; gegebenenfalls Wärmeanwendung mit Moxa, Körper- und Ohrakupunktur bei funktionellen Beschwerden; Stuhluntersuchung: Darmfehlbesiedelungen, pathogene Keime, Mykosen; Homöopathie: Die Homöopathie kennt eine Vielzahl von Mitteln bei Koliken und starken Schmerzen; wichtig: Schmerzqualität beachten, Zeit des Auftretens, Einflüsse, die verbessern oder verschlechtern, wegen der großen Zahl an möglichen Mitteln erfolgt hier keine Nennung

Was können Sie tun? Festgesetzte Blähungen oder Ernährungsfehler können gelegentlich zu sehr unangenehmen Bauchschmerzen führen. Für diese Form von Beschwerden sind die folgenden Hinweise gedacht, also für den Akutfall. Haben Sie öfter unter Bauchkrämpfen zu leiden, so sollten Sie sich in Behandlung begeben. Überprüfen Sie Ihre Ernährungsgewohnheiten, möglicherweise ist auch hier eine grundlegende Ernährungsumstellung angezeigt

Im akuten Fall: Prüfen, ob die Schmerzen nach Genuß von Kaltem aufgetreten sind und/oder ob Wärme bessert; dann heißen Leibwickel oder Wärmflasche auf den Bauch legen

Der heiße Tip: Die heiße 7; dieses biochemische Mittel, die Nr. 7 aus der Reihe der Schüßlersalze, Magnesium phosphoricum D6, sollte in Ihrer Hausapotheke nicht fehlen. Seine Hauptindikation sind Krämpfe, die sich durch Wärme bessern. Wichtig ist hier allerdings der Einnahmemodus: Lösen Sie in einer Tasse heißen Wassers 5 Tabletten auf, und trinken Sie die Flüssigkeit schluckweise. Häufig spüren Sie rasch Linderung; kommen die Beschwerden – meist schwächer – noch mal, können Sie die Einnahme wiederholen.

Kräutertees: Krampflösend wirken Tees mit folgenden Kräutern: Gänsefingerkraut; Kamillenblüten; Pfefferminze; Schafgarbe

Ätherische Öle

Auf 10 ml fetten Johanniskrautöls geben Sie eines der folgenden Öle oder bereiten sich mit den 4 genannten eine Mischung (Gesamtmenge an ätherischen Ölen: 8 Tropfen): Lavendel, Kamille, Schafgarbe, Zypresse

Kräuterumschläge: Heiße Umschläge mit verdünnter Kamillentinktur, Schafgarbe

Heublumensack: Erhitzen und auflegen

Fettes Johanniskrautöl:	Können Sie ebenfalls, leicht erwärmt, auftragen
Fertig-arzneimittel:	Chamomilla Komplex Tropfen (bei Krämpfen und Koliken, vor allem des Magen-Darm-Trakts, Fa. Nestmann

Depressionen

Therapeut: Bei diesem sehr diffizilen, vielschichtigen und schwierigen Krankheitsbild gibt es aus naturheilkundlicher Sicht eine Reihe von Behandlungsmöglichkeiten, die grundsätzlich begleitend mit herkömmlichen Therapien kombiniert werden können. Allerdings möchte ich mit Nachdruck darauf hinweisen, daß Menschen mit ausgeprägten, schweren Depressionen die Möglichkeiten der Naturheilpraxis überfordern. Zum einen muß sich der Behandler vor Augen halten, daß das Suizidrisiko bei dieser Personengruppe sehr groß ist. Aus der Psychiatrie ist auch bekannt, daß schwer depressive Patienten unter aktivierender Medikation dieses Mehr an Energie dazu benutzten, den Suizid erfolgreich zu begehen.

Zum anderen gibt es eine Reihe von psychiatrischen Krankheitsbildern, die mit Depressionen einhergehen und mit anderen Erkrankungen wie Psychosen auftreten. Die Behandlung dieser Geisteskrankheiten ist der Naturheilpraxis mit gutem Grund nicht erlaubt.

Depressive Menschen sind schwierige Patienten, sie verlangen viel Zeit, und man muß mit kleinen Erfolgen zufrieden sein.

Deswegen – weil sie anstrengend sind, weil die Therapieerfolge sich nur langsam zeigen, weil sie dem Behandler viel der eigenen Kraft abfordern – sind sie in Gefahr, schnell im therapeutischen Abseits zu stehen. Daher wäre es wünschenswert, daß gerade in den Psychiatrien naturheilkundliche Therapien wie Homöopathie, Akupunktur, Bachblüten

und andere energetische Behandlungen mit einbezogen würden.
Neben diesen schweren Erkrankungsformen (meist endogene Depressionen, das heißt mit unbekannter Ursache, sowie Depressionen nach schweren Unfällen mit Hirntraumata, Psychosen etc.), die in die Hand eines wünschenswert ganzheitlichen Arztes gehören, gibt es eine Reihe von leichteren seelischen Befindensstörungen, die sich sehr gut in der Naturheilpraxis behandeln lassen. Es sind in erster Linie depressive Verstimmungen, die einen bestimmten Grund zur Ursache haben oder aber aus gestörten Organfunktionen – meist Leber, Niere oder Darm – resultieren:
Reaktive Depressionen sind von Traurigkeit, Niedergeschlagenheit und Antriebslosigkeit gekennzeichnete Seelenstimmungen, die durch ein konkretes Ereignis, meist Verlusterlebnisse wie Partnerverlust, Arbeitslosigkeit, Verlust von körperlichen Fähigkeiten (Wechseljahre, Potenz, Körperkraft, Gehfähigkeit etc.), Erwachsenwerden der Kinder, ausgelöst wurden. Da in unserer Gesellschaft die Fähigkeit zum richtigen Trauern nicht gelehrt wird und die Trauernden mit dem unbefriedigenden Satz »Da mußt du durch« völlig alleine gelassen werden, fehlt häufig die Gelegenheit zu Entlastungsgesprächen. Das Gespräch, für den Behandler das Zuhören, wird dabei eine durchaus zentrale Rolle spielen. Die therapeutische Aufgabe wird darin liegen, das Gespräch in Gang zu bringen und zu halten, zum Weinen zu ermutigen, Zeit für die Patienten zu haben; Akupunktur der Ohren und des Körpers bieten wie in so vielen Fällen gute Möglichkeiten, diese angestauten Energien wieder in Fluß zu bringen; das Ohr weist eine Fülle von psychogenen Punkten auf, die hier angezeigt sein könnten. Ich denke an die Omegapunkte, Shen men, die vegetativen Punkte 1 und 2, die Depressions- und Angstpunkte, die Punkte der Freude und der Entspannung, um nur einige davon zu nennen; in

der Körperakupunktur gilt nach chinesischer Diagnostik das Hauptaugenmerk der Wandlungsphase Holz und dem Energiezustand in den Funktionskreisen Leber/Gallenblase.
Die Kombination von Hegu (Dickdarm 4) und Tai chong (Leber 3) bringen häufig gestaute Energie in Fluß, so daß es zum Weinen, befreienden emotionalen Ausbrüchen etc. kommen kann; Bachblütenessenzen sind hervorragend geeignet als flankierende, äußerst wirkungsvolle Therapie; Gleiches gilt auch für die Homöopathie mit Hochpotenzen.
Viele Einflüsse, die zu depressiven Stimmungen führen, können durch Veränderungen in den betreffenden Lebensbereichen gemildert und abgestellt werden. Es sind bei weitem die meisten.
Andere, die nicht zu verändern sind wie natürliches Altern, Schicksalsschläge wie Unfall, Tod naher Angehöriger und ähnliche, brauchen ihre Trauerzeit; danach muß Ziel der Therapie sein, den Betroffenen eine andere Perspektive zu den Ereignissen zu vermitteln.
Als sehr hilfreich erscheint mir dabei die Beschäftigung mit weltanschaulichen Themen im esoterischen Sinne, um auch noch so schmerzhaften Ereignissen eine Sinnhaftigkeit zuzubilligen.
Es könnte nämlich auch anders gelagert sein: daß die bedrückenden Lebensumstände erst bereit machen für Sinnfragen, was ich in der Praxis immer wieder erlebe.
Dazu ist aber zeitlicher Abstand vonnöten; jemand, der mitten in einem Verlusterlebnis schmerzhaftester Art steckt, nützt der Hinweis auf den Sinn eines solchen schmerzhaften Ereignisses sicher nichts. Ist sein Verlust genügend betrauert worden, haben sich daraufhin neue Lebensperspektiven ergeben, so kann der richtige Zeitpunkt für diesen Ansatz gekommen sein. Neben diesen Maßnahmen, die eine therapeutische Begleitung erfordern, gibt es aber auch noch viel Bewährtes für den Hausgebrauch, was ich im folgenden beschreiben möchte.

Kräutertees: Johanniskraut ist dabei die führende Heilpflanze; außerdem empfehlenswert (lesen Sie dazu bitte die ausführliche Beschreibung unter den Einzelkräutern in Kapitel 12): Baldrian, Kamille, Melisse, Passionsblume, Storchenschnabel; im weiteren Sinne können Sie gut ergänzend einnehmen: Frauenmantel, Herzgespann, Mistel, Rosmarin, Salbei, Weißdorn; nierenanregende Kräuter: Birkenblätter, Brennessel, Goldrute, Hagebutte, Zinnkraut; leberanregende Kräuter: Artischocke, Boldoblätter, Löwenzahn, Mariendistel, Pfefferminze, Quecke, Tausendgüldenkraut

Selbsthergestellte Blütenessenzen: Angelikawurzel; Arnika; Baldrian; Goldrute; Johanniskraut; Klettenwurzel; Rosmarin; Weißdorn

Bachblütenessenzen: Vier Mittel stehen dabei besonders im Vordergrund: Mustard, Star of Bethlehem, White Chestnut, Wild Rose

Wenn man das Krankheitsbild auf seine Ursachen und Hintergründe näher untersucht, werden noch zusätzliche Bachblüten in die weitere Wahl kommen; es lohnt sich, das Bachblütenkapitel noch mal durchzulesen

Farbanwendung: 3mal täglich den Kopf für 5 Minuten mit Rot oder Orange und den Solarplexus mit Gelb oder Orange für die Dauer von 5 bis 10 Minuten bestrahlen; bevorzugen Sie helle, warme Farben in Ihrer Kleidung und Umgebung wie Gelb, Rot, Orange, Grün und Lemon

Edelsteine: Amethyst; Bergkristall; Chrysokoll; Granat; Koralle; Lapislazuli; Peridot (Olivin); Rubin; Rutilquarz

Chakren: Behandlungsbedürftig sind häufig die ersten fünf Chakren (Wurzel-, Sakral-, Solarplexus-, Herz- und Kehlkopf-Chakra)

Ätherische Öle: In der Duftlampe oder als Massageöl: Angelika, Bergamotte, Geranie, Lavendel, Lemongras, Indische Melisse, Rosenholz, Ylang-Ylang, Zirbelkiefer, Zitrone

Fertigarzneimittel: Johanniskraut-Frischpflanzensaft, Fa. Schoenenberger; Hyperforat (Dragees und Tropfen), Fa.

Klein; Presselin 306 Johanniskraut Nerventropfen, Fa. Presselin; Vigodana Dragees, Fa. Dr. Loges; Kneipp Pflanzendragees Johanniskraut 300, dystologes (Tropfen, Tabletten), Fa. Dr. Loges

Diabetes mellitus

Therapeut: Mit Hilfe der traditionellen chinesischen Medizin kann der Funktionskreis Milz gekräftigt und die Hitze aus den jeweiligen Wärmebereichen abgeleitet werden; Ohrakupunktur mit den psychovegetativen Punkten, vor allem der Omegalinie und den endokrinen wie organspezifischen Punkten ist sehr vorteilhaft; Homöopathie zur Behandlung von diabetischen Folgeerkrankungen und zur Verbesserung der Stoffwechsellage; Neuraltherapie, Quaddelung des abdomialen Grenzstranges und der Magengrube; Bindegewebsmassage zur besseren Durchblutung der Bauchspeicheldrüse; *auf Pilzbefall der Haut achten, vor allem an den Füßen und zwischen den Zehen (äußerst wichtig zur Vermeidung von Hautverletzungen, die wegen der verminderten peripheren Durchblutung schlechte Heilungstendenz haben!);* das Gespräch zur Ermutigung, Anleitung zur Eigenverantwortlichkeit im Umgang mit der Krankheit, Ermunterung, Blutzuckerkontrollen selbständig und regelmäßig durchzuführen, ist von zentraler Bedeutung

Fasten nach Buchinger: Ist gerade beim Altersdiabetes und anderen Stoffwechselstörungen ein hervorragendes Therapeutikum mit besten Einstiegsmöglichkeiten in die Vollwerternährung; die Krankenkassen bezuschussen eventuell eine Fastenkur in einer anerkannten Fastenklinik; führend ist die Fastenklinik von Dr. Buchinger in Bad Pyrmont

Vitamin E: Das Diabetes-Forschungsinstitut in Köln weist darauf hin, daß Vitamin E dem Diabetiker sehr nützlich ist; da es die zellwandschädigenden Stickstoff- und Sauerstoffmonoxid-Verbindungen (Radikale)

wirksam abfängt; ferner reguliert es unter anderem Zellatmung und Stoffwechsel

Was können Sie tun?

Vollwerternährung steht sicherlich an erster Stelle meiner Empfehlungen. Sie sollte im Interesse des Diabetikers so konsequent wie möglich eingehalten werden. Ich verweise an dieser Stelle auf das hervorragende Buch von Dr. M. O. Bruker: *Diabetes und seine biologische Behandlung* (emu-Verlag). Bruker verweist dort auf eine wenig beachtete, jedoch gravierende Krankheitsursache: die Eiweißmast. Das Zuviel an tierischem Eiweiß, seit jeher dem Diabetiker als Muß in der Diät verordnet, hat laut Bruker und Bircher tragenden Anteil an den diabetischen Spätschäden.

Wendt hat dargestellt, daß bei Eiweißüberlastung die Dicke der Zellmembran auf das Dreifache anwächst und allein dadurch ein erheblich höherer Insulinbedarf bei der Glukosepassage ins Zellinnere besteht.

Folgende Nahrungsmittel sollten Sie von Ihrem Küchenplan streichen: alle Auszugsmehlprodukte, das sind: Weißbrot, alle sonstigen Gebäcke aus Weißmehl, Kuchen, Nudeln und andere Teigwaren aus Weißmehl, geschälter Reis, alle Arten von Industriezucker (weißer und auch brauner Zucker), Traubenzucker etc.; alle Industriefette (auch Diätmargarinen) und behandelte, raffinierte Öle; blanchierte Obst- und Gemüsekonserven; sterilisierte und kondensierte Milch; Schmelzkäse, Konserven und Nahrungsmittel mit Konservierungsstoffen; blähende Speisen sowie scharf Geräuchertes und Gepökeltes; Alkohol

Alternativen dazu sind: Vollkornprodukte wie Vollkornnudeln, Brot- und Backwaren aus Vollkorngetreide, Vollkorngetreide wie Dinkel, Hafer, Reis, Hirse, Gerste, Weizen etc. sowie Nüsse und Samen in kleinen Mengen, als Nußmus hergestellt; bedenken Sie, daß Sie bei den Vollkornprodukten auch stets etwas mehr essen dürfen als bei Weißmehlerzeugnissen, denn 1 Broteinheit mit 60 Kalorien entspricht bei Vollkorn 20 g, bei Weißmehl nur 15 g!; Sauermilchprodukte, Quark, körniger Frischkäse, Sojaprodukte wie Sojagetränke, Tofu, Aufstriche auf Sojabasis, die geschmacklich sehr abwechslungsreich sind; Frischobst in verträglicher Darreichungsform, Fruchtsäfte nur verdünnt; milchsauer vergorene Gemüsesäfte; Frischmilch, Molke, frische Sahne, frische Butter, kaltgepreßte, unraffinierte Pflanzenöle; Salate und Gemüserohkost, Kartoffeln, gedünstetes Gemüse; frische Kräuter, rohe Zwiebeln und Knoblauch, Meerrettich, getrocknete Kräuter, Bertramwurzel, Hefeflocken und Hefeextrakt; eingeschränkt: frische Eier, Fleisch; besser: gedünsteter Fisch

Das als kleine Anregung zum Speiseplan ohne Anspruch auf Vollständigkeit. Selbstverständlich muß bei allem die erlaubte Broteinheiten-(BE-)Menge eingehalten werden. Sehr empfehlenswert ist die BE-Austauschtabelle für Diabetiker, herausgegeben vom Diabetes-Forschungsinstitut der Universität Düsseldorf, 13. Auflage 1992. Mit Hilfe dieser sehr anschaulichen, umfangreichen Tabelle, die auch tropische Früchte enthält, können Sie sich Ihren Speiseplan entsprechend abwechslungsreich gestalten, ohne dabei gegen Broteinheiten und Kalorien respektive Joule zu verstoßen.

Basische Substanzen: Erhöhen die Insulinverwertbarkeit erheblich. Vor Beginn der »Insulin-Ära« erhielten die Patienten täglich 30 g an Natriumbicarbonat zur Verbesserung der sauren Stoffwechsellage. Sie können der Übersäuerung, wie sie beim Diabetiker meist vorliegt, durch basische Fertigarzneimittel entgegenwirken, zum Beispiel mit den folgenden: Acidovert Tablette, Fa. Klein; Kartoffelsaft; Natrium phosphoricum D6; 3mal täglich 1 Tablette

Bewegung: Ist für den Zuckerkranken sehr wichtig; die Muskelzellen verwerten Glukose erheblich besser als Fettzellen – daher auch immer der Rat, Fettgewebe möglichst abzubauen und die Muskulatur durch leichtes, aber regelmäßiges Bewegungstraining zu kräftigen. Ideal sind Schwimmen, Radfahren, rhythmische Gymnastik, ausgedehnte Spaziergänge und Wanderungen. Sportliche Bewegung entsäuert durch die vermehrte Abatmung von Kohlendioxid deutlich spürbar den Organismus.

Sehr gut sind auch Atemübungen, Yoga und die Fünf »Tibeter«; beginnen Sie Ihren Tag mit einer ebenso leichten wie wirkungsvollen Gymnastik: 10 Rumpf- oder Kniebeugen fördern die Durchblutung der Bauchspeicheldrüse

Wechselduschen: Wechselduschen und Kneippsche Güsse regen die periphere Durchblutung sehr schön an und beleben den Gesamtstoffwechsel. Die Wasseranwendungen kommen der Haut sehr zugute, die beim Diabetiker bekanntlich besonders anfällig ist. Unterstützen Sie diese Anwendungen durch vorsichtige Trockenbürstungen.

Kräutertees: *Artischocken,* Brennesselblätter, Bohnenschalen, Ehrenpreis, Frauenmantel, Klettenwurzel, Labkraut, Löwenzahn, Mariendistel, Odermennig, Schafgarbe, *Tausendgüldenkraut,* Wegwarte, Walnußblätter

Die *kursiv* gedruckten Kräuter sind starke Bitterdrogen, die besonders kräftigend auf die Bauchspeicheldrüse wirken. Sie sollten diese Kräuter zweckmäßigerweise als Einzelkräuter einnehmen, 1 Tasse über den Tag verteilt.

Stellen Sie aus den übrigen Kräutern eine Mischung her, jedoch nicht mehr als 5 davon pro Mischung verwenden, sonst wird's zuviel – und trinken Sie diesen Tee kurmäßig für 6 Wochen. Dann pausieren Sie für 14 Tage und verändern Ihre Mischung. Lesen Sie die Einzelkräuterbeschreibung (Kapitel 12) noch mal durch.

Farbbehandlung: 2- bis 3mal täglich den Solarplexus für 10 Minuten mit Gelb bestrahlen im Wechsel mit Lemon

Chakren: Solarplexus-Chakra

Selbsthergestellte Blütenessenzen: Angelikawurzel, Arnika, Goldrute

Bachblüten-essenz:	Lesen Sie bitte im Bachblütenkapitel (Kapitel 2), ob Sie dort Blüten finden, die zu Ihrer Seelenstimmung passen
Fertig-arzneimittel:	Sucontral (alkoholisch-wäßriger Auszug aus Copalchi-Rinde, angezeigt bei Altersdiabetes, bei leichten und mittelschweren Diabetesformen), Fa. Harras Curarina; Gerner-transit (Flüssigkeit mit Ginseng zur Verbesserung der kapillaren Durchblutung und des Lymphflusses, Aktivierung des Bindegewebestoffwechsels), Fa. Gernerpharma; Species-Sklero-Diabeticum Tee, Fa. Infirmarius Rovit; Antidiabeticum Tee, Fa. Hevert

Durchblutungsstörungen

Therapeut:	Sauerstofftherapie; Homöopathie; Neuraltherapie; Spenglersane; Ohrkerzen; *Akupunktur – auch und gerade nach Schlaganfall!*; chinesische Heilkräuter (mit hämodynamischen und staselösenden Drogen)
Kräutertees:	Herzgespann, Johanniskraut, Mistel, Rosmarin, Schafgarbe, Weißdorn
Kalmuswurzel:	Pulverisiert, mit Honig eingenommen, ist ein hervorragendes Hirntonikum

Wichtig!

Durchblutungsstörungen des Gehirns sind gekennzeichnet durch Gedächtnisschwächen, Orientierungsverluste, Verwirrtheit, Schwindel, Gangunsicherheit und treten klassisch bei alten Menschen auf. Häufig gehen sogenannte TIAs (transitorisch ischämische Attacken) mit einher, die bereits deutliche Kennzeichen des Schlaganfalls wie Halbseitenlähmung, hängende Mundpartie, unklare, verwaschene Sprache etc. zeigen. Diese vorübergehenden Attacken sind sehr ernste Warnanzeigen und weisen auf einen drohenden, dann in der Regel manifesten Schlaganfall hin. Gerade im Alter sollte größter Wert auf durchblutungsfördernde Maßnahmen gelegt werden.

Rezept: *Durchblutungsfördernder Tee*

30 g Herzgespann	40 g Weißdornblätter und Blüten
30 g Lemongras	50 g Rosmarin

Aufguß 10 Minuten ziehen lassen.

Rezept: *Stirn- und Nackenöl zur Durchblutungsförderung*

50 ml fettes Johanniskrautöl
4 Tropfen ätherisches Angelikaöl
4 Tropfen ätherisches Rosmarinöl
3 Tropfen ätherisches Eukalyptusöl
3 Tropfen ätherisches Zitronenöl

Miteinander verschütteln – fertig. Legen Sie noch einen kleinen Selenit in das Fläschchen, der Stein fördert ebenfalls sehr schön die Durchblutung.

Farbe:	Morgens für 10 bis 15 Minuten Bestrahlung des Kopfes mit Orange, mittags mit Rot, gleiche Dauer
Ätherische Öle:	In der Duftlampe oder als Einreibeöl für Kopf und Nackenpartie Angelika, Bay, Basilikum, Kampfer, Latschenkiefer, Pfefferminze, Rosmarin, Zitrone
Kneippsche Anwendungen:	Kühle/kalte Güsse über Arme, Schenkel, Knie und Fußsohlen
Ernährung:	Auf Vitamin-E-reiche Kost achten; Vollwerternährung; viel Knoblauch und Zwiebeln in den Küchenzettel einbauen; siehe auch Arteriosklerose
Silicea:	Kieselsäure in flüssiger Form, Pulver oder Kapseln kräftigt die Blutgefäße, schützt sie vor Brüchigkeit und dient gleichermaßen als »Gehirnnahrung«
Gehirntraining:	Gedächtnis- und Konzentrationsübungen, Lesen, kreative Beschäftigung, neue, positive Eindrücke sammeln etc.
Gymnastik:	Leichte Bewegungsgymnastik mit Schwerpunkt auf Entspannung der Nackenmuskulatur; Fünf »Tibeter«; Volkshochschulprogramme für Senioren etc.
Trinken:	*Trinken, Trinken, Trinken!* Alte Menschen trinken

	zuwenig und müssen im Interesse der geistigen Gesundheit täglich ihre 2 Liter Flüssigkeit (Tees, Mineralwasser etc.) zu sich nehmen – *auch ohne Durst!*
Ginkgo biloba:	Fördert die Hirndurchblutung sehr gut; Studien ergaben, daß Demenzen sowohl degenerativer wie vaskulärer (gefäßbedingter) Ursache durch Ginkgo deutlich gebessert wurden
Fertigarzneimittel:	Ginkgo 405 Dragees, Fa. Duopharm; Isoskleran Tabletten, Fa. ISO-Arzneimittel; Gerner Transit N (Flüssigkeit zum Einnehmen), Fa. Gernerpharma; Species Sklero-Diabeticum-Tee, Fa. Infirmarius-Rovit

Periphere Durchblutungsstörungen

Maßnahmen:	Alle vorgenannten Maßnahmen eignen sich grundsätzlich auch bei Durchblutungsstörungen der Extremitäten. Sehr wichtig ist vor allem der strikte Nikotinverzicht. Bei Durchblutungsstörungen in Zusammenhang mit hohem Cholesteringehalt und Arteriosklerose verweise ich auf die betreffenden Kapitel.

Venöse Durchblutungsstörungen:

Kräutertees:	Buchweizen (Fagorutin [Tee oder Tabletten], Fa. Fink); Hamamelis (Hämorrhoiden!); Roßkastanienpräparate; Steinklee
Bewegung:	Regelmäßige Bewegung, Wandern, Laufen, Kneippsche Anwendungen und Gymnastik sollten unbedingt in den Tagesplan einbezogen werden

Akute Durchfälle

Definition: Akute Durchfälle können als Folge von falschem Essen (zum Beispiel zuviel Eis, kalte Milch, Obst mit anschließendem Trinken von Wasser, fette Speisen etc.) sehr heftig und quälend auftreten. Auch banale Infekte können mit Diarrhoen – so der

Vorsicht!

- Salmonellen: Kommt es nach dem Genuß von leicht verderblichen Lebensmitteln wie Eiern, Sahne, Mayonnaise etc. zu Übelkeit, Erbrechen und Durchfall, so liegt der Verdacht einer Salmonellose nahe. Salmonellenerkrankungen sind unverändert weit verbreitet und treten besonders in heißen Sommermonaten auf. Typisch ist dabei die gruppenweise Erkrankung mehrerer, die das gleiche gegessen haben.
  Diese Erkrankung ist nach dem Bundesseuchengesetz bereits bei Verdacht dem Gesundheitsamt meldepflichtig und darf nur vom Arzt behandelt werden. Sichern Sie dabei Stuhl und Erbrochenes zur Laboruntersuchung und, wenn noch möglich, auch Proben der verdächtigen Lebensmittel!
- Fernreisende: Auch Durchfallerkrankungen, die während oder nach Fernreisen auftreten, bedürfen per Gesetzesregelung zur Abklärung ohne Ausnahme der ärztlichen Untersuchung. Das Spektrum möglicher ernster Erkrankungen, die mit Durchfällen einhergehen, ist äußerst groß und darf nicht unterschätzt werden.
- Ausscheider: Nach überstandener Krankheit werden – je nach Krankheitserreger – noch infektiöse Keime ausgeschieden. Werden diese Personen, im Amtsdeutsch »Ausscheider« genannt, nicht ärztlich kontrolliert, besteht die Gefahr, daß sich die Krankheit weiter ungehindert ausbreitet.

Bitte nehmen Sie solche Erkrankungen im Interesse aller nicht auf die leichte Schulter!

klinische Begriff – einhergehen. Bekannt sind durchfällige Stühle bei Reisen als Reaktion der Darmflora auf die ungewohnte Nahrung und Streßdurchfall, bei dem Erregung und Angst die auslösenden Ursachen sind.

Jeder kennt das ausgeprägte Schwächegefühl nach durchstandener Diarrhoe als Folge des hohen Elektrolyt- und Flüssigkeitsverlustes. Die wichtigste Regel lautet hier: Flüssigkeitszufuhr und Ergänzung von Elektrolyten (=Säuren, Basen, Salze, die in wäßriger Lösung in Ionen zerfallen; das Vorhandensein der Elektrolyte ist für den Ablauf lebenswichtiger Vorgänge erforderlich).

Desinfektion: Von Toilette, Klobrille, Türklinken, kurz, allen Gegenständen, die kontaminiert werden können; wählen Sie handelsübliche Desinfektionsmittel, zum Beispiel Sagrotan

Sofortmaßnahmen: Nach Abstimmung mit Ihrem behandelnden Arzt können Sie bei akutem Durchfall folgende Sofortmaßnahme treffen:

Erste Regel: Trinken! Trinken! Trinken! Geeignet sind: Verdünnter Heidelbeersaft, Mineralwasser ohne Kohlensäure, schwarzer Tee, ungesüßt, grüner Tee; Kräutertees (wählen Sie daraus Einzelkräuter, oder stellen Sie sich, wie gewohnt, Ihre persönliche Mischung zusammen): Brombeerblätter, Frauenmantel, Himbeerblätter, Kamillenblüten, Pfefferminze, Ringelblumenblüten, Salbei, Schafgarbe; Elektrolyte ergänzen!; der Elektrolytverlust macht müde, schwach, führt zu Kreislaufproblemen und muß wieder ergänzt werden. Kinder und alte Menschen sind besonders gefährdet! Hat der Arzt nichts anderes verordnet, so eignen sich folgende Mittel: für Kinder: Oralpädon Brausetabletten, Fa. Fresenius; für Erwachsene: Elotrans Pulver, Fa. Fresenius; wer Kinder hat, sollte diese Elektrolytmischung sowohl in der Haus- wie in der Reiseapotheke immer vorrätig haben!

Zweite Regel: Nahrungskarenz: Die Natur hat es weise eingerichtet, daß der Appetit ohnehin kaum spürbar ist, meist auch deutliche Abneigung gegen Essen besteht. Bleiben Sie konsequent bei den obengenannten Tees; wenn der Hunger stärker wird, greifen Sie zu Zwieback oder Knäckebrot. Kinder reagieren sehr gut auf ein altes Hausmittel – den geschabten Apfel. Sie halbieren einen Apfel, entfernen das Kernhaus und schaben dann mundgerechte Portionen für den kleinen (oder auch den großen!) Patienten ab.

Flockensuppe: Hafer- oder Dinkelflocken, mit etwas Salz in Wasser gekocht, nehmen Sie zu sich, wenn's wieder langsam bergauf geht

Bindung der Darmgifte: Steht ebenfalls ganz oben auf der Dringlichkeitsliste. Kaffeekohle oder Heilerde saugen die Toxine quasi auf und bringen sie besser zur Ausscheidung. So bald wie möglich versuchen Sie, etwas Kaffeekohle oder Heilerde (mehrmals täglich 1 Teelöffel mit Flüssigkeit) einzunehmen. Sie sind in der Apotheke erhältlich unter: Carbo-Königsfeld, Fa. Müller/Göppingen; Luvos-Heilerde für innere Anwendung

Heublumen- oder Kamillesäckchen: Warm aufgelegt, sind sie eine Wohltat für den durchfallgeplagten Patienten jeden Alters

Fertigarzneimittel: Diarrhoesan (mit Apfelpektin und Kamillenextrakt eignet sich sehr gut für nichtbakteriell bedingte Durchfälle, wie sie in jedem Lebensalter auftreten können), Fa. Dr. Loges; Aruto-Magentabletten (zur Einnahme im Akutfall sowie zur nachhaltigen Beruhigung von Magen und Darm), Fa. Dr. Hotz; Myrrhinit-Intest Dragees (mit Myrrhe, Kaffeekohle und Kamillenblüten), Fa. Repha

Chronische Durchfälle:

Therapeut: Chronische Durchfälle bedürfen immer der ärztlichen Abklärung, vor allem wenn sie mit Verstopfung wechseln; auch an Schilddrüsenüberfunktionen muß gedacht werden

Schwächediarrhoen:

Kräuter-anwendungen: Können unter anderem nach Strahlentherapie und/oder bei alten Menschen auftreten; sehr gut wirkt hier Ginseng in seinen verschiedenen Zubereitungsformen (Extrakt, Kautabletten, Granulat etc.); siehe auch Erschöpfungszustände

Ekzem

Therapeut: Abzuklären sind unter anderem: Darmmilieu (Dysbiosen, Mykosen); Herde bzw. Störfelder; Schwäche der Ausscheidungsorgane (Leber, Niere, Darm); Allergien, auch versteckte Nahrungsmittelallergien; Kontaktallergien, Metallunverträglichkeit; Reaktion auf Medikamente; Einfluß von aggressiven Waschmitteln, chemische Belastung der Kleidung; versteckter Diabetes; psychische Komponente: Streß, Beziehungsprobleme, Aggressionsstau etc.; bei Juckreiz in Verbindung mit Lymphknotenschwellung ärztliche Abklärung

Therapien: Heilfasten; Entlastungsdiät, kombiniert mit Kräuterfrischpflanzensäften

Homöopathie: *Vor der unkritischen Gabe von Sulfur warne ich; besonders gilt das für lange vorausgegangene Kortisonmedikationen*; klassisch angewandt, zeigt die homöopathische Behandlung sehr

> *Wichtig!*
>
> Ekzeme sind immer ein Selbstheilungsversuch des Organismus; über die Hautreaktion tritt eine tieferliegende Störung an die Oberfläche. Werden diese Reaktionen auf der Hautebene chemisch unterdrückt, so besteht die Gefahr, das Leiden in der Tiefe zu chronifizieren und den Organismus schlußendlich in seiner Reaktionsfähigkeit zu lähmen. Bekannt und klassisch sind die Beziehungen zwischen unterdrücktem Ekzem und dem in der Folge auftretenden Asthma.

gute und dauerhafte Ergebnisse; *es können starke Erstreaktionen mit Verschlimmerung des Hautbildes auftreten, auf die der Patient vorbereitet werden muß!*

Des weiteren: Eigenblutbehandlung mit oder ohne Zugabe von Homöopathika; Ausleitungsverfahren und Stoffwechselanregung; traditionelle chinesische Medizin; mikrobielle Therapie (Symbioselenkung); Ernährungsumstellung in Richtung Vollwerternährung

Kräuter-anwendungen: Äußerlich durch Waschungen, Bäder, Kompressen, Gesichtsdampfbäder und Breiumschläge mit: Eichenrinde, Kamille, Ringelblume, Schafgarbe, Stiefmütterchen, Thymian, Zinnkraut

Retterspitz: Retterspitz innerlich und äußerlich nach Angaben des Herstellers anwenden.

Heilerde: Rühren Sie mit Kräutertee (siehe oben) einen Brei aus Heilerde an, und tragen Sie ihn auf die Hautstellen auf. Heilerde kann auch mit ätherischen Ölen (siehe unten) angereichert werden.

Warmer Kohlumschlag: Siehe Abszeß

Kräutertees: Wählen Sie stoffwechselanregende Kräuter aus, und lesen Sie in den betreffenden Einzelbeschreibungen nach (Kapitel 12); geeignet sind: Birkenblätter, Brennessel, Goldrute, Gundelrebe, Kamille, Kapuzinerkresse, Klette, Löwenzahn, Mariendistel, Schafgarbe, Stiefmütterchen, Zinnkraut

Weitere Rezepte: Siehe bei den empfohlenen Einzelkräutern (Kapitel 12)

Säfte: Karottensaft zur Anregung der Leberfunktion;

Rezept: *Hautfunktionstee*

30 g Brennesselblätter
20 g Birkenblätter
30 g Löwenzahnkraut und -wurzel
50 g Stiefmütterchen
20 g Lindenblüte

1 gehäufter Teelöffel Kräuter auf einen viertel Liter kochendes Wasser; Ziehzeit: 10 Minuten, kurmäßige Anwendung.

	Rote-Bete-Saft zur »Blutreinigung«; Brennessel-Frischpflanzensaft als Stoffwechselaktivator
Fette Öle:	Weizenkeimöl hat einen sehr hohen Vitamin-E-Gehalt und ist daher besonders gut geeignet für gereizte, trockene und empfindliche Haut; Nachtkerzenöl, Borretschsamenöl und Johannisbeersamenöl sind wegen ihres reichen Gehaltes an Gamma-Linolensäure bei Ekzemen besonders empfehlenswert; wählen Sie zur Unterstützung der Hautpflege eines der folgenden Öle: Borretschsamenöl, Hagebuttensamenöl, Johannisbeersamenöl, Johanniskrautöl, Jojobaöl, Nachtkerzenöl, Olivenöl, Sesamöl, süßes Mandelöl, Weizenkeimöl
Ätherische Öle:	Immortelle, Kamille, Lavendel, Melaleuka alternifolia, Melisse, Sandelholz, Schafgarbe, Wacholderbeere, Wacholderholz, Weihrauch Stellen Sie sich aus den fetten Ölen und *einem* dieser ätherischen Öle (5 Tropfen auf 50 ml fettes Öl) eine Mischung her, und prüfen Sie sie auf Verträglichkeit; Sie wissen dann genau, wie Ihre Haut darauf reagiert
Bachblütenessenz:	Crab Apple, die Reinigungsblüte; lesen Sie im Bachblütenkapitel (Kapitel 2) nach, welche Blüten zu Ihrer derzeitigen Seelenstimmung passen; sehr empfehlenswert ist die Rescue-Remedy-Salbe zum Auftragen auf die betroffenen Hautstellen
Selbsthergestellte Blütenessenzen:	Spitzwegerich, Stiefmütterchen
Farbbestrahlung:	Beginnen Sie mit Rot (15 Minuten), für etwa 3 Tage; danach Lemon (15 Minuten), ebenfalls für 3 Tage; danach Blau (15 Minuten), täglich bis zum Abklingen der Beschwerden
Edelsteine:	Amethyst, Aventurin, Bergkristall, Bernstein, Hämatit, Karneol
Vitamin E:	Einnahme nach Herstellerangaben; zur Unterstützung des Stoffwechsels und des Heilungsprozesses
Propolistinktur:	Verdünnt mit einem der obengenannten fetten Öle mischen und auftragen

Natronbad:	Baden Sie 15 Minuten im Vollbad mit 250 g Natron als Zusatz (sehr gut bei Juckreiz)
Fertigarzneimittel:	dermilon-Salbe, Fa. Redel; Isorien-03 (Essenz für die innere Einnahme), Fa. ISO-Arzneimittel; Crustalasyn (Tropfen), Fa. Synthera; Hewekzem novo (Salbe), Fa. Hevert; Isosal (Tabletten; bei chronischem Ekzem), Fa. ISO-Arzneimittel

Erbrechen

Definition:	Wiederholtes Erbrechen ist stets Symptom einer abklärungspflichtigen Erkrankung; daneben kommt es häufig zu Übelkeit und Erbrechen aus folgenden Gründen: während der Schwangerschaft, bei Reisen per Schiff, Flugzeug, Auto, nach Diätfehlern und Alkoholexzessen, nach Schreck und großer Erregung

Schwangerschaftserbrechen

Biochemie:	Calcium phosphoricum D6; gilt als biochemisches Hauptmittel bei Schwangerschaftserbrechen; 3mal täglich 1 Tablette im Mund zergehen lassen; Magnesium phosphoricum D6; bei krampfartigem Erbrechen mit Schluckauf; Dosierung wie zuvor; im Akutfall 1 Tablette im Viertelstundenabstand im Mund zergehen lassen
Lactisol-Tropfen:	Sauermilch-Molke-Konzentrat; 20 Tropfen mit einer halben Tasse warmem Wasser einnehmen
Bachblütenessenz:	Notfall-(Rescue Remedy-)Tropfen; 4 Tropfen auf 1 Glas Wasser schluckweise trinken
Tees:	Schwarzer Tee; Fencheltee Zur Beruhigung der Nerven und des Solarplexus (einzeln oder als Mischung): Johanniskraut, Lavendel, Melisse
Warmes Kamillen-/Heublumenkissen:	Auf die Magengegend legen

Edelstein:	Achat, am besten mit schöner, innerer Zeichnung; ist Beschützer für Mutter und Kind; tragen Sie den Stein an einem rosa Band in Höhe der Magengrube

Reiseübelkeit

Biochemie:	Magnesium phosphoricum D6; bei krampfartigem Erbrechen mit Aufstoßen; Dosierung wie oben beschrieben; Natrium phosphoricum D6; bei besonders saurem Erbrechen
Homöopathie:	Petroleum D4; wenn Fahren im Wagen oder auf Schiffen sehr schlecht vertragen wird; Cocculus D4; wenn Erschöpfung, große reizbare Schwäche und Magenkrämpfe mit einhergehen, eventuell begleitet durch Schwindelgefühl und Kopfschmerzen; im Akutfall alle 15 Minuten 1 Tablette im Mund zergehen lassen, mit eintretender Besserung Gaben verringern
Bachblütenessenz:	Scleranthus, etwa 4 Wochen vor Reiseantritt kurmäßig einnehmen
Selbsthergestellte Blütenessenzen:	Baldrian; bitte lesen Sie vorne (Kapitel 12) nach; es geht dabei im wesentlichen um die Herstellung des inneren Gleichgewichtes und die Auseinandersetzung mit den Einflüssen, die Ihr Gleichgewicht so empfindlich stören
Tees:	Schwarzer Tee, Pfefferminze
Tinkturen:	Mariendistel oder Melisse, 10 Tropfen mit etwas Wasser einnehmen
Ingwer:	Frischer Ingwer, aber auch als ätherisches Öl, ist ein überaus wirksames Mittel gegen Brechreiz, nehmen Sie 1 Tropfen ätherisches Ingweröl ein; schmeckt nicht besonders gut, hilft aber sehr prompt!
Ätherische Öle:	Sie können an den Ölen riechen oder Ihre Magengrube leicht damit einreiben; es eignen sich alle Minzarten und folgende ätherische Öle: Angelikawurzel, Cajeput, Ingwer, Kamille, Lavendel, Zitrone

Farbanwendung:	Blau oder Grün sind hier die richtigen Farben; wählen Sie entsprechend farbige Tücher oder Unterkleidung
Edelsteine:	Der Türkis ist Ihr idealer Reise- und Schutzstein, einzeln oder als aparter Schmuck getragen; bei Seereisen nehmen Sie bitte zusätzlich den Aquamarin

Diätfehler und Alkoholexzesse

Homöopathie:	Nux vomica D6 ist das klassische »Kater- und Völlemittel« der Homöopathie; Dosierung wie oben im Akutfall
Kräutertees:	Anis, Fenchel, Gänsefingerkraut, Kamille, Kümmel, Pfefferminze, Ringelblume, Salbei, Schafgarbe
Ansonsten:	Gerade das Gegenteil von dem tun, was zu den Beschwerden geführt hat!
Edelstein:	Der Amethyst ist gut für Menschen, die zu Ausschweifungen – gleich, welcher Art – neigen
Chakren:	Wer unter Exzessen »leidet« und Veränderung anstrebt, sollte das erste Chakra behandeln (lassen), das für das Triebleben maßgebend ist

Erbrechen nach Schreck und großer Erregung

Bachblütenessenz:	Notfalltropfen (siehe Schwangerschaftserbrechen)
Kräutertees:	Baldrian, Fenchel, Kamille, Lavendel, Melisse
Ätherische Öle:	In der Duftlampe oder Einreibungen, verdünnt, in der Magengegend: Kamille
Farbanwendung:	Blau

Therapeut: Häufige Erkältungen können eine Immunschwäche zur Ursache haben. Ich verweise an dieser Stelle auf den Abschnitt Abwehrkräfteschwäche. Wie ich schon öfters betonte, verdient das Darmmilieu dabei besondere Aufmerksamkeit.

Einlauf/Fasten: Wenn Sie merken, daß Sie eine Erkältung bekommen, empfehle ich Ihnen einen Einlauf. Er entlastet den Darm, entgiftet den Organismus und macht Sie vitaler. Häufig fühlt man sich insgesamt sehr viel besser und kräftiger.

Belasten Sie sich möglichst wenig mit Nahrung; wir alle haben – normalen Ernährungszustand vorausgesetzt – genügend Reserven, müssen also keine Sorge um unseren Kräftehaushalt haben. Der Organismus hat die Energie, die er für die Verdauungsarbeit bereitstellen müßte, frei für die Infektbekämpfung.

Heiße Bäder: Mit geeigneten Zusätzen (siehe Fertigarzneimittel) sind heiße Bäder sehr wohltuend. Bäder sollten Sie sofort zu Beginn, also bei den ersten Erkältungszeichen, nehmen, jedoch nicht während des Fiebers. Wenn Sie mit der Erkältung langsam »über den Berg« und fieberfrei sind, sollten Sie die Bäder zur Anregung Ihrer Abwehrkräfte noch etwas fortsetzen.

Schwitzpackung im Bett: Im Anschluß daran

Heiße Fußbäder: Leiten gestaute Energie ab, sie entlasten und befreien den Kopf; verwenden Sie dazu etwas Senfmehl oder eines der untengenannten Kräuter

Badezusatz: Geeignete Kräuter sind (diese Kräuter können Sie auch als Dampfbad zum Inhalieren verwenden): Eukalyptusblätter, Heublumenblüten, Kamillenblüten, Kiefernnadeln, Lindenblüten, Majoran, Salbei, Spitzwegerich, Thymian, Weidenrinde

Kräutertees: Anis, Fenchel, Hagebutte, Holunderblüten, Kamille, Königskerze, Lindenblüten, Majoran, Salbei, Spitzwegerich, Thymian

Bei den Einzelkräutern (Kapitel 12) finden Sie entsprechende Rezepte; alle genannten Kräuter mit Ausnahme der Hagebutte, die gekocht werden muß, können Sie gut miteinander mischen. Ich möchte Ihnen noch mal ganz besonders den Hagebuttentee wegen seines hohen Vitamin-C-Gehaltes ans Herz legen!

Ätherische Öle: In der Duftlampe, als Badezusatz oder Körperöl; besonders angezeigt sind Öle mit antiviraler Wirkung; folgende stehen Ihnen zur Auswahl: Bergamotte, Cajeput, Eukalyptus, Ingwer, Latschenkiefer, Lavendel, Melaleuka alternifolia, Pfeffer, Pfefferminze, Thymian, Zirbelkiefer

Biochemie: Ferrum phosphoricum D6; vor allem in der Anfangszeit. Nehmen Sie am ersten Tag, wenn die Erkältung im Kommen ist, stündlich 1 bis 2 Tabletten (im Mund zergehen lassen).

Lactisol-Lösung: Ist ein Milch-Molke-Präparat mit Milchsäure, Milchzucker und Mineralsalzen; es ist gerade auch für Kinder geeignet und sehr bei Erkältungen zu empfehlen (Dosierung und Einnahme nach Herstellerangaben)

Fertigarzneimittel: Gernasept (Tropfen), Fa. Gernerpharma; Angocin Tabletten (mit Echinacea, Kapuzinerkresse und Meerrettich), Fa. Repha; Schwörotox (Tropfen), Fa. Schwörer; Grippe- und Erkältungsbad, Fa. Bienenzell

Rezept: *Damit's in Gang kommt ...*

500 ml Holunderbeersaft
1 Zimtstange
1 dicke Scheibe Ingwerwurzel, frisch
oder
1 TL getrockneter Ingwer
1 Msp. Galgant
1 EL Lindenblüten

Saft mit den Zutaten kurz erwärmen, 5 Minuten abgedeckt ziehen lassen, abfiltern und warm halten. Innerhalb einer Stunde – am besten im Bett – trinken.

Therapeut: Abklärung der Grundursachen; auch hier muß ich Ihre Aufmerksamkeit wiederholt auf das Darmmilieu lenken, wenn chronische Müdigkeit, morgendliches Benommenheitsgefühl (ohne Alkoholgenuß), Antriebsschwächen etc. im Mittelpunkt stehen und gesteigertes Verlangen nach Süßem vorherrscht; selbstverständlich gilt der Blick auch den allgemeinen Lebensumständen, die vielleicht sehr kräftezehrend sind und einer Veränderung bedürfen. Nicht zuletzt kann ein kräftigender Kuraufenthalt den nötigen Abstand zum Alltag bringen und die Energien für Veränderungen mobilisieren. Hier wäre dann der Hausarzt gefragt; Herde und Störfelder müssen ausgetestet und gegebenenfalls bereinigt werden; nach Grundursachenabklärung kann eine naturheilkundliche Therapie eingeleitet werden. Es gilt immer: zuerst ausleiten, das heißt den Körper von Altem, von Schlacken, Toxinen etc., befreien, um auf diesem gesunden Terrain neu aufzubauen. Es eignen sich: Ausleitungsverfahren mit Kräutertees, Homöopathika etc., um den Organismus von Schlackstoffen zu befreien; aufbauend darauf, wahlweise Eigenbluttherapie, eventuell mit Homöopathika; chinesische Heilkräuter, die gerade für Schwächezustände sehr gut geeignet sind. Das Hauptmittel bei Schwäche ist Ginseng, wenn Müdigkeit, Appetitlosigkeit, Antriebsschwäche und rasche Erschöpfbarkeit die Symptomatik kennzeichnen. Eine gute Alternative zum Ginseng ist die Radix Codonopsitis, die in ihrer Wirkung dem Ginseng sehr nahe kommt und sehr viel preisgünstiger ist. Akupunktur ist hier in der Regel kontraindiziert, Wärmebehandlung zurückhaltend und mit Vorsicht.

Die 4 klassischen Akupunkturpunkte für Schwächezustände sind: Du mai 14, Du mai 4, Ren mai 4 und Magen 36. Auch die Kombination von Magen 36 und Milz 4 sind traditionelle Punkte für die

Rekonvaleszenz. Diese Punkte sollten mild mit Moxa wärmebehandelt werden.
Homöopathische Schwächemittel sind unter anderem die Säuren, vor allem Acidum phosphoricum und Acidum sulfuricum, sowie die Kalisalze, aber auch Camphora, Carbo vegetabilis und Veratrum album, Ferrum metallicum und Ferrum phosphoricum zählen dazu.

Was können Sie tun? Ihre persönliche Lebenssituation spielt sicher eine große Rolle, wenn die Kräfte nicht mehr ausreichen. Bauen Sie daher regelmäßige Ruhepausen ein, wie ich es in Kapitel 8 beschrieben habe, und nutzen Sie die Kraft der Fünf »Tibeter«.

Schlaf: Bei Schlafstörungen prüfen Sie Ihr Bettumfeld, entfernen Sie Störeinflüsse wie Wecker etc. Achten Sie auf ausreichenden Schlaf. Die alte Regel gilt immer noch, daß der Schlaf vor Mitternacht der gesündeste ist (siehe auch Schlafstörungen).

Dinkelbreikur: Schroten Sie abends 3 bis 4 Eßlöffel Dinkel, und setzen Sie ihn mit etwas Wasser an, so daß der Schrot eben bedeckt ist. Morgens kochen Sie das Ganze unter Rühren auf, würzen es mit Honig, Zimt und Ingwer und haben ein herrlich kräftigendes, leichtverdauliches Frühstück. Wenn Sie wollen, krönen Sie das Ganze mit einem dicken Klecks Sahne. Dauer der Kur: 3 bis 4 Wochen mindestens, nach oben sind allerdings keine Grenzen gesetzt. Dinkel kräftigt; genießen Sie daher auch andere Zubereitungsarten wie Brot, Kekse, Nudeln, Grieß, Zwieback etc.

Hirse: Baut ebenfalls sehr gut auf und galt schon in unseren heimischen Mythen stets als Kraftnahrung

Hafer: Wirkt durch seinen Reichtum an Vitaminen und Mineralstoffen sehr kräftigend auf das Nervensystem. Nehmen Sie Hafer in all seinen Zubereitungsformen zu sich; Sie können natürlich auch Ihren Hafer abends schroten und morgens, pikant oder süß zubereitet, gut in den Tag starten!

Kräutertees: Folgende Kräuter eignen sich besonders für einen Tee bei Schwächezuständen (lesen Sie bitte jeweils unter den Einzelkräutern [Kapitel 12] nach; Sie finden dort viele Rezepte zur Kräftigung und Stärkung): Angelikawurzel, Baldrian, Beifuß, Hagebutte, Johanniskraut, Kamille, Lavendel, Melisse, Passionsblume, Thymian, Tausendgüldenkraut

Bachblütenessenzen: Hornbeam; »Montagmorgen-Gefühl«; man hat den Eindruck, die täglichen Pflichten nicht bewältigen zu können, schafft es aber dann irgendwie doch; Olive; bei Erschöpfung von Körper, Seele und Geist; alles wird zuviel; Sweet Chestnut; wenn man glaubt, die Grenze dessen, was ein Mensch ertragen kann, sei nun erreicht; Vervain; wenn Sie sich im Übereifer für eine gute Sache einsetzen und Raubbau mit Ihren Kräften treiben; Rock Water; Wenn Sie zu hart zu sich selbst sind und vitale Bedürfnisse wie Schlaf, regelmäßige, gesunde Ernährung und Bewegung unterdrücken; Oak ist die Blüte für den, der immer noch weitermacht, weiterkämpft, weiterarbeitet, auch wenn die Grenze schon längst überschritten ist; Gorse; wenn Resignation, Hoffnungslosigkeit und das Gefühl, alles habe keinen Zweck mehr, Platz gegriffen haben

Selbsthergestellte Blütenessenzen: Angelikawurzel; bei Verlust der Lebensenergie durch nicht zielgerichtete Aktivitäten und wenn die Erschöpfung mit Depressionen einhergeht; Baldrian, bei Gefühlen von Mutlosigkeit, Überforderung, Verlassensein; Goldrute, löst innere Verhärtungen, bringt gestaute Energien wieder in Fluß; Königskerze, bei dem Gefühl des Ausgebranntseins, innerer Kälte und Leere; Rosmarin, gibt Mut, Kraft und Stärke für Menschen, die sich nicht durchsetzen können; Salbei, zur Anregung und Belebung der Selbstheilungskräfte, bei starker, innerer Müdigkeit

Ätherische Öle: Anwendung in der Duftlampe, als Badezusatz oder als Massageöl (es eignen sich besonders alle Minzarten und folgende Öle: Angelikawurzel, Basilikum, Bergamotte, Ingwer, Rosmarin, Thymian, Wacholderholz, Zedernholz, Zirbelkiefer

Chakren: Ausgleich der ersten drei Chakren

Edelsteine: Amazonit, Hämatit

Bienenprodukte: Propolis, Gelée royale, Blütenpollen und naturbelassener Honig kräftigen und bauen den geschwächten Menschen auf und stabilisieren sein Immunsystem. Sehr gute Erfahrungen habe ich mit Matricell Königinnen Trank (Fa. St. Johanser) als 30-Tage-Kur gesammelt. Es enthält Gelée royale, Blütenpollen und Propolis; Alkoholgehalt: 16,9 %; als Badezusatz ein Nervenbad aus Bienenwirkstoffen, mit Pflanzenextrakten und ätherischen Ölen zur allgemeinen Kräftigung, Fa. Bienenzell

Homöopathie: Avena sativa, Urtinktur bis D2; tonisierend bei nervösen Erschöpfungszuständen; 3mal täglich 5 bis 10 Tropfen in etwas Wasser; bei Erschöpfungszuständen mit Schlaflosigkeit zusätzlich abends 15 bis 20 Tropfen vor dem Schlafengehen einnehmen

Fertigarzneimittel: Nerventonikum A, Fa. Nestmann; Johanniskrautkapseln mit Lecithin, Fa. Alsitan; Cola-Kpl. Minodyn Nr. 33 (Tabletten), Fa. elha; Ginseng Curarina Kapseln, Fa. Harras Curarina

Fieber

Definition: Fieber ist eine Abwehrreaktion des Körpers und keine Krankheit. Immunologische Prozesse, Stoffwechselvorgänge und viele biochemische Reaktionen laufen mit steigender Körpertemperatur dynamischer, effektiver und schneller ab. Bakterielle Infekte kennzeichnen sich durch höhere Temperaturen (39 Grad und höher), viral bedingte Erkrankungen liegen im subfebrilen Bereich um 38 Grad. Fieberreaktionen müssen durch regelmäßiges Fiebermessen mit einem *zuverlässigen* Fieberthermometer kontrolliert werden; sehr empfehlenswert ist es, Uhrzeit und zugehörigen Fieberwert zu notieren. Diese Daten geben dem Therapeuten wertvolle Hinweise. Auch Eigenarten des Fiebers und seine tägliche Verlaufsform (Schüttelfrost, tageszeitliche Schwankungen, Auftreten von Durst und/oder Schweiß) sind sehr bedeutungsvoll für die homöo-

> *Wichtig!*
>
> Bei höherem Fieber zwischen 39 und 40 Grad kann es zu Benommenheit, bei Kindern auch zu Fieberphantasien und Fieberkrämpfen kommen. Hier ist Flüssigkeitszufuhr sehr wichtig.

pathische Behandlung. Es spielt auch eine Rolle, ob das Fieber sehr plötzlich und hoch einsetzt, quasi aus voller Gesundheit heraus wie beim Scharlach, oder ob es langsam, über Tage hinweg, allmählich ansteigt.

Sehr oft ist zu beobachten, daß beginnende Fieberreaktionen gleich zu Anfang mit fiebersenkenden Mitteln unterbunden werden. Obwohl es ohne Frage zwingend notwendig ist, die oberen Grenzwerte klar zu kontrollieren, ist es nicht ratsam, das Fieber zu früh zu unterbinden. Die homöopathische Praxis kennt eine Fülle von Folgekrankheiten, die aus unterdrückten Fieberreaktionen hervorgingen.

Ich halte fiebersenkende Maßnahmen bei Erwachsenen und Kindern ab 39 Grad für vertretbar, wenn keine außergewöhnlichen Umstände vorliegen. Ich beschreibe im folgenden wirksame, fiebersenkende Maßnahmen auf natürlicher Basis.

Wadenwickel: Oft werden die Wadenwickel zu kalt angesetzt; die Temperaturdifferenz sollte nicht größer als etwa 15 Grad sein. Hat Ihre letzte Messung (rektal) 39 Grad ergeben, so füllen Sie sich eine Schüssel mit Wasser von 24 Grad, tauchen zwei Handtücher ein, umwickeln damit beide Waden und decken sie mit trockenen Handtüchern ab. Die Wickel bleiben für etwa 10 bis 15 Minuten angelegt. Danach warten Sie etwa 10 bis 15 Minuten, damit sich die Beine

> *Wichtig!*
>
> Wichtig ist, daß die Beine gut durchwärmt sind. Nicht mehr als höchstens 3 Wickel pro Stunde anlegen und regelmäßig dabei Fieber messen.

	wieder gut durchwärmen, bevor Sie die Wickel wiederholen.
Gesichtswaschungen:	Mit kalten Gesichtswaschungen bringen Sie dem Kranken viel Erleichterung, auch mit kühlen Oberkörperwaschungen und kühlem Nackenwickel
Ätherische Öle:	Folgende ätherische Öle können Sie zur Fiebersenkung dem Wasser zusetzen (3 Tropfen auf 1 Liter Wasser): Bergamotte, Eukalyptus, Lavendel, Pfefferminze, Zitrone
Berührungsempfindlichkeit:	Ist oft bei Fieberzuständen zu beobachten, auch Unruhe. In solchen Fällen empfindet der Kranke die Wadenwickel als äußerst unangenehm. Verwenden Sie statt dessen kalte Essigsocken. Gießen Sie kühlen Essig über die Socken, wringen Sie sie aus, und ziehen Sie sie dem Kranken an. Trockene Socken darüberziehen. Nach 1 Stunde wechseln.
Kräutertees:	Fiebersenkende und schweißtreibende Tees gewinnen Sie aus folgenden Kräutern: Hagebutte, Holunderblüten, Holunderbeersaft, Lindenblüten, Ulmspierkraut, Weidenrinde
Gerstenwasser:	Hat sich gerade bei Kindern sehr bewährt: 50 g Gerstenkörner waschen, mit 2 Liter Wasser ansetzen und so lange köcheln lassen, bis die Hälfte verdampft ist; dann abfiltern, Honig und Zitronensaft hinzugeben und warm oder kalt trinken lassen
Einlauf:	Wenn Sie sich nicht zu matt fühlen, bringt der Einlauf deutliche Entlastung; halten Sie sich jedoch dabei warm
Farbanwendungen:	Gesicht mit Blau oder Grün für die Dauer von 5 Minuten bestrahlen, im 10-Minuten-Abstand wiederholen
Ätherische Öle:	In der Duftlampe: geeignet gegen schlechte Fieberträume und für das Gefühl von Geborgenheit sind: Honig, Mandarine, Orange Zur Reinigung der Luft im Krankenzimmer: Eukalyptus, Latschenkiefer, Lavendel, Melaleuka alternifolia, Zirbelkiefer, Zitrone
Himbeersaft:	Mit Mineralwasser verdünnt, ist Himbeersaft ein idealer Durstlöscher für fiebernde Kinder; außer-

dem hat die Himbeere leicht fiebersenkende Eigenschaften; siehe Himbeerblätter (Kapitel 12)

Homöopathie: Aconitum D6; bei plötzlich auftretendem Fieber nach Kälteeinwirkung, trockene heiße Haut ohne Schweiß, Ängstlichkeit, Unruhe, Durst, Schüttelfrost; Verschlimmerung zum Abend; Aconitum ist angezeigt im ersten Stadium der Erkrankung, Haut blaß; Belladonna D6; wenn Fieber mit Benommenheit, Unruhe mit deutlichen Fieberphantasien, trockener heißer Haut oder dampfender Hitze bei hochrotem Kopf einhergeht; viel Durst, doch Abneigung gegen Trinken; klopfender Puls, Schlaflosigkeit wegen der Hitze; Bryonia D6; bei Fieber mit starker Reizbarkeit, Verschlechterung durch leiseste Bewegung, trockenen Schleimhäuten; stechende Schmerzen, rascher, harter Puls, Frösteln, reichlicher Schweiß; Chamomilla D6; bei Kindern mit extremer Unruhe, eine Wange heiß, die andere blaß und kalt; viel Durst, sehr gereizt, widersprüchlich in den Wünschen, ungeduldig; Dosierung bei allen Mitteln: im akuten Stadium 2 Tabletten pro Stunde bis zum Eintritt der Besserung, dann reduzieren

Frostbeulen

Definition: Frostbeulen treten auf infolge mangelnder peripherer Durchblutung. Am bekanntesten sind Frostbeulen an den Zehenspitzen, die schmerzhaft anschwellen. Sie können aber auch an Fingern und an der Ohrspitze auftreten. Frostbeulen an den Füßen stehen oft in Zusammenhang mit ungeeignetem Schuhwerk, das zu eng ist und die Blutzirkulation unterbindet. Unbehandelte Frostbeulen können aufplatzen. Die betroffenen Bereiche sind dick geschwollen, gerötet und jucken stark, vor allem bei Bettwärme.

Ursachen: Schlechtes Schuhwerk (siehe oben). Wenn möglich, auf ausreichend Bodenwärme achten. Das gilt für Menschen, die viel in kalter Umgebung am

Rezept: *Anti-Frostbeulen-Öl*

50 ml Johanniskraut-
oder Olivenöl (oder selbst angesetztes Beifußöl)
3 Tropfen ätherisches Lavendelöl
3 Tropfen ätherisches Majoranöl
2 Tropfen ätherisches Melaleuka-alternifolia-Öl
1 Tropfen Schwarzer-Pfeffer-Öl
1 Schneeflockenobsidian

Zutaten miteinander verschütteln und dünn auftragen.

gleichen Ort stehen müssen. An Fußmatten oder ähnliches Isoliermaterial denken.

Kreislauf-training: Siehe auch Blutdruck. Es gilt, den Kreislauf zu stabilisieren und die Durchblutung in der Peripherie anzuregen. Besonders gut eignen sich regelmäßige Saunagänge, Wechselduschen, Kneippsche Anwendungen, Fußbäder und sportliche Betätigung.

Weitere Maßnahmen: Siehe auch bei Bindegewebsschwäche, Füße, kalte, und Venenpflege

Akute Behandlung: Alle Maßnahmen gelten für Frostbeulen mit unverletzter Haut, offene hingegen sollten therapeutisch behandelt werden; *das gleiche gilt für Diabetiker, auch wenn die Frostbeulen nicht offen sind!*

Fußbäder: Folgende Zusätze eignen sich als Abkochung: Beifuß, Eichenrinde, Kamillenblüten, Majoran, Zinnkraut

Ätherische Öle: Als Badezusatz oder Fußmassageöl: Lavendel, Majoran, Melaleuka alternifolia, Schwarzer Pfeffer

Rezept: Beifuß, Rp.: »Heizöl« gegen kalte Hände und Füße

Homöopathie: Abrotanum Salbe, Fa. DHU

Fertig-arzneimittel: Kamillanlösung (Kamillenextrakt als Badezusatz), Fa. Pharma Wernigerode; Calendula-Öl (ein sehr umfangreich und gut abgestimmtes Heilpflanzenöl auf Olivenölbasis), Fa. Nestmann; Rephastan Salbe, Fa. Repha; Buenosansalbe, Fa. Zilly; Rephastan-Salbe und Calendula-Öl sind in der kalten Jahreszeit ein hervorragendes Prophylaktikum gegen Frostbeulen und kalte Füße

Ansteigende Fußbäder:	Mit Rosmarin oder Senfmehl; wichtig ist, daß die Waden vom Wasser bedeckt sind (Dauer: 15 Minuten, siehe auch Anhang, »Bezugsquellen«, Schiele-Kreislaufgeräte)
Kreislauf-anregung:	Siehe dazu Blutdruck, niedriger, und Venenpflege; hervorragend sind regelmäßige Saunagänge, Trockenbürstungen und Wechselduschen zur Kreislaufstabilisierung
Ingwertee:	Bereiten Sie sich aus frischer oder getrockneter Ingwerwurzel einen Tee (5 Minuten leicht köcheln, übliche Dosierung). Bei frischem Ingwer nehmen Sie 2 Scheiben auf einen viertel Liter. Ingwer durchwärmt und regt die periphere Durchblutung an. *Nicht anwenden bei Magenschleimhautentzündung!*
Fußmassage:	Mit fettem Beifußöl, Arnikaöl oder verdünnter Arnikatinktur
Mentale Techniken:	Stellen Sie sich die Frage, wie fest und sicher Sie im Leben stehen. Setzen Sie das autogene Training ein, zum Beispiel mit dem formelhaften Vorsatz »Füße angenehm warm«. Stellen Sie sich bildlich vor, daß Ihre Füße so fest mit dem Boden verwachsen sind, daß Sie Wurzeln schlagen. Visualisieren Sie ein mächtiges, von Lebenssäften kräftig durchpulstes, lebendiges Wurzelwerk, das von Ihren Füßen in den Boden hineinwächst.
Chakren:	Behandlung über das erste Chakra
Für Eilige:	Wer wenig Zeit hat, kann für die Fußbäder auf das ICHTHO-Bad zurückgreifen (siehe Fußschweiß)

Wichtig!

Kalte Füße sind oft das Eingangstor zu ernsten Krankheiten. Besonders gefährdet sind wir Frauen. Nehmen Sie daher Ihre kalten Füße nicht auf die leichte Schulter, denn sie beeinflussen Unterleib, Verdauung, Menstruationsverlauf, ableitende Harnwege bis hoch in das Nierenbecken und – last, not least – auch die Libido!

Stoffwechsel-anregung: Regen Sie die Entgiftung über Leber, Niere und Darm an; siehe dazu die Beschreibung der Goldrute (»Nierentee«), dazu leberkräftigende Maßnahmen, gegebenenfalls Verstopfung und Stoffwechselanregung

Wichtig!

Bitte beherzigen Sie eine Grundregel: Unterdrücken Sie niemals Schweiß, gleich, an welchen Körperbereichen er auftritt. Schwitzen weist nämlich stets auf das Bestreben des Organismus hin, sich ausscheidungspflichtiger Substanzen wie Toxine und Stoffwechselprodukte zu entledigen. Geht der Schweiß mit starken, unangenehmen Gerüchen einher, ist die Größenordnung der Ausscheidungsleistung über die Haut um so stärker.

Werten Sie dies als Zeichen dafür, daß die eigentlichen Ausscheidungsfunktionen zu schwach sind und der Anregung bedürfen. Konkret gilt das für Leber, Niere und Darm.

Ich bin mir völlig darüber im klaren, daß mein Rat, Schweiß nicht mit Deos oder ähnlichem zu unterdrücken, befremdend klingen muß. Bedenken Sie jedoch, daß es sich um ein Anzeichen mangelnder Entgiftung handelt. Wird dem Organismus dieser Ausgang verschlossen, so muß unweigerlich der Krankheitsprozeß in die Tiefe dringen, und es kommt zu anderen, ernsteren Beschwerden, die man kaum mit dem unterdrückten Schwitzen in Verbindung bringt. Die homöopathische Schule ist voll von solchen Beispielen; Prof. Dr. James T. Kent, der die Homöopathie ganz wesentlich geprägt hat, wies in seinen Vorlesungen immer wieder auf die fatalen Folgen solcher Unterdrückungen hin. Ich denke hier besonders an das homöopathische Silicea-Bild mit seinem typisch starken, ätzenden Fußschweiß, der sogar Socken zerfrißt. Das ganze Mittelbild ist geprägt von Eiterungen, Hautunreinheiten und Fistelbildungen. Hier wird noch mal der Zusammenhang zwischen verminderter Stoffwechselleistung und Entgiftung über die Haut deutlich.

Natürlich muß etwas gegen diese unangenehme Form der Ausscheidung getan werden – aber an der richtigen Stelle und nicht durch verdeckende Kosmetika wie Deos etc.

Trinken:	Prüfen Sie Ihre Tagestrinkmenge, sie sollte ohne Kaffee und Alkohol bei wenigstens 2 Litern liegen; reduzieren Sie Ihren Kaffeekonsum, und weichen Sie entweder auf biologischen Kaffee-Ersatz, Matetee grün, Lapacho- oder Rooibusch-Tee aus
Ernährung:	Prüfen Sie Ihre Ernährungsgewohnheiten; verändern Sie sie in Richtung Vollwerternährung
Besondere Umstände:	Überlegen Sie, seit wann Sie mit starker Schweißbildung zu tun haben, ob Einflüsse wie synthetische Socken und luftundurchlässiges Schuhwerk wie Turnschuhe, aber auch Medikamente, Wechseljahre etc. dabei eine Rollen spielen können
Fußbäder:	Abends, wenn Sie nach Hause kommen, Fußbäder mit kühlem bis kaltem Wasser anwenden; geeignet sind folgende Zusätze zur Umstimmung: Breitwegerich, Eichenrinde, Kamillenblüten, Ringelblumenblüten, Schafgarbe, Salbei, Ulmspierkraut, Weidenrinde, Zinnkraut. Bereiten Sie sich daraus eine Mischung, und setzen Sie sich eine Tinktur an, die Sie als Badezusatz verwenden; andernfalls können Sie die Kräuter auch als Abkochung verwenden, aber dann abkühlen lassen.
Für Eilige:	Wer wenig Zeit hat, kann für die Fußbäder auf ein

Rezept: *Natürliches Fußspray*

90 ml Kampfer- oder Rosmarinspiritus aus der Apotheke
10 Tropfen ätherisches Melaleuka-alternifolia-Öl

Zutaten in einer 100-ml-Flasche mit Pumpzerstäuber verschütteln – fertig (riecht sehr »medizinisch«, wirkt aber gut, ohne zu unterdrücken).
Achtung: Nicht bei Bluthochdruck und während der homöopathischen Behandlung anwenden (siehe Alternativrezept!)

Rezept: *Alternativrezept*

30 ml Zinnkrauttinktur mit 10 Tropfen ätherischem Melaleuka-alternifolia-Öl in 100-ml-Flasche mit Pumpzerstäuber verschütteln und mit 60 ml destilliertem Wasser auffüllen

bewährtes Fertigpräparat als Zusatz zurückgreifen – das ICHTHO-Bad (Fa. Ichthyol-Gesellschaft). Es wird aus Schieferöl hergestellt und ist teerfrei. Der ausgeprägte Geruch dieses alten Heilmittels tritt angesichts seiner hervorragenden Wirkung völlig in den Hintergrund.

Obstessig: 1 Tasse auf 1 Fußbad; danach mit unverdünntem Obstessig die Füße einreiben

Barfuß laufen: Nach dem Fußbad in der Wohnung oder in der Natur, sooft es geht; im Sommer Sandalen ohne Strümpfe tragen

Ätherische Öle: Melaleuka alternifolia

Bachblütenessenz: Crab Apple zur Ausleitung, Reinigung und Ausscheidung

> *Wichtig!*
>
> Hält die Schweißbildung unvermindert an, suchen Sie Ihren Therapeuten auf. Sehr gute Möglichkeiten bietet die Homöopathie wegen ihrer großen Differenzierungsmöglichkeiten innerhalb der Gesamtsymptomatik.

Fußpilz

Definition: Begünstigende Faktoren für Fußpilzbildung sind feuchtwarmes Fußmilieu, enges Schuhwerk, Infektionen in klassischen Risikozonen wie Hallenbäder sowie Turn- und Sporthallen. Bestimmte Erkrankungen wie Diabetes prädestinieren aufgrund des schwächeren Allgemeinzustandes der Haut ebenfalls zu Pilzerkrankungen. Leider wird Fußpilz in seiner Gefährlichkeit oft unterschätzt. Die Hautverletzungen können sehr umfangreich werden und weisen bei verminderter Durchblutung eine schlechte Heilungstendenz auf – wobei hier der Diabetiker dem erhöhten Risiko des feuchten Gangräns (feuchter Brand, Absterben des Gewebes) ausgesetzt ist. Pilze verändern ihre Struktur und können fadenförmige Ausläufer bilden, die tief in das Gewebe einzudringen vermögen.

Kontrolle der Zwischenzehenräume und gegebenenfalls sofortige Gegenmaßnahmen sind dringend notwendig, denn der Infekt kann auch innerhalb der Familie weitergetragen werden.

In diesem Zusammenhang will ich noch mal an die zunehmende Bedeutung der Mykosen erinnern; nicht selten sind auch andere Organbereiche mitbetroffen.

Was können Sie tun? Bewährte Maßnahmen sind großflächige Einreibungen mit Tinkturen aus folgenden Kräutern: Kamillenblüten, Myrrhe, Ringelblumen, Salbei, Zinnkraut

Ätherische Öle: Melaleuka alternifolia (Teebaumöl) wirkt am stärksten antimykotisch; Sie können Teebaumöl pur, ohne Hautreizungen befürchten zu müssen, auftragen; des weiteren eignen sich die folgenden ätherischen Öle: Bergamotte, Eukalyptus, Lavendel, Myrrhe, Zitrone

Spenglersan G: Tupfer mit Senglersan G beträufeln und auf der betroffenen Hautstelle fixieren, öfters wiederholen

Rezept: In der Einzelpflanzenbeschreibung Kamille (Kapitel 12) finden Sie ein Rezept gegen Fußpilz (Kampf dem Fußpilz); dort habe ich die Kombination von ätherischen Ölen mit einer Tinktur aufgeführt

Rezept: *Alkoholische Lösung gegen Fußpilz*

2 Tropfen ätherisches Bergamottenöl
2 Tropfen ätherisches Melaleuka-alternifolia-Öl
2 Tropfen ätherisches Eukalyptusöl
2 Tropfen ätherisches Zitronenöl
30 ml Weingeist

Öl mit Weingeist mischen, verschütteln – fertig. Wattebausch damit tränken und auf den betroffenen Bereichen fixieren. Über Nacht wirken lassen. Nachbehandlung mit Ringelblumensalbe (siehe Kapitel 12).

Definition: Galle wird in den Leberzellen gebildet und erfüllt bei der Fettverdauung eine wichtige Aufgabe. Sie löst die Oberflächenspannung der Fettmoleküle, indem sie sie verseift und im Dünndarm absorbierbar macht. Die Gallensäuren fördern Darmperistaltik und regelmäßige Darmentleerung. Der Stuhl erhält durch den Gallenfarbstoff Sterkobilin seine braune Färbung, so daß bereits aus entfärbtem Stuhl diagnostische Rückschlüsse auf den Gallefluß möglich sind. Nicht zuletzt ist die in den Zwölffingerdarm eintretende Galleflüssigkeit Trägerin vieler ausscheidungspflichtiger Stoffe, deren sich der Organismus entledigen mußt.

Ungenügender Galleflußinfolge zu geringer Produktion zeigt sich durch Völlegefühl nach fetten Speisen, Blähungen, Darmträgheit und hellem Stuhl bei unauffälligem Urin. Hierfür eignen sich die nachfolgend aufgeführten Kräuter sehr gut.

Gallestau kann auftreten, wenn mechanische Hindernisse den Abfluß aus der Gallenblase erschweren. Dies können entzündliche Schwellungen der Gallengänge sein, Gallensteine oder ungenügende Entleerung der Gallenblase, die durch Enzyme der Bauchspeicheldrüse gesteuert wird.

Hier zeigen sich neben Fettunverträglichkeit, Blähungen und Völlegefühl nach dem Essen zusätzlich heller Stuhl mit dunklem Urin, weil die Gallenfarbstoff in den Harn übertreten, Druckempfindlichkeit unter dem rechten Rippenbogen, Juckreiz und im Blut erhöhte Werte des Gallenfarbstoffes Bilirubin. Es kann auch zu einer leichten Gelbfärbung der Augäpfel und der Haut kommen.

Diese Symptomatik muß therapeutisch abgeklärt werden. Galleflußanregende Kräuter sind hier kontraindiziert.

Die Säfte von Bauchspeicheldrüse und Galle haben in der Regel einen gemeinsamen Ausführungsgang, der in den Zwölffingerdarm mündet. Daher greifen entzündliche Erkrankungen des Gallesystems oft auf die Bauchspeicheldrüse über und umgekehrt. *Hauptnoxe für solche Erkrankungen ist der Alkohol.*

In der chinesischen Medizin, deren Diagnostik den großen Bogen von körperlichen zu Gemütssymptomen schlägt, sind vor allem mangelnde Entscheidungsfähigkeit, aber auch reduziertes oder gestautes Aggressionspotential Hinweise auf den Funktionskreis Leber/Galle, der dort weitaus umfassender und nicht nur organbezogen behandelt wird.

Daß Leber und Galle aber auch in unserem Kulturkreis mit Aggression und der Emotion des Zorns verbunden sind, macht unser Volksmund deutlich: Wenn einem »die Galle hochkommt«, wenn »die Laus über die Leber läuft«, wenn jemand »Gift und Galle spuckt«, dann ist er oft »gelb vor Wut«.

Kräutertees: Für Tees eignen sich die folgenden galleflußanregenden Kräuter: Angelikawurzel, Artischockenblätter, Beifußkraut, Erdrauch, Kalmuswurzel, Kamille, Klettenwurzel und -blätter, Löwenzahn, Mariendistel, Odermennig, Pfefferminze, Quecke, Ringelblume, Rosmarin, Schafgarbe, Tausendgüldenkraut, Thymian

Rezept: Erdrauch, Rp.: Leber-Galle-Tee; Löwenzahn, Rp.: Löwenzahnwein

Tinkturen: Können Sie sich aus den obengenannten Kräutern selbst herstellen; ich empfehle sie besonders bei den sehr ausgeprägten Bitterkräutern wie Artischockenblättern, Boldoblättern und Tausendgül-

Rezept: *Galleflußanregende Teemischung*

50 g Odermennig	10 g Schafgarbenkraut
20 g Erdrauchkraut	10 g Thymian
20 g Ringelblumenblüten	

Dosierung wie üblich. Aufguß 8 bis 10 Minuten ziehen lassen. Nicht süßen.

	denkraut, deren Einnahme in Teeform zumindest am Anfang ungewohnt sein könnte
Frischpflanzensäfte:	Mischen Sie die folgenden Säfte mit Buttermilch oder Molke, Sie steigern damit die galleflußanregende Wirkung: Artischocke, Brennessel, Löwenzahn, Rettich
Ätherische Öle:	Zum Einreiben in verdünnter Form mit fetten Ölen oder in kalter Milch eignen sich wahlweise folgende ätherischen Öle: Kamille, Lavendel, Pfefferminze, Rosmarin, Thymian
Fertigarzneimittel:	Oddibil (Erdrauch-Dragees), Fa. Nattermann; Taraleon Tropfen (Tinktur aus Löwenzahnwurzel mit Kraut), Fa. Zilly; Hepar-SL forte (Kapseln aus Artischockenextrakt, Fa. Sertürner; hepa-loges N (Dragees oder Tropfen aus Mariendistelfrüchten)

Gicht

Definition:	Die Gicht, Hyperurikämie oder das »Zipperlein« der Altvorderen hat trotz unterschiedlicher Namen einen gemeinsamen Nenner: die Liebe zu Geräuchertem, Gebratenem, knusprig Gebackenem, gekrönt mit einem guten Tropfen. Üppiger Fleischgenuß erhöht den Harnsäurespiegel im Blut; übersteigt er einen oberen Grenzwert, so hilft sich der Organismus, indem er den Säureüberschuß in die kristalline Form überführt und das Blut davon befreit. Diese Harnsäurekristalle sind sehr scharf, hart und kantig. Aus Sicht des Organismus sind bestimmte Gelenke – klassisch sind Großzehengrundgelenk und Daumen – geeignete Deponien. Sind sie voll, sucht der Körper weitere Endlager in den größeren Gelenken von Armen und Beinen. Auch am Ohr, in der Helix, der Rundung, die dem Ohrläppchen entspringt, zeigen sich im fortgeschrittenen Zustand der Erkrankung kleine Knötchen, aneinandergereiht wie Perlenschnüre, die sogenannten Gichttophi. Zu den schmerzhaften Gichtanfällen kommt es

meist nachts in den beschriebenen Gelenken nach üppigen Mahlzeiten.

Die Therapie heißt hier folglich *konsequente Ernährungsumstellung*, wenn man das Zipperlein loswerden möchte.

Therapeut: Blutbild, Harnsäurestatus; Aufklärung über die Folgeerkrankungen der Hyperurikämie wie Gelenkbeeinträchtigung, Gelenkdeformation ähnlich der Polyarthritis, Gefahr von Nierensteinbildung, Nierenkoliken, Beeinträchtigung der Nierenfunktion; Aufklärung in diätetischer Hinsicht, Diätplan; harnsäureausscheidende Tees; Heilfasten, wobei durch den physiologischen Anstieg der Harnsäure in der Fastenzeit ein Gichtanfall auftreten kann; bei plethorischen (vollblütigen) Personen Aderlaß; Neuraltherapie; homöopathische Behandlung der Akutsymptome und konstitutionelle Behandlung

Was können Sie tun? Die Senkung des Harnsäurespiegels steht im Vordergrund; zu meiden sind vor allem: Schweinefleisch; Innereien; Kaffee; Alkohol; geräucherte oder gepökelte Fleischwaren oder Fleischkonserven; Fleischextrakt; fetter, geräucherter Fisch oder Fischkonserven; Hülsenfrüchte; Hefeextrakte; Rhabarber; Denaturierte Lebensmittel wie Raffineriezucker und Weißmehl; Lebensmittelzusätze wie Phosphat und Pökelsalz

Trinken: Kräutertees; basische Heilwässer; verdünnte Säfte zur Ausscheidung und Anregung der Nierenfunktion sowie zur Entsäuerung des Organismus

Kräutertees: Birkenblätter, Brennesselblätter, Goldrute, Holunderblätter, Löwenzahn, Mate grün, Orthosiphonblätter, Ulmspierkraut, Rosmarin, Weidenrinde, Zinnkraut; und als hervorragendes Fertigprodukt zur Harnsäuresenkung den präparierten grünen Hafertee (Salus-Haus)

Säfte: Stets mit Wasser oder idealerweise mit Molke/Buttermilch verdünnt, eignen sich folgende Säfte: Artischockensaft, Birkensaft, Brennesselsaft, Johannisbeersaft, Löwenzahnsaft, Rote-Bete-Saft, Selleriesaft, Weißkohlsaft, Zitronensaft

Äußere Anwendungen:	Schmerzende Gelenke in kaltes Wasser tauchen; kalte Quarkpackung auflegen; kühle Breiumschläge, kühle Bäder oder Umschläge mit verdünnten Tinkturen aus folgenden Kräutern: Anissamen, Haferstroh, Heublumen, Rosmarin, Wacholderbeeren, Weidenrinde
Ätherische Öle:	Geben Sie 5 Tropfen von einem der folgenden Öle auf 1 Teelöffel Weingeist (45 %), Tinktur oder Franzbranntwein pro Tasse kalten Wassers. Denken Sie bitte daran, daß ätherische Öle sich nicht in Wasser lösen und daher den Alkohol als Trägersubstanz brauchen. Es eignen sich folgende Öle: Benzoe, Basilikum, Cajeput, Fenchel, Kamille, Lavendel, Rosmarin, Zitrone, Wacholderholz/-beeren, Wiesengeißbart
Farbanwendung:	Blau, bei starken Schmerzen mit Violett; entweder bestrahlen oder farbiges Tuch auflegen
Edelsteine:	Chrysopras oder Jaspis sind hier die passenden Steine, fixieren Sie ihn auf der schmerzenden Stelle und wechseln ihn, wenn er warm geworden ist, 4- bis 5mal täglich anwenden
Homöopathie:	Urtica D4; im akuten Fall halbstündlich 1 Tablette bis zum Eintritt der Besserung; alle weiteren in Frage kommenden Homöopathika wie Arnica, Belladonna, Bryonia, Ledum etc. bedürfen der differentialdiagnostischen Abklärung
Biochemie:	Natrium phosphoricum D6; zur Verbesserung der Harnsäureausscheidung; 3 bis 4 Tabletten täglich im Mund zergehen lassen; Natrium phosphoricum; biochemische Salbe
Rezept:	Königskerze, Rp.: Königskerzen-Heilöl
Fertigarzneimittel:	Uriginex N (Tropfen), Fa. Repha; Retterspitz Heilsalbe, Fa. Retterspitz; Discmigonsalbe, Fa. Zilly

Definition: Grippale Infekte sind Virusinfektionen, die sich durch Abgeschlagenheit, erhöhte Temperatur, Schüttelfrost sowie Kopf-, Glieder- und Muskelschmerzen zeigen. Antibiotika sind bei viralen Infekten wirkungslos, weil Viren im Gegensatz zu Bakterien keinen eigenen Stoffwechsel haben, den diese Medikamente beeinflussen könnten. Sie bestehen aus einer Eiweißhülle, die den genetischen Bauplan des Virus umschließt. Form und Aussehen dieser Eiweißhülle sind für das menschliche Immunsystem wichtig, denn wenn es – vereinfacht ausgedrückt – mit einer bekannten Struktur bereits im Vorjahr in Kontakt kam, kann es die wirksamen Abwehrschritte wie aus einem Speicher abrufen und sehr rasch reagieren.

Faszinierend bei der atemberaubenden Auseinandersetzung zwischen Makroorganismus Mensch und Mikroorganismus Erreger ist die Tatsache, daß die Erreger grippaler Erkrankungen nach durchlaufener Infektion ihre äußere Hülle jedesmal verändern.

Damit muß sich das Immunsystem bei jedem Kontakt neu auf den Erreger einstellen, neue Antikörper müssen gebildet werden – und deshalb verläuft ein grippaler Infekt meist immer innerhalb der gleichen Zeitspanne von 1 bis 2 Wochen.

Häufig kommen bakterielle Zusatzinfektionen hinzu, die zu Husten mit gelbgrünem Auswurf und Fieber führen können.

Was können Sie tun? Bitte lesen Sie bei Abwehrkräfteschwäche, Erkältung, Husten und Schnupfen nach, dort finden Sie eine Fülle von Tips und Therapievorschlägen.

Weitere Maßnahmen: Einnahme von Echinacea-Präparaten, wenn die Ausläufer der grippalen Infektionswelle die ersten Opfer im Bekannten- und Kollegenkreis gefordert haben; Stoßtherapie mit Echinacea (30 bis 50 Tropfen) mehrmals täglich bei den ersten eigenen Symptomen; Knoblauchzehen, 1 bis 2 Stück aufs Butterbrot geschnitten, halten Ihnen Umwelt und Erreger gleichermaßen fern …

Bei Gliederschmerzen: Entsäuern durch das biochemische Natrium phosphoricum D6; Trinken von Molke; Einnahme von Natriumbicarbonat-Präparaten wie Bullrichsalz oder Natron

Homöopathie: Eupatorium perfoliatum D6 mit seinem starken Bezug zu grippalen Muskel-, Rücken- und Gliederschmerzen, im akuten Fall 1 bis 4 Tabletten pro Stunde im Mund zergehen lassen

Weitere Tips: Bettruhe; Einlauf; Kräutertees zur Stärkung der Atemwege; heißer Holunderbeersaft

Haarausfall

Definition: Der Verlust von bis zu 60 Haaren pro Tag ist normal; sind es mehr als 100 Haare täglich, so spricht man von Haarausfall. Der Verlust von Haaren kann viele Ursachen haben, zum Beispiel folgende: Kopfhauterkrankungen, Hautpilz, Psoriasis etc.; Endokrine, das heißt hormonelle Störungen; Einfluß von Medikamenten; Erschöpfung; Schwangerschaft/Geburt; aggressive Haarpflegemittel, Haarfärbungen, Dauerwelle etc.; Einfluß von Arbeitsplatzchemikalien; Durchblutungsstörungen nach Absetzen der »Pille«; schwere Stoffwechselstörungen; einschneidende Erlebnisse (Tod naher Angehöriger, Schock etc.); falsche Ernährung, zuwenig Vitalstoffe, Eisenmangelanämie, Verdauungsstörungen im Sinne von Verstopfung über längere Zeit und viele andere mehr

Es gilt wie überall, die Ursachen abzuklären. Unterstützende Maßnahmen, um die Durchblutung der Kopfhaut zu verbessern, finden Sie in meinen folgenden Rezepten

Rezept: Arnika Rp.: Kopf- und Haarwasser; Brennessel: Rp.: Brennesselhaarwasser; Rp.: Haarspülung; Klette Rp.: Klettenwurzelöl

Rezept: *Zwiebelhaarwasser*

1 große Zwiebel
250 ml Brennesselwurzeltinktur
5 Tropfen ätherisches Bayöl
4 Tropfen ätherisches Lavendelöl
5 Tropfen ätherisches Rosmarinöl
5 Tropfen ätherisches Zedernholzöl
250 ml destilliertes Wasser

Zwiebel fein hacken und in Brennesseltinktur geben. 14 Tage an einem warmen Ort stehenlassen. Abfiltern. In dieses sehr intensive Konzentrat die ätherischen Öle geben, verschütteln und mit destilliertem Wasser auffüllen.
Mit einer Pipette tröpfchenweise auf die Kopfhaut geben und mit den Fingerspitzen leicht einmassieren.

Farbanwendung: Liegt kein Bluthochdruck vor, können Sie täglich den Kopf für die Dauer von 10 Minuten mit Rot bestrahlen

Kopfmassage: Legen Sie dazu die Fingerkuppen auf die Kopfhaut, und verschieben Sie sie mit sanftem Druck

Wasseranwendungen: Kneippsche Körpergüsse zur allgemeinen Stoffwechselanregung; nach dem warmen Baden/Duschen den Kopf kurz kühl abbrausen

Kieselsäure: Als Zinnkrauttee oder als Fertigpräparat in Kapseln, Hirsegerichte etc.

Aufbauend wirken: Blütenpollen; Bierhefe und Hefeprodukte, da sie den Vitamin-B-Komplex-Haushalt ergänzen; Lebertran; Kopfhaut vor dem Waschen mit Rhizinusöl massieren

Homöopathie: Ein Mittel, das besonders bei Frauen öfters angezeigt ist, wenn Haarausfall infolge von tiefgreifender Erschöpfung auftritt, ist Acidum phosphoricum. Es muß aber vom Homöopathen geprüft und verordnet werden. Der Hinweis auf dieses Mittel soll den oft verzweifelten Frauen Mut machen, eine homöopathische Behandlung zu erwägen.
Weitere Homöopathika: bei Haarspliß: Natrium muriaticum D6; bei kreisrundem Haarausfall:

Kalium phosphoricum D6; bei juckender Kopfhaut mit starker Abschilferung: Silicea D12
Ich empfehle aber auch hier die fachkompetente homöopathische Behandlung, weil Haarausfall nur ein Symptom sein wird und für die richtige Mittelwahl stets die Gesamtheit aller Symptome maßgebend ist

Yoga: Wer Yoga macht, sollte an den Kopfstand denken

Haarpflege allgemein

Kräuter: Bei fettigem Haar/fettiger Kopfhaut: Brennesselblätter und -wurzel, Erdbeerblätter, Hamamelisrinde, Henna farblos, Klettenwurzel, Rosmarin, Salbeiblätter, Weidenrinde
Bei schuppender und/oder juckender Kopfhaut: Birkenblätter, Brennesselwurzel, Eichenrinde, Klettenwurzel, Rosmarin, Schafgarbenkraut, Salbeiblätter, Thymian, Weidenrinde, Zinnkraut
Bei trockenen Haaren und trockener Kopfhaut: Birkenblätter, Holunderblätter, Hopfenzapfenblüten, Kamillenblüten, Lindenblüten, Orangenblüten, Ringelblumenblüten, Storchenschnabel, Walnußblätter

Haarspülung: Eines oder mehrere Kräuter Ihrer Wahl, insgesamt 2 Eßlöffel, in einen halben Liter Wasser geben und 10 Minuten bedeckt köcheln lassen; danach abfiltern und 1 bis 2 Eßlöffel Obstessig dazugeben; die Haare nach der Haarwäsche spülen und nicht mehr auswaschen

Tinktur: Treffen Sie wieder eine Auswahl aus den obigen Kräutern, und bereiten Sie sich daraus eine Tinktur, wie in Kapitel 10 beschrieben. Mit Wasser verdünnen (1 Eßlöffel auf einen halben Liter Wasser) und Haare damit spülen. Sie können sich auch ein Haarwasser zusammenstellen, wenn Sie gemäß obigem Rezept ätherische Öle hinzugeben.

Kräuteressig: Als »Weichspüler« für Ihre Haare (mit obengenannten Kräutern)

Definition: Auch starke Schuppenbildung hat unterschiedliche Ursachen; ohne Anspruch auf Vollständigkeit können folgende Faktoren auslösend oder begünstigend sein: sehr trockene Kopfhaut, möglicherweise bedingt durch entfettende, aggressive Haarpflegemittel; zu häufiges Haarewaschen; Medikamente; zu geringe Flüssigkeitsaufnahme über längere Zeit; Fehlernährung; zu fette Kopfhaut als Ausdruck einer Stoffwechselstörung
Alkoholische Zubereitungen trocknen die Haut aus; sie sind bei fetter Kopfhaut angezeigt, während Sie bei trockener ölige Rezepturen auswählen und anwenden sollten

Trockene Kopfhaut

Nährende Ölpackungen: Es eignen sich folgende Öle zur Belebung Ihrer Kopfhaut: Jojobaöl, Klettenwurzelöl, Olivenöl, Rhizinusöl, Sesamöl, Weizenkeimöl

Ätherische Öle: Diese folgenden ätherischen Öle können Sie wahlweise einzeln oder in bekannter Dosierung als Mischung hinzufügen: Geranie, Honig, Lavendel, Me-

Rezept: *Haar- und Kopfhautöl*

50 ml Olivenöl
30 ml Sesamöl
20 ml Klettenwurzelöl
5 Tropfen ätherisches Lavendelöl
4 Tropfen ätherisches Rosmarinöl
8 Tropfen ätherisches Geranienöl
5 Tropfen ätherisches Zedernholzöl

Alles miteinander verschütteln – fertig zum Einmassieren: je nach Haarlänge 1 bis 3 Eßlöffel pro Anwendung bei Kopfschuppen und trockener, gespannter Kopfhaut, aber auch bei trockenem, dünnem, splissigem Haar (1- bis 2mal monatlich).

laleuka alternifolia, Rosmarin, Rosenholz, Zedernholz

Anwendung: Massieren Sie das Öl in die Kopfhaut, und setzen Sie sich eine Plastikduschhaube auf. Umwickeln Sie den Kopf mit einem warmen Handtuch, und lassen Sie die Haarpackung mindestens 1 Stunde einwirken. Danach müssen die Haare in der Regel 3mal gewaschen werden, um das Öl völlig zu entfernen. Verwenden Sie ein mildes Shampoo, zum Beispiel mit Brennessel, aus dem Bioladen oder dem Reformhaus. Diese Packung ist zwar zeitaufwendig, lohnt aber die Mühe.

Fettige Kopfhaut

Biochemie: Lösen Sie 4 Tabletten Silicea D12 in 250 ml Wasser auf, und spülen Sie Ihre Haare damit nach dem Waschen; Kopfhaut vorsichtig mit der Lösung massieren und nicht mehr auswaschen

Halsentzündung

Ursachen: Im Verlauf einer viralen oder bakteriellen Infektion der Rachenschleimhaut können Halsschmerzen, Schluckbeschwerden, Rötung des Rachens, eventuell auch Heiserkeit auftreten (siehe Heiserkeit)

Rezept: *Haarwasser*

20 ml Brennesselwurzeltinktur
80 ml Rosmarintinktur
5 Tropfen ätherisches Lavendelöl
8 Tropfen ätherisches Melaleuka-alternifolia-Öl
5 Tropfen ätherisches Zirbelkieferöl
5 Tropfen ätherisches Zypressenöl

Zutaten miteinander verschütteln und täglich die Kopfhaut damit massieren.

Halswickel: Geben Sie in eine kleine Schüssel mit kaltem Wasser wahlweise einen Schuß Essig, essigsaure Tonerde oder das altbewährte Hausmittel Retterspitz äußerlich, und befeuchten Sie damit ein etwa handbreites Tuch, das lang genug ist, den Hals zweimal zu umwickeln. Den kalten Wickel abschließend mit einem Schal abdecken. Nach Erwärmung eine halbe Stunde pausieren und eventuell wiederholen.

Quarkwickel: Alternativ zum Essigwasserwickel können Sie das Tuch mit Quark bestreichen und um den Hals legen. Wieder mit trockenem Schal abdecken. 45 Minuten bis 1 Stunde einwirken lassen. Oft wird der Quark dabei gelb, bröckelig und riecht streng. Es ist eine Ableitungsmaßnahme über die Haut.

Ansteigendes Fußbad: Die Waden müssen mit Wasser bedeckt sein. Beginnen Sie das Fußbad mit 37 Grad, und steigern Sie die Temperatur durch Zugießen heißen Wassers innerhalb von 20 Minuten auf möglichst 45 Grad. Anschließend Füße kurz kühl abduschen (siehe auch Anhang, »Bezugsquellen«: Schiele-Kreislaufgeräte)

Gurgeln: Ich empfehle folgende Zusätze (Tinkturen) zur Auswahl (geben Sie 5 bis 10 Tropfen der Tinktur auf 250 ml lauwarmes Wasser): Arnika, Kamille, Myrrhe, Salbei, Thymian

Obstessig: Anstelle der Tinkturen können Sie im Akutfall 1 Eßlöffel Obstessig auf einen viertel Liter lauwarmes Wasser geben und damit gurgeln

Kräutertees: Wählen Sie zum Gurgeln und Inhalieren Einzelkräuter, oder bereiten Sie sich Ihre eigene Mischung aus folgendem: Brombeerblätter, Frauenmantel, Gänsefingerkraut, Kamillenblüten, Salbei, Thymian

Ätherische Öle: Wählen Sie aus folgenden Ölen zum Gurgeln und Inhalieren eines oder mehrere. Denken Sie vor dem Gurgeln daran, die ätherischen Öle mit etwas Tinktur zu vermischen (2 bis 3 Tropfen ätherische Öle als Gesamtmenge): Geranie, Honig, Ingwer, Melaleuka alternifolia, Salbei, Thymian, Zitrone

Einlauf:	Ist ein sehr probates Mittel zur Entgiftung und Entlastung
Vitamine:	Trinken Sie Vitamin-C-reiche Tees wie Hagebutte und Hibiskusblüte sowie an das altbewährte Zitronenwasser!
Lymphknoten:	Im Halsbereich sind die Lymphknoten meist geschwollen; die Ionensalbe nach Dr. Helmboldt fördert den Lymphfluß und unterstützt den Heilungsprozeß. Tragen Sie die Salbe sehr vorsichtig auf die schmerzhaften Hautbereiche auf.
Biochemie:	Ferrum phosphoricum D12; 3 Tabletten täglich bei Halsentzündung und Heiserkeit nach Überanstrengung der Stimmorgane, auch zu Beginn des Infektes; Rötung, Rauheit, Schluckbeschwerden
Homöopathie:	Der homöopathische Schatz an Mitteln bei Halsentzündung ist sehr reich, setzt jedoch die differentialdignostische Abklärung voraus
Edelsteine/ Farbanwendungen:	Wählen Sie glatte Trommelsteine, die Sie auf beiden Halsseiten mit einem blauen Schal fixieren; schmerzlindernd und entgiftend wirken folgende: Bergkristall, Malachit, Pyrit, Türkis
Fertigarzneimittel:	Angi-Truw (Lutschtabletten), Fa. Truw; Cesrasanol (Tropfen), Fa. Redel; Emser Pastillen (stark, mit und ohne Menthol), Fa. Siemens & Co.; Similasan Halsweh Nr. 1 (stechende Schluckbeschwerden, trockener, wunder Hals); Salviathymol (Mundwasser zum Gurgeln), Fa. Galenika Dr. Hetterich

Hämorrhoiden

Ursachen:	Häufig führen sitzende Lebensweise, Bewegungsmangel, harter, trockener Stuhl zu Hämorrhoiden mit brennenden oder juckenden Beschwerden. Es kann auch ein Völle- oder Pflockgefühl im Anus auftreten. Denken Sie aber auch hier an die ärztliche Untersuchung zum Ausschluß ernster Erkrankungen des Enddarms, vor allem wenn Sie Blut im Stuhl feststellen und Völlegefühl im Enddarm verspüren, das stuhlunabhängig ist.

Was können Sie tun? Für regelmäßige Stuhlentleerung und weiche Stuhlkonsistenz sorgen. Umstellung der Ernährung auf ballastreiche Kost wie Vollkornbrot, Müsli, Frischkornbrei mit frischem Obst. Gut zur Lockerung des Stuhls ist ungeschroteter Leinsamen, den Sie entweder am Abend zuvor mit etwas Wasser ansetzen oder aber unter ihr Müsli oder Joghurt mischen können (siehe auch Verstopfung). Ein hervorragendes Füll- und Quellmittel ist der Spitzwegerichsamen (siehe Kapitel 12).

Meiden Sie: Scharfe Speisen und Alkohol

Kalte Sitzbäder: Zum Beispiel mit Hilfe eines Einsatzbidets; es ist im Sanitätshandel zu beziehen und ermöglicht kurze, kalte Sitzbäder, die die prall gefüllten Hämorrhoidalgefäße spürbar entstauen, den Juckreiz lindern und Erleichterung bringen

Kräuter: Als Zusätze (Abkochung) für das Sitzbad eignen sich folgende Kräuter: Eichenrinde, Frauenmantel, Hamamelisrinde, Kamillenblüten, Roßkastanienfrüchte, Steinklee; bei Blutungsneigung (nach Ausschlußdiagnose anderer Erkrankungen) Kräuter wie: Hirtentäschel, Schafgarbe

Tinktur: Ich empfehle Ihnen, sich der Einfachheit halber aus den obigen Kräutern eine oder mehrere Tinkturen herzustellen oder sie aus der Apotheke zu beziehen; mit Ausnahme der Eichenrinde erhalten Sie Fertigtinkturen von allen oben aufgeführten Kräutern und Pflanzenteilen

Ätherische Öle: Für die ätherischen Öle als Badezusatz benötigen Sie wieder die Tinktur als Trägersubstanz; nehmen Sie 1 Eßlöffel Tinktur und 4 Tropfen ätherisches Öl auf ein Sitzbad; geeignet sind folgende: Kamille, Myrte, Schafgarbe, Zypresse

Wasseranwendungen: Den Analbereich mit reduziertem Wasserstrahl kalt abduschen

Homöopathie: Führend sind hier die Mittel Aesculus D4 und Hamamelis D4 (3mal täglich 1 Tablette im Mund zergehen lassen): Aesculus ist angezeigt bei Verstopfung, Pflockgefühl im After und brennenden, gestauten, blutenden Hämorrhoiden; Hamamelis hat den venösen Stau, also Krampfadern, Schweregefühl in den Beinen, allmählich größer werdende, juckende, brennende, auch blutende Hämorrhoidalknoten im Mittelbild, jedoch ohne die Verstopfung von Aesculus

Biochemie: Nach Abklingen der akuten Beschwerden: Calcium fluoratum D12 und Silicea D12 im täglichen Wechsel; Tagesdosis: 3 Tabletten; die Wirkung zielt ab auf die Kräftigung des Bindegewebes und die Verbesserung der Gefäßelastizität; Calcium fluoratum D12 Salbe; bei Krampfadern, Hämorrhoiden, allgemeiner Bänderschwäche, Rissen, Schrunden, Nagelverwachsungen, Narbenkeloiden etc.

Fertigarzneimittel: Hämorrhoidalsalbe und -zäpfchen Hamametum N (Kombipackung), Fa. Spitzner/Schwabe; Hamamelissalbe, verschiedene Anbieter; Populus cp-Hämorrhoidal-Salbe und -zäpfchen (bei nichtblutenden Hämorrhoiden und Analfissuren

Farbanwendung: Für die Dauer von 10 Minuten mit Blau bestrahlen

Siehe ferner: Leberkräftigende Maßnahmen, Venenpflege

Haut

Definition: Die nachstehenden Rezepte wie Masken etc. sind nicht nur für die Gesichtshaut gedacht, sondern lassen sich auf jedes andere Hautareal auftragen. Die Anwendung richtet sich nach den verschiedenen Hauttypen: Empfindliche, gereizte Haut; trokkene, schuppige Haut; fettige Haut; unreine Haut

Empfindliche, gereizte Haut

Gerstenwasser: Kochen Sie 100 g Gerste für 10 bis 15 Minuten in 1 Liter Wasser; gießen Sie das Wasser durch ein Tuch, und waschen Sie die betroffenen Hautpartien mit dem kühlen Absud sanft ab; 1mal wöchentlich anwenden

Gesichtswasser: Darf bei diesem Hauttyp wegen der entfettenden, austrocknenden Wirkung keinen Alkohol enthalten. Ich empfehle Lavendelhydrolat (wäßriger Anteil bei der Gewinnung von Lavendelöl) und Orangenblütenwasser. Befeuchten Sie damit einen Wattebausch, und tupfen Sie die Haut nach der Reinigung vorsichtig ab.

Kräuteranwendungen: Als Gesichtsdampfbad oder als Teezubereitung zur Gesichtswaschung; geeignet sind folgende: Borretschblätter, Eisenkraut, Fenchel, Holunderblüten, Käsepappel, Lavendel

Gesichtsmaske: Ich gebe Ihnen hier eine kleine Auswahl an Zusatzstoffen für eine Gesichtsmaske (Sie sollten sie regelmäßig 1mal wöchentlich auftragen): Avocado-

Rezept: *Gesichtsmaske 1*

1 Eigelb
1 TL süßes Mandelöl
1 EL Jojobaöl
1 TL Aloe-vera-Gel
etwas Hafermehl

Zutaten zum Brei verrühren und mit dickem Pinsel auf das gereinigte, trockene Gesicht und den Hals auftragen. 20 Minuten wirken lassen.

Rezept: *Gesichtsmaske 2*

2 EL Quark
1 TL Sahne
1/4 TL flüssiger Honig
1 Tropfen ätherisches Lavendelöl

Zutaten miteinander verrühren und wie beschrieben auftragen.

Rezept: *Gesichtsöl*

25 ml süßes Mandelöl
25 ml Avocadoöl
3 Tropfen ätherisches Lavendelöl
2 Tropfen ätherisches Schafgarbenöl
1 kleiner Amethyst

Alle Zutaten in eine Flasche geben, verschütteln – fertig!

	fruchtfleisch, zerdrückt; Avocadoöl; Eigelb; Hafermehl; Honig; Johanniskrautöl; Jojobaöl; Macadamianußöl; Quark; Sahne; süßes Mandelöl
Ätherische Öle:	Als Zusatz in die Maske oder in ein fettes Öl als Gesichtseinreibung: Lavendel, Neroli, Rose, Schafgarbe
Edelstein:	Amethyst; wählen Sie einen Trommelstein, und massieren Sie vorsichtig Ihre Haut mit kreisenden Bewegungen
Biochemische Salbe:	Cold Cream Nr. 1 bei pflegebedürftiger und sensibler Haut, Fa. Galmeda

Trockene, schuppige Haut

Gesichtswasser:	Hier eignen sich folgende Zubereitungen (Anwendung siehe oben): Lavendelblütenwasser, Orangenblütenwasser, Rosenblütenwasser
Kräuteranwendungen:	Als Dampfbad oder Waschung; geeignet sind die Kräuter des vorigen Abschnittes, außerdem Kamillenblüten; Eibischwurzel-Kaltansatz in die Haut einmassieren
Gesichtsmaske:	Grundstoffe wie oben beschrieben, dazu des weiteren: Aprikosenkernöl, Weizenkeimöl
Ätherische Öle:	Zur Anwendung in der Gesichtsmaske und im Hautöl folgende Auswahl: Geranie; Honig; Jasmin (das sehr teuer ist, dafür aber großartig duftet!); Kamille; Lavendel; Neroli; Orange; Rose; Rosenholz; Ylang-Ylang; Weihrauch

Rezept: *Gesichtsöl*

50 ml Weizenkeimöl
4 Tropfen ätherisches Geranienöl
3 Tropfen ätherisches Rosenholzöl
2 Tropfen ätherisches Lavendelöl
1 Tropfen ätherisches Orangenöl
1 kleiner Bergkristall oder Turmalin

Zutaten miteinander verschütteln – fertig.

> *Wichtig!*
>
> Vermeiden Sie Hautreizungen durch zu starkes Sonnenlicht, hohe Temperaturunterschiede, hautreizende Mittel aller Art, scharfe Speisen, Alkohol und Nikotin. Achten Sie auf ausreichende Trinkmenge (mindestens 2 Liter pro Tag ohne Anrechnung des Kaffees), und nehmen sie nierenanregende Kräutertees zu sich.

Edelsteine: Verwenden Sie die Steine wie oben beschrieben zur Gesichtsmassage: Amethyst, grüner Turmalin

Biochemische Salbe: Cold Cream Nr. 2 (für aufbaubedürftige Haut), Fa. Galmeda; Cold Cream Nr. 4 (bei trockener Haut und weißen Hautschuppen); Cold Cream Nr. 6 (bei trockener Haut mit gelben Hautschuppen)

Fettige Haut

Gesichtswasser: Hamamelisrindenwasser (hier können die entfettenden alkoholischen Auszüge vorteilhaft genutzt werden)

Kräuteranwendungen: Als Gesichtsdampfbad oder Waschung: Anis, Hamamelisrinde und -blätter, Johanniskraut, Ker-

> Rezept: *Gesichtswasser*
>
> 3 Tropfen ätherisches Zedernholzöl
> 2 Tropfen ätherisches Lemongrasöl
> 3 Tropfen ätherisches Rosmarinöl
> 2 Tropfen ätherisches Ylang-Ylang-Öl
> 10 ml Salbeitinktur
> 80 ml destilliertes Wasser oder Hamamelisrindenwasser
> 1 kleiner Mondstein
>
> Die ätherischen Öle in der Tinktur lösen und mit dem Wasser mischen. Mondstein dazugeben – und schon haben sie ein effizientes Gesichtswasser mit ausgleichender Wirkung auf die Talgdrüsen.
> Zutaten miteinander verschütteln – fertig.

Rezept: *Gesichtsmaske*

1 1/2 EL Heilerde	1 TL Zitronensaft
1 EL Senföl	etwas Wasser
1 TL Aloe-vera-Gel	

Zutaten zum Brei verrühren und auftragen. Wenn die Maske trocken geworden ist, vorsichtig abrubbeln.

Rezept: *Gesichtsöl*

50 ml Traubenkern- oder süßes Mandelöl
3 Tropfen ätherisches Sandelholzöl
1 Tropfen ätherisches Wacholderholzöl
2 Tropfen ätherisches Bergamottenöl
4 Tropfen ätherisches Ylang-Ylang-Öl
1 kleiner Mondstein

Zutaten verschütteln – und schon ist Ihr Gesichtsöl fertig.

	bel, Orangenschale, Rosmarin, Salbeiblätter, Schafgarbenkraut, Thymian, Zinnkraut
Gesichtsmaske	Aloe-vera-Gel; Bierhefe; Eiweiß; Gurkensaft; Jojobaöl; Karottensaft; Luvos-Heilerde äußerlich; Roggenmehl; Senföl; Zitronensaft
Ätherische Öle:	Als Zusätze: Bergamotte, Eisenkraut, Fenchel, Geranie, Lavendel, Rosmarin, Sandelholz, Wacholderholz, Ylang-Ylang, Zeder, Zypresse
Biochemische Salbe:	Cold-Cream Nr. 9 (bei fettiger, großporiger Haut), Fa. Galmeda

Wichtig!

Auf regelmäßigen Stuhlgang achten, leberanregende Kräutertees und Karottensaft zur Anregung des Leberstoffwechsels trinken. Schweinefleisch und Süßigkeiten meiden.

Unreine Haut

Gesichtswasser: Kamillenblütenwasser, Rosmarinblütenwasser

Kräuteranwendungen: Als Gesichtsdampfbad oder als Teezubereitung zur Gesichtswaschung: Enzianwurzel, Eukalyptusblätter, Kamillenblüten, Löwenzahn, Lindenblüte, Neemrinde, Quendelkraut, Ringelblumenblüten, Salbeiblätter, Spitzwegerichblätter, Thymian

Gesichtsmaske: Ananassaft; Bierhefe; Honig; Joghurt; Kamillenöl; Karottenöl; Luvos-Heilerde äußerlich; Propolistinktur; Ringelblumenöl; Senföl; Siliceabalsam; Weizenkeimöl
Wählen Sie aus diesem Angebot an Zutaten einige aus, und verrühren Sie sie mit der Heilerde zu einem Brei, den Sie dann wie beschrieben auftragen.

Weizenkeimöl: Fördert durch seinen hohen Gehalt an Vitamin E die Wundheilung

Rezept: *Gesichtswasser*

5 ml Kamillenblütentinktur
5 ml Ringelblumentinktur
4 Tropfen ätherisches Melaleuka-alternifolia-Öl
3 Tropfen ätherisches Immortellenöl
3 Tropfen ätherisches Orangenöl
80 ml destilliertes Wasser
1 kleiner Hämatit

Tinktur mit Öl verschütteln, mit Wasser auffüllen und den Stein dazugeben – und schon ist das Gesichtswasser gebrauchsfertig.

Rezept: *Gesichtsmaske*

1 EL Heilerde
1 EL Senföl
1 TL Siliceabalsam
1 Tropfen ätherisches Eukalyptusöl
2 Tropfen Propolistinktur

Zutaten gegebenenfalls mit etwas Wasser sämig rühren.

Rezept: *Gesichtsöl*

45 ml Kamillenöl
10 Tropfen Karottenöl
3 Tropfen ätherisches Immortellenöl
2 Tropfen ätherisches Sandelholzöl
1 Tropfen ätherisches Schafgarbenöl
2 Tropfen ätherisches Melaleuka-alternifolia-Öl
1 Edelstein Ihrer Wahl (siehe gegenüberliegende Seite)

Alle Zutaten miteinander verschütteln – fertig.
Vielleicht wundert Sie in dem Rezept die geringe Menge an fettem Karottenöl. Es handelt sich dabei jedoch um ein sehr farbintensives Konzentrat, das bei höherer Dosierung sichtbar die Haut färbt. Daher muß es verdünnt werden.

Siliceabalsam: Pur auf die unreinen Hautstellen oder Narbenareale auftragen und, wenn es angetrocknet ist, abwaschen

Rosa rubiginosa: Das Öl aus den Samen einer Hagebuttenart ist zwar teuer, jedoch sehr ergiebig im Verbrauch. 2 bis 3 Tropfen reichen für das Gesicht. Gesicht anfeuchten und das Öl einmassieren. Eine weitere Anwendungsmöglichkeit neben der Aknehaut ist die großporige oder narbige Gesichtshaut. Durch den hohen Gehalt an Linol- und Linolensäure eignet sich das Rosa-rubiginosa-Öl für jeden Hauttyp.

Melaleuka-alternifolia: Besorgen Sie sich eine 10-ml-Flasche mit Rolleinsatz (Deoroller) für das folgende Rezept

Rezept: *Antiseptischer »Roller«*

Füllen Sie das 10-ml-Fläschchen mit Rolleinsatz mit Weingeist (45 %), und geben Sie 8 Tropfen Melaleukaöl dazu. Verschütteln und mit destilliertem Wasser auffüllen.

Dieses Mittel eignet sich als Sofortmaßnahme, wenn sich unreine Hautstellen bemerkbar machen, auf Pickel, Quetschstellen, aber auch bei Insektenstichen (antiseptisch und wundheilungsfördernd).

> *Wichtig!*
>
> Auf regelmäßigen Stuhlgang achten, leberanregende Kräutertees und Karottensaft zur Anregung des Leberstoffwechsels trinken. Schweinefleisch und Süßigkeiten meiden.

Ätherische Öle: Als Zusatz zur Gesichtsmaske, Gesichtswasser, in fettes Öl zum Einreiben oder zur Gesichtsmassage: alle Minzen; Eukalyptus; Fenchel; Honig; Immortelle; Kamillenblüten; Melaleuka-alternifolia; Rosmarin; Sandelholz; Schafgarbe; Thymian

Edelsteine: Sie fördern die Blutreinigung, hier eine kleine Auswahl: Aventurin (beruhigt die gerötete, gereizte, entzündete Haut); Blutjaspis; Hämatit; Karneol; Lapislazuli; Rubin

Biochemische Salbe: Cold Cream Nr. 5 (bei unreiner Haut), Fa. Galmeda; Cold Cream Nr. 11 (direkt auf die entzündeten Stellen, eitrigen Hautbereiche geben)

Bachblüten: Crab Apple; als Reinigungsblüte; Walnut; beim Übergang in neue Lebensphasen (Pubertät etc.);

Selbsthergestellte Blütenessenzen: Mistel; vereinigt die Polaritäten in uns und reinigt Körper, Seele und Geist; Stiefmütterchen; wenn Sie sich nicht wohl in Ihrer Haut fühlen

Heiserkeit

> *Vorsicht!*
>
> Lang andauernde Heiserkeit, vor allem bei Rauchern, muß ärztlich abgeklärt werden!

Definition: Heiserkeit kann unterschiedliche Ursachen haben; sie tritt oft auf in Verbindung mit Infektionen der Atemwege, nach Überanstrengung der Stimmbänder bei Rednern und Sängern, aber auch als psychosomatische Reaktion infolge von Angst, Streß, Unsicherheit.

Rezept: *Heilwein bei Heiserkeit*

1 EL Fenchel	300 ml Weißwein
1 EL Königskerzenblüten	1 TL Honig
1 TL Spitzwegerichblätter	1 kleiner Pyrit

Geben Sie die Kräuter in den Wein, 5 Minuten leicht köcheln lassen. Abfiltern, Honig einrühren und einen kleinen Pyrit in die Thermoskanne geben (vorsichtig!). Eßlöffelweise, über den Tag verteilt, einnehmen.

Bei Infekten: In diesem Fall können Sie viele Vorschläge aus dem Abschnitt Halsentzündung übernehmen, vor allem die Rezepturen zum Gurgeln, Inhalieren und die Fertigarzneimittel; Gurgeln stimuliert das lymphatische Gewebe des Rachenraums und regt den Lymphfluß an

Arnikatinktur: Zum Gurgeln ist besonders hilfreich bei Heiserkeit

Rezept: Arnika, Rp.: Arnika-Mundwasser

Kräutertees: Trinken Sie ausreichend Kräutertees, damit die Schleimhäute gut befeuchtet werden und die Stimmbänder abschwellen können: Andorn; Anis; Eibischwurzel als Kaltansatz; Fenchel; Holunderblüten; Kamillenblüten; Königskerze; Lindenblüten; Spitzwegerich

Rezept: Fenchel, Rp.: Süße Fenchel-Hustenmilch

Chakren: Behandlung des Kehlkopfchakras

Ätherische Öle: Siehe Halsentzündung; sehr bewährt ist die Inhalation von Benzoe; geben Sie dazu 1 Tropfen auf 1 Liter heißes Wasser, dann inhalieren

Homöopathie: Argentum metallicum D6; bei Heiserkeit mit Wund- und Rauhigkeitsgefühl im Hals, Stimmverlust, reichlichem, leichtem Auswurf, Laufschnupfen und Niesen; Arum triphyllum D6; *Sängermittel,* Heiserkeit mit vielem Räuspern, Wundheitsgefühl des Rachens, viel Schleim, Rachen eng, geschwollen, brennend; Ferrum phosphoricum D6; zu Beginn fieberhafter Zustände mit schmerzhaft gerötetem Rachen; *oft angezeigt bei Halsschmerz von Sängern, Überanstrengung der Stimmorgane;* bei subakuter Kehlkopfentzündung, nach Hals- und Nasenoperationen zur Blutungsstillung; Verbascum thapsiforme D6; Heiserkeit mit tiefer, rauher Stimme, nächtlichem Husten, Wundheitsgefühl im Rachen, nächtliche Verschlimmerung

Fertigarzneimittel: Heiserkeit (homöopathisches Arzneimittel bei Heiserkeit; Globuli und Tropfen), Fa. Similasan. Es ist ein homöopathisches Komplexmittel mit Allium cepa D4 (Zwiebel), Apis mellifica D6 (Honigbiene) und Verbascum thapsiforme D4 (Königskerze). Seine Indikationen sind Heiserkeit bei Erkältungen und nach Überanstrengung der Stimmbänder.

Herzbeschwerden, nervöse

Therapeut: Auch wenn der EKG-Befund des Arztes ohne Ergebnis ist und es keine Hinweise auf manifeste Organschäden gibt, können Patienten unter Herzschmerzen, Druckschmerz unter dem Brustbein, ausstrahlendem Schulter-Arm-Schmerz und Angstzuständen leiden, kurz, viele Symptome eines Angina-pectoris-Anfalls erleben. Der Hinweis auf die ärztliche Abklärungsnotwendigkeit ist hier nahezu überflüssig – denn zum einen ist dies bei unklaren Brust- und Herzbeschwerden ohnehin unerläßlich, zum anderen aber sind die Patienten in höchstem Maße beunruhigt und herzfixiert, daß sie meist mehrere klassisch-medizinische Untersuchungen durchlaufen haben, bevor sie sich in naturheilkundliche Behandlung begeben.

Die Ursachen für nervöse Herzbeschwerden liegen nahezu ausschließlich im psychisch-emotionalen Bereich. Nicht selten spielen Erschöpfungszustände eine Rolle, die diese Beschwerden zum ersten Mal ausgelöst haben mögen. Relativ symptomfreie Patienten erleben mit großer innerer Dramatik zum ersten Mal mehr oder minder stark Symptome, wie sie auch beim Herzinfarkt auftreten, und reagieren mit großer Angst. Dieses Erlebnis ist für viele so traumatisch und tiefgreifend, daß die Angst, dieses Trauma neu erleben zu müssen, das eigentliche Problem zu sein scheint. Hinzu kommt vornehmlich bei Männern eine größere Empfindlichkeit gegenüber Krankheiten und offensichtlich eine ausgeprägtere hypochondrische Neigung. Allein daraus entsteht oft eine überängstliche Eigenbeobachtung all dessen, was auch nur im weitesten Sinne mit dem Herzen zu tun haben könnte. Diese Patienten sind hervorragend über anatomische Zusammenhänge, Infarktstatistiken etc. informiert und brauchen in der Behandlung viel Zeit und Geduld, manchmal aber auch ein deutliches Wort.

Vor Einleitung der Therapie müssen folgende Einflußfaktoren abgeklärt werden: Herdtestung nach Störfeldern wie Narben, devitalisierten Zähnen, chronischen Entzündungsherden mit den dafür geeigneten Methoden suchen; die geopathische Belastung darf nicht übersehen werden, vor allem wenn die Beschwerden nach Umzug oder Veränderung des Schlafplatzes aufgetreten sind (damit sind Wasseradern, Verwerfungen, Gitternetzkreuzungen etc. gemeint); Schilddrüsenprofil und großes Blutbild, auf Elektrolyt- und Vitaminhaushalt achten; Abführmittel und Diuretika beeinflussen den Kaliumhaushalt nachteilig; sie können Arrhythmien auslösen und dürfen in der Anamnese nicht übersehen werden; Mißbrauch von Kaffee, Aufputschmitteln, Nikotin etc. können Auslöser für Herzbeschwerden sein, auch bestimmte Medikamente; Lebenssituation: Berufliche Überanstrengung, familiärer Ärger, Mobbing am Arbeitsplatz, Über- wie Unterforderung, finanzielle Probleme, Trennungs- und Verlustängste werden als massiv belastende Einflüsse der momentanen Lebenssituation genannt.

Als Maßnahmen eignen sich folgende Therapien: Die Gesprächstherapie mit Entlastungsgespräch und Aufarbeitung des traumatischen Erlebnisses und seiner damaligen auslösenden Ursachen hat einen hohen Stellenwert. Der Patient muß dabei in seinen Ängsten absolut ernst genommen werden. Große Aufmerksamkeit gilt der momentanen Lebenssituation und den Streßfaktoren; Bachblütenessenzen unterstützen die Gesprächstherapie. Hervorragend sind hier die Angstmittel Mimulus, Rock Rose, Aspen, um nur einige zu nennen. Es geht dabei um eine konkrete Angst, eventuell mit Panikattacken, und dennoch muß im Tagesgeschehen viel hinter einer Fassade versteckt bleiben. Es sind Akutmittel, und sie müssen durch Blüten, die den eigentlichen Ursprung behandeln, ergänzt werden; Ohrakupunktur mit der breiten psychovegetativen Indikation ist ein sehr probates Therapeutikum. Sehr wichtige Punkte sind dabei das vegetative Herz (100), Vegetativum 1 und 2, der ausgleichende Punkt Shen men und andere. Achten Sie jedoch bei vegetativ labilen Patienten auf Kollapsgefahr. Männer sind auch hier deutlich anfälliger, und in der Regel sind es die großen, kräftigen, die am ehesten kollabieren; Homöopathie: Hier möchte ich keine Einzelmittel nennen, weise aber darauf hin, daß der homöopathische Medikamentenschatz viele Angstzustände und funktionelle Störungen gründlich zu heilen vermag. Allerdings ist dabei die korrekte homöopathische Anamnese unerläßlich; zur eng begrenzten symptomatischen Behandlung für den Akutfall siehe »kleinen Mittel« unter den Einzelpflanzenbeschreibungen bei: Baldrian, Hopfen, Passionsblume, Weißdorn

Was können Sie tun?

Autogenes Training und positive Affirmationen helfen Ihnen, den Zugang zu Ihren inneren Kraftquellen zu erschließen und sich selbst wieder in den Griff zu bekommen; Bewegung im Sinne eines Basis- oder Konditionstrainings durch Radfahren, Schwimmen oder Wandern schafft mit steigender körperlicher Leistungsfähigkeit ein besseres Lebensgefühl, höheres Maß an psychischer und vegetativer Ausgeglichenheit und damit mehr Abstand zu den Ängsten; Kneippsche Anwendungen wie Armbäder, Wassertreten, Wechselduschen etc.

Ernährung: Achten Sie auf vollwertige Kost mit genügend Ballaststoffen. Es gibt Herzbeschwerden, die ihren Ursprung im überblähten, verstopften Dickdarm haben. Das Zwerchfell weicht nach oben aus und bringt das Herz im wahrsten Sinne des Wortes in Verdrückung. Dieses als Roemheld-Syndrom bekannte Beschwerdebild ist meist bei blähenden Speisen, unzureichender Darmentleerung und sitzender Lebensweise zu finden

Kräutertees: Treffen Sie Ihre Auswahl aus folgenden Kräutern: Baldrian, Hagebuttenblütenblätter, Herzgespann, Hopfenzapfen, Johanniskraut, Lavendel, Melisse, Mistel, Passionsblume, Rosenblüten, Schafgarbe, Weißdorn

Rezepte: Unter folgenden Einzelpflanzenbeschreibungen finden Sie geeignete Rezepte, zum Beispiel folgende: Baldrian, Rp.: Baldrian-Weißdorn-Wein; Hagebutte, Rp.: Hagebutten-Heilwein; Herzgespann, Rp.: Herzkräftigender Tee; Johanniskraut, Rp.: Johanniskrautöl (Rotöl); Lavendel, Rp.: Körperpflege- und Massageöl; Melisse, Rp.: Frohgemut-Melissenwein; Passionsblume, Rp.: Gute-Nacht-Tee; Schafgarbe: Rp.: Herz-Nerven-Magen-Stoffwechsel-Wein; Weißdorn: Rp.: Kräftigender Herzwein

Ätherische Öle: Für die Duftlampe, als Badezusatz oder Massage- und Einreibeöl eignet sich folgende Auswahl: Kamille, Lavendel, Melisse, Neroli, Rose, Ylang-Ylang

Edelsteine: Aventurin, Bergkristall, Chrysokoll, Jade, Malachit, Rosenquarz, Turmalin (grün/rosa)

Chakra: Behandlung und Ausgleich über das Herzchakra

Farbbestrahlung: mit Grün auf die Herzgegend, anfänglich 5 Minuten und täglich steigern bis auf 20 Minuten

Selbsthergestellte Blütenessenzen: Baldrian; Mangel an innerer Ruhe und Ausgeglichenheit, gepaart mit dem Gefühl von Mutlosigkeit; Johanniskraut; bei Angst und Unruhe; Weißdorn; bei allen Formen des Herzeleides

Fertigarzneimittel: Beruhigung (homöopathisches Fertigarzneimittel), Fa. Similasan; Protecor (eine wirkungsvolle Zusammenstellung aus Weißdornextrakt, Magnesium und Vitamin E bei Streß und damit verbundenen Herzbeschwerden pectanginösen Charakters), Fa. Duopharm

Husten

Husten mit starker Verschleimung

Kräutertees: An dieser Stelle darf ich Sie auf die Einzelkräuterbeschreibungen und Bronchitis im Symptomregister verweisen. Der Husten darf nicht unterdrückt werden, sondern erfährt Linderung durch auswurffördernde, schleimlösende Drogen, wie Sie sie nachstehend finden. Bitte lesen Sie im Kapitel 12 noch einmal unter folgenden Einzelkräutern: Anis, Eibisch, Fenchel, Gundelrebe, Hagebutte, Holunderblüten, Königskerze, Spitz- und Breitwegerich

Rezepte: Bronchitis, Rp.: Einreibeöl für Brust und Rücken; Gundelrebe, Rp.: Warmer Gundelrebenwein für akute Fälle; Spitz- und Breitwegerich, Rp.: Hustentee für Kinder; Rp.: Hustentee für Erwachsene und Raucher

Biochemie: Kalium chloratum D6; 1 bis 2 Tabletten stündlich im Mund zergehen lassen, bei Husten mit weißem oder grauweißem Auswurf

Fertigarzneimittel: Siehe jeweils unter den obengenannten Einzelpflanzen

Homöopathie: Similasan Husten Nr. 2 in Globuli oder Tropfen; bei Husten, Bronchialhusten, mit zähem, festsitzendem Schleim

Vorsicht!

Hartnäckigen Husten ohne Besserungstendenz ärztlich bzw. röntgenologisch abklären lassen!

Reizhusten

Definition: Häufig tritt Reizhusten auf, wenn das Bronchialsekret sehr zäh haftend ist und sich nicht abhusten läßt. Der immer wiederkehrende Hustenreiz wird zunehmend schmerzhaft, oft ist die Nachtruhe empfindlich gestört. Auch hier gilt es, schleimlösende Drogen einzusetzen, die das Sekret verflüssigen und den Auswurf erleichtern. Achten Sie auf ausreichendes Trinken zur Befeuchtung der Schleimhäute.

Kräutertees: Anissamen, Königskerzenblüten, Schlüsselblumenblüten, Spitzwegerichblätter, Süßholzwurzel

Rezept: *Reizhustentee*

30 g Anissamen
20 g Königskerzenblüten
10 g Schlüsselblumenblüten
20 g Spitzwegerichblätter
50 g Süßholzwurzel

Aufguß 10 Minuten ziehen lassen. Sehr warm trinken. 1 Liter, über den Tag verteilt, trinken.

Inhalation: Beim Reizhusten ist die Befeuchtung der Atemwege sehr wichtig. Daher ist das Inhalieren von Kräuterdämpfen wohltuend und lindernd. Zur Inhalation können Sie die Mischung des obigen Rezepts bzw. Emser Sole (Anwendung in Ampullenform mit Vernebelungs- oder Zerstäubungsapparaten von der Fa. Siemens) verwenden oder sich folgender Rezeptur bedienen.

Rezept: *Inhalationsmischung*

20 g Kamillenblüten
10 g Lavendelblüten
20 g Majoran
20 g Thymian

Entnehmen Sie dieser Grundmischung anderthalb Eßlöffel für 1 Liter Wasser; inhalieren wie gewohnt.

Ätherische Öle: Zur Inhalation, zum Einreiben oder für Wickel; folgende Auswahl steht Ihnen zur Verfügung: Anis, Benzoe, Eukalyptus, Fenchel, Kamille, Lavendel, Myrte, Thymian, Zirbelkiefer, Zypresse
Sie können auch 2 bis 3 Tropfen Lavendel-, Eukalyptus- oder Zirbelkieferöl auf Ihr Kopfkissen träufeln (gibt keine Flecken!)

Heiße Tücher: Mit einigen Tropfen ätherischen Ölen anreichern und im Zimmer aufhängen oder auf Brust und Rücken legen

Farbanwendung: Bestrahlung mit Blau oder Grün, 10 Minuten auf den Brustbereich richten

Homöopathie: Drosera D6; krampfhafter Reizhusten, nächtliche Verschlimmerung, mit Schmerzen hinter dem Brustbein; 1 bis 4 Tabletten stündlich im Mund zergehen lassen; Dosis mit einsetzender Besserung reduzieren

Fertigarzneimittel: Emser Pastillen, Fa. Siemens; Hedelix-Hustensaft (aus Efeublätterextrakt), Fa. Meuselbach; Isla-Moos- und Isla-Mint-Pastillen, Fa. Engelhard; Similasan Husten Nr. 1 (homöopathisches Fertigarzneimittel bei schmerzhaftem, nächtlichem Kitzelhusten mit Brechreiz); Eres N (Extrakt aus Königskerzenblüten), Fa. Müller-Göppingen

Krampfhusten

Therapeut: Gute Ansatzmöglichkeiten für die Kombination von Ohr- und Körperakupunktur. Ich denke hier besonders an den spasmolytisch wirkenden Punkt Fei shu (Blase 13), die vegetativ ausgleichenden und organbezogenen Punkte im Ohr; Atemübungen, Gesprächstherapie und homöopathische Behandlung sind praxisbewährte Methoden; bei den Homöopathika können unter anderem Mittel wie Cuprum, Kalium carbonicum und Drosera angezeigt sein

Was können Sie tun? Bitte beachten Sie im Abschnitt Bronchitis die unterstützenden Maßnahmen wie Wickel etc., die Sie

	hier natürlich auch mit gutem Erfolg anwenden können.
Rezept:	Anis, Rp.: Krampflösende Teemischung
Massagen:	Leichte Einreibungen von Brust und Rücken sowie der Fußsohlenreflexzonen sollten die übrigen Maßnahmen begleiten; bereiten Sie sich ein Einreibeöl in folgender Zusammenstellung:

Rezept: *Krampflösendes, entspannendes Massageöl*

50 ml Johanniskrautöl
2 Tropfen ätherisches Kamillenöl
4 Tropfen ätherisches Lavendelöl
2 Tropfen ätherisches Neroliöl
2 Tropfen ätherisches Geranienöl
2 Tropfen ätherisches Thymianöl
1 kleiner Malachit
Alle Zutaten miteinander verschütteln – fertig!

Farbbestrahlung:	Brustbereich mit Grün, beginnend mit 5 Minuten und steigernd auf insgesamt 20 Minuten pro Tag
Fertigarzneimittel:	elhadrosedyn Salbe, Fa. elha Karl Hubener KG; Drosithym Tropfen, Fa. Bürger-Ysatfabrik

Insektenstiche

Zwiebel:	Mit der Zwiebelhälfte die Stichstelle bestreichen
Geranienblatt:	Zerdrücken Sie das Blatt in der Hand, und legen Sie es auf die Stichstelle; mit blauem Tuch umwickeln

Vorsicht!

Sind sehr umfangreiche Reaktionen nach Insektenstichen bekannt, so kann der Arzt zur Sicherheit vorbeugend eine Notfallmedikation verordnen.

Spitzwegerich:	Spitz- oder Breitwegerichblätter auch wieder vorher in der Hand zerdrücken, über die Stichstelle reiben und auflegen; mit blauem Tuch umwickeln
Reibekartoffel:	Halbieren Sie eine Kartoffel, und schaben Sie etwas mit einem kleinen Messer davon ab; auf die Stichstelle auflegen; lindernd und kühlend
Quark/Joghurt:	Dick auftragen
Tinkturen:	Es eignen sich verdünnt aufgetragene Tinkturen aus folgenden Kräutern: Arnika, Gänsefingerkraut, Spitzwegerich, Salbei
Ätherische Öle:	Lavendel oder Melaleuka-alternifolia (Teebaum), 1 Tropfen pur einmassieren
Bachblütenessenzen:	Wahlweise mit Rescue-Remedy-Salbe oder mit einem Tropfen Rescue Remedy einreiben; haben sich Kinder sehr erschrocken, 1 Tropfen Rescue Remedy in ein halbes Glas Wasser geben und schluckweise trinken lassen
Biochemische Salbe:	Cold Cream Nr. 8, Fa. Galmeda
Homöopathie:	Apis D6 Tropfen; die Leitsymptome sind Schwellung, Stechen, Rötung. Nehmen Sie im Akutfall im Viertelstundenabstand 5 Tropfen mit etwas Wasser ein. Es gibt Apis natürlich auch in Tablettenform und Globuli, falls jedoch ein Insektenstich den Mund-Rachen-Bereich beeinträchtigt, sind Tropfen leichter einzunehmen. Sie können notfalls auch pur in den Mund geträufelt werden. Näheres bei den Notfallmaßnahmen (siehe nächste Seite).
Fertigarzneimittel:	Similasan Homöopathisches Arzneimittel bei Insektenstichen (in Globuli, Tropfen oder Pumpspray; Einsatz bei Insektenstichen aller Art, Hautreizungen durch Pflanzen und Quallen); Retterspitz äußerlich (für Umschläge, ein altes, langbewährtes Hausmittel mit hervorragend lindernder Wirkung bei schmerzhaften Insektenstichen aller Art und vielen Formen von akuten Hautentzündungen; da es Hühnereiweiß enthält, sollte es bei bekannten Eiweißallergien allerdings nicht angewandt werden)

Notfall-maßnahmen: Bienen- und Wespenstiche im Mund-Rachen-Bereich sind ein lebensbedrohender Notfall wegen der damit verbundenen Erstickungsgefahr; erhöhte Aufmerksamkeit bei Picknicks im Freien, beim Trinken und beim Kuchenverzehr wegen verborgener Bienen und Wespen ist geboten

> *Wichtig!*
>
> Am schnellsten erreichen Sie den rettenden Arzt unter der Notfallnummer 112 und verlangen darüber den Notarzteinsatz. Der Weg über die Notarztzentrale dauert zu lange.
> Bis zum Eintreffen des Arztes leiten Sie kühlende Maßnahmen ein. Äußerlich durch kalte Halswickel, innerlich, indem der Patient Eis (Speiseeis, Würfeleis aus dem Eisfach) lutscht. Begleitend sofort 5 Tropfen Apis D6 und Notfalltropfen der Bachblüten in kurzem Abstand direkt in den Mund geben.

Juckreiz

Therapeut: Juckreiz ist ein weitverbreitetes Symptom mit sehr unterschiedlichen Ursachen. Die Haut, das große Organ, das das Innere vom Äußeren trennt, unsere Schutzhülle, das mehr oder minder »dicke Fell«, reagiert besonders heftig auf Konflikte mit unserer unmittelbaren Umwelt, so daß man fast von einem Beziehungsorgan sprechen könnte. Aber auch organische Erkrankungen spiegeln sich häufig und deutlich in der Haut wider. Einige davon führe ich – ohne Anspruch auf Vollständigkeit – auf:
Gallenstau führt zu erhöhtem Gallenfarbstoff im Blut und damit zu Juckreiz. Ist die Diagnose sicher, können die Empfehlungen des Abschnitts Galleflußanregung aufgegriffen werden, sofern die Gallenwege nicht durch Steine oder entzündliche Schwellungen verlegt sind.
Selbstverständlich bedarf dies der therapeutischen Abklärung mit Fragestellung nach galleflußanregenden Tees

Diabetes mellitus zeigt als Frühsymptom häufig hartnäckiges Hautjucken

Venenstau geht gerade im Unterschenkelbereich mit lästigem Jucken einher; unkontrolliertes Kratzen kann dort zur Venenentzündung und dem gefürchteten »offenen Bein« führen. Siehe hierzu Krampfadern, Venenpflege und bei den Einzelpflanzen die Abschnitte Kastanie und Steinklee

Schleimhautbereiche: Juckende Schleimhautareale im Genital- und Analbereich lassen an Pilz- oder Parasitenbefall denken. Die Abklärung obliegt ausschließlich dem Arzt. Sind Haustiere vorhanden, sollte man bei Kindern mit hartnäckigem Afterjucken eine Wurminfektion (Oxyuren) abklären lassen

Allergisches Hautjucken: Siehe unter Allergie und Neurodermitis

Verdauungsstörungen: Diätfehler, Verstopfung, Verdauungsstörungen infolge von denaturierten Nahrungsmitteln zeigen sich oft durch hartnäckig juckende Stellen an den Außenseiten der Unterarme; aus Sicht der Akupunktur sind häufig Kratzstellen im Verlauf der Dickdarmleitbahn (Dickdarm 6-11) zu finden

Psychogene Ursachen: »Man möchte aus der Haut fahren« und »Man fühlt sich nicht wohl in seiner Haut« sind bereits Redewendungen, die die Zusammenhänge zwischen Psyche und Beziehungsorgan Haut verdeutlichen; Kratzen bis zum Bluten zeigt das Ausmaß an freiwerdender Aggression, die sich am verkehrten Ort entlädt

Chemische Noxen: Dazu zählen aggressive Körperpflegemittel, welche die Haut austrocknen oder reizen, Waschmittelzusätze, vor allem aber die Zusatzstoffe der chemischen Industrie bei der Textilverarbeitung; hier gilt mehr denn je: *vor dem ersten Tragen die Kleider gründlich waschen!*

Altersjucken: Gerade bei alten Menschen ist die Trockenheit der Haut ein großes Problem. Die Mehrzahl der Senior(inn)en trinken zuwenig, Durst

> *Wichtig!*
>
> Hartnäckiger Juckreiz ist ein ernstzunehmendes Symptom und bedarf therapeutischer Abklärung.

wird kaum empfunden, und die Haut wird trocken, schuppig, pergamenten und juckt. Ausreichende Flüssigkeitszufuhr, notfalls durch Angehörige oder Pflegepersonal kontrolliert, schützt nicht nur vor Juckreiz, sondern auch vor Verwirrtheitszuständen infolge von Flüssigkeitsmangel. Häufig beobachtet man bei alten Menschen Überlagerungen mehrerer Ursachen wie Trockenheit durch mangelndes Trinken, oft verstärkt durch die ausschwemmende Wirkung von Abführ- und Entwässerungsmitteln, psychische Probleme durch Familien- oder Beziehungskonflikte im Heim sowie Auswirkungen von Fehlernährung.

> Rezept: *Haut- und Blutreinigungstee*
>
> 20 g Brennesselblätter
> 10 g Birkenblätter
> 20 g Löwenzahnkraut
> 20 g Schafgarbenkraut
> 50 g Stiefmütterchenkraut
>
> Aufguß 10 Minuten ziehen lassen. – Den Tee können Sie auch zur Hautwaschung verwenden.
>
> Rezept: *Hautpflegeöl bei trockener, juckender Haut*
>
> 50 ml süßes Mandelöl
> 5 Tropfen ätherisches Lavendelöl
> 3 Tropfen ätherisches Kamillenblütenöl
> 1 Tropfen ätherisches Melaleuka-alternifolia-Öl
> 2 Tropfen ätherisches Immortellenöl
> 1 kleiner Granat
>
> Alle Zutaten miteinander verschütteln – fertig.

Was können Sie tun?	Blieb die Abklärung ohne Befund, so haben Sie eine Auswahl an folgenden Empfehlungen
Kräutertees:	Brennesselblätter, Birkenblätter, Löwenzahnkraut, Schafgarbenkraut, Stiefmütterchenkraut
Farbanwendung:	Bestrahlen Sie die Haut mit Blau, anfangs 5 Minuten und allmähliche Steigerung bis 15 Minuten täglich
Selbsthergestellte Blütenessenzen:	Stiefmütterchen; wenn man sich nicht wohl in seiner Haut fühlt; für alle, die ein »dickeres Fell« brauchen; Spitzwegerich; bei Konflikten mit der unmittelbaren Umwelt und Abgrenzungsschwierigkeiten
Natronbad:	Geben Sie auf Ihr Wannenbad 150 bis 200 g Natron; Badedauer: 15 bis 20 Minuten
Milchbad:	Gießen Sie 1 Liter Milch in eine Wannenfüllung; Badedauer wie zuvor; da die Milch ein Emulgator ist, können Sie an ätherischen Ölen je 3 Tropfen Lavendel und Kamille dazugeben
Olivenöl:	Bei sehr trockener Haut kann das Baden und Duschen unangenehm sein. Abhilfe schafft etwas Olivenöl, das Sie dem Badewasser zusetzen. Beim Duschen reiben Sie sich vorher dünn damit ein. Nach dem Baden/Duschen die Haut abtupfen und an der Luft trocknen lassen.
Zum Entsäuern:	Versuchen Sie bei starkem Juckreiz Natronwasser; Dosierung: 1 Teelöffel Natron auf einen viertel Liter Wasser; langsam 2- bis 3mal täglich trinken; einzelne, juckende Hautstellen können Sie auch mit dem Natronwasser abtupfen
Biochemie:	Cold Cream Nr. 7 (bei Hautjucken), Fa. Galmeda
Fertigarzneimittel:	Umschläge und Waschungen mit Retterspitz äußerlich; Vollmers präparierter grüner Hafertee (zur allgemeinen Stoffwechselanregung), Salus-Haus, Cardiospermum-Salbe, Fa. Cosmochema

Therapeut: Bevor ich auf die begleitenden Therapiemöglichkeiten bei Knochenbrüchen eingehe, verweise ich vorab auf einige vorbeugende Maßnahmen.

Sieht man von Unfällen ab, so tragen vor allem alte Menschen ein hohes Sturz- und Frakturrisiko, bei dem Unterarm- und Oberschenkelhalsbrüche deutlich im Vordergrund stehen. Obgleich die heutige Chirurgie auch bei hochbetagten Menschen Großartiges leistet und mir Beispiele von 95jährigen nach Schenkelhalsfraktur operierten, gut rehabilitierten und wieder gehfähigen Menschen bekannt sind, bleibt die Fraktur im Senium ein sehr ernst zu nehmender Einschnitt in die Gesamtvitalität.

Daher sollte alles unternommen werden, die Sturzrisiken zu reduzieren. Dazu zählen unter anderem: Mangelnde Beleuchtung in der Wohnung, zum Beispiel durch das Sparbedürfnis alter Menschen; Stolperfallen wie Brücken, nicht rutschfest verlegte Teppiche, Türschwellen, Läufer auf Treppen etc.; Mangelndes Sehvermögen; viele alte Menschen waren lange nicht mehr beim Augenarzt und brauchen eigentlich eine neue Brille; Eis- und Schneeglätte; für alte Menschen das gefährlichste Wetter; Gänge nach draußen sollten am besten mit gehsicherer Begleitung unternommen werden; Verwirrtheitszustände gehen immer einher mit erhöhter motorischer Unruhe, Bewegungsbedürfnis und Sturzrisiko; nicht selten begünstigen ein Zuviel an Medikamenten, Vereinsamung, familiäre Spannungen und mangelndes Trinken die Verwirrtheit; Eitelkeit spielt auch eine Rolle, wenn es um die Frage bzw. die Ablehnung von Gehhilfen (Stöcken) geht; hier ist das überzeugende, geduldige Gespräch vonnöten; Schwindel, Schwächezustände, plötzlicher Bewußtseinsverlust (Synkopen) aufgrund von Mangeldurchblutung des Gehirns gehören zu den weitaus häufigsten Ursachen für Stürze und Frakturen im Senium; hier verweise ich auf das

Kapitel Durchblutungsstörungen und die dort aufgeführten Therapiemöglichkeiten – soviel zur Vorbeugung

Was können Sie tun? Wenn es zur Fraktur gekommen ist? Die Versorgung des frischen Bruchs, die nachfolgenden Gips- und Röntgenkontrollen sind natürlich Sache des Krankenhauses, jedoch hat die Naturheilkunde Möglichkeiten, den Heilungsprozeß, das Zusammenwachsen der Bruchstelle zu unterstützen bzw. zu beschleunigen. Solche begleitenden Maßnahmen sind die folgenden:

Kieselsäurezufuhr: Zinnkraut, als Einzelkraut getrunken, oder Silicea-Balsam zur inneren Einnahme kräftigen das Knochengewebe und begünstigen die Kallusbildung

Biochemie: Calcium phosphoricum D6; täglich 4 bis 6 Tabletten im Mund zergehen lassen; fördert Kallusbildung und Knochenaufbau

Salben: Zur Behandlung des Frakturödems bei Armbrüchen nach Entfernen des Gipses eignen sich sehr gut folgende Salben: *Beinwellsalbe (Symphytum); Beinwell gilt als das Mittel der Wahl bei Knochenbrüchen, weil es die Kallusbildung an der Bruchstelle anregt*; Cefacutan-Salbe (mit Arnika- und Ringelblumenextrakt), Fa. Cefak; Ionensalbe nach Dr. Helmboldt

Homöopathie: Arnica D4, 10 ml; Ruta D4, 10 ml; Hypericum D3, 10 ml

Die Einzelmittel in eine 30-ml-Flasche geben und verschütteln, gegen Komplikationen und zur Unterstützung des Heilungsprozesses täglich 5 Tropfen mit etwas Wasser einnehmen

Symphytum D3; 3 Tabletten täglich im Mund zergehen lassen

Bachblütenessenzen: Notfalltropfen gegen den ersten Schock; später, zur Verarbeitung des Traumas, Star of Bethlehem

Krankengymnastik: Während jüngere Menschen leicht für Krankengymnastik zu motivieren sind, bedürfen alte besonderer Ermutigung in der nachstationären Phase. Der Arzt verordnet auch Krankengymnastik (KG) zu Hause. Oft kann man bei Armfrakturen nach Entfernen des Gipses beobachten, daß Finger und Hand schmerzhaft geschwollen sind. Neben den obengenannten Salben zur Anregung des Lymphflusses sind kalte Unterarmbäder und regelmäßige Greifübungen mit dem Igelball oder einem kleinen Bohnensäckchen sehr wichtig. Der Arm sollte auch hochgehalten werden – eine nahezu klassische Entlassungsempfehlung des Krankenhauses, die jedoch bei alten Menschen meist der Hilfe Dritter bedarf, denn der gute Rat ist schnell vergessen! Siehe auch Lymphfluß, Anregung.

Sinnfragen: Kommen jüngere Menschen nach dem Bruch gezwungenermaßen zur Ruhe, so kann diese Zwangsruhepause zur inneren Einkehr genutzt werden; vielleicht gilt es auch, mit anderen Dingen – beispielsweise Gewohnheiten oder Verhaltensmuster – zu brechen

Positive Affirmationen: Die bildhafte Vorstellung der gesunden, gebrauchsfähigen Extremität in positiven Affirmationen fördert deutlich den Heilungsprozeß (siehe auch Autogenes Training [Kapitel 8])

Farbanwendung: Bruchstelle täglich 20 Minuten mit Lemon zur Förderung des Knochenaufbaus bestrahlen; 3mal täglich für 10 Minuten das Gesicht mit Gelb bestrahlen; 2mal täglich die Steißgegend 5 Minuten mit Rot bestrahlen

Fertigarzneimittel: Infiossan N (Tropfen, zur inneren Einnahme und zum Einreiben), Fa. Infirmarius-Rovit

Kopfschmerzen

Therapeut: Haben neurologische und röntgenologische Untersuchungen keinen Befund geliefert, liegen also funktionelle Störungen vor, so bietet die Naturheilkunde ein reiches Spektrum an Behandlungsmöglichkeiten

Kopfschmerzen sind jedoch so vielfältig in ihrem Bild, je nach ihrem Auftreten und ihrer Lokalisation, je nach bessernden oder verschlimmernden

Einflüssen, daß ich verständlicherweise keine allgemeingültige Therapie gegen »das« Kopfweh nennen kann, sondern bewährte Therapiemöglichkeiten, deren Einsatz vom Behandler entschieden werden muß

Zuerst muß dem Patienten bewußt sein: Kopfschmerz ist keine eigenständige Krankheit, sondern eine unangenehme, peinigende und zermürbende Symptomatik eines (meist) verborgenen Geschehens. Dazu zählen zwischenmenschliche Probleme, Erfolgsdruck, Streß, hormonelle Störungen während des Regelverlaufs, Wechseljahre, Bluthochdruck, Nierenstörungen, Veränderungen der Halswirbelsäule, Störfelder wie Narben, Medikamente und vieles andere mehr. Schmerzpatienten stehen nicht im Sonnenlicht unserer Gesellschaft; sie erfreuen sich auch nicht immer des nötigen therapeutischen Interesses. Bleibt der Schmerz trotz verschiedener Maßnahmen hartnäckig bestehen, wird dem Kranken schnell der Stempel des Bereichs »psychogen« aufgedrückt, und er mag sich fragen, ob er mit seinem Leiden noch die nötige therapeutische Aufmerksamkeit erfährt. Obgleich der Rat, mit den Schmerzmitteln vorsichtig zu sein, richtig und vor allem schnell gegeben ist, bleibt dem gequälten Schmerzpatienten oft keine andere Wahl zur Linderung seiner Leiden

Wie kann nun ein naturheilkundlicher Behandlungsansatz aussehen? Im folgenden gebe ich einige Anregungen

Entgiftung: Durch die lange eingenommenen Schmerzmittel bedürfen Leber und Niere der kräftigen Unterstützung; leber- und nierenanregende Tees wie die folgenden sind hier zu nennen: Birkenblätter, Brennessel, Goldrute, Klettenwurzel, Mariendistelsamenextrakt als Fertigarzneimittel, Odermennig, Löwenzahn

Besteht jedoch bereits eine Schmerzmittelabhängigkeit, kann eine klinische Entzugstherapie angezeigt sein

Ernährung: Fehlernährung, schlechte Verdauung, zuviel Genußgifte wie Koffein, Alkohol und Nikotin sowie Bewegungsmangel sind an Kopfschmerzen oft maßgeblich beteiligt; Ernährungsumstellung, Sanierung des Darmmilieus und gesündere Lebensweise mit besserer Sauerstoffversorgung durch mehr Sport und Bewegung sind sehr bewährte Kopfschmerztherapien

Gesprächstherapie: Da organisch bedingte Kopfschmerzen bei der ärztlichen Untersuchung festgestellt worden wären, gilt bei allen funktionellen Beschwerden größte Aufmerksamkeit der Gesamtlebenssituation. Aber auch ein erhobener Organbefund – beispielsweise Bluthochdruck, der zu Kopfschmerz führt – darf nicht isoliert von der Lebenssituation des Patienten gesehen werden. Ziel des Gespräches ist die Bewußtmachung von Streßfaktoren, Verdrängungsmechanismen, Abgrenzungsproblemen und anderem Belastungspotential. Ist der Zusammenhang zwischen Schmerz und Lebenssituation bewußt geworden, sind Änderungen und Heilung möglich

Akupunktur: Zählt zu den klassischen Schmerztherapien. Ihre Wirkung ist sehr gut, setzt jedoch Anamnese, Diagnose und Therapieplan gemäß den Kriterien der traditionellen chinesischen Medizin voraus. Es kommt dabei sehr auf die richtige Wahl der zu nadelnden Akupunkturpunkte und die Stimulationstechnik der Nadeln an. Häufig werden Ohr- und Körperakupunktur kombiniert. Es kann auch bei der Akupunktur zu Erstverschlimmerungen kommen, ähnlich wie in der Homöopathie. Bei chronischen Schmerzzuständen sind wöchentliche Behandlungen von etwa 30minütiger Dauer erforderlich; als Faustregel gilt etwa, daß sich nach 6 bis 8 Behandlungen eine Verbesserung zeigen muß, andernfalls bedarf der Therapieansatz der Überprüfung, oder es bestehen Therapiehindernisse.

Homöopathie: Sehr viele homöopathische Mittel führen in ihrem Arzneimittelbild die Rubrik »Kopfschmerz«. Daher ist die alleinige homöopathische Konzentration

	auf den Kopfschmerz ein recht mühsames Unterfangen. Es gilt auch hier, die weitaus wichtigere Zusatzsymptomatik – vor allem Gemütssymptome – mit einzubeziehen, auf auslösende zeitliche Zusammenhänge zu achten wie Vorerkrankungen, Impfungen, Kummer, Trennungs- und Verlusterlebnisse, aber auch familiäre Krankheitsdispositionen etc. Die Anamnese ist sehr aufwendig, ermöglicht aber, das zu der Persönlichkeit passende Homöopathikum zu finden und somit die Beschwerden zu heilen.
Neuraltherapie:	Die von den Gebrüdern Dres. Huneke entwickelte Therapie fand ihren Durchbruch gerade in der Kopfschmerztherapie. Die Schwester der Brüder litt unter unsäglichen Migräneattacken und wurde durch eine versehentliche intravenöse Injektion eines Lokalästhetikums dauerhaft von ihrem Leiden befreit. Der Neuraltherapeut appliziert bei Schmerzzuständen ein örtliches Betäubungsmittel wahlweise in Form von Quaddeln unter die Haut, in die Muskulatur, an Nervenstränge oder klassische Störfelder, wie Narben, Mandelstümpfe etc. Er vermag Schmerzen, die aus solchen Störfeldern, Ablagerungen im Muskelgewebe (Myogelosen) oder anderweitig gestörtem Zellpotential resultieren, zu beheben.
Fasten:	Fasten und damit einhergehende Ernährungsumstellung zeigen eindrucksvolle Ergebnisse in der Migränebehandlung
Autogenes Training:	Die leicht erlernbare Technik, das psychische Kräftepotential zu aktivieren, ermöglicht durch positive Vorgaben und selbstgesetzte, neue Verhaltensvorstellungen eine grundlegende Umstimmung der Persönlichkeit. Es ist so ideal mit jeder Therapieform kombinierbar und unterstützt auch jede Behandlung, daß es dringend jedem Heilungsuchenden zu empfehlen ist. Siehe hierzu Kapitel 8.
Schröpfmassagen:	Eine besondere Massagetechnik mit einer kleinen gläsernen Schröpfglocke, die im Innern etwas Unterdruck aufweist, ist hervorragend bei Spannungs-

kopfschmerz infolge verhärteter, verspannter Schulter- und Nackenmuskulatur; Salben oder Cremes mit ätherischen Ölen vertiefen die entspannende Wirkung

Ätherische Öle: Zur Auswahl stehen folgende ätherischen Öle für die äußere Anwendung: Basilikum, Ingwer, Kamille, Lavendel, Melisse, Majoran, Muskatellersalbei, Neroli, Orange, Pfefferminze, Rosmarin, Schafgarbe, Ylang-Ylang

Farbanwendungen: Kopfbereich mit Grün für die Dauer von 15 Minuten bestrahlen. Man unterscheidet unter anderem Fülle- und Schwächekopfschmerzen; daher ist Grün ohne nähere Kenntnis der weiteren Hintergründe als Farbe der Entspannung, des Ausgleichs und der Neutralisation sicher angezeigt. Aber auch Violett mit seiner schmerzlindernden Wirkrichtung kann im Wechsel mit Grün ebenfalls für die Dauer von 15 Minuten gewählt werden.

Bachblütenessenzen: Mit ihrer Wirkung auf die Seelenstruktur lösen Bachblütenessenzen auf dieser Ebene Blockierungen, die bisweilen somatisch zu Schmerzzuständen führen können

Krampfadern

Therapeut: Der Name »Krampfader« geht auf die alte Bezeichnung »Krummader« zurück. Betroffen sind die venösen Beingefäße. 70 % aller Frauen und 50 % aller Männer über 30 Jahre leiden in Deutschland darunter.

In den Venen fließt das Blut zum Herzen zurück. Das Herz braucht bei diesem Rückstromprozeß tatkräftige Unterstützung von Hilfsorganen, in diesem Falle der Beinmuskulatur. Sie übt bei jeder Beinbewegung kräftigen Druck auf die venösen Gefäße aus und fördert das Venenblut herzwärts. Damit das nach oben fließende Blut bei der Muskelentspannung nicht wieder zurückströmt, haben unsere Venen kleine Klappen, die sich in Strömungsrichtung öffnen und in Gegenrichtung schließen – ähnlich technischen Rückschlagklappen. Mit Hilfe dieser Venenklappen und der sogenannten Muskelpumpe wird das Herz in seiner Arbeit entlastet. Von den oberflächlichen, das heißt unterhalb der Haut liegenden, Venen strömt das Blut über Verbindungsgefäße (Perforanzvenen) in die tiefliegenden Beinvenen und von dort zum Herzen. Auch die Verbindungsvenen haben Klappen, die den unkontrollierten Rückstrom verhindern sollen.

Wird nun das umgebende Bindegewebe weich und schlaff, läßt die Spannung der Gefäße nach, so kommt es zur Weitung der Venen, und die Klappen schließen nicht mehr richtig. Die verringerte Strömungsgeschwindigkeit in den Venen begünstigt die Aussackung der Gefäße, es kommt zu Ablagerungen, Wasseransammlungen und schließlich zu entzündlichen Prozessen bis hin zum offenen Bein.

Die ersten Warnzeichen, die Besenreiser, sind zwar noch keine Krampfadern (Varizen), jedoch ernstzunehmende Anzeichen einer beginnenden Venenschwäche.

Es sind also im wesentlichen zwei Ursachen, die zur Krampfaderbildung führen: steigender Veneninnendruck, zum Beispiel durch vieles Stehen, Sitzen, Bewegungsmangel oder eine Leistungsschwäche der rechten Herzkammer; verringerte Strömungsgeschwindigkeit in den Venen, zum Beispiel durch Weitung der Adern bei schwachem Bindegewebe und/oder erhöhtem Venendruck, verringerte Fließfähigkeit des Blutes wegen zu geringer Flüssigkeitsaufnahme, Überladung des Blutes mit sauren Stoffwechselprodukten etc.

Aus der Entstehungsgeschichte einer Krampfader, auf die ich zum besseren Verständnis etwas ausführlicher eingegangen bin, leiten sich bereits die wichtigsten folgend beschriebenen Therapierichtlinien ab.

Bewegung: Krampfadervorbeugung ist immer mit Beintraining verbunden; regelmäßiges Laufen, Treppensteigen,

	Wandern, Radfahren etc. stärken die Beinmuskulatur, halten die Muskelpumpe aktiv und Herz wie Gefäße jung
Wasser-anwendungen:	Dazu zählen Wechselduschen, Wassertreten, Tau- und Strandlaufen sowie kalte Fußbäder nach einem langen, heißen und anstrengenden Tag
Trinken:	Mangelndes Trinken führt zu »dickem Blut« und begünstigt somit venösen Stau und Krampfaderbildung
Ernährung:	Mangelhafte, denaturierte und fleischreiche Ernährungsformen übersäuern den Organismus und verschlechtern die Fließfähigkeit des Blutes; Umstellung auf ballastreiche Kost im Sinne einer vollwertigen Ernährung vitalisiert die gesamte Persönlichkeit, fördert auch die Bewegungsfreude und wirkt auf diesem Weg positiv auf das Beinvenensystem
Gymnastik:	Hier empfehle ich vor allem Yoga und die Fünf »Tibeter«; sehr wohltuend ist es, täglich für 10 Minuten die Beine hochzulegen, um die Beine zu entlasten, aber auch um gezielt 10 Minuten etwas für sich selbst zu tun

Maßnahmen zur Bindegewebskräftigung

Kräutertees:	Zinnkraut- bzw. Queckenwundtee kurmäßig trinken; wegen ihres hohen Gehalts an Kieselsäure stützen und kräftigen sie das Bindegewebe
Biochemie:	Clacium fluoratum D12 im täglichen Wechsel mit Silicea D12; die klassischen Knochen- und Bindegewebssalze nach Dr. Schüßler; 3mal täglich davon 1 Tablette im Mund zergehen lassen; und tägliche Einreibung mit Calcium-fluoratum-Salbe
Weiteres:	Siehe Bindegewebsschwäche
Kompression:	Kompressionsverbände und Stützstrümpfe wirken mechanisch nachgiebigem Bindegewebe sowie Gefäßweitung entgegen und verbessern das Strömungsprofil in den Venen (es gibt auch leichte Stützstrümpfe in Form von modernen Strumpfho-

sen im Kaufhaus; sie sind formschön und sehr für Frauen mit überwiegend stehender Tätigkeit geeignet): Retterspitz Nasse Strümpfe sind eine ebenso einfache, preiswerte wie wirkungsvolle Methode zur Behandlung von Stauungszuständen. Sie sind als Fertigset mit zwei Innen- und zwei Außenstrümpfen ohne Fersen in der Apotheke zu beziehen. Die Innenstrümpfe werden dabei in Retterspitz äußerlich (bei Entzündungen) oder Retterspitzwasser (bei Venenstau und müden Beinen) getaucht, angezogen und mit den Außenstrümpfen abgedeckt.

Alternativen für die Befeuchtung der Kompressen sind folgende: Obstessig, Hamamelisrindentinktur, Ringelblumentinktur, Steinkleetinktur, Roßkastanienextrakt

Durchblutungsfördernde Maßnahmen

Kräutertees: Treffen Sie Ihre Auswahl aus folgenden Kräutern: Fagorutin (Buchweizentee), Johanniskraut, Rosmarin, Schafgarbe, Steinklee, Weißdorn

Ginkgo: Ginkgo-biloba-Präparate regen venöse wie arterielle Durchblutung an und verbessern die Fließfähigkeit des Blutes

Knoblauch: Siehe die Rubrik »Ernährung« im Abschnitt über Arteriosklerose

Magnesium und Vitamin E: Ein Mischpräparat aus hochdosiertem Vitamin E und Magnesium verbessert die Herzleistung, wirkt gefäßaktiv und zellschützend; es hemmt die zellschädigenden freien Radikale und beugt somit dem Alterungsprozeß vor (zum Beispiel Magnesium Tonil)

Homöopathie: Täglich 3 Tabletten im Mund zergehen lassen, Mittelwahl je nach Beschwerdebild: Aesculus D6; bei venösem Stau im kleinen Becken, in der Pfortader, in den peripheren Venen, bei Krampfadern mit Thromboseneigung, Wasseransammlung in den Beinen; Carduus marianus D6; bei Leberleiden mit

Verstopfung, Pfortaderstau, Neigung zu Hämorrhoiden und Krampfaderbildung (hier entsteht der venöse Stau durch eine Leberstörung!); Hamamelis D6, venöser Stau in den Beinen

Ätherische Öle: Lavendel, Wacholderbeere, Zitrone, Zypresse

Rezept: *Zitronen-Zypressen-Einreibeöl*

100 ml süßes Mandelöl
10 Tropfen ätherisches Zitronenöl
15 Tropfen ätherisches Zypressenöl
5 Tropfen ätherisches Wacholderbeerenöl
5 Tropfen ätherisches Lavendelöl
1 kleiner Karneol oder
1 Roßkastanie

Öl mit ätherischem Öl verschütteln. Karneol oder Kastanie zugeben – fertig.

Rezepte: Weitere Rezepte zu Krampfadern finden Sie unter folgenden Einzelkräutern: Kastanie, Rp.: Intensiv wirkender Kastanienblütenauszug; Steinklee, Rp.: Süßes Honigklee-Venen-und-Körperöl

Fertigarzneimittel: Salben: elhavenodyn Salbe, Fa. elha Karl Hubener KG; Hamamelis-Salbe, Fa. DHU; Sabdariffa-Salbe bei Lymphstau, Unterschenkelödemen, Krampfadern, müden Beinen (nach längerem Stehen); Venenbeschwerden (homöopathische Salbe), Fa. Similasan

Zur Einnahme: Venenbeschwerden (Tropfen; homöopathisches Fertigpräparat bei Schmerzen, Müdigkeit und Schwellungen in den Beinen), Fa. Similasan; Venacton (Tropfen), Fa. Klein; Salus Venen Kräuter-Dragees N, Fa. Salus-Haus; Fagorutin Buchweizen Tabletten und Tee, Fa. Fink; Magnesium Tonil Kapseln, Fa. APS Pharma

Definition: Die Leber, unser zentrales Stoffwechsel- und Entgiftungsorgan, hat einerseits sehr viele physiologische Aufgaben zu erfüllen, andererseits ist sie durch die moderne Lebensweise mit ihren Zivilisationsnoxen in ihrer ohnehin schon schweren »Pflichterfüllung« zusätzlich belastet. Daher verdient sie besondere Pflege.

Die »Pflichtaufgaben«, ihre physiologischen Funktionen, sind unter anderem: Herstellung von Eiweißen; chemischer Umbau der Nährstoffe, die ihr aus den Verdauungsorganen mit dem Pfortaderblut zufließen, so daß sie für den Organismus verwertbar werden; Blut-, Energie- und Vitaminspeicher; Umbau von körperfremden Aminosäuren in körpereigene, zellverwertbare durch spezielle Enzyme, die sogenannten Transaminasen; Herstellung von Gerinnungsstoffen; Produktion von Galle; Bereitstellung und Verwertung von Cholesterin; Abbau von Hormonen, Eiweißrestprodukten, Fettsäuren, Giften bakteriellen oder chemischen Ursprungs wie Alkohol, Medikamente etc.; künstliche Herstellung von Glukose aus Eiweißen und vieles andere mehr

Mehr als 500 verschiedene biochemische Vorgänge laufen in der Leber ab. Das funktionelle Lebergewebe ist sehr reaktivierungsfähig, kann sich auch bei schweren Schädigungen wieder gut regenerieren. Dieses großartige Angebot der Natur sollte durch leberstützende Maßnahmen reichlich genutzt werden – zum eigenen Wohlbefinden.

Therapeut: Die Erkrankung oder Schwächung eines Organs bleibt nun nicht streng organbegrenzt, sondern hinterläßt ganz organtypische Spuren in anderen Strukturen der Persönlichkeit. Die mentale und die psychische Ebene sind ebenso mit einbezogen wie Sinnesorgane, Bewegungsapparat, Körperflüssigkeiten etc. Sehr anschaulich werden diese in der Praxis stets reproduzierbaren Gesetzmäßigkeiten in der traditionellen chinesischen Medizin dargestellt, aber auch in der westlichen Homöopathie.

Leberpatienten können ungeduldig, gereizt bis sehr jähzornig sein oder – als Zeichen von zu geringer Leberaktivität – aggressionsarm, stark harmoniebedürftig, im Extrem auch depressiv. Häufig festzustellende körperliche Beschwerden bei unzureichender Leberaktivität sind unter anderem folgende: Blähungen; Verstopfung; Abneigung gegen fette Speisen, die schwer verdaut werden; Völlegefühl nach dem Essen; heller Stuhl; Druck unter dem rechten Rippenbogen, erhöhte Schmerzempfindlichkeit der Lebergegend; eventuell Neigung zu Ödemen, Infektanfälligkeit etc.

Zu starker Alkoholgenuß führt zu Fettleber und Untergang des funktionellen Lebergewebes, das durch derbes Bindegewebe ersetzt wird; es kommt zur Leberverhärtung, der Zirrhose. Sie kann in eine entzündliche Erkrankung, die Hepatitis, münden.

Auch virale Infektionen des Lebergewebes sind häufig; die Behandlung der A-, B- und C-Hepatitiden obliegt allein dem Arzt.

Was können Sie tun? Die wichtigste Vorbeugemaßnahme ist das Vermeiden von Umweltnoxen, insbesondere in bezug auf den Alkohol; darüber hinaus können Sie Ihre Leber mit den nachstehend aufgeführten Maßnahmen kräftigen.

Wählen Sie unter den folgenden Kräutern Ihre eigene, individuelle Zusammenstellung aus: Angelikawurzel, Artischockenblätter, Bärlapp, Beifußkraut, Erdrauch, Johanniskraut, Kalmuswurzel, Klettenwurzel, Löwenzahn, Mariendistel, Odermennig, Pfefferminze, Queckenwurzel, Rosmarin, Schafgarbe, Wegwarte, Tausendgüldenkraut

Rezepte: Leberspezifische Rezepte finden Sie unter folgenden Einzelkräutern: Erdrauch, Rp.: Leber-Galle-Tee; Löwenzahn: Rp.: Löwenzahnwein; Rp.: Löwenzahnsirup als Honigersatz; Quecke, Rp.: Blutreinigungstee der starken Art; Tausendgüldenkraut, Rp.: Rundum-Tonikum

Frischpflanzensäfte:	Eignen sich sehr gut für eine Leberkur; siehe dazu die Empfehlungen in Kapitel 12 unter den obengenannten Kräutern
Ernährung:	Folgende Nahrungsmittel wirken leberkräftigend und sollten bewußt eingesetzt werden: Chicoréesalat, Dinkel, Gänseblümchen, Grünkern, Karotten, Kastanienhonig, Kresse, Löwenzahnsalat, Maronen, Molke, Oliven und Olivenöl, Rote Bete, Sauerkraut, Sauermilchprodukte, Stutenmilch, Süße Mandeln, Vollkornreis wegen seines reichen Gehaltes an Glucoronsäure (wichtig für die Entgiftungsfunktionen)
Leberwickel:	Kräuterwickel: Verdünnen Sie eine Tinktur, wahlweise Mariendistel oder Schafgarbe. Befeuchten Sie ein Tuch und legen es auf den Leberbereich (unterhalb des rechten Rippenbogens). Mit trockenem Tuch abdecken. Anstelle von Wasser können Sie auch Molke zum Verdünnen der Tinktur nehmen. Honigwickel: Lebergegend messerdick mit Kastanienhonig bestreichen, Tuch in warmes Wasser tauchen, gut auswringen, auflegen und mit trockenem Tuch abdecken. Verweildauer: 1 Stunde. Es ist ein hervorragendes Schlafmittel! Sie können den Wickel mit einer warmen Wärmflasche unterstützen.
Ätherische Öle:	In die Tinktur oder in fettes Öl zum Einreiben: Angelika, Immortelle, Pfefferminze, Rosmarin, Wacholderbeere, Zitrone, Zwiebel, Zypresse

Rezept: *Leberkräftigendes Einreibeöl*

50 ml Olivenöl
6 Tropfen ätherisches Immortellenöl
5 Tropfen ätherisches Zitronenöl
4 Tropfen ätherisches Zypressenöl
8 Tropfen ätherisches Wacholderbeerenöl
1 kleiner Bernstein

Zutaten miteinander verschütteln – fertig.

Farb-bestrahlung:	Die Lebergegend mittags für 10 Minuten mit Gelb bestrahlen und gegen Abend 10 Minuten mit Lemon
Chakren:	Behandlung des Solarplexus-Chakras
Homöopathie:	Carduus marianus D6; zum Aufbau des funktionellen Lebergewebes; 3mal täglich 1 Tablette im Mund zergehen lassen
Fertig-arzneimittel:	elha-hepardyn-Salbe (zum Einreiben unter dem rechten Rippenbogen und zwischen den Schulterblättern), Fa. elha Karl Hubener KG; metahepat N (homöopathische Tropfen), Fa. meta Fackler; Hepagallin Dragees, Fa. Pflüger; Leber-Galle-Tee, Fa. InfirmariusR-ovit; weitere Fertigarzneimittel siehe Mariendistel

Lippenbläschen

Definition:	Lippenbläschen (Herpes labialis) kommen durch eine Infektion mit Herpes-simplex-Viren zustande. Die Infektionen selbst sind ungefährlich, jedoch von Brennen, Spannungsgefühl und Schwellung des infizierten Areals begleitet. Nach abgeklungenem Infekt siedeln sich die Erregerviren in den tieferen Hautschichten an und werden quasi vom Immunsystem in Schach gehalten. Kommt es durch Krankheitseinflüsse, Überanstrengungen, seelische Überbelastungen mit Kummer und Stimmungsschwankungen, Ekel, hormonelle Dysregulationen, starke Sonneneinstrahlung, Magen-Darm-Störungen, Fieber etc. zu Veränderungen der immunologischen Potenz, so drängen die Herpesviren aus ihrer Latenz wieder in die aktive Phase und führen zu einem neuen Infekt. Somit stehen abwehrkräftestärkende Maßnahmen an erster Stelle.
Kräutertees:	Sehr empfehlenswert ist Hagebuttentee wegen seines hohen Gehaltes an Vitamin C
Tinkturen:	Melissen-, Salbei-, Echinacea- oder Propolistinktur verdünnt auftragen
Biochemie:	Natrium muriaticum D6; zu Anfang der Beschwer-

	den 2 Tabletten stündlich im Mund zergehen lassen, maximal 8 Tabletten pro Tag; Cold Cream Nr. 8 (Salbe), Fa. Galmeda
Rezept:	Ringelblume, Rp.: Ringelblumensalbe
Echinacea-präparate:	Zur Steigerung der Immunabwehr (am ersten Tag hoch dosieren, 3mal 30 Tropfen, dann bis zur Ausheilung 2mal 25 Tropfen): Imunaps T Tropfen, Fa. APS Pharma; Echinacea-Lippenstift, Fa. Madaus
Lactisol:	Als Immunstimulanz dient dieses alkoholfreie Sauermilch-Molke-Präparat für Kinder und Menschen, die Alkohol auch in kleinsten Mengen meiden müssen; einige Tropfen mehrmals täglich pur auftragen und 3mal täglich 10 bis 15 Tropfen zur inneren Einnahme
Bachblüten-essenzen:	Crab Apple mit etwas Wasser verdünnen und auftragen; bei starkem Gefühl des Unreinseins auch innere Einnahme
Farb-anwendung:	Bestrahlen Sie die infizierten Stellen mit Blau und Violett im Wechsel, jeweils 5 Minuten
Fertig-arzneimittel:	Lomaherpan (Salbe), Fa. Lomapharm

Lymphfluß, Anregung

Definition:	Lymphe, eine helle, klare Flüssigkeit, die keine roten Blutkörperchen enthält, tritt durch die feinen Spalten der Kapillargefäßwandungen in das Gewebe. Sie nimmt auf ihrem Weg durch das Gewebe Flüssigkeitsüberschuß, körperfremde Stoffe wie Bakterienabfallprodukte, Mikroben, Zellzerfallsreste und andere ausscheidungspflichtige Stoffe auf. Der Lymphstrom fließt in feine, offen ins Gewebe mündende Lymphkanälchen, die sich in Strömungsrichtung vergrößern und von besonderen »Filterstationen«, den Lymphknoten, unterbrochen werden, in die sich die Lymphe ergießt. Diese Knoten sind reich mit Abwehrzellen besetzt und reinigen den Flüssigkeitsstrom von schädigenden Substanzen. Im Krankheitsfall ist ihre Aktivität

Wichtig!

Der Lymphstrom hat zu seiner Unterstützung einzig und allein die Muskulatur als Motor. Daher leiden Menschen mit überwiegend stehenden, sitzenden oder körperlich passiven Tätigkeiten in erhöhtem Maße unter Schwellungen und Ödemen.

erhöht, die Lymphknoten sind vergrößert und (schmerzhaft) tastbar, wogegen sie beim gesunden Menschen dem drucktastenden Finger keinen Widerstand entgegensetzen, also nicht spürbar sind. Neben der Reinigung des Gewebes von Schadstoffen und der Aufnahme von Fettmolekülen aus dem Verdauungstrakt führt der Lymphstrom überschüssiges Gewebewasser ab. Ist diese Funktion unterbrochen, kommt es zu Schwellungen und Ödemen, meist an den Knöcheln, Beinen, aber auch an den Armen, zum Beispiel nach Frakturen.
Die von den Extremitäten zum Stamm fließende Lymphe passiert an den Übergangsstellen Extremität/Stamm besonders groß angelegte Filterstationen wie die Lymphknoten in den Achseln. Sie mündet schließlich in den sogenannten Milchbrustgang, der sich über die Brust zur rechten und linken Schlüsselbeinvene zieht. Etwa drei Viertel der Lymphe münden in den linken, ein Viertel in den rechten Venenwinkel. Wegen der fettreichen, milchigen Konsistenz der Lymphe und des anatomischen Verlaufes wird die Bezeichnung Milchbrustgang besser verständlich.

Was können Sie tun?

Bewegung und regelmäßiger Gebrauch der Muskulatur hilft dem reinigenden Lymphstrom am meisten: Radfahren, leichtes Lauftraining, Schwimmen, Gymnastik, alles möglichst spielerisch und ohne Leistungsdruck, stehen hier an erster Stelle; leichte Massagen in streichenden Bewegungen von Peripherie zum Stamm sind im häuslichen Bereich gut anwendbar und können durch Massageöle mit ätherischen Ölen unterstützt werden; Lymphdräna-

	ge: ist eine sehr bewährte, lymphflußanregende Methode, die jedoch des Therapeuten bedarf
Ätherische Öle:	Ich empfehle Ihnen folgende Auswahl an ätherischen Ölen zur Herstellung eines Massageöls: Fenchel, Geranie, Immortelle, Minze, Rosmarin, Wacholderbeere, Zitrone

Rezept: *Lymphflußanregendes Einreibeöl*

50 ml Sonnenblumenöl
10 Tropfen ätherisches Fenchelöl
10 Tropfen ätherisches Geranienöl
5 Tropfen ätherisches Wacholderbeerenöl
5 Tropfen ätherisches Immortellenöl
1 kleiner Mondstein

Die Zutaten miteinander verschütteln – und schon ist Ihr den Lymphfluß anregendes Öl mit abwehrkräftigender Wirkung gebrauchsfertig.

Rezept:	Steinklee, Rp.: Süßes Honigklee-Venen-und-Körper-Öl
Wasseranwendungen:	Kneippsches Wassertreten, kalte Beingüsse und kalte Unterarmbäder
Chakren:	Behandlung und Ausgleich über das zweite Chakra
Farbanwendung:	Gestaute Bereiche 2mal täglich je 10 Minuten mit Gelb und Lemon bestrahlen
Fertigarzneimittel:	Gerner Lymphaticum Neu (Tee zur Anregung des Lymphflusses, zur Abwehrsteigerung und Gewebsentschlackung); Gerner Transit N (Likörwein,

Vorsicht!

Geschwollene, vergrößerte Lymphknoten mit oder ohne Druckempfindlichkeit außerhalb eines akuten Infektes bedürfen der ärztlichen Abklärung. Keine Massagen, Lymphdränagen und dergleichen vornehmen. Treten vor allem im Nackenbereich derbharte, schmerzlos vergrößerte Lymphknoten auf und besteht Kontakt mit Katzen, so kann eine Toxoplasmose vorliegen. Dann müssen Sie umgehend einen Arzt aufsuchen.

Regulator für das Säftesystem bei schlechter Gewebeversorgung, mangelndem Lymphfluß, Passivität des Bindegewebes); Ionensalbe nach Dr. Helmboldt; siehe auch Steinklee und die dort aufgeführten Fertigarzneimittel mit venenkräftigender und lymphflußanregender Wirkung

Magensäuremangel

Therapeut: Magensäuremangel bedarf stets der ärztlichen Abklärung; weist der Befund auf eine rein funktionelle Störung hin, so kann mit Hilfe der Akupunktur gezielt auf die Verdauungstätigkeit, das »Magenfeuer«, Einfluß genommen werden. Im Mittelpunkt stehen dabei zentrale Punkte wie Zusanli (Magen 36) und Weishu (Blase 21), Behandlung mit konzentrierender Nadelung, Moxa oder heißer Nadel. Auch die Magenpunkte des Ohrs können mit einbezogen werden. *Regelmäßige klinische Kontrollen sind erforderlich.*

Was können Sie tun? Bei mangelnder Säftebildung kommen vor allem die Bitterdrogen in Frage, wie sie im Abschnitt Appetitlosigkeit beschrieben wurden.

Rezept: Kalmus, Rp.: Kalmus-Ingwer-Wein; Tausendgüldenkraut, Rp.: Rundum-Tonikum

Fenchelsamen: Pulverisieren und 3mal täglich 1 Messerspitze einspeicheln und schlucken

Rezept: *Einreibeöl zur Magensaftbildung*

50 ml Senföl
- 2 Tropfen ätherisches Angelikaöl
- 4 Tropfen ätherisches Fenchelöl
- 4 Tropfen ätherisches Ingweröl
- 2 Tropfen ätherisches Korianderöl
- 1 kleiner Bernstein

Alle Zutaten miteinander verschütteln – fertig. Bauch und Rücken in Magenhöhe damit einreiben.

Gundelrebe:	Besonders, wie auch Fenchel, wegen des angenehmen Kräutergeschmacks für Kinder geeignet
Ätherische Öle:	Folgende Öle regen die Bildung von Magensäften an: Angelika, Bergamotte, Dill, Estragon, Fenchel, Ingwer, Koriander, Oregano, Schafgarbe
Farbbestrahlung:	3mal täglich 30 Minuten vor den Mahlzeiten die Magengegend mit Gelb bestrahlen; beginnen Sie mit 5 Minuten, und steigern Sie die Bestrahlungszeit auf maximal 20 Minuten
Heublumensack:	Vor den Mahlzeiten warm auf den Magenbereich legen
Wacholderbeerkur:	Beginnen Sie mit 1 getrockneten Wacholderbeere am ersten Tag und steigern Sie täglich um eine weitere bis auf 12 Beeren, die Sie über den Tag verteilt einnehmen. Dann um jeweils eine Beere reduzieren bis auf Null. Beeren gut kauen und etwas Wasser nachtrinken. *Nicht bei Nierenbeckenentzündung bzw. Nierenreizung anwenden!*
Fertigarzneimittel:	metaventrin N (Tropfen; homöopathisches Komplexmittel, regt Magensaft- und Galleproduktion an, löst vegetativ bedingte Verspannung im Verdauungstrakt); Schwedentrunk der Echte anthranoidfrei, Fa. Infirmarius Rovit; Enziagil Magentropfen (magensaftanregende Enziantinktur), Fa. Sertürner; Retterspitz innerlich; Digestivum-Hetterich N, Fa. Galenika Hetterich; Gerner Tee Stomachicum N (Magentee), Fa. Gerner Pharma

> *Wichtig!*
>
> Bitte nehmen Sie Verdauungsschwächen, Appetitlosigkeit, Völlegefühl, Aufstoßen, auch Widerwillen gegen Fleisch ernst und lassen Sie sich vom Arzt untersuchen.

Definition:	Ein Zuviel an Magensäure führt zu schmerzhaftem Sodbrennen, Alkohol, Kaffee, Gebackenes, Süßes, scharf Gewürztes und Gebratenes werden schlecht vertragen, es kommt zu schmerzhaftem Druckgefühl im linken Magenbereich und zu Aufstoßen. Sehr oft spielen Streß, Nervosität und vegetative Unausgeglichenheit eine zentrale Rolle.
Therapeut:	Nach Ausschaltung der ernährungs- bzw. konsumbedingten Einflüsse leistet die Akupunktur auch hier gute Dienste. Neutrale Nadelung des Zusanli (Magen 36), konzentrierende Stimulation des Ren Mai 12, eventuell verteilende Nadelung von Weishu (Blase 21) können in Frage kommen. Bei der Ohrakupunktur sollte neben dem Magenpunkt besondere Aufmerksamkeit den vegetativ ausgleichenden Punkten Vegetativum 1 und 2 sowie Shen men (55) gewidmet werden.
Was können Sie tun?	Meiden Sie strikt die obengenannten Reizstoffe, und stellen Sie um auf Vollwerternährung; da Sie viel »Verdauungsfeuer« haben, können Sie getrost einen hohen Frischkostanteil in Ihren Ernährungsplan einbauen
Nikotin:	Entsagen Sie dem blauen Dunst für immer, denn er fördert allenfalls die Bildung eines Magengeschwürs; wenn Sie den festen Willen zum Nikotinverzicht haben, können Ihnen Homöopathie und Akupunktur wirksam gegen die anfänglichen Entzugssymptome helfen
Entspannung:	Den oft gegebenen, schwer umzusetzenden Rat, jeden Ärger zu vermeiden, möchte ich dahingehend abändern, wirksame Gegenmittel zu entwickeln. Lesen Sie bitte hier im Kapitel 8 nach. Im Mittelpunkt steht das autogene Training mit seiner starken, vegetativ ausgleichenden Komponente.
Kartoffelsaft:	Ist ein stark basisches Getränk und hilft hervorragend bei schmerzhaftem Sodbrennen
Haferflocken:	Nach den Mahlzeiten 1 Eßlöffel einnehmen, gut durchkauen und einspeicheln

Kräutertees:	Wählen Sie unter folgenden Heilpflanzen: Johanniskraut, Kamille, Melisse (bei nervöser Komponente), Pfefferminze
Farbanwendungen:	Den Magenbereich abends mit Blau für 10 Minuten, tagsüber mit Grün für 10 Minuten behandeln
Chakren:	Behandlung und Ausgleich über das dritte Chakra
Biochemie:	Natrium phosphoricum D6; bei akutem Sodbrennen viertelstündlich eine Tablette, reduzieren mit nachlassenden Beschwerden
Fertigarzneimittel:	Magenbrennen (Tabletten; homöopathisches Arzneimittel bei Übersäuerung, Sodbrennen, Magen-Darm-Gärung mit saurem Aufstoßen), Fa. Similasan; Alkala »N« Pulver, Fa. Sanum-Kehlbeck; Presselin Osmo Pulver, Fa. Presselin-Werk

Magenschleimhautentzündung

Akute Gastritis

Definition:	Die akute Gastritis ist im Volksmund besser bekannt als Magenkatarrh. Häufig liegen Ernährungsfehler zugrunde, zu hastiges Essen, scharf Gewürztes, Einflüsse von Kaffee, Alkohol und Nikotin machen sich bemerkbar, Streß und Ärger schlagen auf den Magen, oder es liegt eine bakterielle Infektion vor, die mit Brechdurchfall einhergeht und der ärztlichen Abklärung bedarf. Die akute Magenschleimhautentzündung äußert sich durch folgende Symptome: Übelkeit, oft mit Brechreiz; Druck- und Völlegefühl in der Magengrube; Aufstoßen; Appetitlosigkeit; Erbrechen von Mageninhalt und zähem Schleim Die wichtigste Therapieempfehlung ist einfach und lautet: Nahrungskarenz (nichts essen).
Kräutertees:	Frauenmantel, Kamille, Melisse, Johanniskraut, Odermennig, Salbei, Thymian
Bei Durchfall:	Bei Durchfall und/oder Erbrechen den Elektrolytverlust ergänzen, Fertigarzneimittel siehe den Ab-

	schnitt Durchfall; hier hilft auch die Einnahme von Kaffeekohle (Carbo Königsfeld)
Homöopathie:	Hier empfehle ich das »Genußexzeßmittel« Nux vomica D6, stündlich 1 bis 2 Tabletten im Mund zergehen lassen.
Kartoffelsaft:	Aus dem Reformhaus, stark basisch, wirkt der Übersäuerung entgegen und sollte gleich zu Beginn in kleinen Mengen getrunken werden
Luvos-Heilerde:	Zur inneren Einnahme
Rollkur:	Trinken Sie 1 Tasse Kamillentee, danach legen Sie sich: 5 Minuten auf den Rücken, anschließend 5 Minuten auf die linke Seite, darauf 5 Minuten auf die rechte Seite, darauf 5 Minuten auf den Bauch Nutzen Sie die Zeit zur Entspannung mit geeigneter Musik und positiven Affirmationen (Dauer: 14 Tage)
Bei Besserung:	Bei zunehmender Besserung kann mit Haferschleimsuppe und *dünnem* schwarzem Tee wiederaufgebaut werden
Süßholzwurzel:	Können Sie zur Nachbehandlung einsetzen, jedoch nicht länger als 3 Wochen einnehmen (1 Teelöffel auf einen viertel Liter Wasser, Aufguß 10 Minuten ziehen lassen)

Chronische Gastritis

Definition:	Die chronische Gastritis hingegen verläuft sehr oft ohne nennenswerte Beschwerden, außer Völlegefühl, Appetitlosigkeit, Aufstoßen und gelegentlicher Übelkeit bzw. Unverträglichkeiten brauchen keine weiteren Symptome aufzutreten. Wer dies an sich beachtet, zudem noch hohen Streßbelastungen ausgesetzt ist und Reizmittel (Alkohol, Nikotin, Kaffee) regelmäßig konsumiert, sollte sich dringend um ärztliche Abklärung bemühen. Es gibt aber auch Angriffe des Immunsystems gegen bestimmte Zellen der Magenschleimhaut, was

zu einer besonderen Form der Blutarmut führt (perniziöse Anämie).

Allerdings kann eine chronische Gastritis leicht in ein Magengeschwür münden. Auch bei der uns häufig auftretende Magenkrebs ist in seiner Tücke lange Zeit sehr symptomarm. Daher sollten solche Anzeichen, wie ich sie eingangs bei der chronischen Gastritis beschrieben habe, durchaus ernst genommen und im ureigensten Interesse ärztlich abgeklärt werden.

Was können Sie tun? Am wichtigsten ist die Ausschaltung der Noxen: strikte Meidung der oben beschriebenen Reizstoffe

Kräutertees: Eibischwurzel (Kaltansatz); *Kalmuswurzel;* Kamille; Schafgarbe; *Tausendgüldenkraut*; außerdem die oben aufgeführten Heilpflanzen. Hier nehmen Kalmuswurzel und Tausendgüldenkraut jedoch eine deutliche Mittelpunktstellung ein. Die Eibischwurzel mit ihrer stark schleimbildenden Eigenschaft lindert die gereizte Magenschleimhaut.

Akutmaßnahmen: Maßnahmen wie im Falle der akuten Gastritis können Sie hier selbstverständlich übernehmen

Weißkohlsaft: Wirkt der Magengeschwürbildung entgegen; trinken Sie vor den Mahlzeiten ein Schnapsgläschen des Saftes, den Sie im Bioladen oder Reformhaus beziehen können

Chakren: Behandlung und Ausgleich über das Solarplexus-Chakra

Fertigarzneimittel: Retterspitz innerlich (zum Einnehmen unter anderem bei Gastritis); Gastriol Tropfen, Fa. Dr. Klein; Nestmann Magentonikum (zur Nachbehandlung); Gerner Stomachicum N (Magentee); Duoventrin Pulver (mit Wismut, Leinsamen und Milchzucker), Fa. Schwörer

Schmerzhafter Verlauf mit Krämpfen

> *Wichtig!*
>
> Die Behandlung von Menstruationsbeschwerden ist dem Heilpraktiker untersagt

Kräutertees: Für den Akutfall darf ich Ihnen das Gänsefingerkraut wegen seiner krampflösenden Wirkung in Erinnerung rufen; im folgenden noch ein Rezepthinweis sowie ein Teerezept

Rezept: Gänsefingerkraut, Rp.: Gänsefingerkrautmilch

Johanniskrautöl: Ist sehr wohltuend bei Krämpfen, des weiteren nervenstärkend, stimmungsaufhellend und hautpflegend; reiben Sie im akuten Fall die Oberschenkelinnenseiten, Lenden, Kreuzbeinbereich, Bauch und Unterleib *regelmäßig und vorbeugend* ein

Tinkturen: Jeweils 5 Tropfen der folgenden 3 Tinkturen auf ein Glas Wasser geben und schluckweise trinken (2- bis 3mal täglich): Frauenmanteltinktur, Gänsefingerkrauttinktur, Salbeitinktur

Rezept: *Krampflösender Monatstee*

40 g Gänsefingerkraut	20 g Johanniskraut
20 g Schafgarbenkraut	10 g Lavendel
30 g Frauenmantel	10 g Beifuß

Aufguß 10 Minuten ziehen lassen, 3 bis 4 Tassen täglich trinken

Rezept: *Krampflösendes Einreibeöl*

50 ml Johanniskrautöl
10 Tropfen ätherisches Muskatellersalbeiöl
1 kleiner Hämatit

Die Öle miteinander verschütteln und in das Fläschchen einen kleinen Hämatit hineingeben – fertig.

Biochemie: Menstruationskrämpfe, die sich unter Wärme bessern, sprechen sehr gut auf Magnesium phosphoricum D6 an. Lösen Sie im Akutfall 5 Tabletten in heißem Wasser auf, und trinken Sie die Lösung schluckweise. Wiederholen Sie die Einnahme, wenn nach anfänglicher Besserung die Krämpfe wieder auftreten sollten.

Wärmeanwendungen: Wärmeflasche, Heublumen- oder Kamillesäckchen warm auf den Unterleib legen

Zur Umstimmung: Mischen Sie sich zu gleichen Teilen einen Tee aus folgenden Kräutern: Eisenkraut, Frauenmantel, Salbei, Schafgarbe, Thymian, Weiße Taubnessel
Den Aufguß 10 Minuten ziehen lassen (übliche Dosierung); zur Umstimmung muß der Tee kurmäßig für 3 Monate getrunken werden, wobei Sie während der Menstruationsphase eine »Teepause« einlegen

Chakren: Ausgleich und Behandlung über das erste und zweite Chakra

Edelsteine: Sie können die folgenden Steine als gute Begleiter entweder in einem Beutelchen um den Hals tragen oder auf Bauch und Unterleib legen: Bergkristall, Hämatit, Granat, Rubin

Selbsthergestellte Blütenessenzen: Goldrute; löst innere Verhärtungen, bringt gestaute Energien wieder in Fluß; Taubnessel; entwickelt die harmonischen weiblichen Aspekte und fördert das weiche, mütterliche Prinzip

Schwach und/oder unregelmäßige Monatsblutung

Therapeut: Grundursachen ärztlich abklären lassen. Neben hormonellen Schwankungen können psychische Belastungen und Erschöpfung eine erhebliche Rolle spielen; gute Therapiemöglichkeiten bieten: klassische Homöopathie, Ohr- und Körperakupunktur

Kräutertees: Brennessel, Frauenmantel, Johanniskraut, Rosmarin

Tinkturen: Fertige Tinkturen der obigen Kräuter gibt es in der

	Apotheke; jeweils 4 Tropfen mit etwas Wasser 2- bis 3mal täglich einnehmen
Weitere Maßnahmen:	Als milde Reiztherapien eignen sich folgende begleitenden Maßnahmen: ansteigende Fuß- und Sitzbäder; Bürstenmassagen; Wechselduschen; Saunagänge
Selbsthergestellte Blütenessenzen:	Goldrute; löst innere Verhärtungen, bringt gestaute Energien wieder in Fluß

Zu starke oder zu lang anhaltende Regelblutung

Therapeut:	Ursachen ärztlich abklären lassen
Tinkturen:	Jeweils 8 Tropfen folgender Tinkturen mit etwas Wasser einnehmen (2- bis 3mal täglich): Hirtentäscheltinktur; Tormentilltinktur

Rezept: *Regulierender Monatstee*

30 g Frauenmantelkraut
50 g Hirtentäschel
20 g Odermennigkraut

Aufguß 10 Minuten ziehen lassen; 1 Teelöffel pro viertel Liter.

Selbsthergestellte Blütenessenzen:	Angelikawurzel, bei Störungen der drei unteren Chakren, Mangel an Selbstbewußtsein und Verlust der Lebensenergie durch nicht zielgerichtete Aktivitäten

Weitere Maßnahmen bei Stimmungsschwankungen und Gereiztheit

Ätherische Öle:	Einreibungen mit dem Muskateller-Johanniskrautöl (siehe Kasten, oben, »Krampflösendes Einreibeöl«); in der Duftlampe; empfehlenswert sind folgende: Anis, Bergamotte, Eukalyptus, Lavendel, Orange, Niaouli, Ylang-Ylang, Zitrone

Selbsthergestellte Blütenessenzen:	Kamille, löst innere Verspannungen, gegen Überempfindlichkeit, bei zu starkem Selbstbezug, wenn Kleinigkeiten (Lärm, Äußerungen anderer, »die Fliege an der Wand«) stören und zu innerer Verspannung führen; Linde; vereinigt die Gegensätze und Widersprüche in uns
Autogenes Training:	Siehe Kapitel 8
Mistel:	Die selbsthergestellte Blütenessenz hat folgende Wirkungen: sie unterstützt die spirituelle Entwicklung; sie vereinigt die Polaritäten in uns; sie hilft bei der Anbindung zum Göttlichen und der Verwurzelung im Irdischen; sie reinigt Körper, Seele und Geist; sie weckt das Urvertrauen in uns

Abschließender Gedanke

Menstruationsstörungen fordern die Auseinandersetzung mit unserer Weiblichkeit. Die selbsthergestellte Blütenessenz Mistel unterstützt den Reinigungsprozeß und die Phase der neuen Kräftigung während der Monatsblutung.

Migräne

Definition: Migräne ist ein anfallsweise auftretender, oft »wandernder« Halbseitenkopfschmerz, der häufig mit Übelkeit, Erbrechen, einer visuellen Aura mit optischen Wahrnehmungen wie Flimmern, Farbzakken, gelegentlich auch mit Sensibilitätsstörungen einhergeht. Häufig sind die Patienten dabei überempfindlich gegen Licht, Geräusche und Berührung.

Computertomographische Untersuchungen zeigten, daß mit zunehmender Minderdurchblutung (vom Hinterkopf in Schläfenrichtung) auch das Auraempfinden intensiver wurde. Ein Migräneanfall kann Stunden bis mehrere Tage andauern.

Der Name geht auf das Griechische *hemikranía* (= »Kopfschmerz an einer Kopfhälfte«) zurück und

Wichtig!

Grundsätzlich bedarf auch dieses Leiden zuerst der neurologischen Abklärung.

beschreibt damit bereits eine seiner Charakteristiken. Migräne zählt zu den eher frauentypischen Krankheiten; es sind 10mal mehr Frauen betroffen als Männer. Als Ursachen werden Gefäßregulationsstörungen in bestimmten Hirnabschnitten angenommen; es kommt dabei zur Verengung und anschließender Weitung mit Schwellung der Gefäßwände.

Auslösende Faktoren können Nahrungsmittel mit gefäßaktiven Substanzen, zum Beispiel Rotwein, Käse, Schokolade, aber auch scharfe Gewürze, sein, doch können Anstrengung, Freude, Exzesse, Alkohol und Nikotin den vernichtenden Kopfschmerz herbeiführen.

Migränepatienten sind sehr häufig stark leistungsorientiert, wobei der Anfall dann in der Entspannungsphase, typischerweise am Wochenende, einsetzt.

Sie erleiden während der Schmerzattacken schlimme Qualen; dennoch wird das Leiden oft verharmlost und belächelt, was für die Betroffenen doppelt schmerzhaft ist.

Therapeut: Akupunktur: Wer sich näher mit dem Verlauf der Akupunkturleitbahnen beschäftigt, wird mit Erstaunen feststellen, daß eine davon besonders deutlichen Bezug zu dieser Schmerzsymptomatik hat – die Gallenblasenleitbahn. Ihr Verlauf zieht in mehreren Schleifen vom Augenrand über die Schädelhälfte zum Nacken. Es ist nicht verwunderlich, daß gerade die Punkte diese Leitbahn bei der Akupunkturbehandlung mit Erfolg eingesetzt werden. Die psychische Entsprechung dieser Energieleitbahn ist eng verknüpft mit den Emotionen Zorn, Wut und Aggression. Oft fließen diese Energien nicht frei und harmonisch, werden statt dessen unterdrückt, stauen sich und bereiten Schmerz – so die chinesische Definition.

Gekonnte Akupunktur ist stets mehr als Stechen von symptomatischen Schmerzpunkten, setzt eine sorgfältige energetische Untersuchung einschließlich Zungen- und Pulsdiagnose voraus und leitet daraus die zu nadelnden Punkte ab – einschließlich der Nadelungstechnik. Sie hat bei allen funktionellen Schmerzzuständen einen hohen Stellenwert.

Klassische Homöopathie: Die Homöopathie kennt eine Reihe von kleineren Mitteln mit überwiegend symptomatischem Bezug, die jedoch zur wirklichen Heilung des Grundleidens nicht ausreichen dürften. Es geht hier mehr denn je darum, den Kranken in seiner Persönlichkeitsstruktur zu erfassen und das dazu passende Mittel – sein Konstitutionsmittel – zu finden. Die erfordert Geduld, Zeit und Aufwand von beiden Seiten, lohnt jedoch die Mühe.

Erstverschlimmerungen, das heißt ein Migräneanfall, können sowohl bei der Akupunkturtherapie wie der homöopathischen Behandlung auftreten, müssen es aber nicht.

Chrysanthemum parthenium, eine Heilpflanze mit langer Tradition, bekommt hier wegen ihrer schmerzlindernden und krampflösenden Wirkung besondere Bedeutung. In einer klassisch-klinischen Studie (Migraine Clinic of London, J. J. Murphy et al., 1985) wurde der hemmende Effekt auf schmerzauslösende, gefäßaktive Substanzen (Prostaglandine, Serotonin, Histamin) nachgewiesen. Die Studie lief über 9 Monate und umfaßte 72 Patienten; sie ergab, placebokontrolliert, daß Anfallshäufigkeit und Schwere innerhalb der Verumgruppe deutlich geringer waren als in der Placebogruppe. Der Pflanzenextrakt der Chrysanthemum parthenium ist unter dem Handelsnamen Nemagran (Fa. Nestmann) erhältlich.

Weitere Tips: Magnesiumhaushalt kontrollieren;

Therapie mit Spenglersan-Kolloiden, zum Beispiel mit Spenglersan T

Fasten und Ernährungsumstellung: In einer Bad Brückenauer Klinik (*Naturheilpraxis* 9/93, Pflaum-Verlag, München) ergab eine Studie an 401 Patienten/innen ein sehr eindrucksvolles Bild: Bereits nach 3 Fastentagen waren 87 % migränefrei; nach Fastenkuren von 2 bis 3 Wochen blieben 97 % für mindestens 6 Monate beschwerdefrei; jeder 4. Patient blieb auch 1 Jahr später ohne Migräneanfälle

Dieses Beispiel zeigt zweierlei in sehr eindrucksvoller Weise: Fasten und Ernährungsumstellung greifen tief und umstimmend in den Organismus ein; sie bewirken mit einfachen Mitteln tiefgreifende, positive Wandlungen und Veränderungen; das therapeutische Traumergebnis einer Beschwerdefreiheit von 97 % für die Dauer von 6 Monaten verschlechterte sich während der weiteren 6 Monate dramatisch auf 25 %. Daraus ziehe ich den Schluß, daß nur jeder 4. in der Lage war, in seinem persönlichen Umfeld bleibende Veränderungen durchzuführen. Die anderen dürften wieder in alte Verhaltensweisen, Zwänge und dergleichen geglitten sein, und damit stellten sich auch wieder die alten Beschwerden ein. Gerne will ich zugeben, daß dieser Schluß rein spekulativ ist – erwiesen ist jedoch, daß gerade bei Kuren der Milieuwechsel ein zentraler therapeutischer Pluspunkt ist. Damit wäre doch der pathogene Einfluß des Milieus hinreichend erklärt – aber auch die Notwendigkeit, Veränderungen herbeizuführen!

Darmsanierung: Die mikrobielle Therapie – früher Symbioselenkung – kann auch bei Migräne das Tor in die Schmerzfreiheit sein. Ein krankes, fehlbesiedeltes Darmmilieu in Verbindung mit Verdauungsstörungen überflutet den Organismus mit Toxinen, belastet die Leber und kann viele Befindungsstörungen bis hin zu massiven Migräneattacken auslösen. Dabei verläuft eine mikrobielle Therapie für den Patienten sehr angenehm und schmerzlos; lediglich kleine Stuhlproben sind für die Laboruntersuchung erforderlich

Weitere therapeutische Möglichkeiten: Neuraltherapie; Aderlaß nach Hildegard von Bingen; Chiropraktik; Psychotherapie; Eigenblut als Umstimmungstherapie; Schröpfmassagen, gezielte Massagen zur Entspannung der Rücken-, Hals- und Nackenmuskulatur

Was können Sie tun? Führen Sie beispielsweise ein Migränetagebuch. Damit gehen Sie einen großen, überaus wichtigen Schritt in Richtung Bewußtwerdung. Notieren Sie dabei auslösende Faktoren wie die folgenden: Kummer; Menstruation, Tage vor der Mensis (siehe auch prämenstruelles Syndrom); unterdrückte Wut; Flucht- und Entzugsbedürfnis vor Situationen, Verantwortung etc.; Bedürfnis nach Liebe, Aufmerksamkeit, Zuwendung; Bedürfnis nach Ungestörtheit und Rückzug; nach Verausgabung und Erschöpfung; Ungleichgewicht zwischen Anspannung/Entspannung, auch im Intimbereich; Verspannungen durch schlechte Arbeitsplatzverhältnisse; Überlastung der Augen (schlechtes Licht, Bildschirmarbeit etc.); Ängste und Depressionen; Einflüsse von Nahrungsmitteln, Parfüms, Medikamenten, Alkohol; eventuell liegen versteckte Nahrungsmittelallergien vor; meiden Sie Geschmacksverstärker wie Natriumglutamat und Konservierungsstoffe – um nur einiges aufzuzählen

Bachblütenessenzen: Lesen Sie auch im Kapitel über die Bachblüten nach, welche Blüten für Sie in Frage kommen könnten

Kräutertees: Sie kennen sich ja selbst am besten und können mit den empfohlenen Kräutern gemäß bei der Ihnen anstehenden Auslöser (Streß, Mensis etc.) umgehen; in Frage kommen unter anderem: Baldrianwurzel, Frauenmantelkraut, Johanniskraut, Kalmuswurzel, Kamillenblüte, Lapachotee, Lavendelblüte, Melisse, Mariendistel, Queckenwurzel, Pfefferminze, Passionsblume, Rosmarin, Schafgarbenkraut, Schlüsselblumen, Ulmspierkraut, Weidenrinde, Zinnkraut

Entgiftung: Wenn über längere Zeit Schmerzmittel eingenommen wurden, muß auf die Entgiftung mit leber- und nierenanregenden Kräutern größter Wert gelegt werden; siehe dazu die Orientierungshilfe (Kapitel 11) am Anfang der Einzelkräuterbeschreibung sowie den Abschnitt Stoffwechselanregung

Kräuterbäder: 2mal wöchentlich, kurmäßige Anwendung über 4 bis 6 Wochen; es eignen sich: Hopfen, Kamillenblüten, Kalmuswurzel, Lavendelblüten, Melisse, Zinnkraut

Ätherische Öle: In der Duftlampe zur Entspannung und zur Massage von Stirn, Schläfen, Schultern und Nacken, dann aber in Vermischung mit einem fetten Öl (siehe auch die zusätzlichen ätherischen Öle unter Kopfschmerzen): Lavendel, Majoran, Pfefferminze, Rosmarin, Schafgarbe

Rezepte: Angelikawurzel, Rp.: Haut- und Körperöl für neuen Schwung; Baldrian, Rp.: Tiefschlaf- und Nervenkissen; Beifuß, Rp.: »Heizöl« gegen kalte Hände und Füße; Rosmarin, Rp.: Rosmarinspiritus; Ulmspierkraut, Rp.: Schmerzbalsam

Farbanwendung: Siehe den Abschnitt Kopfschmerzen

Edelsteine: Legen Sie folgende Steine auf den Stirnbereich (plazieren Sie die Steine einen Fingerbreit oberhalb des Augenbrauenbogens und auf der Nasenwurzel): Amethyst, Bergkristall, Jade

Mandeln: 4 Mandeln, über den Tag verteilt gegessen, gilt als altes Hausmittel gegen Kopfschmerz und Migräne; probieren Sie es – jedoch nicht als Monotherapie! – begleitend zu den übrigen Maßnahmen

Einlauf: Falls möglich, zur Entlastung bei den ersten Anzeichen, danach Bettruhe

Fußbad: Zur Ableitung mit Senfmehl!

Mentale Übungen: Autogenes Training mit den positiven Affirmationen und die »Fünf Tibeter« unterstützen den Veränderungsprozeß sehr wirkungsvoll

Grundsätzliches: Es bedarf keiner besonderen Erwähnung, daß der vollwertigen, vitalstoffreichen Kost unter Vermeidung von Reizstoffen (Kaffee, Alkohol, Zitrusfrüchte, Obstsäfte, scharfe Gewürze) größte Bedeutung zukommt.

Es gilt heute als gesichert, daß gestillte Kinder weitaus weniger allergie- und infektanfällig sind. Sollte dennoch der Milchfluß anfangs etwas spärlich sein, geraten Sie nicht in Panik – auch Ihr Körper braucht ein bißchen Zeit zur Umstellung! Außerdem gibt es einige bewährte naturheilkundliche Maßnahmen, den Milchfluß anzuregen.

Rezept: *Milchbildender Tee*

30 g Anissamen
30 g Fenchelsamen
20 g Dillsamen
10 g Brennesselblätter
10 g Majorankraut

Aufguß 10 Minuten ziehen lassen; 3 Tassen täglich trinken.

Rezept: *Milchbildender Stärkungstee*

30 g Brombeerblätter
40 g Frauenmantel
20 g Brennesselblätter
10 g Melissenblätter

Aufguß 10 Minuten ziehen lassen. Kann gut mit Honig gesüßt werden. 2 Tassen täglich trinken.

Beide Tees können im Wechsel, über den Tag verteilt, getrunken werden.

Rezept: *Milch für die Milch*

1/4 l Milch
1/4 TL Fenchel
1/4 TL Anis
1/4 TL Mandelmus
etwas Honig
1 weißer oder sehr heller Chalzedon

Milch mit den Zutaten leicht erwärmen, abfiltern und 1/4 TL Mandelmus einrühren und mit Honig oder Fenchelhonig süßen.

> *Wichtig!*
>
> Trinken Sie reichlich, denn ohne Flüssigkeitsaufnahme tut sich Ihr Körper schwer mit der Milchproduktion!

Kräutertees: Milchbildend wirken folgende Kräuter: Anissamen, Bockshornklee, Brennessel, Brombeerblätter, Dillsamen, Fenchel, Frauenmantel, Koriander, Majoran, Melisse

Homöopathie: Urtica urens D4; 3mal täglich 1 Tablette im Mund zergehen lassen

Bachblüten: Walnut nach der Entbindung und für die neue Lebenssituation

Selbsthergestellte Blütenessenzen: Taubnessel; entwickelt die harmonischen weiblichen Aspekte und fördert das weiche, mütterliche Prinzip

Farbanwendungen: Entweder Bestrahlung mit Orange für die Dauer von 10 Minuten täglich, oder Sie tragen ein orangefarbenes T-Shirt oder Unterhemd auf der Haut

Brustpflege: Geschwollene, verhärtete oder gar entzündete Milchdrüsen reagieren als Sofortmaßnahme sehr gut auf Kompressen mit Steinkleetinktur; wenn Ihre Brustwarzen schmerzhaft entzündet, strapaziert, eventuell auch rissig und rauh geworden sind, hilft Ihnen Johanniskrautöl zur Pflege

Fenchel, Rp.: Fenchel-Körperöl (nach der Entbindung Brüste dünn mit dem Öl einreiben; hält auch die Brustwarzen geschmeidig)

Rezept: Ringelblumenblüte, Rp.: Ringelblumensalbe (ist ebenfalls hervorragend zur Brustwarzenpflege geeignet)

Mundschleimhaut-/Zahnfleischentzündung

Vorbeugung: In vielen Fällen ist die Ursache für eine Mundschleimhautentzündung mangelnde Mundhygiene. Werden die Zähne nicht ausreichend gepflegt, kommt es verstärkt zu Zahnbelag und Zahnsteinbildung mit Begünstigung von Zahnfleischschwund und -entzündung, die auf benachbarte Mundschleimhautbereiche übergreifen können

Zahnbelag und Zahnstein müssen als das angesprochen werden, was sie wirklich sind: *Anhäufungen von Abermillionen von Bakterien.* Als Anstoß zur besseren Mundpflege legen manche Zahnarztpraxen Mikroskopfotos dieses Bakterienrasens aus.

Aber auch mechanische Reizungen durch schlechtsitzende Zahnprothesen, Wangenbiß, thermische Einflüsse wie zu heißes Essen und chemische Noxen wie Nikotin belasten die Schleimhaut, verringern ihre Immunlage und machen sie anfälliger für Infektionen aller Art. Dem Zahnarzt obliegt die Therapie des Mundbereiches; begleitend dazu können Sie jedoch wieder einiges selbst tun

Mundhygiene: Mit Mundspülungen, regelmäßigem, wenigstens zweimaligem Zähneputzen täglich und Erneuerung der Zahnbürste nach spätestens 4 Wochen

Emser Salz: Zur Pflege des Mund- und Rachenraumes; festigt Zahnfleisch und bekämpft wirksam den Zahnbelag

Mundspülungen: Bereiten Sie sich einen starken Kräutertee (Ziehzeit: 15 Minuten, 1 Eßlöffel pro viertel Liter) und machen Sie damit Mundspülungen; ich empfehle folgende Kräuter: Brombeerblätter, Frauenmantel, Hagebuttenblüten, Himbeerblätter, Kamillenblüten, Odermennig, Salbei, Thymian, ungespritzte Rosenblüten, Vogelknöterich, Zinnkraut

Tinkturen: Hier eine kleine Auswahl an geeigneten verdünnten Tinkturen mit entzündungshemmender, antibakterieller und wundheilender Wirkung zur Anwendung als Einzelmittel oder in Mischungen (10 bis 15 Tropfen der Einzeltinktur oder einer Mischung auf ein Zahnputzglas mit Wasser zur Mundspülung): Arnikatinktur, Frauenmanteltinktur, Kamillentinktur, Myrrhentinktur, Odermennigtinktur, Salbeitinktur, Thymiantinktur

Rezept: Salbei, Rp.: Salbei-Mundwasser

Ätherische Öle: Geben Sie in 10 ml Tinktur (siehe oben) wahlweise

	folgende ätherischen Öle: 5 Tropfen Myrrhenöl oder 5 Tropfen Melaleuka-alternifolia-Öl
Homöopathie:	Arnica D4; bei Verletzungen des Zahnfleisches, auch nach Zahnextraktionen, 20 Tropfen auf einen viertel Liter Wasser zum Gurgeln; Borax D4; bei kleinen, geschwürigen, schmerzhaften Wundstellen der Mundschleimhaut (Aphthen) und des Zahnfleischs 3 bis 6 Tabletten täglich im Mund zergehen lassen; Acidum nitricum D4; bei Entzündungen von Zahnfleisch und Mundschleimhaut, begleitet von üblem Mundgeruch; das Zahnfleisch ist schwammig und blutend; 3 bis 6 Tabletten täglich im Mund zergehen lassen
Fertigarzneimittel:	Cesrasanol Tropfen (Lösung zum Spülen, Gurgeln und Einreiben des Mundbereiches), Fa. Redel; Salviathymol (antibakterielles Mund- und Rachentherapeutikum zum Spülen und Einreiben), Fa. Galenika Hetterich; Salviagalen (medizinische Zahncreme, auch ohne Fluorid erhältlich), Fa. Galenika Hetterich; Emser Salz, Fa. Siemens

Nasennebenhöhlen-Beschwerden

Definition:	Nasennebenhöhlen sind luftgefüllte Hohlräume in den Nachbarknochen der Nasenhöhle. Sie sind mit Nasenschleimhaut ausgekleidet und münden in die Nasengänge. Ihre physiologischen Aufgaben: Gewichtsersparnis für den knöchernen Schädel; Resonanzraum für die Stimme; Unterstützung der Nasenhöhle bei der Vorbereitung der Atemluft Nasennebenhöhlen-Beschwerden sind oftmals langwierig und schmerzhaft. Der Grund dafür ist einfach: Bei Infektionen der Atemwege schwillt die Nasenschleimhaut an und erschwert den Sekretabfluß aus den Nebenhöhlen. Die Aktivität der Keime – häufig eiterbildende Streptokokken – nimmt zu, gleichermaßen aber auch Entzündung und Schleimhautschwellung, so daß Sekret und Eiter nicht mehr aus den Nebenhöhlen abfließen können.

Auch mechanische Hindernisse wie Polypen oder eine verformte Nasenscheidewand können die Nasennebenhöhlen verlegen.
Stirn- und Kieferhöhlen sind am häufigsten betroffen. Stirnhöhlenbeschwerden äußern sich durch Druck- und Klopfempfindlichkeit über den Augen, Stirnkopfschmerz und zunehmende Schmerzen beim Bücken. Kieferhöhlenentzündungen führen zu Schmerzen im Oberkieferbereich mit erhöhter Klopfempfindlichkeit des Wangenbereiches.

Therapeut: Störfeldsuche und ihre Sanierung. Ich arbeite bei der Störfeldsuche gerne mit den Spenglersan-Testungen D und Dx. Der Patient reibt die Tropfen in die Ellenbeuge ein und achtet auf deutlich wahrnehmbare, passagere Empfindungen wie Schmerzen alter Narben, Mandelstümpfe etc. Der Vorteil dieser Methode ist, daß sie vom Patienten problemlos ohne Beeinträchtigung zu Hause durchgeführt werden kann und gute Ergebnisse liefert. Weitere Kontroll- und Suchmöglichkeiten bietet der kinesiologische Muskeltest (siehe Seite 63 und 90). Erkannte Störfelder lassen sich gut mit Neuraltherapeutika wie Lidocain behandeln.
An dieser Stelle weise ich darauf hin, daß viele Menschen aufgrund fehlender Narbennachsorge Narbenstörfelder haben, die regelmäßig im Spenglersan-Screening positiv testen. Die (fast schmerzlose) Unterspritzung dieser Narben mit einem Neuraltherapeutikum beseitigt diese Störfelder.
Begleitend zur Therapie müssen alle Störfelder saniert werden, da der Therapieerfolg sonst zweifelhaft sein kann.
Akupunktur: Gesichtsakupunktur, das »magische Dreieck« der Nase sowie die Extrapunkte der Stirn. Bei Kieferhöhlenbeschwerden stehen Magen- und Dickdarmleitbahn meist im Vordergrund, bei Stirnhöhlenbeschwerden dagegen Gallenblasen-, Blasenleitbahn und Dreifacher Wärmer. Gut hat sich die Kombination von Körper- und Ohrakupunktur bewährt. Der Punkt Cuanzhu (Bl. 2) hat deutlich

abschwellenden Einfluß auf die Nasenschleimhäute.

Eigenblut, beginnend mit 0,5 ml intramuskulär und steigernd bis auf 2 ml, (insgesamt 10 Applikationen) kann mit homöopathischen Präparaten als Mischspritze verabreicht werden, Auswahl entsprechend der Gesamtsymptomatik

Luffa-purgans-Schwamm: Ein Drittel des Luffa-Schwämmchens weichen Sie in 4 Eßlöffel heißem Wasser ein, über Nacht stehenlassen. Am nächsten Morgen Schwämmchen im Wasser für 2 Minuten köcheln. Gefäß abdecken und auf Handwärme abkühlen lassen. Ein Nasenloch zuhalten, vom Teelöffel über dem Waschbecken die Flüssigkeit in das andere Nasenloch langsam hochsaugen.

Die Wirkung ist sehr intensiv und kann die Schleimhaut reizen – daher die Flüssigkeit langsam hochsaugen!

Danach Nase mit weichem Papier reinigen, anderes Nasenloch in gleicher Weise behandeln und nach einer Pause von 15 Minuten den Vorgang mit der Restflüssigkeit wiederholen. Das Luffa-purgans-Reinigungsschwämmchen kommt von der Fa. Alsitan-Ronneburg.

Homöopathie zur Behandlung der akuten Beschwerden und zur Umstimmung; an dieser Stelle möchte ich Ihre Aufmerksamkeit vor allem auf die Kalisalze mit ihrem starken Schleimhautbezug lenken

Sinusitis-Nosode bei chronischen, therapieresistenten Nasennebenhöhlen-Beschwerden

Spenglersane: Austesten mit dem Schwarz-Test; oft ist Kolloid T angezeigt

Nasenreflexzonenmassage, zum Beispiel mit Nasenreflexöl forte oder mild, Fa. Wecoton

Was können Sie tun? Inhalationen zum Abschwellen der Nasenschleimhaut

Nasenpflege: Nach der Inhalation mit Ringelblumen- bzw. Nasensalbe für Säuglinge und Kinder (siehe nächste Seite) die Nase innen und außen einreiben

Rezept: *Inhalationsmischung*

30 g Basilikumblätter
20 g Majoranblätter
40 g Kamillenblüten
20 g Salbeiblätter
10 g Eukalyptusblätter

Für das Gesichtsdampfbad Kräuter mischen (2 Eßlöffel auf 1 Liter Wasser). Herstellung wie in Kapitel 10, »Zubereitungsarten«, beschrieben. 3- bis 4 mal täglich anwenden.

Rezept: *Inhalations- und Einreibemischung*

20 Tropfen ätherisches Melaleuka-alternifolia-Öl
5 Tropfen ätherisches Pfefferminzöl
10 Tropfen ätherisches Thymianöl
10 Tropfen ätherisches Eukalyptusöl
20 Tropfen ätherisches Lavendelöl
5 Tropfen ätherisches Honigöl

Zutaten miteinander verschütteln – fertig. Von der Mischung 4 Tropfen ins heiße Wasser zum Inhalieren geben. Zum Einreiben geben Sie 4 Tropfen auf 1 Teelöffel fettes Öl.

Rezept: Ringelblume, Rp.: Ringelblumensalbe; Schnupfen, Rp.: Nasensalbe für Säuglinge und Kinder

Ätherische Öle: Inhalation mit ätherischen Ölen und Massage der schmerzhaften Gesichtsbereiche (siehe das Rezept »Inhalations- und Einreibemischung«)

Nasenspülungen: Idealerweise mittels Nasendusche und Emser Sole; empfehlenswert ist auch die Emser Nasensalbe von der Fa. Siemens

Farbanwendungen: 3mal täglich mit Lemon für die Dauer von 10 Minuten, bei Sekretstau, danach mit Blau, ebenfalls für 10 Minuten pro Anwendung

Edelsteine: Legen Sie einen (oder mehrere) Bergkristalle auf die schmerzenden Bereiche für eine halbe Stunde auf. Betrachten Sie sich die Steine vor und nach der Behandlung! Verwenden Sie kleine Trommelsteine, und *reinigen Sie sie unbedingt vor der nächsten*

	Anwendung. Behandlung mehrmals täglich wiederholen.
Reiztherapien:	Regelmäßige Saunagänge, Kneippsche Güsse, Wechselduschen, Fußbäder bei kalten Füßen stärken die Körperabwehr und fördern den Energiefluß
Kapuzinerkressetinktur:	4- bis 5mal täglich 10 Tropfen in etwas Wasser einnehmen
Ernährung:	Verzichten Sie auf schleimbildende Nahrungsmittel wie Milchprodukte und Weizen, führen Sie genug Vitamin C zu (siehe Hagebutte), und trauen Sie sich ungeachtet Ihrer Umwelt an den antibakteriell wirkenden Knoblauch!

Wichtig!

Achten Sie auf regelmäßigen Stuhlgang, haben Sie Mut zum entlastenden Einlauf, denken Sie an die Anregung Ihrer Nierentätigkeit durch entsprechende Kräuter, und trinken Sie genügend!

Homöopathie:	Gelsemium D4; akuter Stirnhöhlenkatarrh mit heftigen Kopfschmerzen; Luffa operculata D4; akute Nasennebenhöhlen-Beschwerden mit Neigung zu Fließ- und Stockschnupfen, Stirnkopfschmerz; 1 bis 2 Tabletten stündlich im Mund zergehen lassen, bis zum Abklingen der Beschwerden
Ableitende Fußbäder:	Entstauen Sie den Kopfbereich; Sie können dazu die Inhalationsmischung verwenden
Fertigarzneimittel:	Nasensalbe ISO, ISO-Arzneimittel; Angocin Tabletten, Fa. Repha; Sinupret (Tropfen und Dragees; bei akuten und chronischen Nasennebenhöhlen-Beschwerden, Fa. Bionorica; Similasan Schnupfen Nr. 3 (bei Stirn- und Kiefernhöhlenbeschwerden); Similasan-Nasentropfen und -Schnupfenspray; Retterspitz-Aerosol-Inhalationslösung
Weitere Tips:	Siehe Schnupfen

Definition: Es versteht sich von selbst, daß Nervenschmerzen (Neuralgien) ein großes Gebiet sind und ich mich hier sehr einschränken muß.

Alle Nerven des peripheren Nervensystems können Schmerzen bereiten; weit verbreitet sind Ischiasneuralgien, Reizungen der Spinalnerven der Wirbelsäule sowie der Nerven zwischen den Rippen (Intercostalneuralgien beim Herpes Zoster) und vor allem die äußerst schmerzhaften Affektionen der Gesichtsnerven, speziell des Trigeminus, der mit seinen 3 Ästen unter anderem das Gesichtsfeld sensibel versorgt.

Nervenschmerzen sind von großer Heftigkeit, haben oft schießenden, schneidenden, auch elektrisierenden Charakter und sind wegen ihrer unvermittelt einsetzenden Plötzlichkeit sehr gefürchtet.

Oft liegen diesen Beschwerden degenerative Prozesse zugrunde wie Bandscheibenverlagerungen, Osteoporose, aber auch einseitige Belastungen, Verspannungen, klimatische Einflüsse oder mechanische Verletzungen, zum Beispiel durch Operationen, Unfälle und dergleichen.

Bei dem häufig anzutreffenden Symptom Rückenschmerz möchte ich kurz erläutern, daß nicht nur Fehlhaltungen, sondern vor allem Streß und lange anhaltende negative Seelenstimmungen die Mikrozirkulation des Blutes in der Rückenmuskulatur nachteilig verändern. Es kommt dadurch zu Verquellungen innerhalb der Muskulatur mit veränderten Zug- und Druckbelastungen der Wirbelsäule, was schlußendlich zu Nervenreizungen führen kann. Wir alle kennen den »eingeklemmten Nerv«, der nicht selten seine eigentliche Ursache einige Etagen höher hat – nämlich in den Streßfaktoren und ihren Auswirkungen auf die Muskulatur.

Therapeut: Akupunktur, häufig in Verbindung mit Wärmebehandlung (Moxa) und entspannenden trockenen Schröpfmassagen, gegebenenfalls auch blutigem

Schröpfen, hat sich bestens bewährt. Kombination von Körper- und Ohrakupunktur, Austestung der druckempfindlichen Ohrpunkte, Segmenttherapie des Ohrs.

Bei Trigeminusneuralgien größte Zurückhaltung bei den Nervenaustrittspunkten; allein die Drucktastung der Triggerpunkte können eine erneute Neuralgie auslösen. Daher Fernpunkte mit einbeziehen, kontralaterale Behandlung im Gesicht bei einseitigen Gesichtsschmerzen.

Die Punktewahl orientiert sich an dem befallenen Ast. Geeignete Fernpunkte zur Verbesserung des Energieflusses sind Hegu (Dickdarm 4), Wai-Guan (3E 5); Wind-Hitze wird ausgeleitet unter anderem über Tai-chong (Leber 3), Zusanli (Magen 36); zur Stützung des Funktionskreises Blase/Niere ist Taichi (Niere 3) angezeigt.

Ischialgien mit klassischem Verlauf entlang der Blasenleitbahn lassen sich gut therapieren unter anderem durch Moxen von Shenshu (Bl. 23), Nadelung von Chengfu (Bl. 36), Yinmen (Bl. 37), Weizhong (Bl. 40) und Shenmo (Bl. 62).

Homöopathie: Hier sind kaum Nennungen möglich; es muß klar individuell repertorisiert werden. Mit Deutlichkeit möchte ich das große Repertoire an homöopathischen Mitteln bei Neuralgien aller Art herausstellen, um den Betroffenen Mut zu machen, sich in kompetente homöopathische Behandlung zu begeben. Gegen Ende dieses Abschnitts habe ich eine kleine Auswahl an Akutmitteln zusammengestellt.

Was können Sie tun? Kräuterbäder, wahlweise mit folgenden Kräutern: Baldrianwurzel, Heublumenblüten, Grüner Hafer, Johanniskraut, Kamillenblüten, Lavendelblüten, Melissenkraut, Schafgarbenkraut, Ulmspierkraut, Weidenrinde

Fertigbad: Hormonapin-Nervenbad, Fa. Bienenzell

Einreibungen: Mit Johanniskrautöl

Ätherische Öle: Zur Mischung mit Johanniskraut- oder Olivenöl; in Frage kommen folgende ätherische Öle: Angelika-

	wurzel, Cajeput, Geranie, Kamille, Lavendel, Muskatellersalbei, Rosmarin, Schafgarbe, Thymian
Rezept:	Ulmspierkraut, Rp.: Schmerzbalsam
Lösung zum Einreiben:	Nettinerv, Fa. ISO-Arzneimittel
Biochemische Salbe:	Kalium-phosphoricum D6
Kräuterkissen:	Einzeln oder als Mischung, im warmen Kräuterkissen oder als Kompressen: Heublumenblüten, Kamillenblüten, Lavendelblüten, Schafgarbe, Salbei
Edelsteine:	15 Minuten die Schmerzstellen sanft mit einem der folgenden Steine massieren: Aquamarin, Bergkristall, Turmalin grün
Farbanwendung:	Mit Violett, beginnend mit 5 Minuten täglich bis zur Höchstdauer von 20 Minuten
Homöopathie:	Im Akutfall 2 bis 3 Tabletten folgender Homöopathika einnehmen (mit einsetzender Besserung reduzieren): Hypericum D4; bei Neuralgien und Nervenquetschungen nach Traumen, Operationen etc.; Verbascum D4; bei Trigeminusneuralgien, heftige Nervenschmerzen im Trigeminusbereich mit Verschlimmerung durch kalte Luft; Aconitum D4; gekennzeichnet durch große Plötzlichkeit, bei Trigeminus- und Ischiasneuralgien, hervorgerufen durch trockene Kälte
Holunder:	Als Holunderbeersaft oder Marmelade begleitend zu allen Therapien

Nervenschwäche

Definition:	»Nervenschwäche« ist ein volkstümlicher Begriff und meint damit Zustände von erhöhter Reizbarkeit, reizbare Schwäche, Unausgeglichenheit des Vegetativums mit deutlicher Betonung des Sympathikus bei unzureichender Gegensteuerung durch den zähmenden Gegenspieler Parasympathikus. Folge davon sind oft nervöse Herzbeschwerden, unruhiger, gestörter Schlaf, Konzentrationsschwäche, Angst, Schwindel, geringe Streßbelastung,

Magen- und Verdauungsprobleme, Schwitzen, das Gefühl, den täglichen Herausforderungen nicht mehr gewachsen zu sein, und vieles andere mehr.
In der medizinischen Literatur findet man dafür die Begriffe »Neurasthenie«, »vegetatives Syndrom« oder »vegetative Dystonie«; diese Bezeichnungen, wie so oft in der medizinischen Fachsprache, sind bei wörtlicher Übersetzung nicht ergiebiger als die des Volksmundes, denn sie bedeuten nichts anderes als eben Nervenschwäche und gestörtes Zusammenspiel innerhalb des unwillkürlichen (autonomen bzw. vegetativen) Nervensystems, dessen Aufgabe die Regelung der Organfunktionen ist.
Man unterscheidet die konstitutionelle Nervenschwäche von der erworbenen. Im ersten Fall handelt es sich um meist sehr zarte und sensible Menschen, die unter der permanenten Reizüberflutung und Unsensibilität unserer lauten Zeit sichtlich leiden; ihre Haut im übertragenen Sinne ist zu dünn, sie nehmen sich alles zu Herzen, Ärger schlägt ihnen auf den Magen, oft werden sie als überempfindlich bezeichnet.
Daß man seine Nerven auch bei kräftiger, stabiler Ausgangslage mit Erfolg zerrütten kann, weiß jeder, der sich lange Zeit überfordert und mit seinen Kräften Raubbau treibt.
Obgleich Frauen allein durch ihre biologische Aufgabe vegetativ stabiler sind als Männer, wird dieser natürliche Vorschuß durch Mehrfachbelastungen wie Kinder, Beruf, Haushalt, zunehmende Leistungsorientiertheit etc. mehr als kompensiert.
Menschen im Studium und in Prüfungsphasen sind intellektuell stark gefordert und erschöpfen sich leicht durch die notwendig langen Phasen konzentrierter Aufmerksamkeit, Leistungsdruck, wenig Schlaf und Mangel an Entspannung.
Bei beiden Geschlechtern schlagen natürlich die Genußgifte Alkohol, Nikotin und Koffein massiv zu Buche, und die permanente optische wie akustische Reizüberflutung tut ein übriges.

Betrachtet man dann noch die Vitalstoffarmut der modernen optisch und aromatisch durchgestylten Industrienahrung, den Einfluß des nervenvitaminraubenden Industriezuckers, dann ist es keine Frage, weshalb so viele Menschen »nervlich so dünn« geworden sind.

Gleichermaßen sollte aus den bisherigen Ausführungen deutlich werden, wie stark Lebensart, Ernährung, Reizeinflüsse und Umgang mit den Kräfteressourcen die Nervenschwäche begünstigen oder beheben.

Therapeut: Gesprächstherapie zur Bewußtmachung der schwächenden Einflüsse, dazu Ernährungsberatung, autogenes Training, Stärkung des Selbstwertgefühls

Ohrakupunktur ist gerade bei vegetativen Störungen ein hervorragendes Therapeutikum, das stets begleitend zu allen übrigen Therapien eingesetzt werden kann und sollte; eine kleine Auswahl an Punkten: Shen men, Vegativum 1 und 2, Niere, vegetativer Herzpunkt, Nullpunkt, Punkte der Freude, der Entspannung, der Angst, Magenpunkt, Polster, Hirnstamm, Antidepressionspunkt, graue Substanz etc.

Magnesiummangel führt zu erhöhter nervöser Erregbarkeit; bei vielen Blutuntersuchungen stelle ich fest, daß der Serummagnesiumspiegel an der Untergrenze liegt. Unserer Nahrung fehlt dieses alkalische Metall, Kaffee- und Alkoholgenuß reduzieren es zusätzlich, aber auch Erbrechen und Durchfall. Als Sofortmaßnahme ist die medikamentöse Substitution in Verbindung mit hochdosiertem Vitamin E (400 bis 600 mg/Tag) oft angezeigt.

Prüfung von: Zink, Selen, Kalium, Säure-Basen-Haushalt, Nierenfunktion

Spenglersane: Schwarztest, oft ist Kolloid A angezeigt

Fußreflexzonenmassage in Verbindung mit ätherischen Ölen wirkt tiefgreifend auf das Vegetativum

Homöopathie: Die Homöopathie kennt eine Reihe von Schwächemitteln wie Arsenicum album, Acidum phosphoricum, Argentum nitricum, Kalium phosphoricum, um nur einige zu nennen. Für Personen, bei denen die Reizbarkeit im Vordergrund steht, sei neben diesen eben genannten Mitteln noch an die klassischen Lebermittel Magnesium muriaticum, Kalium carbonicum, Lycopodium erinnert. Auch Chamomilla und Chelidonium können angezeigt sein. Wie immer geht auch hier der Weg über die klassische Repertorisation; ist das passende Mittel gefunden, vermögen Hochpotenzen – beginnend mit der 6. LM und weiterführend mit jeweils 6 Potenzschritten – Großartiges zu leisten.

Was können Sie tun? Zu Eingang dieses Kapitels habe ich dargestellt, daß Lebensweise, Lebenseinstellung, Ernährung etc. maßgebende Einflußfaktoren sind; ich erinnere auch an das Kapitel Anspannung und Entspannung und die darin aufgeführten Maßnahmen

Kräutertees: Treffen Sie aus den folgenden Kräutern eine Auswahl (für Tees, Tinkturen oder Frischpflanzensäfte): Baldrian, Beifuß, Bockshornklee, Herzgespann, Hopfenzapfen, Johanniskraut, Kamillenblüten, Lavendelblüten, Melissenblätter, Passionsblume, Queckenwurzel, Salbei, Thymian, Weißdorn, Zinnkraut

Kräuterbäder: Folgende Heilpflanzen können Sie zu beruhigenden und nervenstärkenden Bädern verwenden: Angelikawurzel, Baldrianwurzel, Heublumenblüten, Hopfenzapfen, Johanniskraut, Kalmuswurzel, Kamillenblüte, Lavendelblüte, Melisse, Salbei, Schafgarbe, Thymian, Zinnkraut

Fertigbäder: Viele der angeführten Kräuter erhalten Sie im Fachhandel als nervenstärkende Fertigbäder, die Sie selbstverständlich auch als Duschzusatz nehmen können; Hormonapin-Nervenbad, Fa. Bienenzell

Ätherische Öle: Hier kommen besonders viele ätherische Öle in Frage; die Anwendungsmöglichkeiten sind gleichermaßen breit gefächert. Sie können die Öle in der Duftlampe einsetzen, als Badezusatz oder als Körperöl und zur Fußreflexzonenmassage. Lassen Sie sich bei der Auswahl der Öle ruhig von Ihrer

Nase und Ihrem Gefühl leiten: Angelika, Basilikum, Bergamotte, Benzoe, Fenchel, Galbanum, Honig, Koriander, Lavendel, Indische Melisse, Majoran, Mandarine, Muskatellersalbei, Neroli, Orange, Rose, Rosenholz, Sandelholz, Schafgarbe, Ylang-Ylang

Einreibungen: Einreibungen des Körpers oder der Solarplexusgegend mit fetten Ölen (mit oder ohne Zusatz von ätherischen Ölen) wie: Arnikaöl, Johanniskrautöl, Kamillenöl, Sonnenblumenöl

Rezept: *Nervenbad und Duschöl*

50 ml Sojabohnenöl
1 TL Tween 80
5 Tropfen ätherisches Lavendelöl
5 Tropfen ätherisches Rosenholzöl
2 Tropfen ätherisches Basilikumöl
2 Tropfen ätherisches Geraniumöl
6 Tropfen ätherisches Indische-Melisse-Öl

1 Eßlöffel auf ein Vollbad geben.

Rezept: *Massageöl*

50 ml Johanniskraut- oder Sonnenblumenöl
4 Tropfen ätherisches Orangenöl
5 Tropfen ätherisches Rosenholzöl
3 Tropfen ätherisches Geraniumöl
2 Tropfen ätherisches Sandelholzöl
3 Tropfen ätherisches Ylang-Ylang-Öl
1 kleiner Malachit
Zutaten verschütteln – fertig.

Edelsteine: Amethyst, Bergkristall, Chalzedon, Karneol, Malachit, Sodalith, Sugilith, Türkis, Turmalin grün
Der Chalzedon harmonisiert nervöse Unruhezustände, wenn man ihn als Armband trägt; bei nervlicher Übererschöpfung sollten Sie einen Hämatit tragen

Ernährung: Folgende Nahrungsmittel wirken besonders nervenkräftigend: Bienenhonig, Dinkel, Hafer, Hirse, Kanne-Brottrunk, Lebertran, Linsen, Mandel- und Nußmuse, Nervenkekse nach Hildegard von Bingen, Sellerie, Sesam, Soja, Walnüsse, Weizenkeime/-öl, Zimt

Farbanwendung: 3mal täglich Solarplexus mit Grün für die Dauer von 15 Minuten bestrahlen

Rezepte: Bockshornklee, Rp.: Nerventonikum »Fettfutter«; Hagebutte, Rp.: Hagebutten-Heilwein; Herzgespann, Rp.: Herzkräftigender Tee; Kamillenblüte, Rp.: Beruhigendes Kräuterkissen; Melisse, Rp.: Frohgemut-Melissenwein; Taubnessel, Rp.: Heilwein gegen Melancholie und zur Nervenkräftigung; Weißdorn, Rp.: Kräftigender Herzwein

Bachblütenessenzen: Je nach den in Kapitel 2 angegebenen Indikationen kommen folgende in Frage: Elm, Gorse, Hornbeam, Larch, Mustard, Oak, Olive, Sweet Chestnut

Selbsthergestellte Blütenessenzen: Angelika, Arnika, Baldrian, Holunder, Johanniskraut, Königskerze, Lavendel, Salbei, Schafgarbe, Stiefmütterchen

Biochemie: Kalium phosphoricum D6; Studentenmittel bei geistiger Überanstrengung, Konzentrationsschwäche und nervlicher wie körperlicher Erschöpfung; 6 Tabletten, über den Tag verteilt

Homöopathie: Avena sativa Urtinktur; 3mal täglich 5 bis 10 Tropfen in Wasser; bei Schlafstörungen und Erschöpfungszuständen

Fertigarzneimittel: metaneuron N (Tropfen), Fa. meta Fackler; Nerventonikum, Fa. Pflüger; Presselin Nervennahrung (Tabletten), Fa. Presselinwerk; Nerventonikum forte, Fa. Schwörer; dysto loges (Tabletten und Tropfen), Fa. Dr. Loges; Magnesium Tonil (Mischpräparat aus Magnesium und hochdosierte Vitamin E), Fa. APS; Energieplätzchen (Nervenkekse), Fa. Herrenbach-Apotheke, Augsburg (Bezugsadresse für Produkte der Hildegard-Medizin); Lecithin-Kapseln mit Sojalecithin, Fa. Alsitan; Bodival N (Tropfen), Fa. Pflüger; Hansa-Lecithingranulat, Fa. Fauser Vitaquell

Definition: Daß es sich bei der Neurodermitis nicht um eine unheilbare Krankheit handelt, zeigen richtungweisende Fachartikel in namhaften naturheilkundlichen Fachzeitschriften und Büchern unter der Autorenschaft von Heilpraktikern und Ärzten sowie die eigene Praxis.

Bekanntlich ist die Neurodermitis ein Leiden, das sich auf der Haut zeigt. Entzündete, trocken-rissige Haut mit Juckreiz, der zur Verzweiflung treibt, stehen im Mittelpunkt der Beschwerden. Betroffen können sein: Gesicht, Hals- und Brustausschnitt, Knie- und Ellenbeugen, Hände, Fingerbeugen sowie Oberschenkel.

Der Juckreiz ist dabei so unerträglich, daß oft bis zum Bluten gekratzt wird; die ohnehin trockene Haut wird furchig, narbig und damit zusätzlich zu den übrigen Qualen zum kosmetischen Problem.

Die Haut, der »Austragungsort«, ist ein Grenzorgan, genau wie der Darm und die Lunge. Sie grenzt unser Inneres gegen die Außenwelt ab, schützt, erlaubt Berühren und Berührtwerden – kurz, die Haut hat mit Abgrenzung, Nähe und Kontakten zur unmittelbaren Umwelt zu tun. Spannungen und Konflikte können sich in vielen Organsystemen zeigen – so auch auf der Haut.

Die Lunge ist ebenfalls ein Grenzorgan, die zwischen unserem Inneren und der Außenwelt vermittelt. Sie kommt dieser Funktion bei jedem Atemzug nach, wenn sie mit der Atemluft einen Teil der Außenwelt aufnimmt und beim Ausatmen Stoffe unseres Inneren nach außen abgibt. Sie trennt sehr streng, was in den Körper gelangen darf und was nicht.

Wie sehr unsere Intensität, am Leben teilzuhaben, von der Atmung abhängt, zeigen gerade die fernöstlichen Meditations- und Atemtechniken des Yoga, Tai-Chi und Qi-Gong.

Der Darm hat eine ähnliche, völlig vergleichbare

Aufgabe. Auch er ist ein Grenzorgan zwischen innen und außen; dort fällt die Entscheidung, welche Nahrungsbestandteile in fein aufbereiteter Form in Blut- und Lymphstrom gehen dürfen und was ausscheidungspflichtig, unverdaulich, schädlich für den Organismus ist. Vor allem ist er dafür verantwortlich, daß Unverdauliches auch wirksam und rasch den Körper verläßt und ihn nicht durch langes Verweilen belastet.

Somit stehen Haut, Lunge und Darm als Grenzorgane zwischen dem Inneren des Menschen und seiner Außenwelt. Probleme zwischen dem Menschen und seiner unmittelbaren Umwelt müßten demzufolge sich besonders in diesen Grenzorganen widerspiegeln – und tun es auch.

Bekannt ist das Wechselspiel zwischen Hautbild und Bronchialasthma; wird das Ekzem medikamentös unterdrückt, zum Beispiel mit Kortison, besteht erhöhte Neigung zu Asthma, das sich wiederum mit Auftreten des Ekzems bessert, wenn die Salbe abgesetzt wird.

Bekannt sind Darmreaktionen wie Verdauungsstörungen, Allergien des Verdauungstraktes auf bestimmte Nahrungsmittel und sehr häufig ein massiv gestörtes Darmmilieu; ich habe darauf bereits im Abschnitt Allergien hingewiesen.

Der an Neurodermitis Erkrankte ist sehr anfällig für Allergien, seien es nun Inhalationsallergene aus der Luft oder Nahrungsmittelallergene wie Nüsse, Milch, Hühnereiweiß etc. Er reagiert somit auf harmlose, nichtpathogene Außenreize äußerst empfindlich, überschießend, mit großem Aufruhr.

Welche Faktoren mögen dem zugrunde liegen?

Konfliktsituationen im unmittelbaren Umfeld spielen dabei eine meist nicht unerhebliche Rolle; die Palette ist sehr breit gefächert, sie umfaßt folgende Konfliktmöglichkeiten: Trennungsproblematiken; Minderwertigkeitsgefühle und mangelndes Selbstvertrauen; Bevorzugung anderer Geschwister und (vermeintliche oder tatsächliche) Zurücksetzung;

Mangel an Anerkennung und Zuwendung; Überbeschützung und Projektion elterlicher Ängste auf das Kind; Versagensängste; überstarker Ordnungssinn, Bestreben nach Perfektion, häufig, um keine Angriffsmöglichkeiten zu bieten; überstarkes Leistungsstreben; fehlgeleitete Aggressionsenergie, die der Kranke gegen sich selbst richtet und durch Wundkratzen auslebt; Überforderung der Eltern und deren Auswirkungen auf das Kind; gespannte, familiäre Situation, mangelnde Konfliktlösungsstrategien, Dauerstreß

Soweit ohne Anspruch auf Vollständigkeit maßgebende Einflüsse aus dem sozialen Umfeld, wie ich sie selbst an Patienten erlebe und sie auch in der Literatur immer wieder – recht gleichlautend – berichtet werden.

Demzufolge lebt der Neurodermitiker oft in einem sehr starken inneren Spannungszustand, der sich in den Grenzorganen Haut, Lunge und Darm in unterschiedlicher Form zeigen kann.

Psychosomatik: Die traditionelle chinesische Medizin wußte bereits vor mehr als 2000 Jahren, daß organische Störungen stets psychische und mentale Auswirkungen haben; anders ausgedrückt, bedeutet das, daß jedes Organ in Wechselwirkung zwischen unmittelbar Stofflichem und psychischer wie mentaler Ebene steht.

Der Zustand der Spannung kann auf den Atmungstrakt übergehen, was dann zum bereits erwähnten Bronchialasthma führen oder Verdauungsstörungen hervorrufen kann.

In diesem Zusammenhang noch einige Gedankenanstöße: Welches Maß an Aufmerksamkeit widme ich meinem Kind?

Kann ich es als eigenständige Person akzeptieren, oder habe ich so viele eigene Anteile auf mein Kind übertragen, daß ich übervorsichtig bin, es womöglich zu stark beschütze?

Bin ich überängstlich?

Wie reagiere ich auf Kratzattacken oder Asthma-

anfälle? Wann kommen sie? Wodurch werden sie ausgelöst?
Wie ist unsere familiäre, häusliche Atmosphäre?
Wie gut habe ich mich von meinem Kind abgenabelt?
Welchen Stellenwert haben für mich Ordnung und Korrektheit? Verlange ich dies auch von meinem Kind? Wie reagiere ich auf Unordnung?
Welche Stellung hat das Kind innerhalb seiner Geschwister/Freunde/Schulkameraden? Spricht es über seine Probleme?

Familiäre Dispositionen: Familiäre Dispositionen sind – wie bei jeder Krankheit – natürlich auch bei der Neurodermitis von Bedeutung. Aus homöopathischer Sicht zeigt sich Neurodermitis oft als tuberkulinische Belastung. Das heißt, daß durchgemachte Tuberkulosen der Vorfahren in den höheren, vererbbaren Lebensorganisationen prägend ihre Spuren hinterlassen haben und zu sehr verschiedenen Beschwerdebildern wie Infektanfälligkeit, Migräne, Abwehrschwäche, Allergien aller Art und somit auch zu Neurodermitis führen können. Deshalb werden diese Krankheiten häufig als Paratuberkulosen oder Tuberkulinismus bezeichnet. Es liegt weder eine aktive noch eine eingekapselte Tbc vor, sondern generationenüberschreitende Spätfolgen zeigen ihre Auswirkungen.
Dies ist auch der Grund für die hervorragende Wirkung der Spenglersan-Kolloide, Heilmittel, denen homöopathisch aufbereitete Substanzen aus tuberkulinischen Krankheitsprozessen sowie Antigene aus viralen und bakteriellen Erregern zugrunde liegen.

Therapeut: Hauttagebuch: Dort sollten vom Betroffenen alle verschlimmernden und bessernden Einflüsse nach Zeit, Art (Speisen, Urlaub, Streß, Streit) und Lokalisation der Hautreizung sorgfältig notiert werden
Ernährung: Wenn Allergien gegen bestimmte Nahrungsmittel bestehen, helfen am besten die Weglaßdiäten, bei denen die auslösenden Nahrungsmittel

eliminiert werden; hohes Allergiepotential haben ohne Anspruch auf Vollständigkeit vor allem folgende Lebensmittel: Nüsse, Erdbeeren und Zitrusfrüchte, Milch und Milchprodukte, Glutenhaltiges Getreide, Hühnereiweiß, Lebensmittelzusatzstoffe (Aromen, Farbzusätze, Konservierungsmittel etc.) Vollwerternährung steht hier an erster Stelle bei deutlicher Einschränkung bzw. Unterbindung des bisherigen Süßigkeitskonsums. Hier kann eine homöopathische Behandlung sehr gute Dienste leisten, um dem Süßigkeitsverlangen zu widerstehen. Es gilt, Kind wie Erwachsenem gesunde, süße Alternativen aus der Vollwertküche anzubieten, denn völliger Süßigkeitenverzicht ist bei Kindern kaum durchführbar und auch nicht vertretbar.

Stuhluntersuchung: auf ein gestörtes, fehlbesiedeltes Darmmilieu und vor allem auf Pilze (Candida albicans, Candida glabrata, Schimmelpilze) ist unumgänglich!

Spenglersan-Therapie: Das problemlose Einreiben der Kolloide in die Haut ist ein schmerzloses Verfahren mit guten Ergebnissen bei atopischen Erkrankungen wie Neurodermitis, Heuschnupfen, allergisches Asthma etc. In Frage kommen können die Kolloide Om, T und K im täglichen Wechsel: Die Verordnung muß therapeutisch abgeklärt sein.

Homöopathie: Hier habe ich mit Einzelmittelhomöopathie in Hochpotenzen sehr gute Erfolge erzielen können. Obgleich bei einer Computerrepertorisation wegen der vielen Hautsymptome meist Sulfur an erster Stelle erscheint, habe ich oft andere Mittel angezeigt gefunden wie Arsenicum album, Nux vomica, Calcium carbonicum und Natrium muriaticum, um nur einige zu nennen. Um Mißverständnisse zu vermeiden: Es gibt nicht »das« Homöopathikum gegen Neurodermitis, sondern jeder Patient benötigt seine individuelle Arznei gemäß seines Persönlichkeitsbildes. Gerne arbeite ich mit den LM-Potenzen, wie bereits erwähnt. Ist das pas-

> *Vorsicht!*
>
> Bei Patienten, deren Reaktionslage durch lange Kortisonanwendungen geschwächt ist, wird vor der unkritischen oder voreiligen Sulfurgabe wegen der vehementen Erstreaktionen öfters in der Literatur gewarnt!

sende Mittel gefunden, so heilt nicht nur die Haut ab, sondern der Patient verändert auch seine bisherige innere Haltung zu seiner Umwelt.

Eigenblut als intramuskuläre Injektion oder, für Kinder, in homöopathischer Aufbereitung nach Frau Dr. Imhäuser zur inneren Einnahme

Bachblütenessenzen leisten unterstützend zu allen Therapien gute Dienste, denn sie stimmen die Seelenstruktur um. Nicht zuletzt reagieren auch Eltern bzw. Partner sehr gut auf die Bachblütentherapie. Und je mehr sich Eltern wie Partner therapeutisch mit einbeziehen lassen, desto schneller kommt der Gesamttherapieerfolg.

Farbanwendung: Juckreizlindernd wirken blaue Kleidung, Tücher oder Farbbestrahlungen mit Blau und Grün im Wechsel

Traumreisen und Phantasiereisen sind bei Kindern sehr zu empfehlen. Ich kombiniere gern solche geführten Reisen mit Bildern, die das Kind auf meine Bitte zu seiner Problematik malt. Damit wird mehr über den tieferen Zusammenhang deutlich, zudem hat das Kind auch Visualisierungsmöglichkeiten und kann durch die Aktivierung seines Seelenpotentials die Selbstheilungskräfte enorm fördern. Traumreisen eignen sich bei Neurodermitis selbstverständlich ebensogut für Erwachsene

Autogenes Training zur Verdeutlichung des Einflusses der Gedanken auf den Körper und zur besseren Beherrschung der Juckattacken, vor allem in Kombination mit positiven Affirmationen

Was können Sie tun?

Kleidung und Bettwäsche sollten aus Naturmaterialien und möglichst wenig bzw. gar nicht behandelt sein; Reinigungsmittel wie aggressive Haushaltsreiniger meiden; Waschmittel auf Verträglichkeit testen, gegebenenfalls öfters wechseln, bis das bestverträgliche gefunden ist; vermeiden Sie bei der Gesichts- und Körperpflege folgendes: Austrocknende Substanzen, Seifen, gechlortes Wasser (Schwimmbad), Kosmetika mit Konservierungsstoffen, Naturkosmetik bevorzugen (Vorsicht bei Korbblütlern wie Kamille, Ringelblume, Echinacea, Arnica etc. wegen der erhöhten allergischen Potenz – austesten!)

Benutzen Sie statt dessen folgendes: Dusch- und Badeöle (siehe Kapitel 3); als Badezusätze eignen sich auch Molke und Olivenöl; mischen Sie einen halben Liter Molke mit 1 Eßlöffel Olivenöl für ein Vollbad. Nach dem Bad Feuchtigkeit abstreifen und Haut an der Luft trocknen lassen. Lindert den Juckreiz, fettet und nährt die Haut, Die zerkratzte, juckende Haut mit Stiefmütterchentee oder verdünntem Lactisol abtupfen; besteht keine Milchunverträglichkeit, können Sie auch kalten Quark dünn aufstreichen und nach 15 Minuten mit Stiefmütterchentee abwaschen

Ätherische Öle: Mit fettem Öl vermischt, eignen sich folgende ätherischen Öle: Immortelle, Melaleuka-alternifolia, Sandelholz, Schafgarbe

Nehmen Sie 50 ml fettes Öl und 5 Tropfen von einem dieser Öle (*nicht mischen, da Sie sonst ein eventuell unverträgliches Öl nicht bestimmen können!)*

Gamma-Linolensäure: Besonders reich enthalten in folgenden Ölen: Borretschsamenöl, Johannisbeerkernöl, Nachtkerzenöl

Zur Hautpflege und zur inneren Einnahme in Kapselform; eines dieser fetten Öle können Sie als Grundsubstanz für die vorgenannten ätherischen Öle nehmen

Ausleitung: Über alle Ausscheidungsorgane anregen! Lesen Sie dazu die folgenden Abschnitte dieses Buches: Leberstärkende Maßnahmen; Lymphflußanregung;

	Orientierungshilfe (Anfang von Kapitel 11); Stoffwechselanregung
Fertigarzneimittel:	Der Hinweis auf die drei folgenden Mittel ist für den Therapeuten gedacht: Crustalasyn, Fa. Synthera; Halicar (Salbe, fettarm und fett), Fa. DHU; Propolan-Pflegeserie, Fa. Dr. Burghardt's Aktiv-Pharma
Weitere Anregungen:	Siehe Allergien, Haut, trockene, empfindliche

Ohrenschmerzen

Definition: Ohrenschmerzen können im Gefolge von Erkältungen, grippalen Infekten, Nasennebenhöhlen- und Mandelentzündungen, Masern, Scharlach und vor allem Mumps auftreten, aber auch nach Windeinfluß, Durchnässung oder als Folge kalter Füße.

Stets gilt es, die auslösenden Ursachen abzuklären. Sind die Ohrenschmerzen sehr heftig und begleitet von schlechtem Hören und eventuell Fieber, so liegt der Verdacht einer Mittelohrentzündung nahe. Gefürchtete Komplikationen sind hohes Fieber, eitriger Ohrausfluß, Nackensteife, Übelkeit, Erbrechen und zunehmende Benommenheit. Solche Anzeichen können bereits auf eine Hirnhautentzündung (Meningitis) hinweisen.

Um zu vermeiden, daß der Mittelohrinfekt sich weiter ausbreitet und die Gehirnhäute affiziert, sollte die ärztlich verordnete antibiotische Therapie im Mittelpunkt stehen. Der Arzt wird vor allem den möglichen Komplikationen besondere Aufmerksamkeit widmen und entsprechend rasch und wirksam handeln. Nach abgeklungenem Infekt sind naturheilkundliche Maßnahmen zur Stärkung der Infektabwehr und zum Darmaufbau wieder möglich und sinnvoll.

Ich beschränke mich in dem Kapitel auf wind-/kälteinduzierte Ohrenschmerzen, wie sie oft im Herbst und Winter auftreten.

Was können Sie tun? Zwiebelwickel sind das altbewährte Hausmittel! Füllen Sie ein Taschentuch mit einer kleingehackten Zwiebel, und legen Sie diese Packung auf das Ohr. Verwenden Sie ein Tuch zur Fixierung, oder ziehen Sie eine Mütze darüber. Idealerweise sollten es bei Kältefolgen rote Stoffe sein, also ein roter Schal oder eine rote Pudelmütze. Unterstützen Sie den Wickel mit einer nicht zu heißen Wärmflasche, auf die sich der Kranke mit dem schmerzenden Ohr legt. Unterstützend als Sofortmaßnahme bei beginnender Mittelohrentzündung können Sie ebenfalls den Zwiebelwickel anwenden, dann aber ohne Wärmflasche und mit blauem Tuch.

Ätherische Öle: Wählen Sie eines der folgenden ätherischen Öle, tränken Sie einen Wattebausch mit 1 bis 2 Tropfen, und führen Sie ihn in den Gehörgang ein (die Öle lindern den Schmerz, regen den Lymphfluß an und wirken antibakteriell): Kamille, Lavendel, Schafgarbe

Warme Ohren: Füllen Sie ein kleines Stoffsäckchen mit Leinsaat, Kamillenblüten oder Bockshornklee, schließen es mit einem Bändchen und halten die Packung für einige Minuten ins heiße Wasserbad; dann herausziehen, etwas abkühlen lassen und, mit trockenem Tuch abgedeckt, auf das Ohr legen

Farbbestrahlung: Mit Rot auf beide Ohren für 5 bis 10 Minuten, um die Kälte auszutreiben

Einreibungen: Mit leicht erwärmtem Johanniskraut- oder Kamillenöl Ohrmuschel und Bereich hinter dem Ohr leicht einmassieren; Wattebausch mit warmem Öl tränken und in den Gehörgang einführen

Rezept: Königskerze, Rp.: Königskerzen-Heilöl (geben Sie mittels einer Pipette 1 bis 2 Tropfen in den Gehörgang, und schließen Sie ihn mit einem Wattebausch, mehrmals wiederholen)

Edelsteine: Bernstein ist hier der passende Stein. Massieren Sie mit einem glatten Bernstein vorsichtig das Areal um das Ohr, oder legen Sie ihn in eines der beschriebenen Säckchen. Der Bernstein wärmt und lädt das Ohr energetisch auf.

Kräutertees:	Zur Unterstützung des Immunsystems und gegen die häufig begleitenden Kopfschmerzen wählen Sie unter folgenden Kräutern: Hagebutte, Kamille, Lavendel, Lindenblüte, Schafgarbe, Thymian
Tinktur:	Aus Echinacea purpurea oder Kapuzinerkresse; 3mal täglich 20 Tropfen mit etwas Wasser einnehmen (7 Tage)
Homöopathie:	Aconitum D4; Tabletten, stets angezeigt als erstes Mittel bei Schäden durch trockene Kälte und Wind mit plötzlich einsetzenden Beschwerden; 2 Tabletten im halbstündigen Abstand, mit beginnender Besserung absetzen
Rezept:	Beifuß, Rp.: Ohrenkissen; Holunderblüte, Rp.: Kräuterkissen; Kamillenblüte, Rp.: Kamillenblütenkissen; Melisse, Rp.: Melissengeist; Spitz- und Breitwegerich, Rp.: Bei Ohrenschmerzen; Steinklee, Rp.: Warme Ohren!
Ohrenkerzen:	Wahlweise können Sie folgende aromatisierten Ohrenkerzen verwenden: Eukalyptus, Kamille, Rosmarin (nicht bei Bluthochdruck), Salbei, Thymian, Zitrone Treten Ohrenschmerzen gemeinsam mit Nasennebenhöhlen-Beschwerden auf, so sind Ohrenkerzen ein hervorragendes Mittel zur Linderung. Sie können im Akutfall täglich auf beide Ohren appliziert werden. Es gilt auch hier die obengenannte Auswahl an Aromen.
Fertigarzneimittel:	Echinacea Stada (Tropfen), Fa. Stada
Mit Zahnschmerzen:	Zu Ohrenschmerzen in Verbindung mit Zahnschmerzen siehe die Abschnitte Zahnschmerzen und in Kapitel 14 Zahnen

Prämenstruelles Syndrom (PMS)

Definition:	Vielen Frauen kündigt sich die nahende Regelblutung einige Tage zuvor durch regelmäßige, nicht so sehr angenehme Umstände an wie folgende: erhöhte Reizbarkeit; schmerzhaftes Spannungsgefühl in

den Brüsten; Putzwut, deutliches Bedürfnis, zu ordnen und auszusortieren; erhöhte Ödemneigung an Händen, Gesicht, Füßen; Stimmungsschwankungen, erhöhte Neigung zu Streit und Auseinandersetzungen wegen Belanglosigkeiten; depressive Phasen, Traurigkeit; Kopfschmerzen, eventuell Migräneattacken; Heißhungerattacken; Schmerzen in Kreuz- und Steißbein; Verdauungsprobleme; Verändertes Hautbild; innere Unruhe; Abneigung gegen Sexualität; Schlafstörungen und vieles andere mehr

Betrachten Sie solche Symptome genausowenig als Krankheit wie die Regelblutung selbst. Wichtig für die Beziehung ist es, um die »Tage vor den Tagen« zu wissen, denn das Partnerschaftskonfliktrisiko ist erhöht; der verständnisvolle Partner wird in diesen Tagen manch wunderlich erscheinenden Einfall, manche Laune und vielleicht auch *ihr* Bedürfnis, zum Beispiel alle 4 Wochen *seinen* Schreibtisch »mal gründlich auszumisten«, mit besserem Abstand verkraften.

Therapeut: Gesprächstherapie mit dem Ziel der besseren Annahme der eigenen Weiblichkeit und Auseinandersetzung mit der Lebenssituation und dem weiblichen Potential

Homöopathie: Hier bleibt nur der Weg über die individuelle Repertorisation; es können Mittel mit reizbarer Schwäche wie Arsenicum album ebenso angezeigt sein wie Ignatia oder die klassischen Frauenmittel Sepia, Pulsatilla etc. (als Konstitutionsmittel)

Akupunktur und andere Therapien der traditionellen chinesischen Medizin sind bei der Behandlung der PMS sehr erfolgreich. Betroffen ist hier die Wandlungsphase Holz mit dem Funktionskreis Leber, dem nach chinesischer Auffassung die Bereitstellung des Blutes obliegt, beim PMS gilt es, die gestaute, treibende Kraft des Qi zu lösen und den Fluß von Blut und Qi zu intensivieren. Oft benutzte Punkte sind Tai-chong (Leber 3), Sanyinjiao (Milz 6), Gong-sun (Milz 4) sowie die Shu-Punkte der

Leber auf der Blasenleitbahn. Bei Einbeziehung der Ohrakupunktur sind häufig Punkte wie Ovar, Nebenniere, Endokrinum, Uterus und die vegetativ ausgleichenden Punkte angezeigt.

Fußreflexzonenmassage mit ätherischen Ölen wie folgenden: Bergamotte, Geranie, Kamille, Lavendel, Muskatellersalbei, Neroli, Orange süß, Petitgrain, Rosenholz, Rosmarin, Sandelholz, Schafgarbe, Ylang-Ylang

Was können Sie tun? Die Auseinandersetzung mit Ihrer Weiblichkeit, der Monatsblutung selbst, ob Sie sie belastend empfinden und gegebenenfalls warum, steht im Mittelpunkt. Denn es gilt sicher, die Einstellung zu diesem für Sie sehr zentralen Thema zu überdenken. Sie müssen entgegen dem, was Ihnen die Werbung suggeriert, nicht 30,5 Tage im Monat nur fit sein. Sondern Sie dürfen und sollen sich gerade in dieser Zeit verwöhnen, zurückziehen, sich um sich selbst kümmern, fern von der Pflicht des ständigen Funktionierens.

Kräutertees: In Frage kommen vor allem folgende: Brennesselblätter, Brombeerblätter, Frauenmantel, Goldrute, Himbeerblätter, Johanniskraut, Kamillenblüten, Lavendelblüte, Melisse, Mistel, Passionsblume, Taubnessel, Weißdorn

Kräuterbäder: Heublumen, Johanniskraut, Kamille, Lavendel, Melisse, Schafgarbe

Bachblüten: Crab Apple, zur Unterstützung des Reinigungsprozesses, aber auch wenn die Monatsblutung als unrein empfunden wird und ein Gefühl der Reinigung stark im Vordergrund steht; Scleranthus, bei starken Stimmungsschwankungen; Mustard, bei Depressionen

Lesen Sie unter dem Bachblütenkapitel nach, welche Blüten sonst noch für Sie in Frage kommen können

Selbsthergestellte Blütenessenzen: Angelikawurzel, bei Störung der ersten drei Chakren, bei Depressionen, Lebensangst und Mangel an Selbstvertrauen; Birke, bei Antriebslosigkeit, Lustlosigkeit; Erdrauch, bei erhöhter Reizbarkeit;

	Frauenmantel, stellt die Verbindung zu den mütterlichen, weiblichen Prinzipien her; Kamille, löst innere Verspannungen; bei großer Überempfindlichkeit und Selbstbezug; Mistel, zur Reinigung von Körper, Seele und Geist; Schafgarbe, zur Bewußtwerdung der eigenen Kraft und Stärke, hilft, die Energie auf die wesentlichen Dinge im Leben zu konzentrieren; Taubnessel, unterstützt die Entwicklung der harmonischen, weiblichen Aspekte
Chakren:	Behandlung über das Sakral-Chakra
Ätherische Öle:	Auswahl siehe weiter oben unter Reflexzonenmassage. Folgen Sie bei der Auswahl Ihrem Gefühl und dem Duft, der Sie besonders anspricht. Verwenden Sie die Öle in der Duftlampe, als Badezusatz oder als Massageöl
Gamma-Linolensäure:	Es hat sich gezeigt, daß PMS sowie PMS-Migräne und weitere Begleitsymptome unter der Einnahme von Gamma-Linolensäure deutliche Besserung erfuhren. Sie ist enthalten in Nachtkerzenöl, Borretschsamenöl und dem Kernöl der schwarzen Johannisbeere. Handelsüblich gibt es das Öl in Kapseln
Autogenes Training:	AT und weitere Entspannungsmethoden wie Yoga sollten Sie als festen Bestandteil Ihres neuen Lebens mit einbauen
Ernährung:	Die Ernährung beeinflußt energetisch alle Wesensbereiche des Menschen und hat tiefgreifenden Einfluß auf Kraft und Qualität des Energieflusses und der Säfte- sowie Blutbildung; der Schritt in Richtung Vollwerternährung ist in jedem Falle eine große, wichtige Entscheidung
Magnesium und Vitamin E:	Letzteres hochdosiert, hilft Frauen unter erhöhten Leistungsanforderungen im Alltagsstreß; es steigert die Leistungsfähigkeit, dämpft die Erregbarkeit und ist auch hier, beim PMS, sinnvoll in der Anwendung Lactisol: Sauermilch-Molke-Konzentrat; zur Umstimmung und Steigerung der Leistungsfähigkeit;

6 Wochen 3mal täglich 15 Tropfen mit etwas Wasser einnehmen (hat überdies sehr positive Auswirkungen auf die Darmflora)

Rezept: Fenchel, Rp.: Fenchel Körperöl (bei Spannungsgefühl in den Brüsten); Frauenmantel, Rp.: Frauen-Krafttee

Fertigarzneimittel: Gynocastus-Lösung (Tropfen, Mönchspfeffer), Fa. Zilly; Magnesium Tonil, Fa. APS Pharma; Gerner Tinukum F (phytotherapeutisches Tonikum für die Frau), Fa. Gernerpharma; Mastodynon N (Tropfen; homöopathisches Komplexmittel bei PMS-Beschwerden mit körperlichen und psychischen Symptomen), Fa. Bionorica; Glandol Borretschsamen-Kapseln, Fa. PG-Naturpharma; Cimisan Tabletten und Tropfen, Fa. APS Pharma; Lactisol Liquidum, Fa. Galactopharm

Prellungen

Was können Sie tun? Prellungen sind bekanntlich sehr schmerzhaft; mit bewährten Homöopathika und Salben können Sie dem oft langwierigen Schmerzereignis wirksam begegnen, wenn sichergestellt ist, daß es sich tatsächlich um eine Prellung handelt und eine Fraktur ausgeschlossen ist

Homöopathie: Arnica D6; in halbstündigem Abstand 5 Tropfen mit etwas Wasser einnehmen, bis der Schmerz nachläßt; wiederholen Sie die Einnahme bei wieder stärker werdendem Schmerz

Bellis perennis D6; Einnahmemodus wie zuvor; Wirkung ähnlich der Arnica, es ist angezeigt bei Traumen, Prellungen, Quetschungen und Blutergüssen; es kann im Wechsel mit oder anstelle von Arnica eingenommen werden

Hypericum D6; bei Wirbelsäulenprellungen, Nervenverletzungen, -schmerzen; Steißbeinprellungen und -frakturen; Einnahmemodus wie oben

Ruta graveolens D4; bei Schienbeinprellungen; wirkt ferner auf Schmerzzustände von Knochenhaut, Sehnen und Bändern; 3mal täglich 10 Tropfen mit etwas Wasser einnehmen

Äußere Anwendung: Mit den aufgeführten homöopathischen Mitteln in flüssiger Form können Sie natürlich auch kühlende Umschläge machen; geben Sie dafür 15 Tropfen des Mittels auf eine große Tasse mit kaltem Wasser

Bachblütenessenzen: Denken Sie hier besonders an die Einnahme der Notfalltropfen sowie an die Rescue-Remedy-Salbe zum Einreiben

Retterspitz äußerlich: Wirkt abschwellend und lindernd; kühlende Umschläge mit Retterspitz haben sich stets bestens bewährt (Anwendung gemäß Herstellerangabe)

Salben: Arnica-Salbe (homöopathisch), Fa. DHU; Traumaplant (Wund- und Traumasalbe), Fa. Harras Curarina; Discmigon-Salbe, Fa. Zilly; Hormonapin-Heilsalbe 5 %, Fa. Bienenzell;

Rezept: Gänseblümchen, Rp.: Heil- und Schmerzsalbe; Ulmspierkraut, Rp.: Schmerzbalsam

Farbanwendung: Bestrahlen Sie den Schmerzbereich mehrmals täglich 5 bis 10 Minuten mit Violett zur Schmerzlinderung

Prostatabeschwerden

Definition: Die Prostata (Vorsteherdrüse) ist ein kastaniengroßes, derbes Organ und umschließt den Anfang der männlichen Harnröhre. Ihre Aufgabe besteht in der Bereitstellung und Abgabe des Prostatasekretes während der Ejakulation, das bewegungsfördernd auf die Spermien wirkt. Veränderungen in Lage und Größe der Vorsteherdrüse wirken sich zwangsläufig auf die Entleerung der Harnblase aus. 50 bis 60 % aller Männer über 50 Jahren leiden zunehmend unter Prostatabeschwerden. Das Entleeren der Blase wird schwieriger, der Harnstrahl dünner, oft kommt es zu mehrmaligem nächtlichem Wasserlassen mit längerem Warten, in fortgeschrittenem Stadium führen die Beschwerden zu stärker

werdender Harnverhaltung mit steigender Restharnmenge in der Blase und zu Entzündungen der ableitenden Harnwege sowie der Prostata selbst.
Die Prostata zählt zu den inneren männlichen Sexualorganen und darf vom Heilpraktiker nicht behandelt werden.
Dennoch hat die Naturheilkunde auch bei diesem Beschwerdebild eine Vielzahl wirkungsvoller und hilfreicher Behandlungsmöglichkeiten zu bieten, die vor allem vorbeugend und während des Anfangsstadiums mit Erfolg angewandt werden können.

Kräutertees: Kleinblütiges Weidenröschen: In meinem damaligen Kräuterfachgeschäft wurden mir die positiven Erfahrungen meiner Kunden mit diesem Heilkraut immer wieder bestätigt. Ein bekannter Urologe wies nach, daß die Miktion (Harnentleerung) deutlich besser, der Harnstrahl kräftiger wurde und die Häufigkeit des nächtlichen Wasserlassens zurückging. Nehmen Sie 1 Teelöffel auf den viertel Liter Wasser, 10 Minuten ziehen lassen; kurmäßig 4 Wochen anwenden, danach 2 Wochen Pause machen, anschließend Neubeginn.
Weitere Kräutertees: Brennesselblätter, *Brennesselwurzel,* Birkenblätter, Goldrute, Johanniskraut, Queckenwurzel, Zinnkraut

Sitzbäder: 2mal wöchentlich warmes Sitzbad mit verdünnter Zinnkrautabkochung oder Zinnkrauttinktur

Fußbäder: Mit Zinnkraut

Kürbiskerne: Kurmäßig über 8 Wochen anwenden, 4- bis 5mal täglich 1 Teelöffel voll Kürbiskerne kauen. Sie können sie auch unter Ihr Müsli mischen oder aufs Butterbrot streuen. Kürbiskerne stärken und kräftigen die Blasenmuskulatur und sind daher auch für Frauen in höchstem Maße empfehlenswert. Bei Problemen mit den dritten Zählen empfehle ich das Pulverisieren des Wochenvorrates in der Kaffeemühle. Mehr zu bevorraten ist nicht sinnvoll, da die Kerne aufgrund des Ölgehaltes ranzig werden können

Blütenpollen: Für die Dauer von 6 Wochen 1 Teelöffel voll 3mal täglich gut kauen und einspeicheln

Homöopathie: Sabal serrulata D6; bei nächtlichem Harndrang, Prostatavergrößerung, Verlust der Sexualkraft, schwierigem Wasserlassen, Blasenentzündung als Folge der Harnverhaltung; 3mal täglich 1 Tablette im Mund zergehen lassen

Populus tremuloides D6; bei Blasenentzündungen alter Leute infolge von Prostatavergrößerung, schneidenden Schmerzen beim Wasserlassen; Dosierung wie oben

Solidago virgaurea D6; ausleitendes, regulierendes Nierenmittel bei Prostatavergrößerung und Blasenentzündung; Dosierung wie oben

Farbanwendung: Begleitend bei Entzündung und Schwellung 3mal täglich für die Dauer von 10 Minuten den Unterleib im Wechsel wie folgt bestrahlen: morgens und mittags mit Lemon; am Abend mit Blau

Chakren: Behandlung und Ausgleich über das zweite Chakra

Selbsthergestellte Blütenessenzen: Goldrute löst innere Verhärtungen und bringt gestaute Energien wieder in Fluß

Sexualität: Zur Vermeidung von Prostatabeschwerden ist das regelmäßige und befriedigende Sexualleben von großer Bedeutung

Weitere Tips: Reizarme Kost; Kaffee und Alkohol meiden; in der Akutphase bei sehr häufigem nächtlichem Wasserlassen nach 18 Uhr nichts mehr trinken (gilt nur als Sofortmaßnahme zum besseren Schlaf und kann später, mit eintretender Besserung, wieder gelokkert werden); lesen Sie unter anderem auch die folgenden Abschnitte: Blasenentzündung/Katarrh, Bärentraubenblätter, Orientierungshilfe Kräuter Harnwege

Fertigarzneimittel: Prostamed Tabletten, Fa. Klein; Prostaherb N Dragees (Brennesselwurzelextrakt), Fa. Redel; Cefasabal (Tabletten und Tropfen), Fa. Cefak; Prosta Fink N Kapseln (enthalten unter anderem Kürbiskerne), Fa. Fink/Kade

Voraussetzungen: Um gleich zu Anfang Mißverständnissen vorzubeugen: *Das Wichtigste ist Ihr fester und vor allem eigener Entschluß, mit dem Rauchen aufhören zu wollen.* Haben Sie diesen Entschluß gefaßt und wollen den blauen Dunst künftig für immer aus Ihrem Leben verbannen, dann gibt es wirksame Methoden, Ihnen die Entzugssymptome zu erleichtern.

Rauchen ist sehr situationsgebunden; nach dem Essen, beim Warten, in Entspannungsphasen, beim Fernsehen, unter streßbegleitenden Tätigkeiten etc. kommt häufig der gewohnheitsmäßige Griff zur Zigarette. Darin liegt das eigentliche Problem, in diesen Situationen seinem Entschluß treu zu bleiben. Überbrückungshilfen wie Kaugummis sind dabei oft sehr nützlich. Der frischgebackene Nichtraucher muß folglich ein neues Verhaltensmuster einüben, und dies ist am effizientesten mit dem autogenen Training zu bewerkstelligen.

Haben Sie sich entschlossen aufzuhören, dann tun Sie's konsequent von heute auf morgen nach dem Prinzip von 100 auf null, machen Sie nicht den Fehler, jeden Tag eine Zigarette weniger zu rauchen – es geht in aller Regel schief. Bei allen Entzugstherapien hat der harte Entzug die besten Chancen, wenn er durch entzugssymptomlindernde Maßnahmen gestützt wird.

Wenn Sie sich zur Raucherentwöhnung in naturheilkundliche Behandlung begeben, so kann es Ihnen durchaus passieren, daß das Gesamthonorar für mehrere Behandlungen vorab gefordert wird. Dies mag Sie zu Anfang befremden, hat aber den klaren Hintergrund, daß über das bereits entrichtete Honorar eine weitere Motivation hinzukommt, Ihrem Entschluß treu zu bleiben. Suchtentwöhnung ist aus meiner Sicht die einzige Therapie, die ein Vorabhonorar als Teil der Behandlung rechtfertigt.

Tips zum Ausstieg:

Vielleicht ist es hilfreich, den ersten nikotinfreien Tag auf den Sonnabend zu legen, wenn Sie frei haben. Füllen Sie diesen Tag mit möglichst viel körperlicher Aktivität aus, die Ihnen immer wieder drastisch die über die Jahre erworbene Kurzatmigkeit vor Augen führt. Bleiben Sie jedoch im verträglichen Rahmen, und überfordern Sie Ihren strapazierten Kreislauf nicht zu sehr. Gute Belastungsmöglichkeiten sind vor allem Radfahren; vielleicht belohnen Sie Ihren Entschluß vorab mit dem Kauf eines neuen Rades, das Sie dann mit dem Tag der Nikotinfreiheit einweihen. Sie bekommen einen unmittelbaren Eindruck Ihrer Leistungsfähigkeit und haben die positive Perspektive, daß sich Ihre Kondition in Zukunft nur bessern kann und wird.

Vielleicht versuchen Sie anstatt der gewohnten Tasse Kaffee einen aromatischen Tee. Vor allem aber sollten Sie zu Anfang einen weiten Bogen um den Alkohol machen, denn er durchlöchert Ihre Willenskraft und suggeriert Ihnen das verführerische »Einmal ist keinmal«. Wer dann zur Zigarette greift, hat's um so schwerer, seinem Entschluß weiterhin treu zu bleiben, und das Rückfallrisiko steigt um ein Vielfaches.

Haben Sie das Wochenende erfolgreich ohne Nikotin verbracht (und sich dabei über Ihren besseren Mundgeschmack gefreut), dann liegen bereits 2 der ersten kritischen drei Tage hinter Ihnen. Wenn Sie am Montag Ihrer Tätigkeit nachgehen, können Sie dem Kollegenkreis mit berechtigtem Stolz mitteilen, daß Sie bereits 2 Tage »ohne« erfolgreich hinter sich haben – falls Sie überhaupt darüber reden wollen.

Gesellschaftlich genießen Sie jedenfalls Hochachtung – mit Ausnahme der übrigen Raucher, die sich immer noch ihres 99jährigen, stark rauchenden, niemals kranken Alibigroßvaters erinnern. Sie werden merken, daß auch bei Einladungen plötzlich der übliche Druck von Ihnen weicht: Der suchende Blick nach dem Aschenbecher, die höflich formulierte Frage, ob's denn hier erlaubt sei, der manchmal etwas entwürdigende Gang auf den Balkon des Gastgebers im Winter und vieles andere mehr.

Dank der enormen Regenerationsfähigkeit des Organismus erholt sich Ihr Körper zunehmend und rasch. Sie können dann genüßlich lesen, welche raucherbedingten Krankheiten künftig für Sie kein Thema mehr sind: erhöhtes Herzinfarktrisiko; Lungen- und Bronchialkrebs; krebsige Entartung von Lippen, Zunge und Gaumen; erhöhte Anfälligkeit für Gastritis, Magengeschwüre, Magenkarzinom; arterielle Durchblutungsstörungen mit dem gefürchteten Raucherbein, dessen langsames Abfaulen von den Zehen (trockenes Gangrän) aufwärts zur Amputation – meist bis zum Knie – führt; erhöhte Anfälligkeit für Erkältungen mit langen Bronchitiden; Raucherhusten; geringere Belastungsfähigkeit; schlechtes Aussehen, graues Hautkolorit, gelbe Finger und Zähne etc.

Therapeut: Ohrakupunktur: Denken Sie dabei an eine sinnvolle Auswahl an Punkten je nach aktueller Symptomatik des Patienten. Angezeigt können sein: Lunge, Polster, Nullpunkt, Shen-men, Vegetativum 1, Suchtpunkt, Punkt der Begierde, Antiraucher-/Suchtpunkte auf der Helix, Antiaggressionspunkt, Frustrationspunkt, Punkt der Entspannung. Auch Dauernadeln in angezeigten Punkten wirken über die ambulante Behandlung hinaus und geben dem Patienten zusätzliche Sicherheit; Gesprächstherapie mit dem Ziel der Ermutigung, Stützung und Ergründung der Suchtstruktur

Was können Sie tun? Schreiben Sie kleine Kärtchen mit positiven, unterstützenden Sätzen für Handtasche und Wohnbereich, damit Sie mit deren Hilfe immer wieder in Ihrem Entschluß bestärkt werden

Ausleitung: Trinken Sie Kräutertees zur Entlastung der Atemwege, eine Auswahl an Kräutern wäre folgende: Anis, Fenchel, Gundelrebe, Holunderblüte, Kamille, Königskerze, Salbei, Spitzwegerich, Süßholz, Thymian

Rezept:	Spitz- und Breitwegerich, Rp.: Hustentee für Erwachsene und (Nicht-mehr-)Raucher
Vitamin C:	Am besten in natürlicher Form zur Stärkung von Schleimhäuten und Immunsystem reichlich zuführen; reich an Vitamin C sind folgende: getrocknete Holunderbeeren; Hagebuttentee oder -marmelade; Hibiskus; Holunderbeersaft; Kiwi; Sanddornsaft; Zitronensaft
Fertigarzneimittel:	Acerola Sanddorn Kapseln mit Vitamin C, Fa. Alsitan
Entsäuern:	Entsäuernde Maßnahmen lindern die Entzugssymptome; bereits mit der regelmäßigen Aufnahme von Obstsäuren, die im Körper alkalisch wirken, helfen Sie Ihrem Körper bei der Entsäuerung. Sie sollten aber auch ein klassisches biochemisches Mittel bei saurer Stoffwechsellage bei sich haben, vor allem, wenn Sie viel auf Reisen sind: Natrium phosphoricum D6; Tabletten; 3 bis 6 Tabletten täglich im Akutfall im Mund zergehen lassen, dann bei Bedarf bei starken Entzugssymptomen
Kalmuswurzel:	Das Kauen dieser bitteren Wurzel fördert die Abneigung gegen Nikotin und kräftigt gleichzeitig Ihren gestreßten Magen
Himbeersaft:	Verleidet Ihnen den Zigarettengeschmack
Spitzwegerichtinktur:	Zur inneren Einnahme; mehrmals täglich bei Bedarf 5 Tropfen in etwas Wasser einnehmen; fördert die Abneigung gegen Nikotin
Homöopathie:	Plantago major D3; Tabletten; verursacht Abneigung und Widerwillen gegen Tabakgenuß; Robinia-Komplextropfen; homöopathisches Komplexmittel bei Entzugssymptomen; Einnahme nach Herstelleragnabe (Fa. Wecoton). *Achtung: enthält 50 % Alkohol!* Daher zur Sicherheit am Abend zu Hause einnehmen; Avena sativa Urtinktur; Tropfen. Wirkt hervorragend bei Entzugserscheinungen, Erschöpfung und Schlafstörungen. Nehmen Sie am Abend bei diesen Anzeichen 15 bis 20 Tropfen vor dem Schlafen und tagsüber 3- bis 6mal täglich 5 Tropfen mit etwas Wasser. Siehe auch Nervenschwäche und Schlafstörungen.

Verdauung:	Das häufige Argument, der regelmäßige Stuhlgang sei nur mit morgendlichem Bohnenkaffee und Zigarette in Gang zu bekommen, ist ein deutlicher Beweis dafür, wie weit der Organismus in seinen Normalfunktionen bereits geschwächt ist; stellen Sie Ihre Ernährung um auf Vollwertkost, und machen Sie zur Entgiftung des Darmmilieus wiederholt Einläufe (siehe Verdauungsstörungen)
Bachblüten-essenzen:	Centaury, zur Willensstärkung; Crab Apple, zur Reinigung; Impatiens; gegen Ungeduld und Gereiztheit; Larch, stärkt das Selbstvertrauen; Walnut, für Ihren neuen Lebensabschnitt; White Chestnut, wenn die Gedanken stets um das gleiche Thema (Rauchen!) kreisen; Einnahme für einen Tag
Selbsthergestellte Blütenessenzen:	Rosmarin, stärkt Durchsetzungsvermögen und Willenskraft; Salbei, bei innerer Müdigkeit und um schwere Tage durchzustehen
Farbanwendung:	Mehrmals täglich 10 Minuten den Solarplexus mit Lemon bestrahlen, um das alte, verhärtete Verhaltensmuster zu verändern
Edelstein:	Tragen Sie einen schwarzen Onyx bei sich; er verleiht Ihnen Ausdauer und Stärke
Chakren:	Die Behandlung des ersten und zweiten Chakras ist bei allen Suchtkrankheiten sehr wichtig!

Rheuma

Definition:	Rheuma ist ein Sammelbegriff für entzündliche und degenerative Erkrankungen des Bewegungsapparates und Bindegewebes. Dazu zählen Arthritiden wie Arthrosen der kleinen und großen Gelenke, entzündliche und degenerative Prozesse von Muskeln, Sehnen, Bändern, Bandscheiben, Knorpeln, der Wirbelsäule etc. Die Krankheitsursachen aus klinischer Sicht sind sehr vielfältig; klimatische Einflüsse spielen ebenso eine Rolle wie Abnutzungserscheinungen nach Jahrzehnten schwerer, körperlicher Arbeit. Bestimmte Infektionskrankheiten wie das rheumati-

sche Fieber und andere Streptokokkeninfekte können als Komplikation zu Rheumatismus führen. Autoimmunprozesse gelten vor allem bei den sog. Kollagenosen wie der rheumatoiden Arthritis (RA; früher: Polyarthritis [PCP = primär chronische Polyarthritis]), dem Lupus erythematodes (Schmetterlingsflechte, eine Hautkrankheit) und dergleichen als Auslöser. Die körpereigene Abwehr richtet sich dabei gegen verschiedene körpereigene Strukturen wie Gelenkinnenhaut, arterielle Gefäßwandungen, Haut etc. und führt dort zu schmerzhaft-entzündlichen Prozessen, die oft mit Schwellungen, Verdickungen, Einlagerungen und Gewebeveränderungen einhergehen und in den Gelenken zu Deformationen und Bewegungseinschränkungen führen. Ebenso spielen Ernährungsfehler wie zu starker Fleischkonsum eine Rolle (siehe Gicht).

Gemäß der Vielfältigkeit aller am Bewegungsapparat und Bindegewebe beteiligten anatomischen Strukturen sind nach heute geltender klinischer Denkweise auch entsprechend viele einzelne Krankheitsbilder definiert worden.

In der Absicht, den gequälten Rheumatiker von seinen Schmerzen zu erlösen, setzt die universitäre Medizin schmerzstillende und entzündungshemmende Medikamente ein, deren Problem bekanntlich – und vor allem bei der medikamentösen Rheumatherapie – die systemischen Nebenwirkungen sind. Dank der modernen Chirurgie und der fortgeschrittenen Technik haben in vielen Fällen künstliche Gelenke lange nicht mehr gekannte Lebensqualität zurückbringen können.

Im Interesse der Patienten sollten jedoch alle Möglichkeiten der Naturheilverfahren ausgeschöpft werden, um keinen Weg zur Linderung unversucht zu lassen.

Therapeut: Homöopathie: Im Gegensatz zum herkömmlichen Schmerzmittel, das bei allen Behandelnden die gleichen biochemischen Mechanismen anspricht, geht die korrekte naturheilkundliche Therapie stets vom individuellen Behandlungsansatz aus. Das bedeutet aber wieder eine Umgewöhnung seitens des Patienten selbst. Von größtem Interesse sind dabei Fragen und Einflußfaktoren wie die folgenden: Kälte: Besserung oder Verschlechterung der Beschwerden; Wärme: dito; Nässe: dito; Wind: dito; Bewegung: dito; Ruhe: dito; Wetterumschwung von naß auf trocken: dito; Wetterumschwung von trocken auf naß: dito; Qualität der Schmerzen: reißend, stechend, schießend, ständig wandernd etc.; Schmerzen im Tagesverlauf zunehmend oder abnehmend; genaue Lokalisation, seitengleiche oder asymmetrische Symptomatik; Vorerkrankungen und Lebensumstände; zeitliche Zusammenhänge beim erstmaligen Auftreten, Lebensumstände etc.

Diese Angaben sind für die erforderliche Therapie von größter Bedeutung; selbstverständlich sind klinische Untersuchungsergebnisse (zum Beispiel Röntgenbilder) nicht minder wichtig. Ich will das kurz an einigen einfachen Beispielen erläutern

Angenommen, jemand hat nach durchgemachtem Streptokokkeninfekt rheumatisches Fieber bekommen, so kann die Verabreichung des Erregers in homöopathischer Aufbereitung tiefgreifende Verbesserungen des Allgemeinzustandes bewirken

Fallen einem anderen Rheumatiker regelmäßig nur die ersten Bewegungen schmerzhaft schwer und tritt mit zunehmender Bewegung Besserung ein, verschlimmern Kälte, Wind und Nässe seine Gelenk- und Rückenschmerzen, wogegen Wärme und trockenes Wetter spürbare Erleichterung bringen, ist der Kranke eher rast- und ruhelos und muß auch im Bett häufig die Lage wechseln, so sind das viele Anzeichen für eines der klassischen homöopathischen Rheumamittel, in diesem Fall Rhus toxicodendron

Leidet dagegen ein anderer Rheumatiker unter schmerzhaft geschwollenen Gelenken, stechenden, reißenden Schmerzen, die keinerlei Wärme vertragen, trockenen Schleimhäuten und größte Ruhebedürfnis, wobei jede Bewegung verschlimmert, breiter Druck auf die Gelenke und kalte Anwendungen Linderungen bringen, so wäre das homöopathische Bryonia angezeigt

Ich habe Ihnen diese Beispiele etwas umfassender dargestellt, um Ihnen einen Einblick in die homöopathischen Differenzierungsmöglichkeiten innerhalb des rheumatischen Formenkreises zu ermöglichen, wobei bereits der eine oder andere Rheumatiker sich in diesen beiden Mittelbildern bereits wiederfinden könnte. Dem Therapeuten sei an dieser Stelle besonders das Buch *Die rheumatischen Erkrankungen* von Adolph Voegeli (Haug-Verlag, Heidelberg) empfohlen.

Weitere Anregungen: Störfeldsuche, eventuell mit Spenglersan D und Dx, und deren Sanierung; Heilfasten; Spenglersan-Therapie, zum Beispiel R, Om, T, Bestimmung mittels Schwarz-Test; Sanum-Therapie; Enzymtherapie (Phologenzym, Mulsal N, Wobenzym etc.); Neuraltherapie; Baunscheidtieren und eine anschließende Einreibung mit Baunscheidtöl; Injektionstherapie, zum Beispiel mit Ameisensäure oder geeigneten Homöopathika; Ernährungsumstellung und Aufklärung über die Folgen denaturierter Ernährung; gegebenenfalls Darmsanierung und Darmtätigkeit aktivieren; Hydrotherapie; Eigenbluttherapie mit und ohne Homöopathika zur Umstimmung; Goldtherapie nach Hildegard von Bingen

Und insbesondere Ausleitung sowie Entgiftung: Aufgrund des oft jahrelangen Schmerzmittelkonsums bedürfen Leber und Niere besonders der kräftigenden Unterstützung mittels Kräutertees und/oder Homöopathika. Die klassischen Radikalfänger wie Selen, Zink, Vitamin E und C sowie Betakarotin binden zellschädigende freie Oxydantien und helfen wirksam bei der Entgiftung. Grundsätzlich muß eine ausleitende Therapie stets begleitend mit einhergehen.

Fertigarzneimittel: Derivato H (zur Ausleitung),

Fa. Pflüger; Cefasel Kapseln (Ampullen, Tropfen, Natrium selinosum), Fa. Cefak; Crustalasyn Tropfen, Fa. Synthera; sowie eine homöopathische Mischung aus Solidago D6, Spiraea ulmaria D6 und Taraxacum D6; ca. 10 ml, 4mal täglich 10 Tropfen in Wasser einnehmen

Traditionelle chinesische Medizin: Neben der bekannten Akupunktur und Wärmeanwendung mittels Moxa können die chinesischen Heilpflanzen mit guter Wirkung eingesetzt werden. Alle diese Verfahren erlauben eine sehr individuell abgestimmte Therapie auf die jeweilige Schmerzsymptomatik. Sie verbessern den Energiefluß, wirken ausleitend, kühlend, wärmend oder zerstreuend. Die chinesische Diagnostik geht ähnlich differenziert vor wie die Homöopathie.

Was können Sie tun?

Entsäuern: Allein durch die richtige Wahl Ihrer Lebensmittel können Sie das Gewebe tiefgreifend entsäuern. Welche Lebensmittel im Körper basisch wirken (vorwiegend Obst und Gemüse) und welche sauer (vor allem Fleisch), können Sie am besten aus den sehr übersichtlichen Ernährungstabellen (in Ihrer Buchhandlung erhältlich) erfahren. Je mehr Sie auf saure Valenzen in der Nahrung verzichten und auf die regelmäßige Ergänzung Ihres Basenpuffers durch Nahrung oder alkalische Mineralwässer achten, desto vorteilhafter wirkt sich das auf die Gewebeentsäuerung aus. Zentrale Bedeutung kommt dabei der Atmung zu, die natürlich bewegungsabhängig ist. Mit der CO_2-haltigen Atemluft geben wir saure Valenzen ab; je intensiver die Atmung, desto besser die Entsäuerung. Versuchen Sie trotz aller Bewegungseinschränkungen, soweit es Ihr Zustand erlaubt, stets täglich ein bestimmtes Maß an Bewegung fest in Ihren Tagesablauf mit einzubauen.

Biochemie:

Natrium phosphoricum D6; eines der klassischen Rheumamittel, wenn der Organismus übersäuert ist. Saures Aufstoßen, Sodbrennen; saure Stimmungslage; Schmerzen in Fingern und Fingergelenken, Sehnen zu kurz, knackende, krachende Gelenke. Ich empfehle Ihnen dieses Mittel zur Entsäuerung; 5mal 1 Tablette, über den Tag verteilt, im Mund zergehen lassen.

Kräutertees: Treffen Sie Ihre Auswahl aus folgenden Heilpflanzen: Birkenblätter, Brennessel, Erdrauch, Gänseblümchen, Goldrute, Gundelrebe, Hagebutte, Holunderblüte, Johanniskraut, Kamillenblüte, Klettenwurzel, Löwenzahn, Odermennig, Quecke, Ringelblume, Rosmarin, Salbei, Schafgarbe, Thymian, Ulmspierkraut, Weidenrinde, Wacholderbeeren, Zinnkraut

Teufelskralle: Ist als Teezubereitung wegen seines intensiven Geschmacks weniger geeignet. Es gibt jedoch zahlreiche Fertigarzneimittel aus Teufelskrallenextrakt, zum Beispiel Kai Fu (das japanische Wort für Dämon!). Die Pflanze ist angezeigt bei entzündlichen Gelenkleiden, schmerzhaften Schwellungen, sie senkt Harnsäure und Cholesterin und regt die Lebertätigkeit an.

Rezept: *Rheumatee Nr. 1*

30 g Birkenblätter	30 g Löwenzahnwurzel und -kraut
20 g Goldrute	50 g Ulmspierkraut
20 g Erdrauch	

Aufguß (1 Teelöffel pro viertel Liter) 10 Minuten ziehen lassen, 3 Tassen täglich trinken. Geben Sie in die Thermoskanne einen der unten aufgeführten Edelstein.

Rezept: *Schmerzlindernder Rheumatee Nr. 2*

40 g Weidenrinde	20 g Wacholderbeeren
40 g Zinnkraut	40 g Klettenwurzel
30 g Brennesselwurzel	20 g Kamillenblüten

Dosierung wie oben. 10 Minuten köcheln lassen. 3 Tassen am Tag trinken.
Geben Sie in Ihre Kanne einen Bergkristall oder Malachit. Ich empfehle, diese beiden Tees im täglichen Wechsel zu trinken.

Bäder/ Umschläge:	Alle obengenannten Kräuter mit Ausnahme der Hagebutte können Sie für Bäder und Umschläge verwenden; des weiteren eignen sich folgende: Arnica, Angelikawurzel, Heublumen Und als Fertigbäder: Kneipp Rheuma Stoffwechsel-Bad Heublumen-Aquasan, Hormonapin-Rheumabad salizylfrei (Fa. Bienenzell), sowie Moorbäder, zum Beispiel Neydhartinger Moorschwebstoffbäder
Ätherische Öle:	Als Badezusatz oder als Einreibeöl mit fettem Öl als Träger; wählen Sie unter folgenden Ölen: Bergamotte, Eukalyptus, Fichtennadel, Kamille, Lavendel, Minze, Pfefferminze, Salbei, Rosmarin, Schafgarbe, Thymian, Ulmspierkraut, Wacholderholz, Wacholderbeere, Zimt, Zitrone, Zirbelkiefer, Zypresse

Vorsicht!

Die Bäder nicht im akut entzündlichen Fall anwenden!

Edelsteine:	Benutzen Sie die folgende Auswahl an Steinen auch zur Massage der Schmerzbereiche: Bergkristall, Carneol, Granat, Heliotrop, *Hämatit,* Malachit, Onyx, Sarder, Sugulith, *Türkis, Turmalin grün*
Bachblüten und selbsthergestellte Blütenessenzen:	Lesen Sie bitte in Kapitel 2 nach, welche Seelenstimmungen auf Sie zutreffen
Farbanwendung:	Bei akutem, schmerzhaftem Schub: mehrmals täglich betroffene Hautbereiche 10 bis 15 Minuten mit Blau und Grün im Wechsel bestrahlen; bei chronischen Beschwerden verwenden Sie statt dessen Lemon; zur Schmerzlinderung können Sie in beiden Fällen mit Violett bestrahlen
Rezept:	Gänseblümchen, Rp.: Heil- und Schmerzsalbe; Kastanie, Rp.: Intensiv wirkender Kastanienblütenauszug; Königskerze, Rp.: Tinktur, Rp.: Königs-

	kerzen-Heilöl; Rosmarin, Rp.: Belebendes Rheuma-Muskel-Nerven-Öl; Ulmspierkraut, Rp.: Schmerzbalsam, Rp.: Kräuterkissen
Fertigarzneimittel:	Magnesium Tonil (Kapseln mit hochdosiertem Vitamin E [500 mg und 250 mg Magnesiumoxid]), Fa. APS; anabol loges Kps (Stoffwechselaktivator auf Vitamin-E-Basis), Fa. Dr. Loges; Rheuma-Tabletten, Fa. magnet activ; Uriginex N (Tropfen), Fa. Repha
Fertigtees:	Gicht- und Rheumatee, Fa. Nestmann
Salben:	elharthridyn, Fa. elha Karl Huberner KG; Arnica, Fa. DHU; Discmigon, Fa. Zilly; Hormonapin Heilsalbe forte 5 % oder Liniment, Fa. Bienenzell; Harpagophytum, Fa. DHU; Cefarheumin N, Fa. Cefak

Schlafstörungen

Definition: Oft sind die Ursachen für die gestörte Nachtruhe recht einfacher Natur. Zu reichliches und zu spätes Essen, Bewegungsmangel, anregende Getränke wie Kaffee und Tee am Abend, geistige Überarbeitung und Lärm sind Haupteinflußfaktoren.

Ist jedoch nach einer Veränderung des Schlafplatzes bei bisher gutem Schlaf und unveränderten Lebensgewohnheiten die Schlafqualität beeinträchtigt, so liegt der Gedanke an geopathische Einwirkungen wie Wasseradern, Verwerfungen oder Gitternetzstörungen nahe. Ein Radiästhesist (Rutengänger) kann hier Klarheit schaffen.

Ein weiterer problematischer Punkt in unserer Zeit ist die permanente Reizüberflutung aus Arbeitsalltag, Umwelt und Fernsehen mit seiner auf Nervenkitzel ausgerichteten Programmorientierung. Unsere Verarbeitungskapazitäten geraten in Gefahr, sich zu erschöpfen, das vegetative Nervensystem ist überfordert, und das Ergebnis ist unruhiger, wenig erholsamer Schlaf. Hier gilt es vor allem, die Reizüberflutung einzudämmen und andere Freizeitschwerpunkte mit spielerisch körperlicher Aktivität zu setzen.

Auch geistige Überarbeitung, langes, angestrengt konzentriertes Arbeiten bis spät in die Nacht führen häufig zu Einschlafstörungen. Das Gedankenkarussell ist nicht so leicht anzuhalten, Gedanken kreisen um den Gegenstand der intellektuellen Beschäftigung, Abschalten und Einschlafen fallen um so schwerer, je länger die Wachphasen sind und Zeit bis zum erneuten Weckerklingeln dahinschwindet.

Hier ist sicherlich eine andere Tagesplanung vonnöten. Männer, die oft noch Arbeit mit nach Hause nehmen, sollten sich fragen, weshalb diese Ausweitung des Arbeitstages auf Kosten des Privatlebens nötig ist.

Es sind nicht nur unmittelbare Sachzwänge; häufige Gründe sind die folgenden: Flucht vor Beziehung und Familie; ineffizienter Arbeitsstil; Arbeitswut im Sinne einer Sucht (Workaholics), die behandelt werden kann; zu geringe Freizeitinteressen, Ausgleich und Hobbys; zuwenig Schutzmechanismen gegenüber betrieblicher Arbeitsüberlastung, nicht nein sagen zu können etc.

Bei beiden Geschlechtern spielen natürlich bekannte wie uneingestandene Sorgen und Ängste eine wichtige Rolle im Thema Schlaflosigkeit.

Auch Krankheiten wie Herzschwäche, bronchiales wie kardiales Asthma sowie Prostatabeschwerden, nächtlicher Blutdruckabfall und Unterzuckerung (vor allem bei alten Menschen) stören die Nachtruhe empfindlich.

Einschlafstörungen, die meist ihre Ursachen in der gesteigerten Gedankenaktivität oder in Diätfehlern haben, sind abzugrenzen von Durchschlafstörungen, die häufig von einer generellen Schwäche oder Erschöpfungssymptomatik begleitet sind (siehe auch Erschöpfungszustände, allgemeine, und Nervenschwäche).

Was können Sie tun?

Ursachen erkennen und die nötigen Konsequenzen daraus ziehen; bei einem Übermaß an Gedanken-

	aktivität (White Chestnut), Ängsten (Aspen, Mimulus) etc. sind die Bachblüten gute Helfer
Kräutertees:	Zur Beruhigung am Abend sind folgende Heilpflanzen geeignet: Baldrian, Hopfen, Johanniskraut, Lavendelblüten, Melissenkraut, Passionsblume, Weißdorn
Rezept:	Passionsblume, Rp.: Gute-Nacht-Tee
Kräuterbäder:	Fichtennadel, Hopfen, Johanniskraut, Kamillenblüten, Kalmuswurzel, Lavendelblüten, Lindenblüten, Melissenblätter, Salbei
Fertigbäder:	Hormonapin-Nervenbad, Fa. Bienenzell; Silvapin Baldrianwurzel-Extrakt N, Fa. Pino; Silvapin Fichtennadel-Extrakt N, Fa. Pino
Fußbäder:	Selbstverständlich wirken die beruhigenden Badezusätze auch als Anwendung im Fußbad

Rezept: *Schlaffördernder Badezusatz*

50 ml Sojabohnenöl, kaltgepreßt
1 TL Tween 80
10 Tropfen ätherisches Lavendelöl
4 Tropfen ätherisches Indische-Melisse-Öl
4 Tropfen ätherisches Rosenholzöl
2 Tropfen ätherisches Fichtennadelöl
1 kleiner Amethyst

Zutaten miteinander verschütteln – fertig. Pro Vollbad 1 Eßlöffel verwenden.

Rezept:	Baldrian, Rp.: Tiefschlaf- und Nervenkissen; Hopfen, Rp.: Kräuterkissen; Johanniskraut, Rp.: Schlaf- und »Gute-Träume«-Kissen; Kamille, Rp.: Beruhigendes Kräuterkissen; Lavendel, Rp.: Körperpflege- und Massageöl
Ätherische Öle:	In der Duftlampe, als Badezusatz und als Massageöl folgende Auswahl: Benzoe, Geranie, Indische Melisse oder Melisse officinalis, Kamille, Lavendel, Majoran, Mandarine, Neroli, Rosenholz, Sandelholz, Petitgrain, Weihrauch, Ylang-Ylang

Farb-anwendungen:	Kopf und Solarplexus für 10 Minuten mit Türkis, Blau oder Violett bestrahlen. Probieren Sie aus, bei welcher Farbbestrahlung Sie sich am wohlsten fühlen. Bettwäsche in diesen Farben fördern ebenfalls Ihren Schlaf
Edelsteine:	Ins Kräuterkissen, um den Schlafplatz oder unter das Kopfkissen: Amethyst, Bergkristall, Carneol, Lapislazuli, Rosenquarz, Saphir, Smaragd
Selbsthergestellte Blütenessenzen:	Lavendel; fördert das Traumleben und die Fähigkeit, sich fallenzulassen; Pfefferminze; für tagsüber, um Gedanken auf den Punkt zu bringen und neue Eindrücke zu verarbeiten
Homöopathie:	Avena sativa Urtinktur; abends 15 bis 20 Tropfen mit etwas Wasser einnehmen; Passiflora incarnata Urtinktur; abends 10 Tropfen mit etwas Wasser einnehmen; Coffea D6; bei euphorischer Wachheit, hellwache Gedanken, Geist und Körper erregt, Herzklopfen; nach zuviel Tee- oder Kaffeegenuß am Abend; 1 bis 2 Tabletten bei Bedarf
Fertig-arzneimittel:	Habstal-Nerven N (Tropfen), Fa. Steierl; Nestmann Nerventonikum B; Rec Valysat Mildes Einschlafmittel, Fa. Bürger Ysatfabrik; Slepan Tropfen (Urtinktur aus Baldrian, Hopfen und Passionsblume), Fa. Staufen-Pharma; Nährkraftquell Tabletten, Fa. Weleda

Schnupfen

Ursachen:	Wer häufig verschnupft ist, sollte im Abschnitt Abwehrkräfteschwäche die Möglichkeiten zur Stärkung des Immunsystems zu Rate ziehen. Da jede Krankheit einen Symbolcharakter hat, wäre es denkbar, daß der Schnupfenpatient »von etwas oder jemand die Nase voll« hat, somit also »verschnupft« reagiert. Wichtig ist beim Schnupfen, die Sekretion zu fördern, damit, wie der Volksmund richtig sagt, »alles rauskommt«. Darum und um die strapazierte Nasenschleimhaut geht es vor allem in diesem Abschnitt.

cepa; berstender Kopfschmerz; Sabadilla D6; heftiges, anfallsartiges Niesen mit Fließschnupfen, reichliche, wäßrige Absonderung, Augenlider gerötet, Tränenfluß; viel Schleim im Rachen, Besserung durch warme Getränke; Zwang ständig zu schlucken, leeres Schlucken schmerzhaft, Halsschmerzen

Weitere Hinweise: Weitere Tips und Rezepte finden Sie in den folgenden Abschnitten: Abwehrkräfteschwäche, Allergien, Erkältung, Grippe, Heiserkeit

Fertigarzneimittel: Nasulind (Nasensalbe), Fa. Steierl; Similasan Schnupfen 1 (bei triefender Nase, wunden Nasenlöchern, schmerzendem Hals), Fa. Similasan; Similasan Schnupfen 2 (Stockschnupfen, Stirnkopfschmerz, teils verstopfte, teils laufende Nase, Kopfdruck); Similasan Nasentropfen und Schnupfenspray

Schwindel

Definition: Schwindel ist keine Krankheit für sich, sondern Symptom einer organischen oder vegetativen Störung. Menschen, die unter Schwindel leiden, empfinden ihre Lebensqualität als erheblich beeinträchtigt. Das Gefühl von Unsicherheit dominiert dabei zunehmend. Man unterscheidet unter anderem je nach Art des Empfindens: Drehschwindel mit dem Gefühl, die Umgebung dreht sich um einen; Schwankschwindel mit dem Gefühl, der Boden gibt nach; Liftschwindel mit dem Gefühl, den ein schnell startender Aufzug auslöst

Schwindel kann durch sehr viele Ursachen ausgelöst werden, zum Beispiel folgende: Schädigung des Innenohrs; in diesem Falle tritt meist der typische Drehschwindel auf. Meist gehen dabei auch Hörstörungen mit einher. Hierzu zählt der Lagerungsschwindel beim Drehen des Kopfes während des Liegens; Hypertonus (Bluthochdruck); Hypotonus (niedriger Blutdruck); Wetterwechsel; Kli-

	makterium; labiler Kreislauf; besonders beim schnellen Aufstehen kommt es kurz zur Minderdurchblutung des Gehirns und damit zu Schwindel; hormonelle Störungen wie Schilddrüsenüberfunktion; Erschöpfungszustände; lange Überforderung des vegetativen Nervensystems durch Streß, tiefgreifende Trennungsphasen, erschwerte Lebensumstände, Genußgifte, mangelnden Schlaf etc. Bei der Frage nach den Hintergründen stelle ich oft einen Zusammenhang fest zwischen massiven Verlusterlebnissen und dem Auftreten von Schwindel. Fragen nach dem »Verlust der Wurzeln«, »des Bodens unter den Füßen«, »der eigenen Mitte« haben hier natürlich besondere Bedeutung; der Alterungsprozeß; sehr anschaulich erklärt die chinesische Medizin den Schwindel als Ausdruck schwindender Substanz (Yin), deren Aufgabe die Bändigung der aktiven (Yang-)Kräfte ist; Schwindel ist demzufolge stets ein Zeichen des überschießenden Yang infolge von reduziertem Yin; Folge von Herdreaktionen oder Intoxikationen
Therapeut:	Die Therapie orientiert sich natürlich an der auslösenden Ursache; viele der oben aufgeführten Grundbeschwerden sind mittels Akupunktur, Homöopathie, Heilkräutern, autogenem Training etc. gut zu behandeln.
	Mehr Geduld und Zeit verlangt dagegen der Altersschwindel. Stellt man jedoch die Therapie auf Kräftigung und Ergänzung der naturbedingt geschwundenen Substanz, des Yin, ab, so können sich dadurch auch die Schwindelbeschwerden bessern.
	Naturgemäß braucht eine substanzaufbauende Therapie Zeit; die blutkräftigenden und Yin stärkenden Arzneien werden in Form von Kräuterteezubereitungen über mehrere Monate eingenommen.
	Der Schlaf, der bei alten Menschen oft erheblich beeinträchtigt ist, bessert sich unter einer so angelegten Therapie.
	Die Behandlung mittels chinesischer Kräuter gewinnt in Deutschland immer mehr an Bedeutung;

ihre Anschaffung ist kein Problem. Adressen von Therapeuten, die mit chinesischen Heilpflanzen arbeiten, erfahren Sie über die jeweiligen Heilpraktikerfachverbände oder über die Ärztekammer. Allerdings sind die chinesischen Heilkräuter (die übrigens jetzt auch bei unserer Pharmaindustrie auf großes Interesse stoßen) kein Jungbrunnen und kein Garant für immerwährende Vitalität – dies zur Vermeidung von Mißverständnissen.

Schwitzen

Schweißtreibende Maßnahmen

Definition: Schwitzen gehört zu den Ausleitungsverfahren. Leichtere Erkrankungen wie Erkältungen und grippale Infekte bessern sich nach einer kräftigen Schwitzkur. Mit einsetzendem Schweiß geht in der Regel auch das Fieber zurück. Die Naturheilkunde kennt eine Reihe von bewährten schweißtreibenden Methoden, die ich Ihnen gerne vorstellen möchte.

Kräutertees: Schweißtreibend wirken folgende Heilpflanzen: Holunderblüte, Klettenwurzel, Königskerzenblüte, Lindenblüte, Schafgarbenkraut, Weidenrinde

Rezept: Erkältungen, Rp.: Damit's in Gang kommt ...; Holunder, Rp.: Glühwein mit Holunderbeersaft

Kräuterbad: Mit einer Mischung aus Badekamille und Lindenblüten zu gleichen Teilen. Sie können sich für das intensivere Vollbad oder das einfachere Fußbad entscheiden, wenn Sie sich für das Vollbad zu schwach fühlen. Wichtig ist die sofortige anschließende Bettruhe. Legen Sie sich zusätzlich eine Wärmflasche ins Bett.

Yogi-Tee: Falls Sie keine Kräuter im Haus haben, dafür aber Yogi-Tee, können Sie die hitzige Natur dieser Gewürzkräuter mit oder ohne schwarzen Tee hervorragend für Ihre Schwitzkur verwenden

Homöopathie: Aconitum D6; bei Fieber mit Schüttelfrost, trockener, heißer Haut, psychische Unruhe, Angst (bei Kindern); Besserung aller Symptome mit Einsetzen des Schweißes, was durch dieses Mittel begünstigt wird. Aconit zählt zu den Mitteln bei Krankheiten infolge von Wind und Kälteeinwirkungen. Die Krankheitssymptome treten mit großer Plötzlichkeit auf. 1 Tablette viertelstündlich, absetzen mit Austritt des Schweißes

Ferrum phosphoricum D6; als Erstmittel bei allen fieberhaften Erkrankungen, vor allem bei katarrhalischen Atemwegserkrankungen; Dosierung wie oben

Schweißhemmende Maßnahmen

Therapeut: Wenn man ständig unter heftigem Schwitzen leidet, müssen die Ursachen zweifelsfrei abgeklärt werden. Es können hormonelle Gründe in Frage kommen, zum Beispiel eine Überfunktion der Schilddrüse oder Wechseljahrbeschwerden.

Fortgesetzter, erschöpfender Nachtschweiß ist oft ein ernstes Erschöpfungszeichen.

Wenn leicht erhöhte Temperaturen und hartnäckiges Hüsteln mit einhergehen, kann eine ernste, ansteckende Lungenerkrankung wie die Tuberkulose vorliegen, vor allem, wenn es sich um ältere geschwächte Menschen handelt, die im Krieg an Tbc erkrankt waren.

Ist die klinische Untersuchung ohne Befund geblieben, kann das Leitsymptom Schweiß der Wegweiser zu einer sachgerechten homöopathischen Behandlung sein. Dabei sind in erster Linie die Begleitumstände wichtig, also Geruch, Lokalisation, tageszeitliche Unterschiede etc. Wenn Sie sich bereits für Ihr Erstgespräch notiert haben, was Ihnen alles über Ihr Symptom Schweiß aufgefallen ist, erleichtern Sie Ihrem Therapeuten die Arbeit sehr, und das ohnehin anstrengende Erstgespräch wird kürzer.

	Ich beschränke mich in diesem Kapitel bewußt auf das klimakterisch bedingte Schwitzen, verbunden mit den recht unangenehmen Hitzewallungen, wie sie Frauen in den Wechseljahren erleben.
Was können Sie tun?	Hier wieder eine kleine Auswahl an umstimmenden Heilpflanzen für Kräutertees: Frauenmantel, Johanniskraut, Queckenwurzel, *Salbei*, Zinnkraut
Salbeitinktur:	3mal täglich 20 Tropfen mit etwas Wasser einnehmen
Waschungen:	2 Eßlöffel Obstessig und 10 Tropfen Salbeitinktur mit einem viertel Liter kaltem Wasser auffüllen und damit Achseln, Füße, Hände etc. waschen; nicht abtrocknen, auf der Haut trocknen lassen; der intensive Geruch verfliegt bald
Kräuterbäder:	Als Hand- oder Fußbäder kommen in Frage: Eichenrinde, *Salbei*, Walnußblätter
Weitere Tips:	Weitere Hinweise erhalten Sie in folgenden Abschnitten: Erschöpfung, allgemeine, Fußschweiß, Nervenschwäche, Wechseljahrbeschwerden
Rezept:	Salbei, Rp.: Salbei-Stärkungswein
Fertigarzneimittel:	Salvysat (Dragees und Tropfen), Fa. Bürger Ysat; Chlorophyll liquidum »Schuh« (Tropfen aus Weißdornbeeren und Chlorophyllin), Fa. Coradol Pharma

Sonnenbrand

Sofortmaßnahmen:	Tragen Sie Joghurt oder Buttermilch auf die betroffenen Hautstellen auf; bei großflächigen Sonnenbränden benutzen Sie zweckmäßigerweise dazu die Badewanne oder Ihre Duschkabine. Die Milchprodukte entziehen der Haut schnell die Hitze. Sind sie warm geworden, abstreifen und erneut auftragen
Aloe-vera-Gel:	Spendet der Haut Feuchtigkeit, kühlt und lindert den Spannungsschmerz. Wenn Sie eine Aloe im Hause haben, schneiden Sie ein Blatt auf, und bestreichen Sie Ihre Haut mit dem Gel der Pflanze.

	Der Fachhandel hält Aloe-vera-Fertigprodukte bereit.
Johanniskrautöl:	Vorsichtig nach dem Duschen auf die feuchte Haut auftupfen; es lindert den Schmerz und beruhigt die gereizte Haut
Ringelblume:	Tee als Aufguß herstellen, abkühlen lassen und damit Umschläge machen
Rezept:	Ringelblume, Rp.: Ringelblumensalbe
Retterspitz äußerlich:	Umschläge mit diesem alten Hausmittel, das in keiner Hausapotheke fehlen sollte, sind eine wahre Wohltat; es zieht die Hitze aus der Haut, wirkt schmerzlindernd und beruhigend
Ätherische Öle:	Lavendelöl, pur oder vermischt mit Johanniskraut, Aloe-vera-Gel oder Feuchtigkeitslotion
Biochemie:	Ferrum phosphoricum D6; 5 Tabletten in einem halben Liter klarem Wasser auflösen und auf die Haut auftragen. Sehr empfehlenswert ist eine Flasche mit Pumpzerstäuber, wie Sie sie von der Blumenpflege her kennen. Auf der Haut trocknen lassen. Dazu innere Einnahme von 1 Tablette in halbstündigem Abstand während des akuten Stadiums; Cold Cream Nr. 3 Biochemische Salbe, Fa. Galmeda
Fertigarzneimittel:	Similasan Sonnenbrand und Verbrennungen (Spray; homöopathisches Arzneimittel bei Sonnenbrand und anderen leichten Hautverbrennungen, die mit Brennen, Rötung, Schmerzen und Unruhe einhergehen)

Stoffwechselanregung

Definition:	Mit dem Begriff »Stoffwechsel« oder »Metabolismus« sind die gesamten Aufbau-, Abbau- und Umwandlungsvorgänge des Organismus gemeint. Dazu gehören Aufbereitung und Verwertung von Nahrung, Ausscheidung von Endprodukten und Neuaufbau von Organstrukturen, Verbrennungsprozesse und Ausscheidung von Kohlendioxid, Umbau von Fremdeiweißen in körpereigene Pro-

teine mit Hilfe bestimmter »umformender« Enzyme, der sogenannten Transaminasen (Eiweißstoffwechsel), und Entgiftung der Eiweißendprodukte, Umwandlung von Kohlehydraten in den »Hauptbetriebsstoff« Glukose (Kohlehydratstoffwechsel) und Verarbeitung sowie Speicherung von Fetten (Fettstoffwechsel). Auch unser Mineralhaushalt, der in sehr engen Grenzen konstant gehalten werden muß, wird durch die Abläufe des Mineralstoffwechsels geregelt. Zu Stoffwechselstörungen kommt es vor allem bei folgenden Befunden: Leberstörungen; Nierenstörungen; Herz-Kreislauf-Schwächen; Schwächen des blutbildenden Systems; Störungen der Hormon- und Verdauungsdrüsen; Funktionsstörungen und Erkrankungen von Dünn- und Dickdarm; Regulationsstörungen im weichen Bindegewebe (Bindegewebsblockaden); Mineral- und Vitaminmangelzustände

Mit dieser Auflistung vor Augen, wird das Prinzip einer Stoffwechseltherapie schnell deutlich. Es geht darum, vorbeugend die einzelnen Organbereiche zu kräftigen bzw. zu entlasten, für eine geregelte Darmtätigkeit mit ausreichender Bewegung zu sorgen und durch vollwertige Ernährung Mangelzuständen vorzubeugen, wie sie heute immer häufiger zu finden sind.

Die einzelnen Organbereiche regen Sie am besten durch eine Kräuterteekur an; in der Orientierungshilfe zu Anfang des Kapitels 11, bei den Einzelkräutern und im Symptomregister finden Sie zahlreiche detaillierte Hinweise, Rezepte, Therapievorschläge und Empfehlungen für eine günstige Lebensführung.

Was können Sie tun? Bitte schauen Sie sich zu den folgend aufgeführten betroffenen Bereichen die angegebenen Abschnitte, Rezepte und Kapitel an

Leber: Leberkräftigende Maßnahmen; Löwenzahn, Rp.: Löwenzahnsirup als Honigersatz; Orientierungshilfe (Kapitel 11), Kräuter: Leber/Galle

Niere: Birke, Rp.: Frühjahrstee zum »inneren Frühjahrs

putz«; Goldrute, Rp.: Nierentee; Hirtentäschel, Rp.: Wein mit Hirtentäschelkraut; Orientierungshilfe, Kräuter: Blase/Niere; Quecke, Rp.: Blutreinigungstee der starken Art

Herz/Kreislauf: Altersherz, Arteriosklerose, Blutdruck, Durchblutungsstörungen, Orientierungshilfe, Kräuter: Herz/Kreislauf

Blutbildendes System: Blutarmut; Tausendgüldenkraut: Rp.: Rundum-Tonikum, pulverisierte Pflanze

Hormon- und Verdauungsdrüsen: Appetitlosigkeit; Diabetes mellitus; Galleflußanregung; leberkräftigende Maßnahmen; Magensäuremangel/-überschuß; Orientierungshilfe, Kräuter: Bauchspeicheldrüse, Leber/Galle, Magen/Darm; Übergewicht; Verdauungsstörungen

Darmfunktion: Durchfall; Galleflußanregung; Orientierungshilfe, Kräuter: Magen/Darm; Verdauungsstörungen

Bindegewebe: Bindegewebsschwäche; Gicht; Lymphfluß, Anregung; Rheuma

Haut: Im Abschnitt über die Haut finden Sie viele Maßnahmen zur Anregung des Hautstoffwechsels

Mineral- und Vitaminmangel: Abwehrkräfteschwäche; bewußte Ernährung (Kapitel 7); Blutarmut; Brennessel; Gundelrebe, Rp.: Gründonnerstagssuppe; Hagebutte; Quecke; Zinnkraut

Weitere Tips: Unterstützen Sie Ihre stoffwechselanregenden Maßnahmen mit folgendem: ausreichende Bewegung zur Entsäuerung; Fasten in einer therapeutisch geführten Fastengruppe *(wenn keine Organpilzerkrankungen vorliegen!)*; Sauna; Kneippsche Anwendungen; Trockenbürstungen; Vollwerternährung, milchsauer Vergorenes wie Sauerkraut, Molke, Kefir, milchsauer vergorene Gemüsesäfte etc.

Farbanwendungen: Bestrahlungen mit Gelb für 10 Minuten auf den Solarplexus, 1mal täglich

Edelsteine: Bergkristall, Chalzedon, Fluorit, Granat, Heliotrop, Hämatit, Olivin, Sodalith

Definition: Übergewicht (Adipositas) ist ein schwieriges Kapitel – für Betroffene wie Behandler. Die so leichtfertig gegebenen Ratschläge, einfach weniger zu essen, kommen in der Regel von Menschen, für die Übergewicht niemals ein Thema war. Auch wenn tatsächlich über das übliche, gesunde Maß hinaus gegessen wird, muß doch die Frage nach dem Warum gestellt werden. Es ist zu einfach, das Problem der Adipositas und damit den Menschen selbst auf die schlichte Formel der Zufuhr von Fett, Kohlehydraten und Eiweiß zu reduzieren.

Übergewicht hat viele Ursachen, begonnen bei ganz banalen, leicht erkennbaren, wie Bewegungsmangel bei zu starker Nahrungszufuhr. Hier bringen Veränderungen in Eß- und Körperaktivitäten schnell deutliche Ergebnisse.

Ein weiterer, häufiger Grund ist Wassereinlagerung im Gewebe; hier fruchtet der berühmte Hinweis, weniger zu essen, bereits nichts mehr. Auch bei reduzierter Nahrungsaufnahme stellen die Betroffenen mit Frust fest, daß der Zeiger der Waage kaum nach unten weist, sondern recht hartnäckig konstant bleibt, ja sogar manchmal trotz aller Einschränkung nach oben klettert. Sie erkennen in der entbehrungsgeprägten Nahrungseinschränkung keinen Sinn, sind enttäuscht und reagieren nicht selten mit übermäßigem Essen, was dann zwangsläufig zur weiteren Gewichtserhöhung führen muß.

In solchen Fällen, bei denen Gewebewasser eine große Rolle spielt, unterstützen entwässernde Tees aus folgenden Kräutern sehr gut: Birke, Brennessel, Goldrute, Hagebutte, Odermennig, Quecke, Ulmspierkraut, Zinnkraut. Trinken der Tees in der abnehmenden Mondphase.

Das Ausmaß des eingelagerten Gewebewassers wird besonders während Fastenkuren deutlich (deren Hauptziel jedoch nicht die Gewichtsverminderung allein, sondern vor allem Umstimmung, Entschlackung und Entschlußkraft zu Veränderungen ist). Aus meinen Fastenkursen und meiner unmittelbaren Umgebung weiß ich, daß bei Übergewichtigen zu Beginn der Kur während der ersten Tage nachts bis zu 3 Liter Urin abgegeben wurden.

Die überwiegend wasserbedingten Gewichtsabnahmen lagen, bei 97 kg Anfangsgewicht, innerhalb der ersten Woche bei etwa 9 kg. In der zweiten Woche verlaufen die Gewichtsreduktionen deutlich langsamer und erreichen etwa ein Drittel bis nur knapp die Hälfte des Wertes der ersten Woche.

So angenehm und beeindruckend dieser enorme Ausstrom an Gewebewasser für die Betroffenen selbst ist, so enttäuschend ist die spätere Wiedereinlagerung, wenn es nicht zu weiteren bleibenden Veränderungen der bisherigen Gewohnheiten kommt.

Psychosomatik: Das Verhalten selbst wird beim Übergewichtigen in hohem Maße von seinem inneren Befinden bestimmt. Bekannt ist sicher das kompensatorische Essen, um sich zu verwöhnen, aber es gibt noch weitaus mehr Aspekte.

Übergewichtige sind meist sehr sensibel, verletzbar, empfindlich bis überempfindlich. Das Aggressionsverhalten richtet sich eher gegen sich selbst und weniger gegen andere, damit gibt es häufig Probleme in der Abgrenzung anderen gegenüber und im Nein-sagen-Können. Daraus resultiert schnell ein hohes Maß an innerer Unzufriedenheit, unerfüllten Bedürfnissen, Wut und nichtgelebtem Zorn, der sich auch und gerade im Essen ausleben kann, und zwar in mehrfacher Hinsicht.

Zum einen ist das Beißen eine Aggressionshandlung par excellence; damit – vor allem beim Kauen von härteren, kalorienreichen Genußmitteln wie Nüssen, Kräckern etc. – wird oft versucht, unterdrückte Emotionen (leider nicht sehr glücklich) abzureagieren. Zum anderen hat der Betroffene Gelegenheit, sich ohne Hemmungen auszuleben, also auf der Ebene des Essens das zu tun, was in anderen

Lebensbereichen noch nicht gelebt wird, zum Beispiel Sexualität, Freiheit, Selbstbestimmung, Stillung des Lebenshungers etc.
Letztendlich hat der Übergewichtige *die* »Chance«, die er oder sie sich selten entgehen läßt, nämlich sich selbst zu bestrafen; denn das Selbstwertgefühl ist meist schwach ausgeprägt, häufig bestehen große Probleme, die vorhandene körperliche Erscheinungsform selbst liebevoll anzunehmen, was durchaus nachvollziehbar ist, und der Gedanke der Selbstbestrafung liegt nahe.
Im mißbräuchlichen Essen werden nun alle Ebenen gelebt: die unterdrückte Wut, das große Bedürfnis, sich gehenlassen zu können, Erreichen von Befriedigung und Sattheit und Bestrafen des Mißbrauchs und Fehlverhaltens.
Wir sind hier bereits bei den Eßstörungen angelangt, deren Behandlung zwar langwierig, jedoch durchaus erfolgreich sein kann, wenn der Betroffene mit therapeutischer Hilfe lernt, sich selbst mit seinen Bedürfnissen mehr in den Mittelpunkt zu stellen, aktiver, aggressiver in positivem Sinne zu werden, und einen respektableren, liebevolleren Umgang mit sich selbst pflegt.
Eine Fastenkur halte ich für ideal, weil sie den Einstieg in den neuen Lebensabschnitt deutlich einleitet, die Teilnehmer ein erheblich besseres Selbstwertgefühl bekommen, denn sie haben ja Erhebliches geleistet. Sie müssen jedoch in ihrem eigenen Interesse diese Zeit nutzen, konstruktiv mit sich selbst in den Dialog zu treten, um dort Veränderungen durchzuführen, wo sie nötig sind. Meist betrifft es die beiden große Bereiche Familie/Partnerschaft sowie Berufsleben.
Gelingen dort Veränderungen – und nicht jede Veränderung bedeutet Scheidung oder Kündigung –, erwachsen somit aus dem Alltag mehr Befriedigung und Lebensfreude, gewinnt die Persönlichkeit mehr an Gewicht und nicht nur stellvertretend der Körper. Gelingt es, sich mit den neu erlernten Ab-

wehrmechanismen wirkungsvoll abzugrenzen, so daß der symbolische Schutzwall des Körpers überflüssig wird, dann ist der eigentliche Schritt aus der Dickleibigkeit bereits vollzogen

Therapeut: *Chakren:* Behandlung und Ausgleich über die ersten drei Chakren

Akupunktur: Vor allem mit Hilfe der Ohrakupunktur kann suchthaftes Eßverhalten, aber auch Entzugssymptome nach Genußmittelmißbrauch, vor allem bei Süßigkeiten, sehr wirksam beeinflußt werden

Helianthus tuberosus: homöopathische Zubereitung aus der Topinamburpflanze; regt den Körper an, seine natürliche Hunger-Sättigungs-Balance wiederzufinden

Homöopathie: Sorgfältige Repertorisation führt zu den passenden Konstitutionsmitteln, zum Beispiel Calcium carbonicum, Graphites, Natrium muriaticum, Nux vomica, Sulfur etc. Hier ist sicherlich die Einnahme in Hochpotenzen über einen langen Zeitraum, das heißt mehrere Monate in steigenden Potenzstufen, nötig. Die meisten dieser Mittel haben eine langsame, aber tiefgreifende Wirkung. Gute Erfahrungen habe ich auch mit Fucus vesiculosus, dem homöopathischen Blasentang, gesammelt.

Was können Sie tun? Fasten in einer Gruppe von Menschen mit gleichen Problemen unter therapeutischer Leitung. *Dringend notwendig ist zuvor eine Stuhluntersuchung zum Ausschluß einer Darmmykose (Pilzbefall)*

Führen Sie während der Fastenzeit ein Tagebuch: Notieren Sie Ihre Träume, Pläne, Vorsätze, kurz, alles, was Sie in dieser Zeit erleben und planen.

Kräutertees: Auf die entwässernden Tees habe ich bereits oben verwiesen; besondere Bedeutung haben bei Übergewicht folgende Kräuter: Fenchel ist vom Temperaturverhalten heiß und fördert die Fettverbrennung, entwässert und hemmt den Appetit; Frauenmantel ist strukturgebend, fördert die Veränderung und Wandlung (»Alchimistenkraut«!); Mate wirkt

	appetithemmend, entwässernd, stoffwechselanregend und belebend; Tausendgüldenkraut gibt Struktur, hilft den neugefaßten Vorsätzen, Form und Gestalt anzunehmen; Tausendgüldenkraut, das englische Centaury, hat bei den Bachblütenessenzen die folgenden Indikationen: Schwäche des eigenen Willens, Überreaktion auf die Wünsche anderer, kann nicht nein sagen
Kanne-Brottrunk:	Einen viertel Liter vor den Mahlzeiten oder bei auftretenden Heißhungerattacken schluckweise trinken; der Brottrunk regt die Verdauung sowie den Stoffwechsel an und zügelt den Appetit
Vor dem Essen:	Zum Beispiel Fencheltee, warmes Wasser oder Molke, schluckweise vor dem Essen trinken; das gibt etwas Sättigungsgefühl, und man ißt weniger
Ätherische Öle:	Es eignen sich folgende ätherischen Öle: Bergamotte, Fenchel, Geranie, Mandarine und Honig, um den Weg zum inneren Kind wiederzufinden, Ulmspierkraut, Wacholderbeere/-holz, Zitrone

Rezept: *Einreibeöl für Bauch und Kummerstellen*

100 ml Sesam- oder Senföl
4 Tropfen ätherisches Bergamottenöl
8 Tropfen ätherisches Fenchelöl
8 Tropfen ätherisches Wacholderbeerenöl
2 Tropfen ätherisches Ulmspierkrautöl
2 Tropfen ätherisches Zitronenöl
1 kleiner Onyx

Zutaten verschütteln – fertig.

Blütenessenzen:	Bitte lesen Sie im Kapitel 2 nach, welche Bachblüten- und selbsthergestellten Blütenessenzen für Sie von Bedeutung sein könnten und Ihren Schritt ins neue Leben unterstützen
Ernährung:	Vollwertkost; wenn Sie es gut vertragen, mit hohem Rohkostanteil; siehe dazu die Werke von Dr. Bruker (Literaturverzeichnis)

Sauna:	Zur Umstimmung; gewebe- und gefäßkräftigend, stoffwechselanregend, ausleitend, um etwas für sich und den Körper zu tun
Kalt duschen:	Morgens kurz kalt abduschen und danach noch mal für 10 Minuten ins Bett legen; fördert die Verbrennung von lästigem Fett
Visualisierung:	Versuchen Sie, sich Ihr Idealbild vor Ihrem geistigen Auge vorzustellen, während Sie 10 Minuten ruhen; denken Sie dabei an Ihre künftigen Kleider, Unternehmungen, Aktivitäten etc.
Bewegung:	Neben den üblichen Empfehlungen wie Radfahren etc. könnte für Sie Kampfsport ein geeigneter Weg sein, ihre Aggressionen nach außen zu tragen und über den Trainingsweg einen besseren Körperzustand zu erlangen. Nicht zuletzt werden in einem guten Training Qualitäten wie Willenskraft, Disziplin, gesunde Ichstärke und Selbstvertrauen geschult und gefördert. Der eigene Gegner ist man selbst!
Querverweis:	Lesen Sie des weiteren in folgenden Abschnitten nach: Bindegewebsschwäche; Cholesterin, zu hoch; Galleflußanregung; leberstärkende Maßnahmen; Stoffwechselanregung
Fertigarzneimittel:	Gerner Purgativum N (Tee), Fa. Gernerpharma; Syxyl Adipositas-Tee, Fa. Syxyl; Hevert Entwässerungstee, Fa. Hevert; Dreluso Stoffwechseltee, Fa. Dreluso; Helianthus comp. (Tabletten; Topinambur mit Petersilie zur zusätzlichen Entwässerung), Fa. Plantina; Drüsen-Stoffwechsel-Tabletten, Fa. magnet-activ

Venenpflege

Therapeut:	In den Abschnitten Hämorrhoiden und Krampfadern habe ich Behandlungsmöglichkeiten und Tips für den Beschwerdefall beschrieben; in diesem Abschnitt geht es um vorbeugende Maßnahmen für alle, die aufgrund von stehenden Tätigkeiten, Bewegungsmangel oder vererbter Bindegewebe-

schwäche ihren Venen erhöhte Aufmerksamkeit und Pflege zukommen lassen sollten

Was können Sie tun? Wechselduschen habe ich in den bisherigen Abschnitten bereits ausführlich als Gefäßtonikum beschrieben; Fußbäder mit einer Teeabkochung oder Tinktur aus folgenden Kräutern: Arnika, Hamamelisblätter, Kastanie, Odermennig, Pfefferminze, Rosmarin, Salbei, Schafgarbe, Spitzwegerich, Steinklee, Weidenrinde, Zinnkraut

Rezept: Johanniskraut, Rp.: Johanniskrautöl (Rotöl); Kastanie, Rp.: Intensiv wirkender Kastanienblütenauszug; Ringelblume, Rp.: Ringelblumensalbe; Rosmarin, Rp.: Rosmarinspiritus; belebendes Rheuma-Muskel-Nerven-Öl; Steinklee, Rp.: Süßes Honigklee-Venen-und-Körperöl

Kräutertees: Buchweizen, Mäusedorn, Quecke, Schafgarbe, Steinklee, Zinnkraut

Bewegung: Darf für Ihre Venen keinesfalls zu kurz kommen: viel Radfahren, Wandern, Treppensteigen. Im Abschnitt Krampfadern habe ich die Bedeutung der Beinmuskulatur (Muskelpumpe) für das venöse System beschrieben. Unterstützen Sie Ihr Bewegungstraining mit Kaltwassertreten, Kneippschen Anwendungen und Fußrollermassagen. Siehe auch Kastanie, Kastaniensäckchen

Biochemie: Calcium fluoratum (biochemische Salbe), Fa. DHU

Kosmetik: Die Pflegeserie der Fa. Eubiona zur kosmetischen Arm- und Beinpflege umfaßt folgende Mittel: Bein-Gel zur kühlenden Erfrischung müder, schwerer Beine mit Extrakten aus Hamamelis, Roßkastanie und Arnika; ein Fußbad zur täglichen Reinigung mit ätherischem Lavendel-, Rosmarin- und Zitronenöl; ein Fußbalsam auf der Basis von Jojobaöl mit Hamamelis-, Arnika- und Weidenrindenextrakt; eine Fußcreme zur Pflege spröder, rauher Haut mit Salbei- und Weidenrindenextrakt

Fertigarzneimittel: Hamamelis-Salbe, Fa. Nestmann; Rhenus Dragees, (Roßkastanienextrakt), Fa. APS; Syxyl Rutin-Knoblauch-bleib-jung-Dragees, Fa. Syxyl; Syxyl-Venentee

Definition: Aufgabe des Dickdarms ist es, dem vom Dünndarm kommenden, weitgehend verwerteten Speisebrei das Wasser zu entziehen und ihn zur Ausscheidung zu bringen. Die darmeigene Motorik, die sogenannte Peristaltik, gewährleistet die regelmäßige Entleerung des Darminhaltes. Für diese Bewegungen ist unter anderem auch ein bestimmter Elektrolyt, das Kalium, nötig, das Einfluß auf viele Bewegungsabläufe im Körper nimmt.

Wenn die Peristaltik, also der darminterne Transportprozeß, verlangsamt arbeitet, kommt es zu Stuhlträgheit und Verstopfung. Mit zunehmender Verweildauer wird dem Darminhalt weiterhin Feuchtigkeit entzogen, so daß die abgesetzten Stühle hart, trocken und schmerzhaft sind.

Zum besseren Verständnis der verdauungsfördernden Maßnahmen befassen wir uns kurz mit den peristaltikanregenden Einflüssen.

Die Dickdarmwand hat bestimmte Zellstrukturen, die auf Dehnung der Darmwand ansprechen. Diese Dehnungsrezeptoren werden aktiviert, wenn der Darmquerschnitt gut gefüllt ist. Sie regen die Peristaltik an und sorgen so für den Weitertransport des Darminhaltes.

Die Dickdarmwand selbst weist eine dichte bakterielle Besiedelung auf. Die Aufgaben der Darmbakterien sind vielfältig; sie spielen eine wichtige Rolle für die Immunlage des Körpers, produzieren Vitamine, bauen Nahrungsreste ab, schützen den Organismus vor gefährlichen Mikroorganismen und stellen etwa 50 % der Nährstoffe für die Darmwandzellen bereit. Diese Stoffe – es handelt sich dabei um kurzkettige organische Säuren – fördern die Durchblutung der Darmwand und regen ebenfalls die Peristaltik an.

Es muß für einen genügenden Darminhalt gesorgt werden; das erreicht man durch faserige, unverdauliche Stoffe, wie sie in Vollkornbrot, Gemüse und

Obst enthalten sind. Dieses faserige Material, leider mit dem abwertenden Begriff »Ballaststoffe« belegt, ist quellfähig, hält die Feuchtigkeit und bietet Bakterien Nahrungsgrundlage.
Denaturierte Nahrung, Fast-food-Produkte, Weißmehlerzeugnisse und hoher Fleischanteil haben kaum nennenswerte Ballaststoffe und begünstigen deswegen Darmträgheit. Eine solche Ernährung bewirkt Veränderungen und Verschiebungen innerhalb der gesunden mikrobiellen Darmbesiedelung, so daß auch von dort die bewegungsfördernden Impulse schwächer werden.
Ebenso verändern Antibiotika die Darmflora erheblich; wenn eine antibiotische Therapie unumgänglich ist, muß hinterher größtes Augenmerk auf den Aufbau des »mikrobiellen Rasens« gelegt werden. Die Veränderung der Darmflora erklärt, weshalb Menschen nach langer Antibiotikatherapie häufig zu Immunschwächen neigen. Allerdings möchte ich dringend davor warnen, die oft lebensrettenden Antibiotika in Bausch und Bogen zu verdammen – sie sind für viele Akutfälle absolut unentbehrlich. Wichtig ist eben die Pflege und Wiederherstellung des Darmmilieus mit den Mitteln der Naturheilkunde.
Wer nun durch Abführmittel den trägen Darm zur Aktivität zwingt, erreicht auf Dauer nur das Gegenteil. Viele Abführmittel bewirken, daß der bewegungsfördernde Kaliumgehalt noch weiter abnimmt. Es kommt zu ständig steigendem Konsum an Laxantien. Fehlen dazu die körperliche Bewegung und damit die Darmmassage durch die Bauchmuskulatur, dann hat man's geschafft – dann geht meist nichts mehr.
Statistisch-medizinisch gilt man dann als verstopft, wenn weniger als drei Stuhlentleerungen pro Woche erfolgen.
Die Hauptursachen für Verstopfung lassen sich wie folgt nennen: Fehlernährung, zuwenig Ballaststoffe; bakterielle Fehlbesiedelung, ernährungs- oder

> *Vorsicht!*
>
> Sollten Sie jedoch bemerken, daß die Stühle vom Durchmesser sehr dünn sind, etwa wie ein Bleistift, oder Verstopfung mit übelriechenden Durchfällen abwechseln, suchen Sie zur Abklärung Ihren Hausarzt auf.

medikamentenbedingt; Medikamenteneinfluß (Antibiotika); Bewegungsmangel; Abführmittelmißbrauch; Stuhlunterdrückung für längere Zeit

Psychosomatik: Ob man's nun mag oder nicht: Darm und Inhalt stehen symbolisch für das Unterbewußte, Verdrängte, die Schattenbereiche in uns; oft ist zu beobachten, daß Menschen mit starken Verdrängungsmechanismen eher zu Verstopfung neigen als solche, die sich mit ihren Schattenseiten auseinandersetzen

Was können Sie tun? Ernähren Sie sich mit Vollwertkost und einem hohen Rohkostanteil. Trinken Sie viel. Denaturierte Nahrung sollten Sie konsequent meiden! Trinken Sie morgens nüchtern 1 Glas lauwarmes Wasser. Ungeschroteter Leinsamen, 1 Eßlöffel auf den viertel Liter Wasser geben, aufquellen lassen und, pur oder mit Joghurt vermischt, löffeln. Das befeuchtet den Darm und aktiviert die Peristaltik.

Senfkörner: Morgens nach dem Frühstück 1 Teelöffel schlukken (nicht kauen), für die Dauer von 14 Tagen; *allerdings nicht bei Magen- und Zwölffingerdarmgeschwüren!*

Milchsaures: Milchsaure Produkte wie Kefir, Joghurt, Buttermilch, Milchzucker, Molke, Molkosan und der milchsauer vergorene Kanne-Brottrunk fördern den Aufbau der milchsäureproduzierenden Mikroorganismen und damit Peristaltik und Entleerung.

> *Vorsicht!*
>
> Vorsicht mit isolierter Weizenkleie – im Gegensatz zum ungeschroteten Leinsamen kann sie im Darm klumpen.

Trinken Sie täglich einen viertel bis halben Liter Buttermilch guter Qualität. Sie kann selbst bei alten Menschen mit hartnäckiger Verstopfung noch Wunder bewirken!

Kräutertees: Geeignet sind folgende Kräuter: Angelikawurzel, Anis, Bärlauch, Erdrauch, *Faulbaumrinde,* Fenchel, Kümmel, Löwenzahn, Majoran, Odermennig, Pfefferminze, Rosmarin, Salbei, Schafgarbe, *Sennesblätter*, Spitzwegerichsamen. – Sennesblätter wirken stark, Faulbaumrinde mittelstark abführend. Als Einzelkräuter getrunken, können sie bei empfindlichen Personen zu Darmkrämpfen führen. Sie vermeiden das, wenn Sie sie mit milderen Kräutern gemäß obiger Auswahl mischen.

Rezept: *Abführtee*

50 g Sennesblätter oder Faulbaumrinde
20 g Salbei
20 g Anis
20 g Fenchel
10 g Pfefferminze

Aufguß 10 Minuten ziehen lassen (1 Teelöffel auf einen viertel Liter Wasser). Abends trinken, damit er morgens wirkt.

Regelmäßigkeit: Besuchen Sie die Toilette stets täglich zur gleichen Uhrzeit, planen Sie Zeit ein! Der Darm ist Ihnen für diese Regelmäßigkeit dankbar. Wenn's am Anfang noch schwer geht, massieren Sie den Bauch in kreisenden Bewegungen von rechts unten nach oben bis in Nabelhöhe, dann waagerecht den Bauch querend und abschließend nach links unten, also dem anatomischen Verlauf des Dickdarms folgend. Sie können unterstützend Ihr selbstzubereitetes Öl oder die fertige Salbe (Fertigarzneimittel) zur Massage verwenden.

Einlauf: Bei sehr hartnäckiger Verstopfung, um die Entleerung einzuleiten. Es ist ein wirksames Mittel, das jedoch nicht zur Gewohnheit werden sollte. Dem

	Einlaufwasser können Sie wahlweise einen viertel Liter Tee aus Eibischwurzel (Kaltansatz), Kamille, Fenchel, Schafgarbe oder Tausendgüldenkraut zumischen.
Ätherische Öle:	In fettem Öl gemischt, zur Bauch- und Darmmassage; es eignen sich die folgenden: Angelika, Fenchel, Majoran, Muskatellersalbei, Pfefferminze, Rosmarin, Wacholderbeere
Edelsteine:	Während des Ziehens in die Teetasse legen, dem Einreibeöl zufügen oder zur Bauchmassage verwenden; hier die Auswahl: Bernstein, Citrin, Feueropal, Olivin, Rhodochrosit
Farbanwendung:	Morgens für 15 Minuten den Bauch mit Gelb bestrahlen – im täglichen Wechsel mit Lemon
Fertigarzneimittel:	Absinthium (Tropfen), Fa. Nestmann; Lasysat mono Dragees (Kreuzdornbeerenextrakt), Fa. Bürger; Verstopfung (homöopathisches Komplexmittel bei chronischer Verstopfung, Darmträgheit und hartem Stuhl), Fa. Similasan; Alasenn (Kräutergranulat oder Dragees), Fa. Schwörer; elha-nuvodyn-Salbe, Fa. elha Karl Hubener KG; Milchzuckerprodukte (= Lactulose), zum Beispiel Bifiteral (als Sirup oder Portionspäckchen mit Granulat), Fa. duphar

Wichtig!

Sollten Sie mit diesen Maßnahmen keine zufriedenstellende Stuhlentleerung (in der Regel 1mal täglich) erzielen, sind therapeutische Schritte nötig. An erster Stelle steht dabei die mikrobielle Therapie (früher: Symbioselenkung) in Verbindung mit Homöopathie.

Warzen

Definition:	Warzen sind harte, derb-feste Hautneubildungen, die auf eine Virusinfektion zurückgehen; oft ist jedoch auch eine Übersäuerung des Organismus festzustellen
Therapeut:	Die Notwendigkeit sorgfältiger Repertorisation gilt

auch hier. Warzen weichen, wenn die Struktur des homöopathischen Mittels der Patientenstruktur entspricht. Sehr oft wird bei Warzen an Thuja gedacht, aber von routinemäßiger Verordnung rate ich ab. Während ich diese Zeilen schreibe, denke ich an eine zur Zeit laufende Behandlung einer Patientin, deren hartnäckige Warzen auf dem Handteller nach der Gabe von Natrium muriaticum in Hochpotenz gewichen waren. Sie kam nicht wegen der Warzen in Behandlung, sondern wegen eines Darmproblems. Beides besserte sich unter der Gabe eines homöopathischen Mittels, weil Struktur des Arzneimittels und Patientenstruktur übereinstimmten.

Was können Sie tun? Auch wenn's vielleicht fremd und ungewohnt klingt: Beginnen Sie Ihre Warzenbehandlung in der abnehmenden Mondphase, denn was weichen soll, weicht mit abnehmendem, was wachsen soll, mit zunehmendem Mond

Kernseife: 2mal täglich die befallenen Stellen einseifen, 5 Minuten einwirken lassen und lauwarm abwaschen

Tinkturen: Abpinselungen mit Ringelblumen- oder Zinnkrauttinktur; Auflagen: eine Zwiebel- oder Knoblauchscheibe über Nacht mit einem Pflaster auf die Warze fixieren, tagsüber abnehmen; öfters wiederholen, bis die Warzen ausgetrocknet sind

Ätherische Öle: Melaleuka-alternifolia; Rosmarin; Zitrone

Ringelblumensalbe: Entweder aus der Apotheke bzw. dem Reformhaus oder selbst herstellen; Rp. Ringelblume, Ringelblumensalbe; mehrmals täglich einreiben

Rezept: *Warzenöl*

20 ml Rhizinusöl

10 Tropfen ätherisches Melaleuka-alternifolia-Öl

2 Tropfen ätherisches Rosmarinöl

2 Tropfen ätherisches Zitronenöl

Mischen Sie das Rhizinusöl und die ätherischen Öle. Reiben Sie die befallenen Stellen täglich 3mal damit ein (abnehmende Mondphase) .

Frischpflanzensäfte: Während des Spaziergangs können Sie die Warzen mit frischem Löwenzahn- oder Schöllkrautsaft betupfen

Biochemie: Kalium chloratum (biochemische Salbe), 3mal täglich einreiben

Kräutertees: Trinken Sie während der Warzenbehandlung stoffwechselanregende Kräutertees; bei gehäuft auftretenden Warzen denken Sie bitte an immunstimulierende Maßnahmen (siehe Abwehrkräfteschwäche)

Rezept: Quecke, Rp.: Blutreinigungstee der starken Art

Wechseljahrbeschwerden

Definition: In den Wechseljahren, dem Klimakterium, verliert die Frau ihre Reproduktionsfähigkeit. Die zyklischen Funktionen Eireife, Eisprung, Empfängnisphase und Regelblutung kommen allmählich zum Stillstand. Grund dafür ist die veränderte hormonelle Lage im weiblichen Organismus, in erster Linie die abnehmende Östrogenproduktion.

Häufig bemerken Frauen die nahende Menopause, also den Zeitpunkt, ab dem die zyklischen Funktionen abgeschlossen sind, bereits einige Jahre zuvor. Die Menopause selbst tritt physiologisch im 50. Lebensjahr ein; 6 Jahre zuvor und danach können klimakterische Beschwerden auftreten.

Etwa ein bis zwei Drittel aller Frauen leiden unter Wechseljahrbeschwerden, die meisten sind gekennzeichnet durch folgende Symptome: unregelmäßige Regelblutungen, häufiger in der Prämenopause; Schwindel; Schweißausbrüche, vor allem nachts; Hitzewallungen; Schlafstörungen; Stimmungsschwankungen, Depressionen; rasche Ermüdbarkeit, Leistungsschwäche; Konzentrationsstörungen; Neigung zu Überreaktionen

Psychosomatik: Wechseljahre und die Menopause sind keine Krankheit, sondern ein naturgewollter Ablauf, der nicht gesetzmäßig an begleitende Beschwerden gebunden ist. Gebärfähigkeit und Fruchtbarkeit sind jedoch wichtige schöpferische, kreative Fähigkeiten, die die Frau in der zweiten Lebenshälfte oft schmerzlich einbüßt. Unsere heutige Gesellschaft hat keine Rituale mehr, die den Menschen die Wege in und aus diesem elementaren Lebensabschnitt Geschlechtsreife ebnet. In einer auf Funktionalität ausgerichteten Gesellschaft werden solche Verluste doppelt schmerzlich empfunden.

Darum sollte jede Frau beizeiten bemüht sein, ihr kreativ-schöpferisches Potential auch auf anderen Ebenen zu leben, damit sie nicht notwendigerweise während der Wechseljahre in ein depressives Stimmungstal fällt. Ist sie sich aber ihrer schöpferischen, kreativen Weiblichkeit stets bewußt und erlebt Sie sie im Umgang mit gestaltenden Tätigkeiten immer wieder neu, dann kann der Verlust einer körperlichen Funktion leichter verkraftet werden.

Je nach Neigung können solche kreativen Beschäftigungen sehr breit gefächert sein; Haus- und Gartengestaltung bieten ebenso reiche Möglichkeiten wie Malen, Seidenmalerei, Töpfern, Nähen, Musizieren, Fotografieren in Verbindung mit Reisen und vieles andere mehr. Wichtig ist es jedoch, frühzeitig damit zu beginnen. Umfangreiche Angebote bieten Volkshochschulen und die Kreativkreise, die von Frauen für Frauen initiiert werden. Auch und gerade in solchen Gruppen sind Gespräche und Austausch von Erfahrungen und Lösungsstrategien sehr wertvoll.

Die Menopause ist nicht nur »Verlust«, sondern für viele Frauen auch Erleichterung. Monatsbeschwerden gehören der Vergangenheit an, und die Sexualität kann freier, ungezwungener und ohne Angst vor Schwangerschaft gelebt werden. Oft berichten Frauen, daß ihre Freude an der Sexualität gerade nach der Menopause deutlich zunahm. Dies ist zum einen zwar aus der veränderten hormonellen Lage erklärbar, zum anderen spielt aber auch sicher Sorgenfreiheit im Hinblick auf die Empfängnis eine ebenso wichtige Rolle.

Osteoporose: Für viele Frauen ist das Thema Osteoporose (Schwund des festen Knochengewebes) in diesem Lebensabschnitt sehr angstbesetzt. Es ist hier nicht der Rahmen, näher auf die umstrittene Hormontherapie einzugehen. Ich möchte aber die Bücher von Dr. M. O. Bruker, *Osteoporose*, und Prof. Dr. Hackethal, *Der Meineid des Hippokrates*, sehr empfehlen. Sie sind von äußerst informativer Brisanz und zeigen einfache, praktische und hilfreiche Wege zur Vorbeugung dieses Leidens auf.

Rückenschule und spielerische Gruppengymnastik haben einen hohen Stellenwert; sie wirken dem gefürchteten Erschlaffen von Brust, Bein- und Gesäßmuskulatur entgegen, kräftigen die Rückenmuskulatur und gewährleisten das nötige Wechselspiel von Zug- und Druckbeanspruchung des Knochengerüstes durch die Skelettmuskeln.

Regelmäßige muskuläre Zug- und Druckbelastung des Skelettes, vollwertige Ernährung, Sonne in Maßen, genügend Vitamin D und viel Bewegung sind die wichtigsten Faktoren bei der Osteoporosevorbeugung.

Was können Sie tun? Im folgenden gebe ich Ihnen Querverweise zu Rezepten, die Sie sehr gut bei klimakterischen Beschwerden verwenden können

Rezept: Baldrian, Rp.: Baldrian-Weißdorn-Wein, Baldriankissen; Frauenmantel, Rp.: Frauen-Krafttee; Herzgespann, Rp.: Tee bei Wechseljahrbeschwerden; Rp.: Herzkräftigender Tee; Johanniskraut, Rp.: Johanniskrautöl (Rotöl); Passionsblume, Rp.: Wechseljahr-Frauentee, Rp.: Gute-Nacht-Tee; Salbei, Rp.: Salbei-Stärkungswein; Schafgarbe, Rp.: Herz-Nerven-Magen-Stoffwechsel-Wein; Taubnessel, Rp.: Heilwein gegen Melancholie und zur Nervenkräftigung; Weißdorn: Rp.: Kräftigender Herzwein

Weitere Kräuter: Brennesselsamen (östrogenhaltig); Fenchel; Hirtentäschel; *Johanniskraut*

Lesen Sie bitte unter den jeweiligen Einzelbeschreibungen nach; Einnahmeform als Teeaufguß, verdünnte Tinktur oder Frischpflanzensaft, Brennesselsamen pur in Quark etc. geben

Sitzbäder: Mit Frauenmantel kräftigen Sie die Gebärmutterschleimhaut

Ätherische Öle: In der Duftlampe, als Einreibeöl, mit fettem Öl vermischt oder als Bade- bzw. Duschzusatz: Geranie, Indische Melisse/Melisse, Muskatellersalbei, Salbei, Schafgarbe, Ylang-Ylang, Zirbelkiefer, Zypresse

Bachblütenessenzen: Walnut; für den neuen Lebensabschnitt

Selbsthergestellte Blütenessenzen: Angelikawurzel, bei Lebensangst, Depressionen, Mangel an Selbstbewußtsein; Birke, fördert künstlerische, kreative und harmonisierende Kräfte; Pfefferminze, öffnet für neue Eindrücke; Schafgarbe, zur Bewußtwerdung der eigenen Kraft und Stärke

Weitere Hinweise: Siehe folgende Abschnitte: Depressionen; Erschöpfungszustände, allgemeine; Herzbeschwerden, nervöse; Nervenschwäche; Schlafstörungen; Schwitzen (schweißhemmende Maßnahmen); Stoffwechselanregung

Fertigarzneimittel: Wechseljahrbeschwerden (homöopathisches Arzneimittel bei Hitzewallungen, Schweißausbrüchen und Stimmungsschwankungen), Fa. Similasan; Magnesium Tonil (Mischpräparat aus hochdosiertem Vitamin E und Magnesium bei Erschöpfung, Leistungsschwäche und nervöser Reizbarkeit), Fa. APS; Cimisan (Tabletten oder Tropfen; der Wirkstoff entstammt dem Cimicifuga-Wurzelstock [Traubensilberkerze]; Anwendungsgebiete: Hitzewallungen, Schweißausbrüche, Schlafstörungen, Nervosität, depressive Stimmungen während der Wechseljahre), Fa. APS

Zahnschmerzen haben eine merkwürdige Eigenschaft: Erfahrungsgemäß treten sie bevorzugt am Wochenende, mittwochs oder im Urlaub auf. In diesem Kapitel geht es um lindernde, schmerzstillende Maßnahmen, die jedoch keinesfalls den Gang zum Zahnarzt ersetzen können.

Was können Sie tun?	Verwenden Sie zur Schmerzstillung folgende ätherische Öle: Nelkenöl ist das erste Mittel der Wahl; es betäubt und desinfiziert, schmeckt sehr intensiv, was oft aber das geringere Übel ist. Tränken Sie ein kleines Wattekügelchen mit nur einem Tropfen des Nelkenöls. Gehen die Schmerzen auf eine fehlende Füllung zurück, können Sie die Watte in die Zahnhöhlung legen. Ansonsten ans Zahnfleisch des schmerzenden Zahns geben. Bei Bedarf wiederholen; Pfefferminzöl ist in der Wirkung deutlich schwächer, kann für den Fall, daß Sie kein Nelkenöl im Hause haben, dennoch wertvolle Dienste leisten (Anwendung wie oben)
Kamille:	Kamillentee oder mit warmem Wasser verdünnte Tinktur für einige Minuten im Mund behalten. Mehrmals täglich wiederholen. Gute Dienste leistet auch das warme Kamillensäckchen, das Sie von außen auflegen
Homöopathie:	Plantago major D3; bei Bedarf halbstündlich 1 Tablette im Mund zergehen lassen
Rezept:	Holunder, Rp.: Kräuterkissen; Spitz- und Breitwegerich, Rp.: Notfallmittel bei Zahnschmerzen auf Reisen oder am Wochenende
Farbanwendung:	Schmerzbereich mit Blau oder Violett für 10 Minuten bestrahlen oder Tücher in diesen Farben auflegen
Edelsteine:	Massieren Sie den Wangenbereich, oder legen Sie einen Stein Ihrer Wahl ins Kräuterkissen oder in den Kamillentee. Achtung: nicht verschlucken! Es eignen sich folgende Steine: Aquamarin, Amethyst, Bergkristall, Bernstein, Jade grün, Türkis

14 Heilanwendungen für das kranke Kind

> *Tip!*
>
> Ergänzend zu den Therapieempfehlungen der vorangegangenen Kapitel finden Sie Vorschläge, die besonders auf Kinder abgestimmt sind. Lesen Sie aber bitte auch im Kapitel 13 themenverwandte Kapitel nach – vieles daraus gilt ebenso für die Behandlung von Kindern

Allergien

Definition: In den Abschnitten Allergien und Neurodermitis (Kapitel 13) habe ich Einflußfaktoren beschrieben, die beim allergischen Kind natürlich ebenso ihre Gültigkeit haben. Gestillte Kinder sind im Vergleich zu anderen infektstabiler und weniger allergieanfällig. Der frühe Kontakt mit Kuhmilcheiweiß fördert die allergische Disposition. Deshalb sollten Kinder ausreichend mit Muttermilch ernährt werden.

Therapeut: Von größter Wichtigkeit ist die Stuhluntersuchung und, im Falle von Fehlbesiedelungen des Darms, die sachgerechte Wiederherstellung des gesunden Darmmilieus.

Kindgerechte Therapien: Farbpunktur nach Mandel: Mit einem kleinen Farbstrahler werden die Punkte des chinesischen Meridian- und Leitbahnsystems behandelt. Diese wirksame Methode hat den Vorzug völliger Schmerzfreiheit, denn nur eine kleine Kristallpyramide am Lampenkopf berührt die Haut. Das eindringende Licht bewirkt je nach Farbe Kräftigung, Zerstreuung oder Bewegung der Energie. Man verwendet dazu die Punkte im Ohr sowie am übrigen Körper. Akupunktur bei kleinen Kindern ist im allgemeinen wegen der verständlichen Angst vor Nadeln nicht geeignet.

Homöopathische Desensibilisierung: Ist der allergieauslösende Stoff bekannt, zum Beispiel Weidenkätzchen im Frühjahr oder Birkenpollen, so lassen sich diese Substanzen, einzeln oder miteinander vermischt, homöopathisch aufbereiten. Geben Sie in unserem Beispiel eine halbe Handvoll Birken- und Weidenkätzchen in eine Milchflasche, und übergießen Sie die Kätzchen mit Alkohol (60 %; Flüssigkeitsüberstand: etwa 2 Fingerbreit). Lassen Sie das Ganze nun für 24 Stunden ziehen, schütteln und schwenken Sie die Flasche gelegentlich. Besorgen Sie sich aus der Apotheke 10 Fläschchen mit Tropfeinsatz (10 ml), eine Einwegspritze (5 ml) und 100 ml physiologische Kochsalzlösung. Entnehmen Sie diesem Konzentrat mit einer Einwegspritze 1 ml, geben 9 ml der Kochsalzlösung dazu und verschütteln die Mischung 10mal. Damit haben Sie Ihre erste Potenzstufe, die D1, hergestellt. Kennzeichnen Sie das Fläschchen mit der Potenzstufe, dem Herstellungsdatum und den verwendeten allergieauslösenden Substanzen. Aus dieser D1 entnehmen sie wieder nur 1 ml, füllen mit Kochsalzlösung zu 10 ml auf, verschütteln wieder und haben Ihre D2.

Verfahren Sie bis zur D6. Bewahren Sie die übrigen Potenzstufen (D1 bis D5) gut auf, Sie brauchen sie noch.

Beginnen Sie die Behandlung mit der Einnahme von 2mal 6 Tropfen täglich, direkt auf die Zunge. Ist die D6 aufgebraucht, können Sie eine Stufe weiter auf die D5 zurückgehen und wie oben verfahren. Ist die Reaktion darauf zu stark, das heißt, kommt es nach der Einnahme zu deutlichen allergischen Reaktionen, müssen Sie bei der D6 bleiben. Sollten auch hier die Anfangsreaktionen noch stark sein (was jedoch selten ist), so bereiten Sie sich weitere Potenzen wie D8 oder gar D12 und beginnen die Behandlung damit.

Diese Methode ist sehr schonend, harmlos und dennoch eine wirkungsvolle Desensibilisierung.

Eigenblutnosode: Hier geht's nicht ganz ohne Blut – allerdings genügt eine geringe Menge; das Blut wird wie oben beschrieben homöopathisch aufbereitet und dann oral eingenommen.

Spenglersan-Kolloide: Sehr vereinfacht ausgedrückt, handelt es sich dabei um homöopathische Zubereitungen aus ursprünglich pathogenen Keimen. Durch die homöopathische Weiterverarbeitung verlieren sie ihre Pathogenität und stärken das Immunsystem in eindrucksvoller Weise. Da bei vielen Allergikern eine familiäre Grundbelastung besteht, kommt den Immunkörpern Spenglers besondere Bedeutung zu, denn sie wirken konstitutionell, das heißt, umstimmend auf den Organismus. Der große Vorteil in der Kinderheilkunde liegt in der einfachen, schmerzfreien Verabreichung. Die homöopathischen Tropfen werden nur in die Haut der Ellenbeuge eingerieben. Die Wirkung über die Haut ist sicher, zuverlässig nachgewiesen und wird in der Praxis eindrucksvoll bestätigt. Das in Frage kommende Kolloid läßt sich auf unterschiedliche Art und Weise bestimmen. Zwei Tests verlangen einen kleinen Blutstropfen. Da jedoch jedes Mittel eigene Wirkungsschwerpunkte hat, kann die Wahl auch anhand des Krankheitsbildes selbst erfolgen. Last, not least gibt der schmerzlose kinesiologische Muskeltest (siehe Seite 63 und 90) Auskunft über das benötigte Mittel.

Die Indikationsbreite der praxisbewährten und sehr kinderfreundlichen Spenglersan-Therapie ist groß und umfaßt je nach Mittel nicht nur Allergien wie Heuschnupfen und allergisches Asthma, sondern auch Drüsen- und Stoffwechselstörungen, Grippe, Angina, Kreislaufstörungen, rheumatische Erkrankungen, Migräne, Ekzeme und vieles mehr. Auch die gezielte Suche nach Herden und Störfeldern ist damit möglich. Es handelt sich um eine schonende, wirkungsvolle Heilmethode, die jedoch therapeutisch verordnet und kontrolliert werden muß.

Weitere Tips: Der Vollständigkeit halber verweise ich noch mal auf die Bachblütenessenzen, die selbsthergestellten Blütenessenzen und die Ernährung; den Einfluß der familiären Situation habe ich im Abschnitt Neurodermitis (Kapitel 13) bereits angesprochen; bei Nahrungsmittelallergien bringt das Austesten und Weglassen der auslösenden Lebensmittel fürs erste deutliche Erleichterung; Jugendliche, denen man durchaus eine intramuskuläre Injektion zumuten kann, sollten sich im Winter einer Eigenbluttherapie unterziehen, um für das Frühjahr gut gewappnet zu sein; daß die Homöopathie immer gute Dienste zu leisten vermag und auch im Akutfall sehr wertvoll ist, habe ich im Abschnitt Allergie (Kapitel 13) beschrieben; dort finden Sie auch Empfehlungen für Fertigarzneimittel; eine weitere empfehlenswerte Umstimmungsmaßnahme ist Brennesseltee, kurmäßig getrunken; das Kinderbad von Dr. Hotz regt die Wundheilung an und wirkt umstimmend bei Hautbeschwerden

Angina tonsillaris (Mandelentzündung)

Definition: Das Krankheitsbild ist durch Halsschmerzen, Schluckbeschwerden, Fieber, Schwellung und Rötung der Gaumen- oder Rachenmandeln sowie Druckschmerzhaftigkeit der Lymphknoten im Kieferwinkel gekennzeichnet. Oft zeigen die Gaumenmandeln (die man bei weit geöffnetem Mund unter Zuhilfenahme eines Spatels sehen kann) eitrige Stippchen oder größere, zusammenfließende Beläge.

Kindgerechte Therapien: Bitte lesen Sie die Abschnitte Halsentzündung, Fieber und Heiserkeit in Kapitel 13 mit den dort aufgeführten Therapiemöglichkeiten; besonders wohltuend sind folgende: Halswickel; Gurgeln mit Salbei etc.; Fußbäder; lymphflußanregende Salbe; Kräuterteeanwendungen; Lapacho-Tee (Reformhaus) aus der roten, inneren Rinde des Lapacho-

Baumes, regt das Immunsystem an, leitet Bakteriengifte aus, er ist mineralstoffreich und eignet sich wegen seines leichten Vanillegeschmacks besonders gut für Kinder

Essen und Trinken: Kühle Getränke (abgekühlte Kräutertees, kaltes Zitronenwasser, verdünnte Obstsäfte). Besorgen Sie Ihrem kleinen Patienten einen hübschen Strohhalm – es gibt ganz originell geformte, dann macht das wichtige Trinken mehr Spaß. Essen kann wegen der Schluckbeschwerden unangenehm sein; breiige Kost wie Reis- und Grieß-, Haferflocken- und Kartoffelbrei, Polenta, pürierte Wurzeln und Apfelmus sind zu empfehlen. Vergessen Sie das rachenkühlende und stimmungshebende Speiseeis nicht.

> *Wichtig!*
>
> All diese Maßnahmen können Sie begleitend zu den therapeutisch verordneten anwenden. Bitte beachten Sie jedoch folgendes: Mandelentzündungen müssen gründlich auskuriert werden; dazu ist neben den verordneten Medikamenten Bettruhe und Schonung nötig.

Weitere Therapien: Hervorragende Therapiemöglichkeiten bietet wieder die Homöopathie. Sie kennt eine Vielzahl von Akutmitteln wie zum Beispiel folgende: Aconitum, Apis, Belladonna, Hepar sulfuris, Mercurius, Phytolacca

Diese Mittel leisten sehr gute Dienste, sie bedürfen jedoch für die korrekte Auswahl am Krankenbett des erfahrenen Therapeuten. Ich rate vor Eigenbehandlungen ab, denn die Erregergifte können gravierende Folgeschäden an Herzinnenhaut und Herzklappen, Nieren oder Gelenken hervorrufen. Der Vorteil der sachgerecht angewandten homöopathischen Therapie liegt darin, daß der Krankheitsprozeß nicht unterdrückt wird, sondern gründlich ausheilt. Ist eine antibiotische Therapie unumgänglich, so sollten Sie nach abgeklungenem Infekt an Darmaufbau und Stärkung des Immunsystems denken.

Gleiches gilt für die Einreibungen mit den Spenglersan-Kolloiden

Hat ein Kind sehr häufig auftretende Mandelentzündungen und ist im Laufe eines Jahres nie so richtig stabil, dann bedarf das Immunsystem gründlich der Kräftigung (siehe Infektanfälligkeit). Auch hier eignen sich wieder die homöopathische Konstitutionsbehandlung, potenziertes Eigenblut, wie ich es im Vorkapitel beschrieben habe, aber vor allem die schmerzlosen Einreibungen mit Spenglersan-Kolloiden. Meist wird Spenglersan G in Frage kommen.

Nosoden: Hat Ihr Kind (oder Sie selbst) aufgrund häufiger Mandelvereiterungen Folgeerkrankungen wie rheumatische Beschwerden, Nieren- oder Herzerkrankungen erlitten, so stellt die Nosodenbehandlung eine wirkungsvolle Therapiemethode dar. Der Krankheitserreger wird in Form einer homöopathischen Hochpotenz meist als einmalige Gabe verordnet; viele Spätfolgen, die aus solchen Infekten resultieren, sind damit günstig zu beeinflussen. Nosoden gehören aber absolut – wie auch jede Hochpotenz – in therapeutische Hand.

Für sehr gefährlich halte ich eine grundsätzlich ablehnende Haltung gegenüber den Antibiotika; sie haben ihre absolute Berechtigung, dürfen aber weder dogmatisch verdammt – noch bei jedem Banalinfekt verordnet werden!

Angstträume

Definition: Die Ursachen für schlechtes Einschlafen, unruhigen, angstvollen Schlaf und Angst vor der Nacht sind in vielen Fällen leicht erkennbar.

Einen entscheidenden Anteil tragen daran Fernsehen und Videofilme mit ungeeigneten, ängstigenden Inhalten, die lange in der emotionalen Welt des Kindes nachleben.

Auch sind unsere Kinder heute viel wacher als früher; sie befassen sich bereits mit 8 oder 10 Jahren mit Erwachsenenthemen wie Ökologie, Schadstoffbelastung unserer natürlichen Ressourcen, Lebenssinnfragen und vielem mehr. Ohne Frage sind es auch angsteinflößende Themen, die die Kinder dabei anrühren, und es ist sicher Aufgabe der Eltern, die Fragen ernst zu nehmen.

Angst kann vieles machen – angefangen vom Briefträger über den Nachbarhund bis hin zum Horrorvideo. Sehr tiefgehend sind Trennungs- und Verlustängste bei fortgesetzten Konflikten der Eltern.

Oft machen Erwachsene den Fehler, die Ängste ihrer Kinder zu verharmlosen oder sie gar zu belächeln. Dadurch kann sich das Kind verschließen, verliert das Vertrauen und ist mit seinen Seelennöten noch mehr allein als zuvor.

Versuchen Sie immer, Ihr Kind zum Sprechen zu bringen über das, was es ängstigt oder gar bis in den Schlaf hinein verfolgt.

Manche Kinder haben Angst vor der Dunkelheit und sind dankbar für eine kleine Lampe im Schlafzimmer, die nachts brennen kann. Sie unterbindet das Schattenspiel, das Mondlicht und vorbeiziehende Wolken im Kinderzimmer gelegentlich auslösen können. Kinder mit reger Phantasie sehen darin schnell unheimliche Figuren.

Achten Sie auch auf die Lektüre ihrer Kinder; so manch gruselig schöne Geschichte, die am Tage gelesen wird, bekommt nachts ihre eigene Lebendigkeit.

Was können Sie tun?

Sehr harmonisch wirkend sind Gute-Nacht-Rituale; damit meine ich das Vorlesen oder Erzählen von ausgewählten Geschichten zur Nacht, zum Beispiel esoterischen Märchen, wie Manfred Kyber sie geschrieben hat; stellen Sie eine Duftlampe mit beruhigenden ätherischen Ölen ins Kinderzimmer, und helfen Sie Ihrem Kind mit aufbauenden und positiven Seelenbildern, wie Sie sie in guten Kinderbüchern finden; Kinder haben auch noch einen anderen, engeren Bezug zu dem Begriff des Schutzengels; Sie können eine Engelkarte an das Bett stellen und Ihrem Kind erklären, welche Bedeutung der Schutzengel hat; leidet Ihr Kind unter Angstträumen ohne erkennbare Zusammenhänge zum Alltagsgeschehen, so sollten Sie es neben dem Gespräch zum Malen ermuntern. Über diese Form der Darstellung wird Ihnen sicherlich mehr über die eigentlichen Ursachen und Hintergründe deutlich werden. Lassen Sie sich erzählen, in welchem Zusammenhang die Figuren und Symbole zueinander stehen und was sie ausdrücken sollen; versuchen Sie, aus den folgenden Vorschlägen ein Gute-Nacht-Ritual einzurichten. Das Kind spürt, daß es um etwas besonders Schönes geht. Nehmen Sie sich Zeit dazu.

Kräuterbäder: Geeignet sind folgende Kräuter: Hopfen, Johanniskraut, Kamille, Lavendel, Lindenblüten, Melisse

Rezept: *Gute-Träume-Tee*

40 g Orangenblüten
20 g Melissenblätter
20 g Kamillenblüten
10 g Lavendelblüten
30 g Lemongras

Aufguß 10 Minuten ziehen lassen; je nach Alter einen halben bis einen Teelöffel je viertel Liter. Mit Honig oder Fenchelhonig süßen.

Johanniskraut: Reiben Sie Bauch, Fußsohlen oder den ganzen Körper mit Johanniskrautöl ein; Sie können die nachfolgend aufgeführten ätherischen Öle auch mit Johanniskrautöl mischen (insgesamt 10 Tropfen ätherische Öle auf 50 ml Johanniskrautöl); Johanniskrauttee können Sie auch, mit Honig gesüßt, in den frühen Abendstunden reichen; Johanniskraut in Dragees oder in Kapseln ist eine Alternative dazu, wenn es durch den abendlichen Teegenuß zu nächtlichem Erwachen durch Harndrang kommen sollte; ist Ihr Kind auch tagsüber nervös, unruhig und stimmungslabil, so empfehle ich die kurmäßige Anwendung von Johanniskrautdragees, zum Beispiel Hyperforat Dragees, Fa. Klein

Kräuterkissen: Anis, Fenchel, Heilziest (Heilbetonie), Kamille, Lavendel, Melisse

Ätherische Öle: In der Duftlampe oder mit Johanniskraut vermischt: Honig, Indische Melisse, Kamille, Lavendel, Mandarine, Orange, Rosenholz

Bachblütenessenzen: Agrimony, wenn Kinder nicht über ihre Ängste sprechen, sondern versuchen, sie hinter einer fröhlichen Fassade zu vertuschen; Aspen, bei unerklärlichen Ängsten, geheimer Furcht vor drohendem Unheil, Vorahnungen; Larch, zur Stärkung des Selbstbewußtseins; Mimulus, für schüchterne, ängstliche Kinder; die angstauslösenden Ursachen sind im Gegensatz zu Aspen bekannt; Star of Bethlehem; bei bekannten Traumata, die durch Angstträume verarbeitet werden

Lesen Sie bitte im Kapitel 2, welche Blüten sonst noch für Ihr Kind geeignet sein könnten

Edelsteine: Beschaffen Sie sich eine hübsche Auswahl kleiner, auch preisgünstiger Trommelsteine zum Einnähen in das Kräuterkissen und lassen Sie Ihr Kind den passenden Stein aussuchen; in Frage kommen folgende: Amethyst, Aventurin, Bergkristall, Blutjaspis, Rosenquarz, Türkis

Bettnässen

Definition: Bettnässen kann sehr unterschiedliche Ursachen haben; es muß gemäß seiner Genese behandelt werden:

Bettnässen infolge eines Harnwegsinfektes: Das Kind kann dabei ein leichtes bis starkes Druckgefühl in der Blase verspüren. Eventuell tritt Fieber auf, muß es aber nicht. Oft kommt es zu Harnwegs-

infekten nach Kälteeinwirkung wie zu langes Verweilen im Freien, Spielen und Planschen mit kaltem Wasser, Durchnässungen, kalte, nasse Füße im Winter etc. Das Bettnässen ist somit ein Begleitsymptom eines Infektes oder Blasenkatarrhs; das Kind hat sonst bisher keine Probleme mit der nächtlichen Blasenkontrolle gehabt, es läßt sich ein klarer zeitlicher Zusammenhang zwischen äußeren Einflüssen wie Kälteeinwirkung und Beginn des Einnässens herstellen.
Wichtig: Fragen Sie Ihr Kind nach Schmerzen oder Beschwerden beim Wasserlassen. Liegt ein Blasenkatarrh oder ein Harnwegsinfekt vor, können Sie die Empfehlungen der Abschnitte Harnwegsinfekte, Blasenentzündung/-katarrh in Kapitel 13 aufgreifen.
Organische Fehlbildungen: Hier ist das Zusammenspiel zwischen Schließmuskulatur, Nervensystem sowie Ausbildung und Volumen von Harnwegen und Blase beeinträchtigt. Einnässen, das auf diesen Ursachen beruht, bedarf des ärztlichen Eingriffes. Rein organische Ursachen für Bettnässen sind aber eher die Ausnahme.
Psychische Ursachen: Sie sind die häufigsten Auslöser für dieses Beschwerdebild. Dabei spielen oftmals Ängste eine große Rolle. Der Blase kommt aus psychosomatischer Sicht eine Ventilfunktion zu. Überschüssiger seelischer Druck wird auf diesem Wege abgegeben. Dieser Mechanismus ist auch bei Erwachsenen bekannt, die bei Aufregung und Streß mit erhöhtem Harndrang reagieren.
Zuviel Strenge, ängstigende Einflüsse und Mangel an Zuwendung sind häufige Auslöser für das nächtliche Einnässen des Kindes, wobei Jungen öfter als Mädchen zum Bettnässen neigen. Achten Sie aber auch auf andere Problembereiche wie Kindergarten, Schule, Geschwister, Freunde, Reizüberflutung durch das Fernsehen, Videos, Bücher/Comics und dergleichen (siehe auch die Abschnitte Angstträume und Angstzustände).

Die wichtigsten Therapeutika für einnässende Kinder sind Verständnis, das Gespräch, Zeit, Zuwendung und Liebe. Verschlimmernde Maßnahmen hingegen sind Strenge, Züchtigung, Bloßstellung und Liebesentzug. Darüber hinaus gibt es eine Vielzahl homöopathischer Mittel, die je nach Persönlichkeit des Kindes therapeutisch ausgewählt und verordnet werden müssen. Die Eltern sollten die Bereitschaft zu einem gemeinsamen Gespräch mit dem Therapeuten mitbringen, denn ihre Mitwirkung ist unabdingbar und für den Therapieerfolg von ausschlaggebender Bedeutung.

Blütenessenzen: Lesen Sie in Kapitel 2 nach, welche Blüten am besten auf die Seelenstruktur Ihres Kindes passen

Rezept: Zinnkraut, Rp.: pulverisierte Pflanze

Sitzbäder: Mit kieselsäurehaltigen Kräutern wie Zinnkraut und Queckenwurzel nachmittags in der Zeit zwischen 15 und 17 Uhr; in dieser Zeitspanne ist das Organ Blase gemäß der »Organuhr« am besten therapeutisch zu beeinflussen

Johanniskrautöl: Reiben Sie vor dem Schlafengehen die Oberschenkelinnenseiten und den Unterbauch im Bereich der Blase Ihres Kindes mit Johanniskrautöl ein; es wirkt harmonisierend und beruhigend auf Psyche und Emotionen.

Edelsteine: Verwenden Sie unterstützend für die Massage einen kleinen Granat-Trommelstein

Johanniskraut-Dragees: Zum Beispiel Hyperforat, Fa. Klein; Johanniskraut ist bei Kindern unter anderem angezeigt bei Bettnässen, nächtlichen Angstzuständen, psychischen Hemmungen, Stottern, kindlichen Neurosen, nervöser Erschöpfung von Schulkindern, depressiv gefärbten Entwicklungsstörungen Jugendlicher

Beim Säugling

Ernährung: Vermeiden Sie während der Stillzeit blähende Speisen wie Zwiebeln, Hülsenfrüchte, Kohlsorten und Kaffee; nutzen Sie den Übertragungsweg über die Muttermilch, und bereiten Sie für sich selbst einen blähungswidrigen Tee nach folgender Vorgabe

Rezept: *Blähungswidriger Tee für die stillende Mutter*
40 g Anisfrüchte
30 g Fenchelsamen
20 g Kümmel
Aufguß 10 Minuten ziehen lassen; 1 Teelöffel auf einen viertel Liter Wasser; 2 Tassen täglich trinken.

Einreibungen: Geben Sie auf 50 ml fettes Kamillenöl eins der folgenden ätherischen Öle: 2 Tropfen ätherisches Kamillenöl; 2 Tropfen ätherisches Lavendelöl
Verschütteln Sie die Mischung, und massieren Sie sanft den Bauch Ihres Babys damit ein

Kräutertees: Hier eine kleine Auswahl an blähungswidrigen Kräutern. Beachten Sie bei der Teezubereitung die geringere Dosierung von einem halben Teelöffel auf den viertel Liter sowie die kürzere Ziehzeit von 3 Minuten. Sie können unter folgenden Kräutern wählen: Anis, Fenchel, Johanniskraut, Kamille, Kümmel, Lavendel, Majoran, Melisse
Tauchen Sie Ihren Finger oder den Schnuller in den Tee. Oft genügt bereits diese kleine Menge, die Ihr Baby beim Saugen damit aufnimmt. Ansonsten bereiten Sie ihm aus Fenchel und Melisse ein Teefläschchen gemäß obiger Dosierung und verabreichen es ohne Zusatz von Zucker.

Definition: Zu hastiges Essen kann Blähungen verursachen, ebenso ein Überangebot an Kohlehydraten, das im Darm zu Gärungsprozessen führt. Kommt es jedoch über einen längeren Zeitraum zu Blähungen, so empfehle ich zur Beurteilung des Darmmilieus eine Stuhluntersuchung. Bakterielle Fehlbesiedelungen lassen sich gut und auch für den kleinen Patienten schmerzlos korrigieren; das schmerzlichste könnte dabei die Abkehr von »süßen« Gewohnheiten sein. Glücklicherweise gibt es aber auch vollwertige Süßigkeiten, die später als Alternative erlaubt sind.

Treten Blähungen nach Konsum bestimmter Nahrungsmittel, vor allem Milchprodukten, auf, kann eine Milchunverträglichkeit vorliegen, was uns dann wieder zum Thema Allergie führt. Blähungen können auch auf unzureichende Produktion von Galle und Bauchspeicheldrüsensäften zurückgehen. In der Regel besteht Fettunverträglichkeit und Völlegefühl nach dem Essen; Blähungen treten im Zusammenhang mit fetter Nahrung auf.

Selbstverständlich können Sie die Maßnahmen und Teerezepte, wie ich sie für den Säugling beschrieben habe, auch beim älteren Kind anwenden.

Was können Sie noch tun? Milchsäure ist quasi Nahrung für eine Gruppe von nützlichen säurebildenden Darmbakterien (Laktobazillen). Es ist die Gattung, die am empfindlichsten mit Dezimierung auf Milieuverschiebungen reagiert

Die Einnahme von milchsauer Vergorenem, von Milchzucker oder Fertigprodukten wie Lactisol, ein Milchsäure-Molke-Präparat, unterstützt die Laktobazillen im Darm und trägt zur gesunden Ernährung der Darmwand bei. Wenn Sie nach Produkten mit rechtsdrehender Milchsäure Ausschau halten, lassen Sie sich nicht durch die Bezeichnung (L+) irritieren; das L steht für die Milchsäurebakterien (Laktobazillen) und nicht für links!

Linksdrehende Milchsäure hat die Kurzbezeichnung (D).

Einreibungen: Massieren Sie den Bauch Ihres Kindes, indem Sie dem anatomischen Verlauf des Dickdarms folgen. Sie beginnen in der rechten Leistengegend, massieren von dort aus nach oben in kreisenden, sanften Bewegungen bis unterhalb der Nabellinie, queren den Bauch bis zur linken Leistenlinie und folgen ihr abwärts bis zur linken Leiste hinab. Die Figur, die Ihre massierenden Hände insgesamt auf dem Bauch Ihres Kindes formen, sieht dann in etwa so aus:

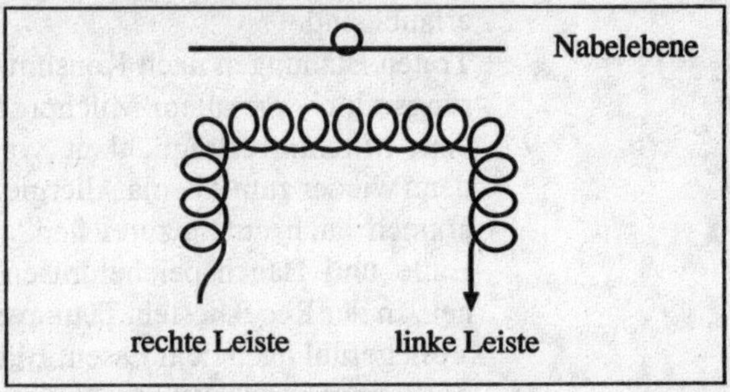

Als Massageöle können Sie folgende fette Öle verwenden: Johanniskrautöl, Kamillenöl, Rhizinusöl

Blähungskoliken: Als Sofortmaßnahme bei diesen äußerst schmerzhaften Beschwerden helfen warme Leibwickel und das biochemische Magnesium phosphoricum D6, 5 Tabletten in heißem Wasser gelöst und schluckweise getrunken; eventuell nach 15 bis 30 Minuten wiederholen

Infektanfälligkeit

Definition: Für mögliche Ursachen zur Infektanfälligkeit verweise ich auf die folgenden Abschnitte der Kapitel 12, 13 und 14: Abwehrkräfteschwäche, Allergien, Angina tonsillaris, Erschöpfungszustände, allgemeine, Holunder, Kapuzinerkresse

Therapeut: Spenglersane: Eine hervorragende Therapiemöglichkeit ist die Behandlung mit dem immunstimulierenden Spenglersan-Kolloid G, das sich besonders bei konstitutioneller, das heißt veranlagter, Schwäche des Abwehrsystems bestens bewährt hat. Da die Tropfen nur in die Hautzone der Ellenbeuge eingerieben werden, sind sie für Kinder besonders gut geeignet. Der sprunghafte Anstieg von T-Lymphozyten (eine wichtige Gruppe von Abwehrzellen) konnte wiederholt nachgewiesen werden. Die Mittel bewirken eine grundlegende Umstimmung der bisherigen Konstitution. Die Auswahl erfolgt in den dafür bekannten Tests.

Homöopathie: Häufig sind Kinder mit sogenannter lymphatischer Konstitution besonders infektanfällig. Sie sind meist blond, blauäugig, anfällig für Mandel-, Ohr- und Rachenentzündungen, haben häufig Erkältungen, Schniefnasen, vergrößerte Rachenmandeln sowie Tendenz zu Nasenpolypen. Mit Hilfe des homöopathischen Konstitutionsmittels läßt sich die geschwächte Ausgangslage dauerhaft stärken.

Eigenblutnosode: Siehe Allergien

Darmmilieu: Stuhluntersuchung, gegebenenfalls mikrobielle Therapie

Was können Sie tun? Denken Sie bitte an den Einfluß der Ernährung; achten Sie auch auf regelmäßiges Wechseln der Zahnbürste – sie ist oft eine gefährliche Keimfalle. Kinder sollten viel Obst in ihrer natürlichen Form essen, um den Vitamin-C-Haushalt zu ergänzen. Ein lecker und liebevoll zubereiteter Obstsalat schmeckt besser als der Apfel aus der Hand. Besonders angenehme Methoden der natürlichen Vitamin-C-Zufuhr für Kinder sind unter anderem diese: Marmeladen aus Hagebutte, Sanddorn, Holunder; Elixiere zum Verdünnen mit Mineralwasser aus den obengenannten Früchten; Hagebuttentee, Hibiskusblütentee, gemischt mit Orangensaft; Holunderbeersaft, verdünnt mit Hagebuttentee, Zitrone und Mineralwasser als erfrischendes Kaltgetränk; Johannisbeersaft, pur oder mit einem der obigen Tees gemischt; Acerola-Kirsche als Lutschtabletten aus dem Reformhaus oder Acerola-Sanddornkapseln von der Fa. Alsitan

Milchsäurebildner: Kanne-Brottrunk; etwa ein viertel Liter täglich. Kann weichen Stuhl zur Folge haben. Dann reduzieren. Kurmäßig 4 bis 6 Wochen anwenden. Sie können den etwas sauren Brottrunk zur besseren Akzeptanz mit einem der oben empfohlenen Säfte oder Elixiere mischen.

Lactisol (Tropfen; Milchsäure-Molke-Präparat zur Immunstimulanz; Anwendung nach Herstellerangaben), Fa. Galactopharm

Lactisol-Karamellen (gleicher Wirkstoff in Bonbonform für Kinder), Fa. Galactopharm

Kräuterbäder: 1mal wöchentlich für 4 Wochen wahlweise eins der folgenden Kräuterbäder machen: Kalmuswurzel, Kamillenblüte (Badekamille!), Lindenblüte, Queckenwurzel, Odermennig, Salbei

Farbanwendung: 1mal täglich den Bereich der Thymusdrüse (Brustmitte unterhalb des Schlüsselbeins) für die Dauer von 10 Minuten mit Lemon bestrahlen; 14 Tage, danach 14 Tage Pause, im Bedarfsfall wiederholen

Edelstein: Sugulith; der Stein sollte an einem Band oder im Beutelchen um den Hals getragen werden

Fertigarzneimittel: Tonsilgon N Dragees (enthalten pulverisierte Pflanzen wie Eibischwurzel, Kamille, Zinnkraut, Walnußblätter, Schafgarbe, Eichenrinde und Löwenzahn; Anwendungsbereiche sind wiederholte, chronische Erkrankungen der Atemwege, oft mit Mandelentzündungen einhergehend), Fa. Bionori-

Ein Gedanke zum Schluß

Kann es sein, daß sich Ihr Kind möglicherweise (unbewußt) in die Krankheit zurückzieht, weil es sich in bestimmten Situationen des täglichen Lebens wie Kindergarten, Schule etc. unwohl fühlt oder es auf diesem Wege mehr Zuwendung und Zeit der Eltern bekommt als sonst?

ca; Echinacea-Lutschtabletten Echiherb, Fa. Duopharm; Pollicaps Blütenpollenkapseln (zur Erhöhung der körpereigenen Abwehrkräfte, Harmonisierung der Organfunktionen, Steigerung der Vitalität), Fa. Wölfer

»Klassische Kinderkrankheiten: unterstützende Maßnahmen

Hinweis: Die alleinige Behandlung der folgenden Kinderkrankheiten ist dem Heilpraktiker gesetzlich untersagt. Ungeachtet dessen bietet die Naturheilkunde eine Reihe von Möglichkeiten, diese Krankheiten mit begleitenden Maßnahmen für das Kind wesentlich zu erleichtern, ohne den Krankheitsprozeß zu unterdrücken.

Kinderkrankheiten sind für die Entwicklung des Immunsystems und der Gesamtpersönlichkeit Ihres Kindes sehr wichtig. Sie müssen in Ruhe auskuriert werden.

Keuchhusten

Definition: Er beginnt mit den Symptomen eines normalen Schnupfens, Appetitlosigkeit, mäßig erhöhter Temperatur und noch uncharakteristischem Husten. Nach etwa 1 bis 2 Wochen kommt es verstärkt zu Hustenanfällen, die sich zu dem typischen Stakkatohusten, einem harten, hackenden Husten mit keuchender, pfeifender Atmung beim Luftholen, steigern. Die Einatmung ist erschwert, oft kommt es zu starker Rötung und Blaufärbung des Gesichts. Keuchhustenkinder müssen dabei viel würgen, sich auch oft und wiederholt erbrechen, was sie sehr erschöpft und schwächt. Nasenbluten und Platzen kleiner Augengefäße sind unter der Anstrengung recht häufig. Dieses Stadium kann 3 bis 4 Wochen dauern. Danach schließt die Rekonvaleszenz mit schwächer werdenden Hustenanfällen und schließlicher Genesung an.

Besonders gefährdet sind Säuglinge, bei denen anstelle der Hustenattacken Luftnot und Erstickungsanfälle treten. Deshalb ist die klinische Einweisung unumgänglich.

Der Krankheitserreger ist ein Bakterium mit sehr hohem Infektionspotential; Keuchhusten tritt epidemisch auf.

Was können Sie unterstützend tun?

Flüssigkeitszufuhr: Durch das häufige Erbrechen und starke Schwitzen während der Fieberphasen verliert das Kind viel an Flüssigkeit. Flüssigkeitsverlust ist bei allen Kindern immer sehr ernst zu nehmen – je jünger das Kind, desto größer die Gefahr des Austrocknens. Bieten Sie daher Ihrem Kind reichlich und abwechslungsreiche Getränke an!

Elektrolythaushalt: Elektrolyte, vor allem Kalium, gehen durch Erbrechen und gelegentlichen Durchfall sowie durch Schwitzen in hohem Maße verloren und müssen ergänzt werden; im Abschnitt Durchfall finden Sie Hinweise auf geeignete Präparate zur Ergänzung des Elektrolythaushaltes.

Homöopathie: Die Homöopathie bietet eine Reihe von sehr bewährten Keuchhustenmitteln, die dem gequälten Kind Linderung verschaffen können. Ich beschreibe sie anhand ihrer Hauptsymptome und empfehle, *in Absprache mit dem behandelnden Arzt* die Potenz D6, 3- bis 6mal täglich 1 Tablette, in etwas Wasser aufzulösen und einzunehmen: Drosera rotundifolia; *das Hauptmittel Hahnemanns bei Keuchhusten;* spastischer, trockener, quälender Husten, Hustenattacken folgen rasch aufeinander, Erstickungsanfälle; gelber Auswurf, Nasenbluten; tiefe, heisere Stimme; Verschlimmerung gegen Mitternacht, beim Hinlegen, beim Trinken; Coccus cacti; Mittel gegen spastischen, also krampfartigen Husten; dicker, zäher Schleim, der nur mühsam ausgeworfen werden kann; Gefühl eines Krumens im Hals, häufiges Räuspern, Kitzelgefühl im Hals;

Rezept: *Entkrampfender Keuchhustentee*

40 g Gänsefingerkraut
10 g Lavendelblüten
20 g Veilchenwurzel, geschnitten
30 g Spitzwegerichblätter
30 g Fenchel

Aufguß 10 Minuten ziehen lassen. Je nach Alter einen halben bis einen Teelöffel pro viertel Liter Wasser; 3 bis 4 Tassen täglich trinken. Kann mit Honig oder Fenchelsirup gesüßt werden.

Zähneputzen verursacht Husten; spastischer Morgenhusten, Keuchhustenanfälle enden mit Erbrechen des zähen, glasigen Schleims; Verschlimmerung nach dem Schlaf, in Linkslage, durch Zähneputzen, Kleiderdruck, Berührung; Besserung bei hochliegendem Kopf; Corallium rubrum; sehr rasche Folge von Hustenanfällen, die ineinander übergehen; vorher Erstickungsgefühl, danach große Erschöpfung, Kopf purpurrot; Auswurf kann blutig sein. Reichlich Schleim, der in den Nasen-Rachen-Raum tropft; Kältegefühl beim Einatmen; Kalium carbonicum; Hustenattacken kommen nachts gegen 3 Uhr; schneidender Schmerz in der Brust, harter, trockener, hackender Husten, Heiserkeit, Stimmverlust; Auswurf spärlich, zäh, dick und übelriechend, morgens und nach dem Essen dagegen reichlich; Rechtslage verschlimmert; Cuprum metallicum; Krämpfe, Konvulsionen, bläuliches Gesicht während der krampfartigen Hustenattacken; Muskel- und Wadenkrämpfe; spastisches Erbrechen; Schwindel

Kräuteranwendungen: Lapacho-Tee: Abkochung kalt oder warm trinken; sehr angenehm und weich im Geschmack, Immunsystem kräftigend und ausleitend

Rezept: Spitz- und Breitwegerich, Rp.: Hustentee für Kinder (der Tee sollte auch noch 1 Woche nach Abklingen getrunken werden, um Atemwege und Immunsystem zu kräftigen)

Eibischwurzel, lesen Sie bitte den Abschnitt über diese wichtige Pflanze in der Einzelkräuterbeschreibung (Kapitel 12)!

Warme Brustwickel: Mit Aufguß aus folgenden Kräutern (einzeln oder gemischt): Gänsefingerkraut, Kamillenblüten, Lavendelblüten

Ätherische Öle: Stellen Sie einen Topf mit dampfendem Wasser in Bettnähe, und geben Sie folgende ätherische Öle in das Wasser: 3 Tropfen Lavendel, 2 Tropfen Eukalyptus, 2 Tropfen Thymian, 3 Tropfen Melaleuka-alternifolia

Nach Abkühlen können Sie das Wasser mit den Ölen noch mal erhitzen und mit der halben Menge an ätherischen Ölen anreichern.

Stellen Sie beim Verlassen des Raumes den heißen Topf immer außerhalb der Reichweite Ihres Kindes!

Rezept: *Einreibeöl für Brust und Rücken (nicht für Säuglinge)*

50 ml Johanniskrautöl
5 Tropfen ätherisches Lavendelöl
5 Tropfen ätherisches Zypressenöl
3 Tropfen ätherisches Honigöl
3 Tropfen ätherisches Kamillenöl
3 Tropfen ätherisches Thymianöl
1 kleiner Türkis oder Malachit

Verschütteln – fertig.

Schwarzer Rettichsaft: Höhlen Sie einen schwarzen Rettich aus, und füllen Sie ihn mit braunem Kandiszucker. Versehen Sie ihn am unteren Ende mit einer kleinen Öffnung, damit der sich bildende Saft abfließen kann. Stellen Sie den Rettich in ein Gefäß, und verabreichen Sie Ihrem Kind den Saft teelöffelweise

Farbanwendung: Den Brustbereich mit Grün 3- bis 4mal täglich für die Dauer von 15 Minuten bestrahlen; ist keine Farblampe zur Hand, grünes Hemdchen anziehen oder grünes Tuch auflegen

Bachblütenessenzen: Olive; das Mittel bei völliger Erschöpfung; 4 Tropfen auf ein Glas Wasser geben, über den Tag verteilt trinken

Rock Rose; wenn sich bei Kind und/oder Eltern Angst und Panik einstellen; Dosierung wie oben

Fertigarzneimittel: Bronchosern (Spitzwegerichsirup ohne Zucker; bei kleinen Kindern mit Tee oder Saft verabreichen), Fa. Sertürner; Biotuss N (Hustensaft für Kinder), Fa. Spitzner; Hustentee, Fa. Nestmann; Tumarol-Kinderbalsam (zum Einreiben von Brust und Rücken, enthält Eukalyptus- und Kiefernnadelöl); Drosera-Pentarkan (homöopathisches Komplexmittel gegen Keuch- und Krampfhusten), Fa. DHU

Masern

> *Wichtig!*
>
> Der Masernausschlag muß richtig aufblühen; völlig falsch sind unterdrückende Maßnahmen mit kalten Waschungen oder ähnlichem.

Definition: Diese hochinfektiöse Kinderkrankheit beginnt wie ein grippaler Infekt. Die Temperatur ist erhöht und liegt bei etwa 38 Grad. Das Kind leidet unter exzessivem Fließschnupfen, Lichtscheu und unter Bindehautentzündung. Das Gesicht ist rot, verquollen, verweint, das Kind ist weinerlich, quengelig und schlecht gelaunt. Schluckbeschwerden und Husten kommen meist hinzu. Etwa 3 bis 4 Tage danach treten kleine, weiße Flecken auf der Mundschleimhaut im Bereich der Backenzähne auf, das Fieber steigt leicht an. Mit dem Schwinden dieser sogenannten Koplikschen Flecken nach 1 bis 3 Tagen fällt die Temperatur etwas ab. Jetzt kommt es zum typischen Masernausschlag, der hinter dem Ohr beginnt und sich von oben nach unten über den ganzen Körper in kurzer Zeit ausbreitet. Der Ausschlag ist dunkelrot bis bräunlich, leicht erhaben und ineinanderfließend. Das Fieber steigt bis auf 39 oder 40 Grad. Die Halslymphknoten sind geschwollen. Nach etwa 5 Tagen beginnt der Ausschlag unter leichter Schuppung abzuklingen. Seltene Komplikationen sind Lungenentzündung und Enzephalitis; der behandelnde Arzt überwacht den ordnungsgemäßen Verlauf der Krankheit.

Was können Sie tun? Das kranke, weinerliche Kind, das nicht zuletzt auch unter seinem sehr veränderten Erscheinungsbild leidet, braucht viel Trost, Liebe und Fürsorge. Sagen Sie ihm, daß es nach Bezwingung der Krankheitserreger sein Leben lang nie mehr Masern bekommen kann und es sehr viel stärker durch die Überwindung der Krankheit wird. Achten Sie auch hier auf ausreichendes, abwechslungsreiches Trinken. Lesen Sie dem Kind etwas vor. Denken Sie daran, das Zimmer abzudunkeln, denn die Augen sind sehr lichtempfindlich.

Rezept: *Reinigendes Raumspray bei allen Infektionskrankheiten*

10 Tropfen ätherisches Eukalyptusöl
10 Tropfen ätherisches Melaleuka-alternifolia-Öl
10 Tropfen ätherisches Orangenöl
5 Tropfen ätherisches Thymianöl
5 Tropfen ätherisches Lavendelöl
5 Tropfen ätherisches Zirbelkiefernöl
10 ml Weingeist
100 ml destilliertes Wasser
1 kleiner Bergkristall

Verschütteln Sie die ätherischen Öle in dem Alkohol, und füllen Sie mit destilliertem Wasser auf. Geben Sie einen kleinen Bergkristall hinzu.

Waschungen: Kommt der Ausschlag nicht richtig heraus, waschen Sie Ihr Kind mit warmem Salz- oder Essigwasser. Dosierung: 1 Eßlöffel Salz oder Essig pro halber Liter Wasser. Sie können anstelle von Salz

	oder Essig auch 3 Tropfen Lavendelöl ins Wasser geben.
Ätherische Öle:	In der Duftlampe, zur Beruhigung und Verbesserung der Laune des kleinen Patienten: Honig, Kamille, Lavendel, Mandarine, Orange, Palmarosa, Petitgrain
	Im Pumpzerstäuber zur Verbesserung und Reinigung der Raumluft sowie zur Stärkung des Immunsystems verwenden Sie das Rezept von der gegenüberliegenden Seite.
Mundspülungen:	Mit Obstessigwasser; 1 Teelöffel bis 1 Eßlöffel Essig auf einen viertel Liter warmes Wasser geben. Alternativ dazu können Sie auch Mundspülungen mit Gänsefingerkrauttee machen lassen. Kamillentee verwenden Sie nur, wenn keine homöopathischen Mittel gegeben werden, weil die Kamille deren Wirkung schwächt.
Halswickel:	Mit verdünntem Obstessig in lauwarmem Wasser; siehe dazu auch den Abschnitt Halsentzündung
Augentropfen:	Augentropfen Nr. 1 (homöopathisches Arzneimittel), Fa. Similasan
Farbanwendung:	Zur Unterstützung des Exanthems das Kind in roten Stoff (nicht kratzend) für 1 Stunde einwickeln
Homöopathie:	Pulsatilla D6; das Hauptmittel bei Masern; wechselnde Stimmung, weinen, traurig; Absonderungen aus Nase gelblichgrün; Jucken und Brennen in den Augen mit milden, cremigen Absonderungen; 3- bis 6mal täglich 1 Tablette im Mund zergehen lassen
	Sulfur D12; 1mal täglich, *nur* wenn das Exanthem (Ausschlag) nicht richtig aufblüht; keine weiteren Gaben nach Aufblühen des Ausschlages
Fieber:	Der Organismus darf in seinen Abwehrreaktionen nicht durch fieberunterdrückende Maßnahmen gestört und behindert werden; bei sehr hohem Fieber um 40 Grad können Sie jedoch mit natürlichen Mitteln, wie ich sie im Abschnitt Fieber (Kapitel 13) beschrieben habe, sanft entgegenwirken

Definition: Mumps ist eine virale Infektion der Speicheldrüsen; Erkrankungen zwischen dem 6. und 10. Lebensjahr sind am häufigsten. Der Übertragungsweg ist auch hier wieder die Tröpfcheninfektion.

Das Vorstadium ist unauffällig und zeigt sich mit leichter Temperaturerhöhung, Appetitlosigkeit und Kopfschmerzen, oft sind bereits Schwellungen der Ohrspeicheldrüsen im Vorstadium zu erkennen.

Hinzu kommen nun Schmerz im Kieferwinkel bis hin zur Kieferstarre, geschwollene Lymphknoten und mittlerweile deutlich vergrößerte Ohrspeicheldrüsen, deren Umfang zum Abstehen der Ohren führt. Das Fieber kann bis zu 40 Grad erreichen. Sprechen und Kauen sind deutlich erschwert.

Nach etwa einer Woche ist die Schwellung der Ohrspeicheldrüsen wieder abgeklungen. Der Speichel des erkrankten Kindes bleibt 3 Wochen danach noch infektiös. Nach durchgemachter Krankheit besteht lebenslange Immunität.

Bei 60 bis 70 % der Erkrankten zeigt sich dieses Symptombild, bei den übrigen kann die Krankheit subfebril und ohne ausgeprägte Schwellungen verlaufen.

Seltene Komplikationen sind Hodenentzündungen (bei Mumps nach der Pubertät und im Erwachsenenalter), Meningitis und sehr selten Enzephalitis.

Sollte das Kind erneut mit Fieber, zunehmenden Kopfschmerzen, Nackensteife, Benommenheit oder Erbrechen reagieren, ist *sofort* bei den ersten Anzeichen der Arzt zu verständigen, der auch hier die Behandlung übernimmt.

Was können Sie tun? Strenge Bettruhe gilt für alle Kinderkrankheiten als oberstes Gebot, auch wenn das Fieber abgeklungen ist; zu frühes Aufstehen erschöpft unnötig und schwächt den Organismus

Stuhlgang: Achten Sie auf regelmäßigen Stuhlgang; kommt es zur Verstopfung, so können Sie mit eingeweichtem Leinsamen in Joghurt oder Buttermilch, eingeweichten getrockneten Pflaumen oder Feigen den Darm anregen; siehe auch Verstopfung (Kapitel 13) und Spitz- und Breitwegerich (Kapitel 12)

Lymphfluß-anregung: Aufgrund der immunologischen Abläufe sind die regionalen Lymphknoten geschwollen; die Anregung des Lymphflusses ist sehr wichtig und bringt dem Kind spürbare Erleichterung

Rezept: Lymphfluß, Anregung, Rp.: Lymphflußanregendes Einreibeöl (mit abwehrkräftigender Wirkung)

Odermennig, Rp.: Odermennig-Wundheilsalbe (zum Auftragen auf die geschwollenen Bereiche)

Steinklee, Rp.: Süßes Honigklee-Venen-und-Körper-Öl

Mund-spülungen: Mit Melaleuka-alternifolia; verquirlen Sie 1 Tropfen des ätherischen Öls in einem viertel Liter lauwarmem Wasser, und lassen Sie das Kind damit den Mund spülen

Alternativ dazu empfehle ich Mundspülungen mit Salbei- oder Odermennigtee

Kräutertees: Lapacho-Tee

Siehe Masern und Kräuterempfehlungen bei Abwehrkräfteschwäche und Stoffwechselanregung

Des weiteren: Holunderblüten, Lindenblüten, Thymian

Trinken: Ist bei allen Kinderkrankheiten sehr wichtig, auch hier; vermeiden Sie jedoch saure oder herbe Getränke, weil dadurch die Speichelproduktion unnötig angeregt wird

Farb-anwendung: Bestrahlungen mit Lemon für die Dauer von 10 Minuten mehrmals täglich; Lemon stärkt die T-lymphozytäre Abwehr

Edelsteine: Vorsichtiges Bestreichen der geschwollenen Bereiche mit glatten Edelsteinen (Trommelsteinen) wie folgenden: Chalcedon, Hämatit, Malachit, Sugulith

Homöopathie: Belladonna D6; Hauptmittel bei Mumps; Fieber, hochroter Kopf, Haut trocken und heiß; viel Durst bei Abneigung gegen Trinken; Drüsenschwellungen, Ohrschmerzen; Fieberphantasien; 3- bis 5mal 1 Tablette im Mund zergehen lassen

Mercurius vivus D12; bei starker Speichelbildung, Mundgeruch, Schweiß, der jedoch nicht erleichtert, 5 Globuli täglich im Mund zergehen lassen

Röteln

Definition: Diese Viruserkrankung, die ebenfalls über Tröpfcheninfektion übertragen wird, gehört zu den harmlosesten Kinderkrankheiten. Am häufigsten erkranken Kinder zwischen dem 6. und 12. Lebensjahr. Das Allgemeinbefinden ist selten beeinträchtigt. Die Halslymphknoten sind geschwollen, danach tritt ein blaßroter, linsengroßer Ausschlag auf, der am Kopf beginnt und mit Schwerpunkt auf Rücken und Streckseiten von Armen und Beinen den ganzen Körper überzieht. Im Gegensatz zu Masern fließt das Exanthem nicht zusammen. Erhöhte Temperaturen oder Fieber sind die Ausnahme, die Bindehäute können leicht entzündet sein. Der Ausschlag klingt nach einer knappen Woche ab.
Während die Röteln für das größere Kind kaum nennenswerte Beschwerden verursachen, sind die Folgen für das Ungeborene jedoch überaus tragisch und gravierend, wenn die Frau während ihrer Schwangerschaft an Röteln erkrankt. Am schlimmsten sind die Mißbildungen während der ersten drei Monate, hier ist ebenso das Fehlgeburtenrisiko am höchsten. Aber auch im weiteren Schwangerschaftsverlauf kann es zu erheblichen fetalen Schädigungen kommen. Meiner Überzeugung nach ist die naturgemäß durchlaufene Krankheit der beste Schutz, denn es besteht meist lebenslange Immunität. Da immerhin etwa bis zu 25 % der gebärfähigen Frauen noch keine Dauerimmunität haben, ist die Rötelschutzimpfung eine zwingende Notwendigkeit.

Was können Sie tun? Bettruhe nach ärztlicher Diagnosestellung ist sehr wichtig – trotz kaum eingeschränkten Allgemeinbefindens!

Kräutertees: Zur Unterstützung des Immunsystems; siehe hierzu Abwehrkräfteschwäche (Kapitel 13)

Lymphfluß-anregung: Siehe dazu den Abschnitt Mumps und die dort aufgeführten lymphanregenden Öle

Biochemie: Ferrum phosphoricum D6; 6mal täglich 1 Tablette im Mund zergehen lassen

Bachblüten-essenzen: Crab Apple; wenn sich das Kind durch den Ausschlag unrein fühlt

Windpocken

Definition: Auch hier handelt es sich um eine Virusinfektion mit *äußerst hohem Ansteckungsvermögen.* Im Gegensatz zu den bereits beschriebenen Kinderkrankheiten fehlt das katarrhalische Vorstadium. Ohne große Vorbeschwerden kommt es zu Fieber und dem Ausbruch des typischen, stark juckenden Hautausschlages, der meist am Brustbereich beginnt, dann aber den gesamten Körper von Kopf bis Fuß bedeckt.

Kennzeichnend beim Windpockenexanthem sind die verschiedenen Stadien des Ausschlages, der sich von der kleinen, linsengroßen, rotbraunen Pustel mit rötlichem Hof über das Bläschen zur trocknenden, abheilenden Kruste hin entwickelt. Da während der Exanthemphase ständig neue Schübe von Pusteln kommen und ältere bereits abheilen, sind alle Formen des Ausschlages am Körper zu finden. Der Hautausschlag klingt nach 1 bis 2 Wochen ohne Narbenbildung ab, *sofern nicht gekratzt wird.*

Das eigentliche Problem bei den Windpocken ist der peinigende Juckreiz, an den ich mich zu Beginn meiner eigenen Erkrankung im Alter von 30 Jahren noch gut erinnere. Deutliche Erleichterung brachte die homöopathische Behandlung.

Die Erreger haben eine Besonderheit. Nach der Erstinfektion, welche die Windpocken auslöst, siedeln sich die Viren in bestimmten Bereichen des

Nervengewebes dauerhaft an. Sie werden dort vom Immunsystem in Schach gehalten und verursachen auch keine weitere Windpockeninfektion – dagegen ist man nach durchlaufenem Infekt zeitlebens immun. Kommt es jedoch zu deutlichen Immunschwächen, zum Beispiel im Alter oder nach starken seelischen Belastungen, dann lösen diese Viren eine schmerzhafte, oft langwierige Erkrankung aus: die Gürtelrose (Herpes zoster).

Windpocken gehören zu den harmlosen, wenn auch unangenehmen Kinderkrankheiten, vor allem wegen des Juckreizes. Erschwerte Verläufe bzw. Komplikationen kann es bei immunschwachen Kindern geben, die wegen schwerer Krankheiten immunsuppressive Medikamente einnehmen müssen.

Was können Sie tun?

Die Fingernägel schneiden, damit die Verletzungen der Haut und die daraus entstehenden Narben begrenzt bleiben

Körperwaschungen mit Essigwasser, Pfefferminz- oder Stiefmütterchentee durchführen; die Haut dabei vorsichtig abtupfen; im warmen Badezimmer das Wasser auf der Haut trocknen lassen

Rezept: *Hautwasser gegen Juckreiz*

1 EL Stiefmütterchentinktur
2 Tropfen Bachblütenessenz Crab Apple
4 Tropfen ätherisches Eukalyptusöl
4 Tropfen ätherisches Lavendelöl
4 Tropfen ätherisches Melaleuka-alternifolia-Öl
3 Tropfen ätherisches Palmarosaöl
1 l Wasser

Vermischen Sie die Stiefmütterchentinktur mit der Blütenessenz und den ätherischen Ölen. Kräftig verschütteln. Lauwarmes Wasser in eine Flasche geben, damit ein Tuch befeuchten, das dann mit dem Hautwasser getränkt wird, und die Haut vorsichtig damit abtupfen.

Das Hautwasser hilft bei Juckreiz und dient zur Wundheilung sowie zur Immunstimulierung.

Ätherische Öle:	Mit warmem Wasser verdünnt, als Waschung, in der Duftlampe oder im Pumpzerstäuber zur Reinigung der Raumluft (siehe auch Masern)
Homöopathie:	Antimonium tartaricum D6; Benommenheit, Schwäche und Schweiß; Zunge dick belegt, Heiserkeit, Husten mit wenig Auswurf, pustulärer Ausschlag der Haut Rhus toxicodendron D6; Ruhelosigkeit, muß im Bett ständig die Lage wechseln, Gelenk- und Gliederschmerzen; belegte Zunge mit roter Spitze; Bläschenausschläge aller Art, Ekzeme, *Ausschläge, die mit starkem Jucken oder Brennen einhergehen* (mein Mittel während meiner Windpockenerkrankung)
Nachbehandlung:	Nach Kratzen oder bei lokalen Entzündungen empfehle ich zur Vermeidung von Narben Bach-Rescue-Remedy-Salbe oder Ringelblumensalbe zur Hauptpflege
Raumhygiene:	Alle Kinderkrankheiten sind stark infektiös. Zur Desinfektion und Reinigung von Gegenständen, Bad, WC etc. empfehle ich das im Kapitel 3 über ätherische Öle genannte Rezept für »Ein wirkungsvolles Reinigungskonzentrat« (siehe Seite 48). Denken Sie auch stets an ausreichendes Lüften. Die Furcht vor Lungenentzündung ist unbegründet, wenn Sie Ihren kleinen Patienten gut zudecken.

Abschließende Gedanken zu den Kinderkrankheiten

Zu Beginn dieses Kapitels habe ich die Notwendigkeit von Kinderkrankheiten und die Unterstützung des ordnungsgemäßen Verlaufes betont. Sollten Sie nach einer nur schwach verlaufenen Erkrankung oder infolge von unterdrückenden Maßnahmen später feststellen, daß Ihr Kind insgesamt krankheitsanfälliger geworden ist oder Folgeschäden davongetragen hat, kann eine Nosodenbehandlung tiefgreifend umstimmen. Sie gehört allerdings in therapeutische Hand.Bitte notieren Sie im Verlauf von Kinderkrankheiten auch Auffälligkeiten, Unregelmäßigkeiten und Art der Medikation, damit Sie diese Daten für die später folgende homöopathische Anamnese verfügbar haben.

Süßigkeiten, starkes Bedürfnis nach

Definition: Das Bedürfnis nach Süßigkeiten ist in vielen Familien ein großes Problem geworden. Obgleich verantwortungsvolle Zahnärzte in Groß- und Einzelkampagnen vor den verheerenden Kariesfolgen warnen und dieses Problem den Kindern durchaus mit geeigneten Mitteln nahezubringen wissen, sorgt eine psychologisch ausgefeilte, raffinierte Werbemaschinerie dafür, daß den Kindern der Appetit auf Milchschnitten, Schokoriegel, Mohrenköpfe und vieles andere nicht ausgeht. Fast-food-Ketten mit überwiegend kindlicher Kundschaft schlagen in dieselbe Kerbe wie Supermärkte, deren verlockendes Süßwarenangebot, die sogenannte »Quengelware«, in Reichweite der Kinderhand in Kassennähe ausgebreitet ist.

Das eigentlich Verurteilenswerte daran ist, daß Konsumverhalten wie Beeinflußbarkeit von Kindern systematisch analysiert und die Zielgruppe Kind rücksichtslos für Marktanteile benutzt und mißbraucht wird.

Weiß man ferner, daß viele der darin verwendeten Aromen geschmacklich so attraktiv gestaltet sind und natürlichen Produkten vom Geschmackserlebnis auf den ersten Biß überlegen scheinen, dann liegt die Frage nahe, inwieweit all diese Mechanismen suchterzeugend sind. Achten Sie gezielt auf die Fernsehwerbung, und zählen Sie die Süßigkeitswerbespots während der Kernzeiten für Kinder! Eigentlich kein Wunder, daß die Kleinen nicht widerstehen können, wenn ihre Vorbilder aus Sport etc. ihnen dies gegen hohe Bezahlung als gesund, leistungssteigernd und starkmachend vorgeben.

Zeitmangel der Mutter wegen Berufstätigkeit begünstigt Fehlernährungstendenzen und Süßigkeitsverlangen zusätzlich. Die Unsitte von Erwachsenen, Kindern meist aus reiner Bequemlichkeit bei Besuchen Naschereien zu schenken, ist ebenso zu kritisieren, wie der Brauch mancher Einzelhändler,

Kindern jedesmal beim Einkaufen Bonbons zu schenken.

Sicher haben Süßigkeiten eine kompensatorische Funktion; Kinder trösten sich leicht mit Süßem in problematischen Phasen. Doch haben diese Naschereien unter anderem die nachstehend aufgeführten Folgen: Übergewicht, Verdauungsstörungen, Fehlbesiedelungen des Darms, Infektanfälligkeit wegen des gestörten Darmmilieus, Karies, Begünstigung von Pilzbefall, Begünstigung von Allergien, Schwächung der Bauchspeicheldrüse, Müdigkeit, Heißhungerattacken auf Süßes, schlechtes Hautbild, Lern- und Leistungsschwächen, Zucker zaubert also nicht, sondern schwächt!

Therapeut: Darmmilieu: Die Stuhluntersuchung auf Pilze, pathogene Keime und Verschiebungen innerhalb der Darmflora ist als Eingangsuntersuchung unerläßlich. Danach folgt die systematische Wiederherstellung des gesunden Darmmilieus bei gleichzeitiger Ausleitung über Leber und Niere, das heißt mit Hilfe von geeigneten Kräutertees. Im Zuge des Darmaufbaus eignen sich auch der milchsauer vergorene Kanne-Brottrunk sowie das Milchsäure-Molke-Produkt Lactisol. Sie mindern das Süßigkeitsverlangen.

Akupunktur und Farbpunktur: Mit diesen therapeutischen Maßnahmen lassen sich Süßigkeitsverlangen und das, was man im weiteren Sinne bereits als Entzugserscheinungen bezeichnen kann, wirksam beeinflussen. Die Punkte sind im wesentlichen die gleichen wie bei anderen Entwöhnungstherapien. Obgleich viele Jugendliche ab 12 bis 14 Jahren aufwärts durchaus Ohrakupunktur mit Nadeln tolerieren, wende ich bei kleineren Kindern anstelle von Nadeln unterstützend nur die Farbpunktur an. Ich behandle die entsprechenden Punkte des Ohrs mit einer punktuellen Lichtquelle und frei wählbaren Farben.

Homöopathie: Hier einige Mittel mit deutlichem Süßigkeitsbezug (Potenz: D12; 1mal täglich 1 Tablette im Mund zergehen lassen; absetzen bei Besserung): Argentum nitricum; Süßigkeitsverlangen, Süßes wird schlecht vertragen; Magenbeschwerden und Neigung zu Durchfällen, heftiges Aufstoßen; *große Angst vor Prüfungen*, Höhenangst, Vorahnungen; auch starkes Verlangen nach Käse und Salz; Verschlimmerung durch Wärme, Süßes, abends, Erregung; Besserung nach Aufstoßen, frischer Luft, Kälte; Artemisia cina; großer Appetit, auch nach dem Essen; Süßigkeitsverlangen; konstitutionell für große, rosige, übergewichtige Kinder; reizbares Temperament, Appetit wechselt; Gemüt: schlecht gelaunt, trotzig, ärgerlich, mag keinen Widerspruch; große Berührungsempfindlichkeit; Kopfschmerz wechselt mit Bauchweh; Nasenjukken; Knie-Ellenbogen-Lage während des Schlafes; Calcium carbonicum; Süßigkeitsverlangen, meist korpulente Kinder mit starkem Schweiß, vor allem nachts am Kopf; Fontanellen waren lange offen; häufig erkältet, Verstopfungsneigung; Verlangen nach Eiern; geringe körperliche Belastbarkeit, mond- und wetterfühlig. Verschlechterung nach Milch; Gemüt: ängstlich, Geisterfurcht, Angst vor Krankheiten, vor geistiger wie körperlicher Anstrengung; Wärme bessert; Kur in Hochpotenzen nötig, wenig Wirkung in Tiefpotenzen; Lycopodium; Süßigkeitsverlangen bei nörglerischen, schwierigen, jedoch intelligenten Kindern, viele Beschwerden rechtsseitig; Blähungen, Unverträglichkeiten von Getreideprodukten und Blähendem wie Kohl etc., Verstopfung; tyrannisiert Schwächere, kuscht vor Stärkeren; verwechselt Worte, Silben, Buchstaben. Heißhunger vor dem Essen, nach wenigen Bissen satt oder ohne Appetit vor dem Essen und wachsender Hunger während des Essens; Verschlimmerung aller Beschwerden nachmittags zwischen 16 und 18 Uhr; mag keine enganliegenden Kleider und keine warmen Räume; Besserung bei Bewegung, im Freien, bei Sonne, nach warmem Essen; Sulfur; starkes Verlangen nach

Süßem, Saurem, Braten; ihm ist ständig zu warm, Füße und Hände stets warm, Füße nachts aufgedeckt; Egoismus, unordentlich in bezug auf Kleidung, Zimmer etc.; starkes Verlangen nach Zucker und Schokolade, ißt sie auch trotz Völlegefühl und fühlt sich hinterher besser; Schwächegefühl bzw. Heißhungerattacken zwischen 11 und 12 Uhr; Durchfall oder Verstopfung; Abneigung gegen Wasser und Baden

Überaktive Kinder

Definition: Daß ungeregelte Lebensweise wie zuviel Fernsehen, spätes Zubettgehen, Videos und Fehlernährung sich nachteilig auf das kindliche Seelenleben auswirken, bedarf keiner weiteren Erläuterungen. Auch psychosoziale Faktoren aus dem familiären Zusammenleben beeinflussen das emotionale Verhalten des Kindes erheblich. Es reagiert auf Mangel an Zuwendung mit Verhaltensmustern, von denen es sich Aufmerksamkeit und Beachtung erhofft. Im Falle von Geschwistern kann es auch um die Sicherung der bisherigen Position innerhalb der familiären Gemeinschaft gehen; Familienzuwachs bedeutet immer, daß sich die Aufmerksamkeit der Mutter zwangsläufig verlagern muß, was zu Neid, Unruhe und zunehmender Unausgeglichenheit des älteren Kindes führen kann.

Ebenso überträgt sich aber auch Unausgeglichenheit der Eltern auf das Kind; ich hatte Kinder in meiner Praxis, deren Mütter sich mit einem Übermaß an Verpflichtungen, Aufgaben, Nebenjobs und Tätigkeiten so hoffnungslos überfordert hatten, daß für die eigentlichen Belange der Kinder weder Zeit noch Nervenkräfte übrig waren. Das Kind selbst hatte mit immer auffälligeren Mustern reagiert, was jedoch zu noch größerer Distanz seitens der Mutter führte. Die Therapie am Kind allein anzusetzen wäre in solchen Fällen verfehlt.

Thema dieses Abschnitts ist jedoch in erster Linie die Überaktivität im Sinne des hyperkinetischen Syndroms. Zum Schluß des Abschnitts gehe ich noch kurz auf die homöopathischen Behandlungsmöglichkeiten bei unruhigen, zappeligen, gereizten oder auch boshaften Kindern ein.

Überaktive Kinder zeigen meiste folgende Symptomatik: erhöhtes bis stark gesteigertes Bewegungsbedürfnis (»Herumkaspern«); stark verminderte Konzentrationsfähigkeit; dadurch Lernschwierigkeiten und schulische Probleme; erhöhte Reizbarkeit, Aggressivität; dadurch soziale Randstellung innerhalb der Klassengemeinschaft, wenig Freunde, Ablehnung durch andere Kinder; dadurch Stimmungslabilität, auch depressive Stimmungen; nächtliche Unruhe, Schlafstörungen, Bettnässen

Ernährung: Bereits 1973 zeigte der amerikanische Allergologe Ben Feingold einen klaren Zusammenhang zwischen Phosphaten, synthetischen Farb-, Konservierungs- und Aromastoffen und dem hyperkinetischen Syndrom. Die Symptome besserten sich deutlich, wenn die Nahrungsmittel zusatzfrei waren. Etwa zum gleichen Zeitpunkt kam die Apothekerin Herta Hafer in Deutschland zum selben Ergebnis; ihr Kind litt unter dem Überaktivitätssyndrom. Sie sah die auslösenden Ursachen mehr im Phosphatgehalt der Nahrung. Frau Hafer gründete die Deutsche Phosphatliga, die später in den »Arbeitskreis hyperaktives Kind« überging.

Zwangsläufig setzt die Fokussierung auf eine oder einige wenige Substanzen als Auslöser eines Beschwerdebildes die breitangelegte wissenschaftliche Debatte mit Für und Wider in Gang. Während noch strittig sein mag, ob und in welcher Weise Phosphate die Übertragungssubstanzen im Gehirn zu beeinflussen vermögen, gilt als Erfahrungstatsache: *Viele hyperaktive Kinder verändern sich nach konsequentem Ausschluß von künstlichen Farb-, Aroma-, Konservierungs- und Phosphatzusätzen bei gleichzeitiger Umstellung auf Vollwertkost.*

Wer sich mit der Vollwerternährung nach Dr. Bruker befaßt, wird auch darin keinen Widerspruch sehen, wenn phosphathaltiges Getreide im Zuge vitalstoffreicher Kost vertragen wird.

Beginnen Sie mit einer allergenarmen Kost, also mit Lebensmitteln, die frei von synthetischen Farb-, Aroma-, Konservierungsstoffen und Phosphaten sind. Als Literatur empfehle ich Ihnen die folgenden Bücher:

Hyperaktive Kinder – ein Ernährungsproblem? Diaita-Verlag, Reformhaus Fachakademie Oberursel/Ts., dort finden Sie weitere wertvolle Buchempfehlungen, die Ihnen Aufschluß über phosphathaltige Lebensmittel geben

Die Bücher von Dr. Bruker zum großen Thema Vollwertkost bieten neben ihrem hohen, leichtverständlichen Informationsgehalt stets einen sehr wertvollen Rezeptteil, denn je abwechslungsreicher die neue Ernährungsform, desto besser ist die Akzeptanz bei Ihrem Kind; es sollte vom ersten Moment an den Eindruck bekommen, daß die neue Ernährungsform eine Bereicherung und keine Einschränkung ist.

Sie haben nun konsequent auf Belastendes verzichtet, vor allem auf folgendes: Gummibärchen, Schokolade, herkömmliche Naschereien aller Art; Kondensmilch; Käse, Milch, Quark; Wurst und Schweinefleisch; Limonaden mit Zusatzstoffen, Cola; Speiseeis; herkömmliches Puddingpulver, Fertigpuddings; Geräuchertes; Fast food in allen Variationen, also Hot dogs, Hamburger, Pizza, Würstchen etc.; Zitrusfrüchte; Industriezucker und Weißmehlerzeugnisse

Liest man diese Tabelle an verbotenen Nahrungsmitteln, entsteht leicht der Eindruck, das Kind müsse jetzt auf alles verzichten. Doch lassen Sie sich in einem fachkompetenten Reformhaus oder Bioladen beraten, welche gesunden und zusatzfreien Alternativen es gibt. Sie erhalten im Bioladen oder Reformhaus nämlich auch Gummibärchen ohne

Farb- und Zusatzstoffe, Marmeladen mit Honig anstatt mit Zucker, Ersatz für herkömmlichen Schoko-Brotaufstrich, Sojapudding und vieles andere mehr.

Häufig lesen Sie die Empfehlung, nach einer etwa 14tägigen allergenarmen Kost eine Suchkost einzuschalten. Dabei werden im Zweitagesabstand Nahrungsmittel der obigen Verbotspalette wieder vorsichtig zudosiert, um die reaktionsauslösenden Substanzen besser bestimmen und ganz eliminieren zu können.

Ich empfehle hingegen den Weg zur konsequenten Vollwerternährung und den künftigen Ausschluß der Nahrungsmittelnoxen, auch wenn sie kein allergieauslösendes Potential besitzen, zum Beispiel Industriezucker und Weißmehl.

Homöopathie: Der Schweizer Arzt und Homöopath Dr. Adolph Voegeli hat in seinem Buch *Homöopathische Therapie der Kinderkrankheiten* (Haug-Verlag) den Verhaltensauffälligkeiten von Kindern breiten Raum gewidmet. Allen Eltern, die auf der Suche nach Behandlungsmöglichkeiten für unruhige, nervöse, aber auch boshafte, schwierige Kinder sind, empfehle ich neben dem obengenannten Voegelis homöopathisches Einführungswerk *Heilkunst in neuer Sicht* (Haug-Verlag). Mit diesen Buchempfehlungen möchte ich Eltern Hoffnung machen und eine bewährte Therapiemöglichkeit für die Behandlung von Problemkindern aufzeigen.

Die Behandlung selbst ist ausschließlich dem erfahrenen Homöopathen vorbehalten – ich rate hier bei solch tiefgreifenden Therapien absolut vor jeglichen Eigenversuchen ab. Die eingesetzten Mittel sind Hoch- und Höchstpotenzen, ihre Auswahl muß mit absoluter Zuverlässigkeit erfolgen.

Folgende Störungen lassen sich homöopathisch behandeln: Schlaflosigkeit wegen Furcht, Ängsten, Gemütserregung, geistiger Überbeanspruchung; nervöse Erregbarkeit durch Erwartung, geistige Arbeit, Hören, Lesen oder Sehen von Schrecklichem;

Widerspenstigkeit, Unzufriedenheit, wechselnde Launen, Reizbarkeit; Schikaniersucht, Reizbarkeit mit Rachsucht oder Bösartigkeit; Schüchternheit, schnelles Weinen, ständiges Liebes- und Trostbedürfnis; übersteigerter Bewegungsdrang, destruktive Impulse, Hang zu Gewalt, Abneigung gegen Gesellschaft bei Wunsch, jemanden in seiner Nähe zu haben; unzufrieden, undankbar; Wutanfälle, nächtliche Phantasien, überreizte Phantasie erzeugt Angstbilder; große Schwatzhaftigkeit, viel Unruhe, muß ständig reden; Gedächtnisschwäche, viele Schreib- und Sprechfehler, verwechselt Silben, Buchstaben und Wörter; Mangel an Selbstvertrauen; Süßigkeitsbedürfnis und hastiges Essen; Überempfindlichkeit gegen äußere Eindrücke wie Witterungswechsel, Geräusche, Schmerz; schnell zornig; große Schwatzhaftigkeit, gepaart mit extremen Stimmungsschwankungen (Freude/Trauer), Neigung zu Lachen, Tanzen, Vorliebe für rhythmische Bewegungen; Eigensinn; Mutlosigkeit, Feigheit; unbegründete Eifersucht; Grobheit; Schreien

Dies ist lediglich ein kleiner Auszug aus dem homöopathischen Behandlungsspektrum für schwierige Kinder. Es soll Ihnen Mut machen, einen in vielen Fällen erfolgversprechenden, bisher noch nicht begangenen Weg zu beschreiten.

Selbstverständlich können Sie begleitend dazu alle vorgenannten Behandlungsmöglichkeiten mit hinzuziehen wie beruhigende Kräuterbäder, Einreibungen mit entsprechenden Ölen, die Maßnahmen, die in den Abschnitten Angstzustände (Kapitel 13) und Angstträume etc. beschrieben sind.

Kräuterbäder: Hopfen, Kalmuswurzel, Kamille, Lavendel, Melisse, Queckenwurzel

Chamomilla: Die homöopathische Zubereitung der Kamille möchte ich Ihnen für Ihre Hausapotheke empfehlen, wenn Ihr Kind folgende Symptomatik aufweist: reagiert auf jegliche Einschränkung mit heftigem, demonstrativem Schreien, trotzig, ungeduldig, schnippisch; verlangt vehement Dinge und wirft sie weg, sobald sie gegeben wurden; eine Wange rot und heiß, die andere blaß und kalt; sehr schmerzempfindlich; große Zahnungsprobleme, schreit fürchterlich dabei, Zahnen verursacht oft Fieber und Schweiß; Herumtragen beruhigt; Neigung zu Krämpfen, Bauchweh, Koliken

Dosieren Sie folgendermaßen: im akuten Fall Chamomilla D6; halbstündlich 1 Tablette bis zur Besserung der Beschwerden, maximal 6 Tabletten täglich. Stellen Sie auch sonst eine Besserung der übrigen Symptome fest, die nach Abklingen der Mittelgabe wieder stärker werden, so war die Wahl des Mittels richtig, die Tiefpotenz des Akutmittels erweist sich jedoch als zu schwach. In diesem Fall sollte die weitere Behandlung – etwa mit einer Mittel- oder Hochpotenz – dem erfahrenen Homöopathen übertragen werden.

Windeldermatitis

Definition: Wärmestau, Zersetzungsprodukte von Urin und durchfälligem Stuhl, Soorkeime sowie Seifenreste können auf der Haut zu Rötung und Pustelbildung führen. Verstärkt wird dies, wenn Gummiunterlagen oder Plastikhöschen die Luftzufuhr unterbinden und das feuchtwarme Milieu begünstigen. Allein daraus ergeben sich schon vorbeugende Maßnahmen wie regelmäßiges Wechseln der Windel und Vermeiden von luftundurchlässigen Höschen. Versuchen Sie als Alternative Baumwollwindeln und Höschen aus unbehandelter Schafwolle mit hohem Gehalt an Lanolin (Bioladen). Es gibt für Strickbegeisterte auch Anleitungen zum Selbststricken.

Was können Sie tun? Prophylaxe: Sie vermeiden den Windelausschlag, wenn Sie zur Reinigung des Pos natürliche Öle verwenden; geeignet sind folgende: Sojabohnenöl, Sonnenblumenöl, süßes Mandelöl

Im akuten Fall betupfen Sie die betroffenen Berei-

Rezept: *Babypflegeöl*

100 ml süßes Mandelöl
20 ml Weizenkeimöl
2 Tropfen ätherisches Kamillenöl
2 Tropfen ätherisches Lavendelöl
1 Tropfen ätherisches Palmarosaöl
1 kleiner Rosenquarz

Zutaten miteinander verschütteln – fertig.

che mit Tee aus folgenden Kräutern: Kamillenblüten, Ringelblumenblüten, Stiefmütterchenkraut, Queckenwurzel, Zinnkraut

Verwenden Sie einen halben Teelöffel pro viertel Liter kochendes Wasser, Ziehzeit: 10 Minuten; geben sie 5 Tropfen Obstessig oder Molkosan in den Tee, damit das saure Hautmilieu wiederhergestellt wird

Nachbehandlung: Pflegen Sie die Haut wahlweise mit fetten Ölen wie folgenden: Johanniskrautöl, Kamillenöl, Ringelblumenöl

Und bei sehr empfindlicher Haut nur mit süßem Mandelöl

Edelstein: Legen Sie einen kleinen Rosenquarz in das Ölfläschchen

Salben: Ringelblume, Rp.: Ringelblumensalbe

Unguentum Lactisol 5%ige Salbe (mit kaltgepreßtem Sonnenblumenöl, Lanolin und Milchsäure), Fa. Galactopharm

Kinderbad: Dr. Hotz Kinderbad (regt die Wundheilung an, reinigt mild die empfindliche Haut)

Baby-Kinderpflegeserie: Eine sehr gute und bezahlbare Pflegeserie bietet die Fa. Logona mit Badepulver, Seife, Reinigungs- und Pflegeöl, Creme und Shampoo für Babys und Kinder; Bezugsadresse: siehe Anhang (Kosmetik und Grundstoffe)

Veilchenwurzel: In gut sortierten Naturkostläden oder Kräuterfachgeschäften bekommen Sie zurechtgeschnittene Veilchenwurzel, die dem Kind anstelle eines Beißringes um den Hals gehängt wird. Ich hatte früher in meinem Kräutergeschäft einen zunehmend wachsenden Kreis von begeisterten Müttern, denn die Kinder nahmen die milde schmeckenden Wurzeln sehr gerne an. Der feine Abrieb kann und soll verschluckt werden; Veilchenwurzel ist ein sehr kräftigendes Mittel für die Atemwege. Somit werden zwei positive Dinge auf einmal erreicht – das Kind bekommt etwas Natürliches zum Beißen und kräftigt dabei sein Immunsystem.

Zahnfleischpflege: Reiben Sie das Zahnfleisch mit Kamillentee, in den Sie 1 Tropfen Walnut (Bachblüten) gegeben hatten, ein

Biochemie: Calcium phosphoricum D6; bei erschwertem Zahnen, Zahnfleisch blaß; 1 Tablette im Mund zergehen lassen oder in etwas Wasser auflösen und Zahnfleisch damit einreiben

Ferrum phosphoricum D6; Zahnungsbeschwerden mit Fieber, Zahnfleisch heiß und geschwollen; Augenentzündung beim Durchbruch der Backenzähne; Dosierung wie oben

Homöopathie: Chamomilla D30; 2 Globuli täglich in etwas Wasser auflösen und zu trinken geben; Chamomilla ist das Hauptmittel bei Zahnbeschwerden und schreienden, unleidlichen Kindern

Fertigarzneimittel: Zahnungsbeschwerden (bei erschwertem, verzögertem Zahnen, Schmerzen beim Zahnen, Gereiztheit, starkem Speichelfluß und Durchfall), Fa. Similasan

Spenglersan: 1 Tropfen des Spenglersan-Kolloids G an die Zahnleiste reiben

Nachwort

Wenn Ihnen das Buch ein praktischer Ratgeber ist, Sie Freude beim Lesen haben und vielleicht unsere Heilpflanzen aus neuer Sicht zu entdecken beginnen, hat das Buch seinen Zweck mehr als erfüllt. Ich habe versucht, die breite Palette der naturheilkundlichen Behandlungsmöglichkeiten immer wieder darzustellen, um damit einen kleinen Beitrag zu neuen, mutmachenden Alternativen zu leisten. Vielleicht könnte sogar die Krankheit selbst als ein individueller, zwar meist schmerzhafter, jedoch nicht sinn- und zweckloser Prozeß in neuem Licht erscheinen.

Oststeinbek, im September 1994 Herzlichst, Ihre *Elke Sperling*

Weiterführende Literatur

Bach, Edward: *Blumen, die durch die Seele heilen*, Hugendubel, München 1979
Beatty, Melody: *Kraft zum Loslassen*, Heyne, München 1991
Boericke, Dr. William: *Materia medica. Homöopathische Mittel und und ihre Wirkungen*, Grundlagen und Praxis, Leer 1986
Bruker, Dr. M. O.: *Unsere Nahrung – unser Schicksal*, emu, Lahnstein 1991
Davis, Patricia: *Aromatherapie von A–Z*, Knaur-Tb.
Eberhard, Prof. L.: *Heilkräfte der Farben*, Drei Eichen, München 1984
Fritsche, Dr. H.: *Samuel Hahnemann – Idee und Wirklichkeit der Homöopathie*, Burgdorf, Göttingen 1979
Graves, Tom: *Radiästhesie, Pendel und Wünschelrute*, Bauer, Freiburg 1987
Hackethal, Prof. Dr. J.: *Der Meineid des Hippokrates*, Lübbe, Bergisch Gladbach 1992
Hahnemann, Dr. S.: *Organon*, Narayana, Blansingen o. J. (6. Auflage)
Helm, Eve-Marie: *Feld-, Wald- und Wiesen-Kochbuch*, Heyne, München 1980
Issels, Dr. J.: *Kampf dem Krebs*, Ullstein, Berlin 1983
Kelder, Peter: *Die Fünf »Tibeter«*, Integral, Wessobrunn 1991
König, H. L./Betz, H. D.: *Erdstrahlen? Der Wünschelrutenreport*, Eigenverlag, München 1989
Lange, Günter: *Akupunktur der Ohrmuschel*, WBV, Schorndorf 1987
Leadbeater, C. W.: *Der sichtbare und unsichtbare Mensch*, Bauer, Freiburg 1987
–, *Die Chakras*, Bauer, Freiburg o. J. (7. Auflage)
Lindemann, Dr. H.: *Überleben im Streß*, Heyne, München 1985
–, *Allein über den Ozean*, Delius-Klasing, Edition Maritim, Hamburg 1979
Mandel, Peter: *Praktisches Handbuch der Farbpunktur*, Energetik, Bruchsal 1986

Müller, Else: *Du spürst unter Deinen Füßen das Gras*, Fischer, Frankfurt 1994
Petersen, Jens H.: *Heile dich selbst mit den Bachblüten*, Knaur-Tb. 7755
Porkert/Hempen: *Systematische Akupunktur*, Urban & Schwarzenberg, München 1985
Pschyrembel, Dr. W.: *Pschyrembel – Klinisches Wörterbuch*, Walter de Grujter, Berlin 1986
Rilling, Dr. S.: *Vom Tuberkulinum zum Immunotherapeutikum*, Haug, Heidelberg 1993
Scheffer, Mechthild: *Bach Blütentherapie*, Hugendubel, München 1994
Scholl, Lisette: *Das Augenübungsbuch*, Rowohlt, Reinbek 1986
Sharamon, S./Baginski, B.: *Das Chakra-Handbuch*, Windpferd, Durach 1989
Sherwood, Keith: *Die Kunst spirituellen Heilens*, Bauer, Freiburg 1985
Sperling, Elke und Werner: *Mit Diabetes fast ein normales Leben führen*, Natur & Heilen, München 3/4/1994
–, *Anregung für die Gestaltungen der Menstruationszeit*, Natur & Heilen, München Feb. 94
–, *Fasten – Reinigende Frühjahrskur*, Trunkel, Stuttgart Apr. 94
–, *Fit durch den Winter*, Trunkel, Stuttgart Nov. 93
–, *Ohrkerzen – eine indianische Heilweise wird wiederentdeckt*, Natur & Heilen, München Jan. 94
Sunbear/Wind/Mulligan: *Das Medizinrad Praxisbuch*, Goldmann, München 1991
Uylkert, Mellie: *Verborgene Kräfte der Edelsteine*, Hugendubel, München 1994
Valnet, Jean: *Aroma-Therapie*, Heyne, München 1986
Voegeli, Dr. A.: *Heilkunst in neuer Sicht*, Haug, Heidelberg 1991
–, *Leit- und wahlanzeigende Symptome der Homöopathie*, Haug, Heidelberg 1992
–, *Homöopathische Therapie der Kinderkrankheiten*, Haug, Heidelberg 1989

Ätherische Öle

Kevala-Esoterik
Hollerberg 11
61440 Oberursel
Tel.: 0 61 71/5 96 87

Neumond
Mühlfelder Str. 70
82211 Herrsching
Tel.: 0 81 52/88 00

Primavera Life
Am Fichtenholz 5
87477 Sulzberg
Tel.: 0 83 76/80 80

Regenbogen
Borsigallee 55
60388 Frankfurt/Main
Tel.: 0 61 09/3 28 48

Farbstrahler

Madal Bal
Postfach
79190 Gundelfingen
Tel.: 07 61/58 10 91

ME TE PRO Vertriebs-GmbH
Hildastr. 8
76646 Bruchsal
Tel.: 0 72 51/80 01 02

Wrage Versand Service
Schlüterstr. 4
20146 Hamburg

Tel.: 0 40/45 52 40
(Multicolor Combi Set)

Wunsch Medizingeräte
Bergheimer Str. 116
69115 Heidelberg
Tel.: 0 62 21/16 34 57

Homöopathika

ARCANA Dr. Sewerin
Postfach 28 42
33258 Gütersloh
Tel.: 0 52 41/3 56 65
(Nur LM-Potenzen)

DHU Deutsche Homöopathie-Union
Ottostr. 24
76227 Karlsruhe
Tel.: 07 21/40 93 01

Similasan Deutschland
Lotharstr. 68
47057 Duisburg
Tel.: 02 03/36 19 34

Spenglersan-Kolloide

Meckel Spenglersan
Steinfeldweg 13
77815 Bühl/Baden
Tel.: 0 72 23/3 06 71

Biochemische Mittel u. a.

Galmeda
Ostmerheimer Str. 198
51109 Köln
Tel.: 0 22 1/89 20 06/07

Kosmetik und Grundstoffe

B&W Naturpflege Fachversand
Hammer Str. 154-156
45257 Essen
Tel.: 0 21 01/48 16 84

Maienfelser Naturkosmetik
Im Burgfrieden 17
71543 Maienfels
Tel.: 0 79 45/25 82

Ohrkerzen

Biosun GmbH
Postfach 11 51
35630 Ehrimgshausen
Tel.: 0 64 49/60 34

Lichtenberg Medizintechnik
Im Michelseifen 5
35644 Hohenahr
Tel.: 0 64 46/29 30

Pflanzengefärbte Seidentücher

Kaiser, W., Naturwaren
Im Weilererlen 29
74321 Bietigheim-Bissingen

Handspinnerei Filges
Alte Kirchstr. 10
33803 Steinhagen
Tel.: 0 52 04/8 85 05

Medizinische Fußbadewanne

Schiele Arzneibäderfabrik GmbH
Industriestr. 16b
25462 Rellingen
Tel.: 0 41 01/3 42 39
(Fußbadewanne und Badezusätze)

Dinkelspelzen

Hannes Versand
Obertorstr. 2
77933 Lahr/Schwarzwald
Tel.: 0 78 21/2 92 29

ALTERNATIV HEILEN

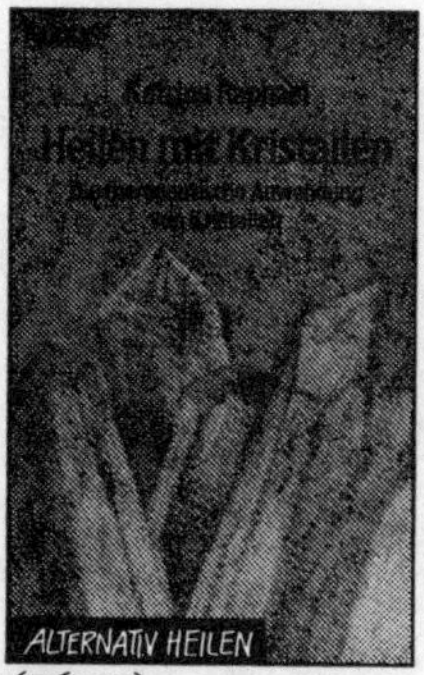

(76018)

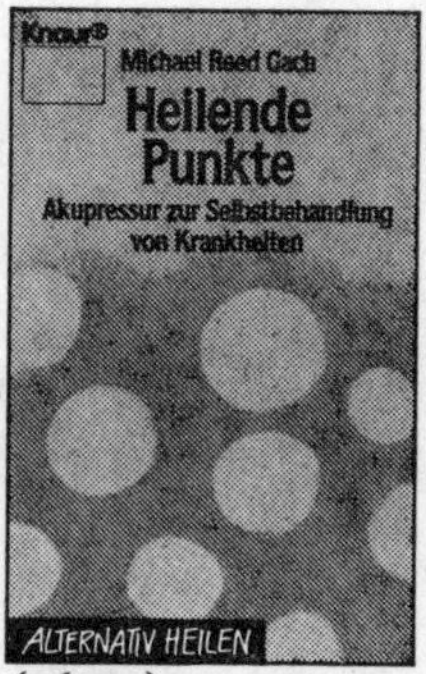

(76002)

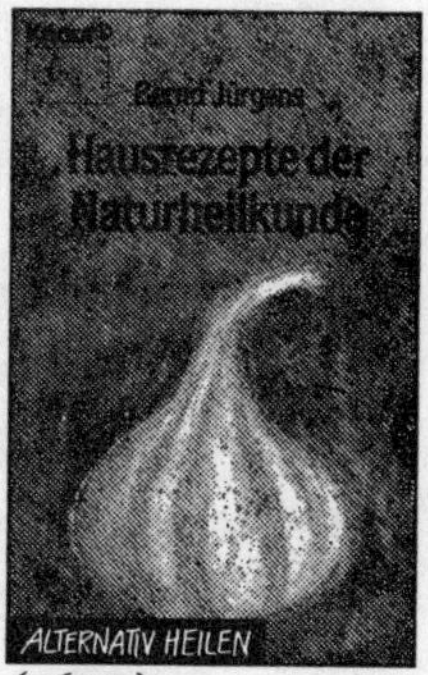

(76017)

(76016)

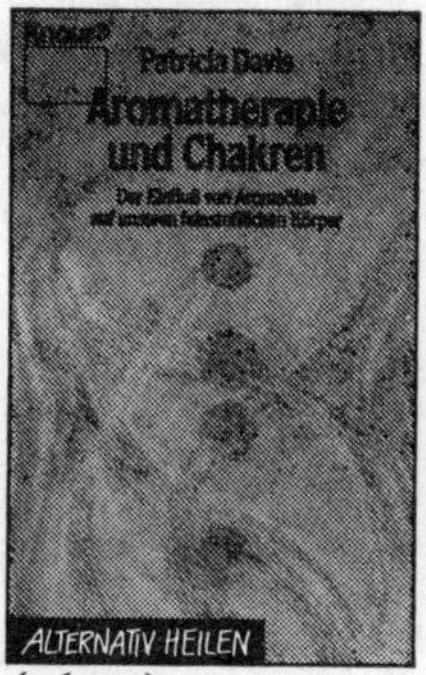

(76008)

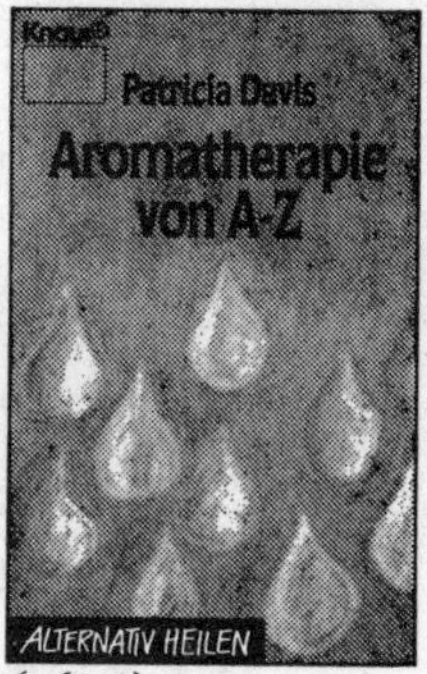

(76015)